I0476195

# Crazy Animal World
# Loco Mundo Animal

**José Emilio Polo Madero ©2009**

## DEDICATORIA

A Dios, por ser el dueño del negocio; a mis padres Blanca Nieves y José Emilio ejemplos y ayuda en esta maravillosa aventura llamada vida. A mi hermano Henry por prestarme muchas de sus travesuras de infancia para este libro. A mis hijos: Karla, José Emilio y Jorge Emilio por ser quienes son y alegrar cada día. A mis padrinos Blanca y Víctor Flores, por su generosidad y apoyo constante. A las personas que he conocido y conoceré: cercanos o lejanos, ellos son la sal de la vida.
A los lectores con la esperanza de que disfruten este libro tanto como yo lo disfruté creándolo.
Sin ustedes este esfuerzo no seria posible.

## DEDICATION

This book is dedicated to God, for being the owner of the business. To my parents Blanca Nieves y Jose Emilio for being role models in this marvelous adventure called life. To my brother Henry. To my children: Karla, José Emilio and Jorge Emilio for being who they are and for bringing happiness to my life on daily basis. To my godmother and godfather: Blanca and Víctor Flores, for their generosity and constant support. To all the human beings I met and I will meet they are the salt of my life. This book is also dedicated with gratitude to my readers and hoping they enjoy this book as much as I did writing it. Without you, guys, this book would be only a dream.

José Emilio Polo Madero
Miami 2/20/2008
Polopetoon@hotmail.com

Edited and designed by:
Editado y diseñado por:
José Emilio Polo Madero
1475 SW 8th Street. Suite # 411. Miami,FL 33135 U.S.A
Miami 12/07/2007
Polopetoon@hotmail.com
Telf.Ph. (305) 528 69 74

I would like to express my gratitude to:cartoonist José Luis López
Palacios and writer Ralph Rewes
(for information on his books: http://www.r1313.info).
Without their help I wouldn't be able to finish this project.

Deseo expresar mi gratitud al caricaturista José Luis López Palacios
y al escritor Ralph Rewes (para información sobre sus libros
visite:http://www.r1313.info).
Sin la valiosa ayuda de ellos no hubiera podido terminar este
proyecto.

Polito

POST

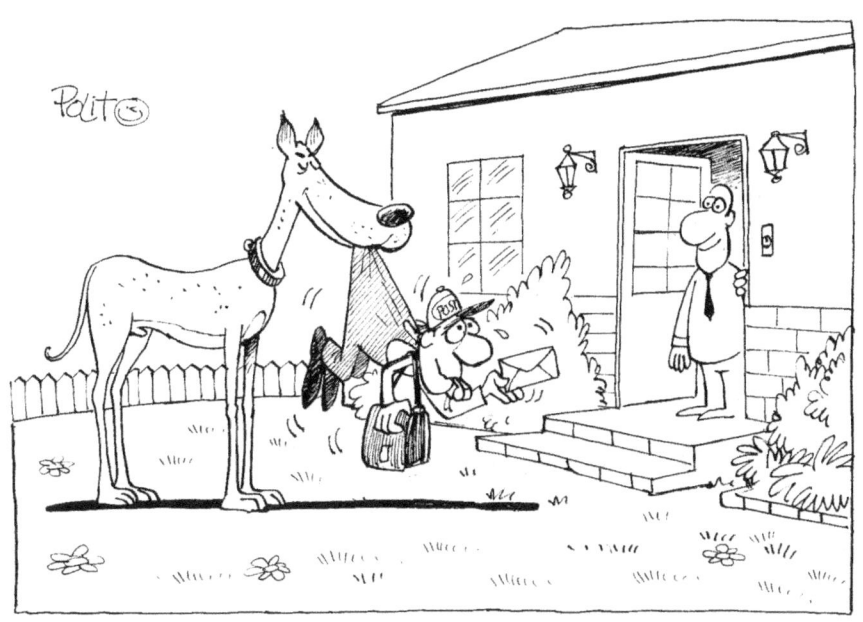

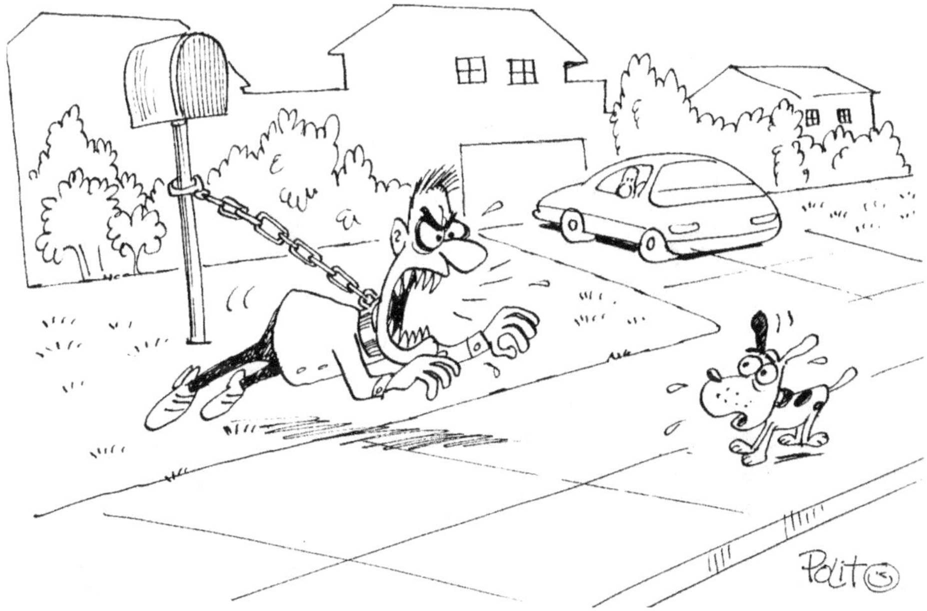

Polito

Polito

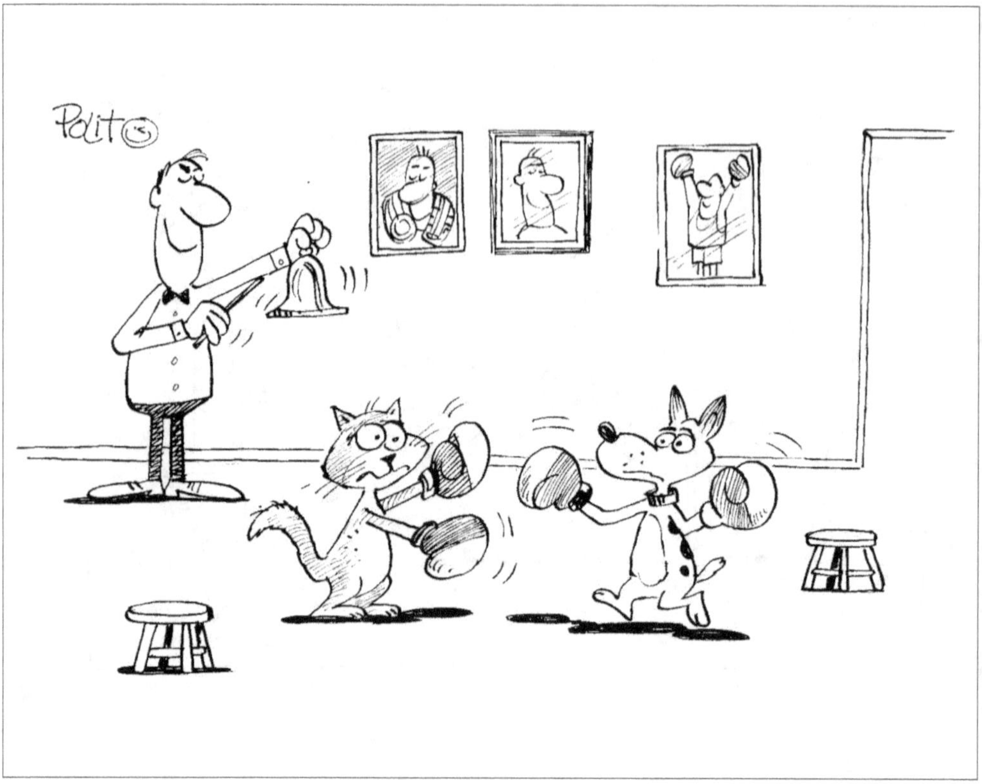

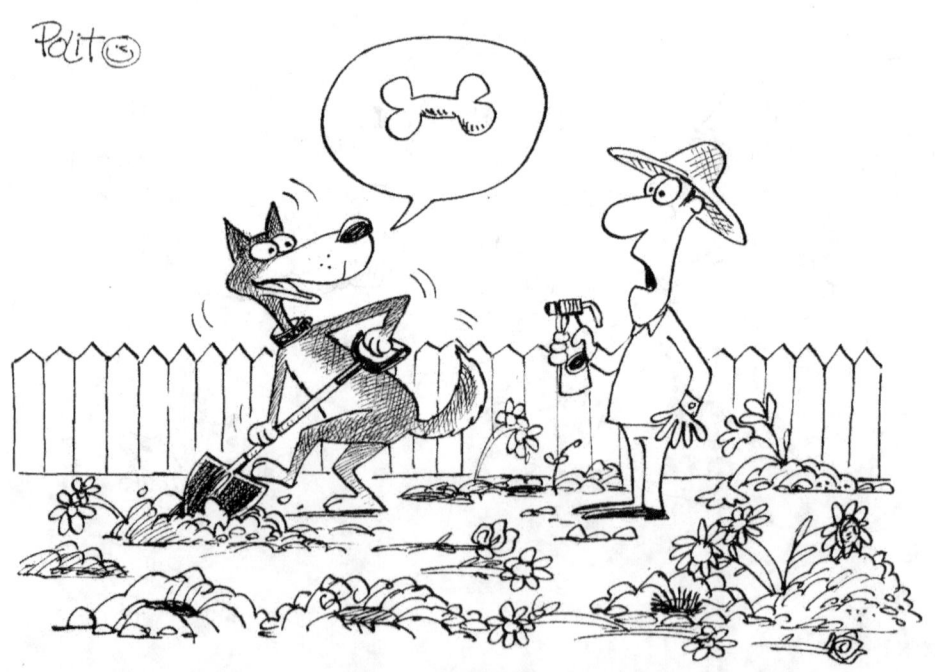

Polito

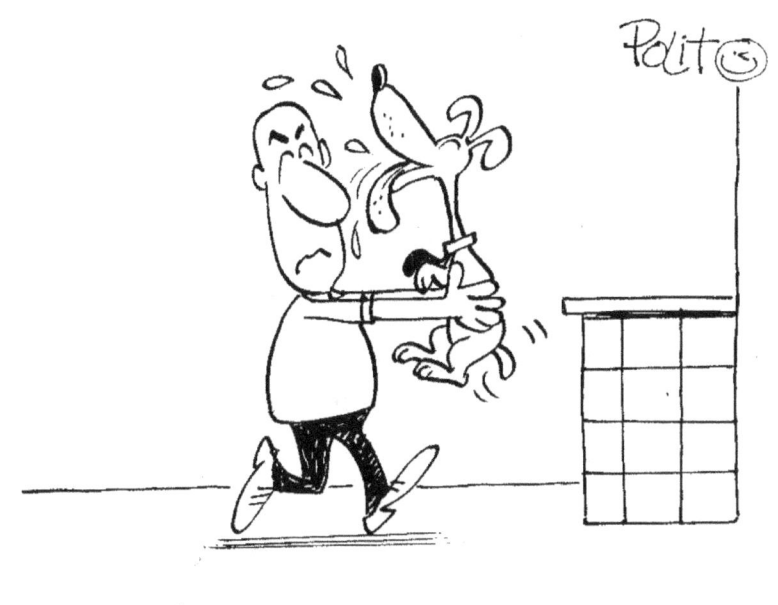

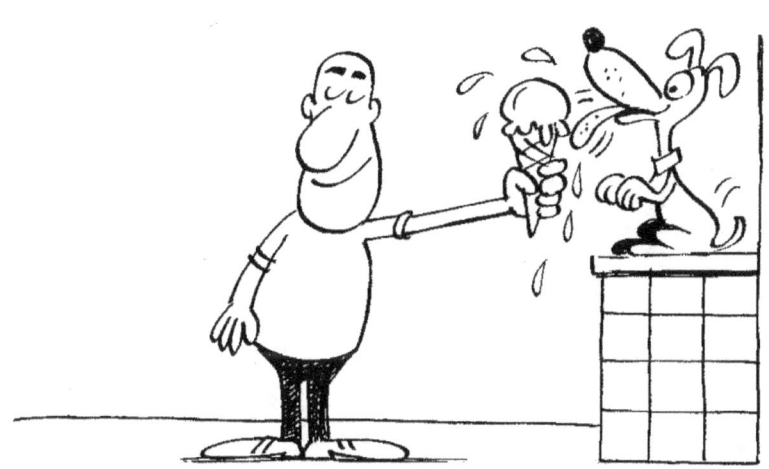

Polito

Polito

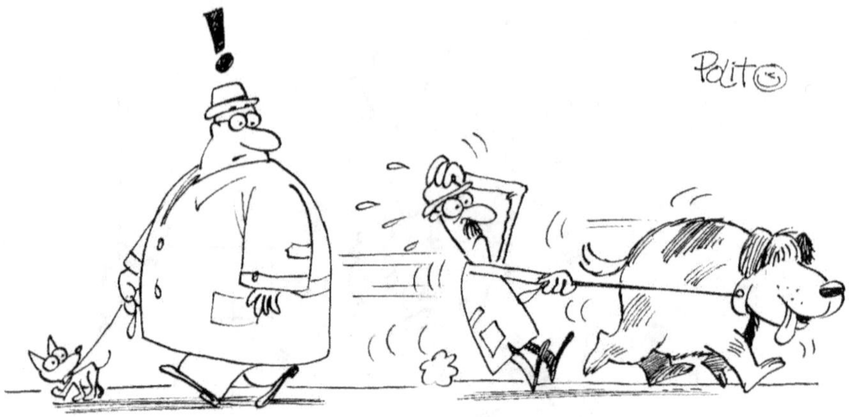

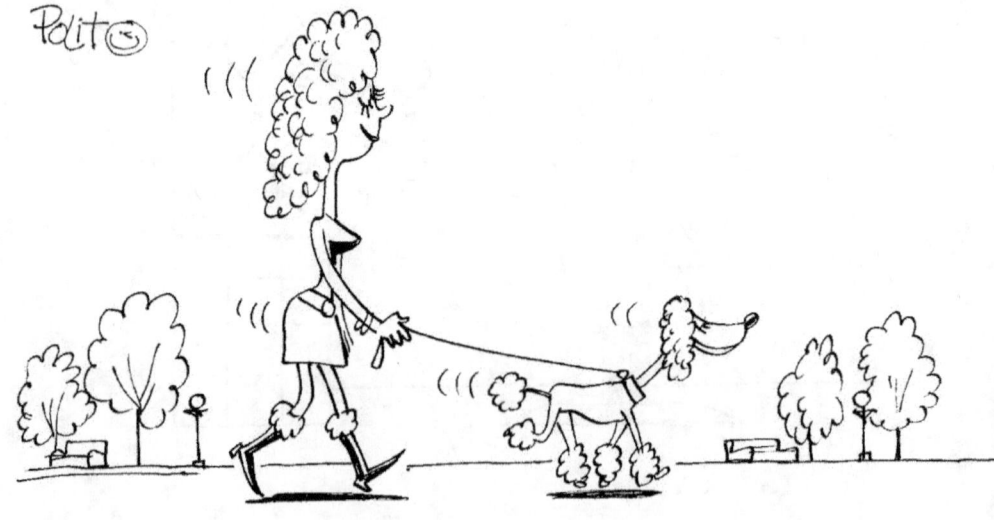

Polito

?
Polito

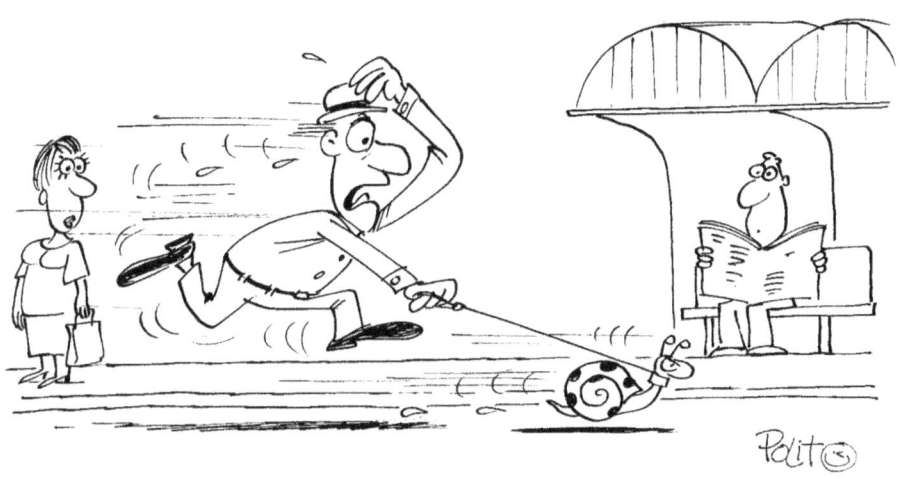

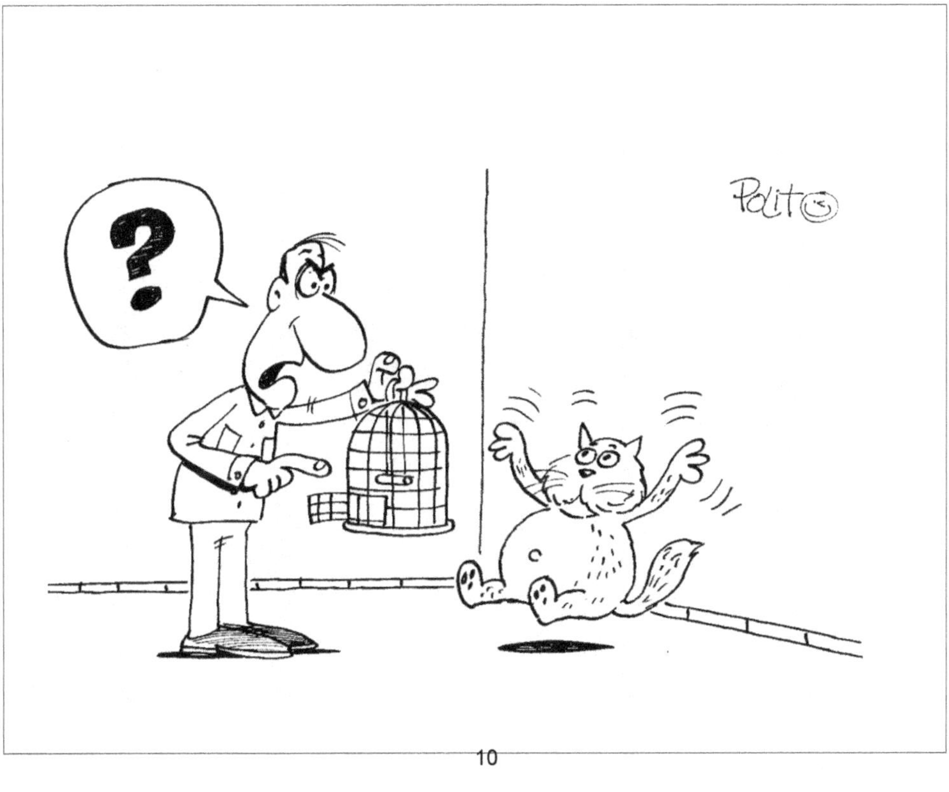

BOB
SPIKE
Polito

Polito

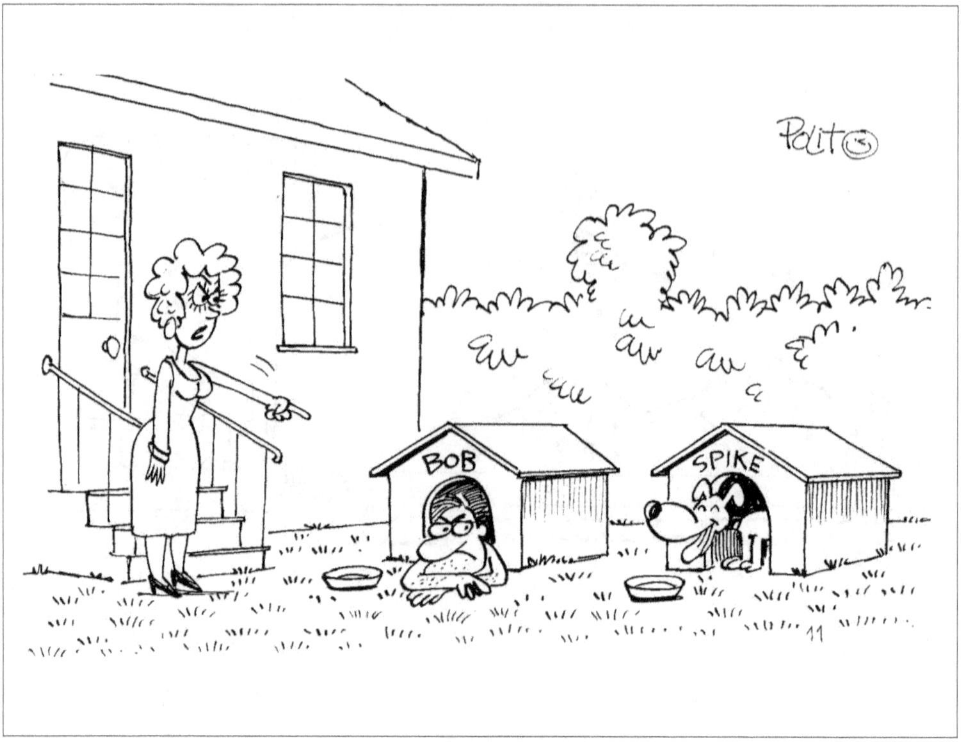

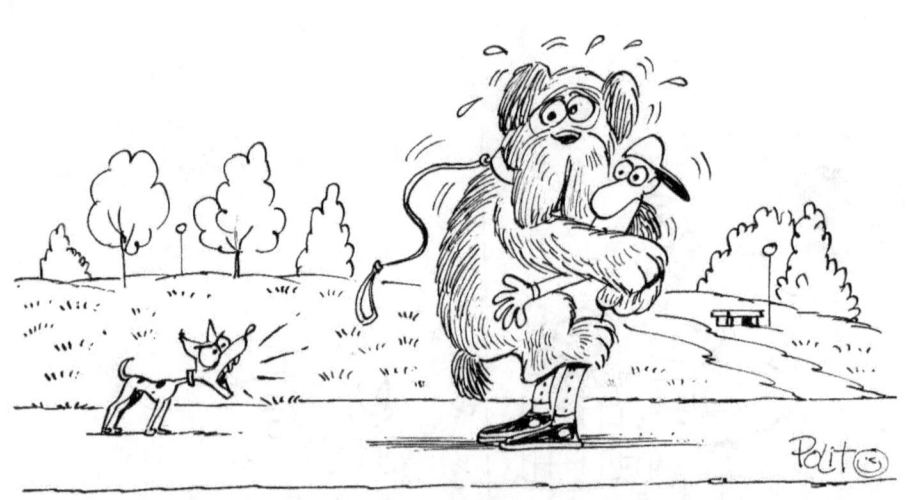

Polito

Polito

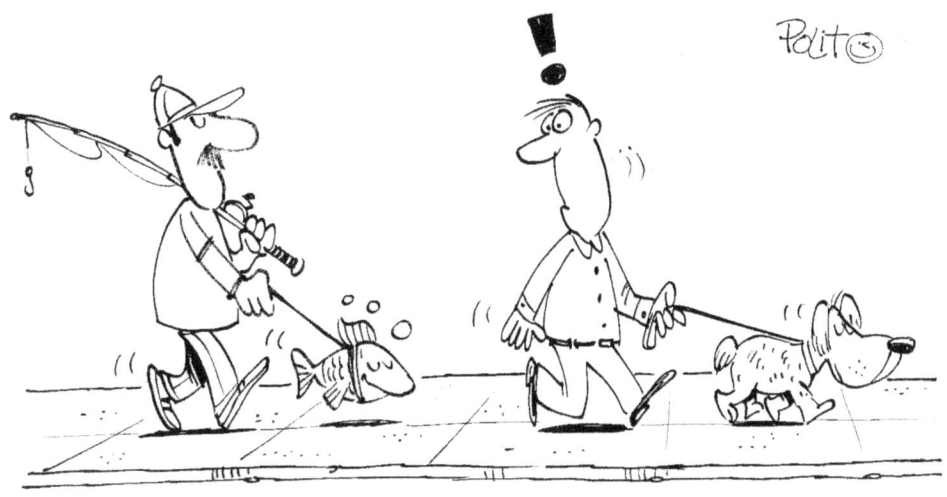

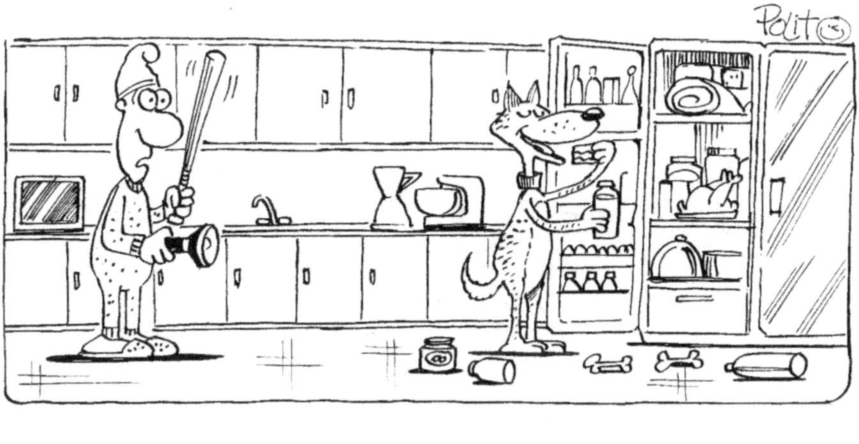

Polito

Polito

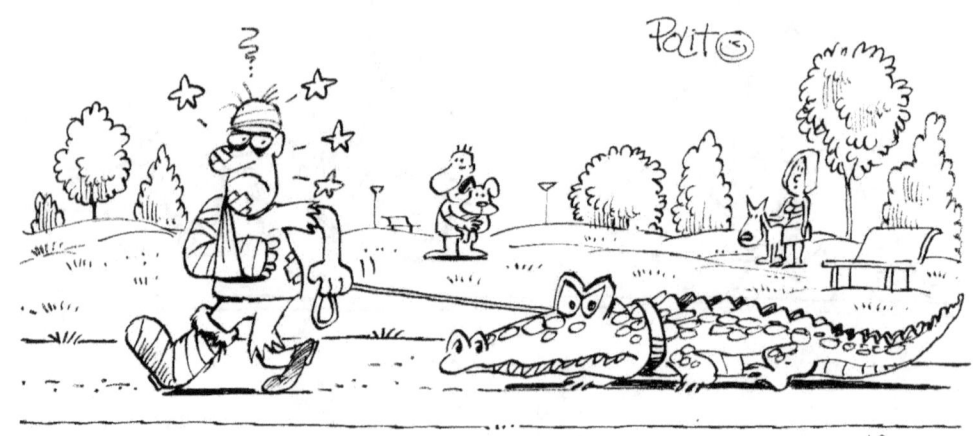

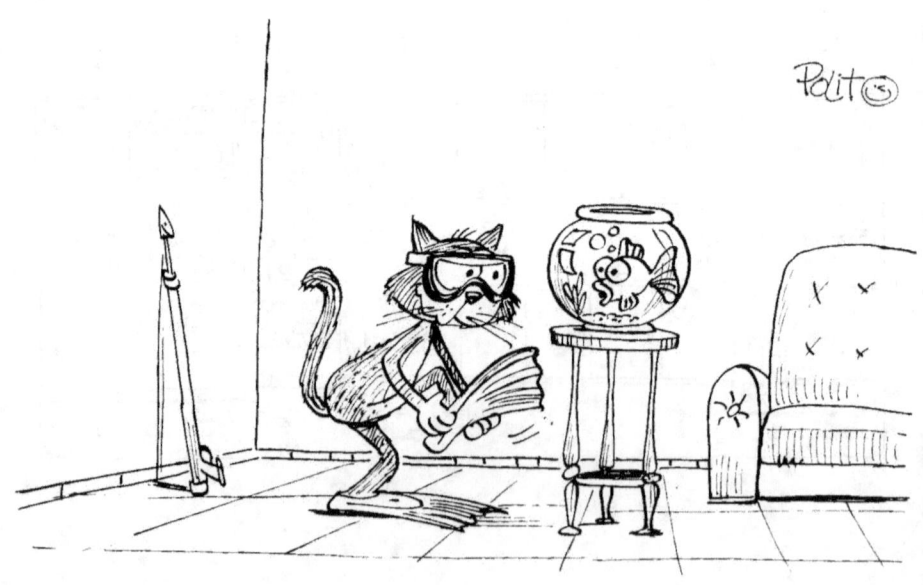

Polito

Polito

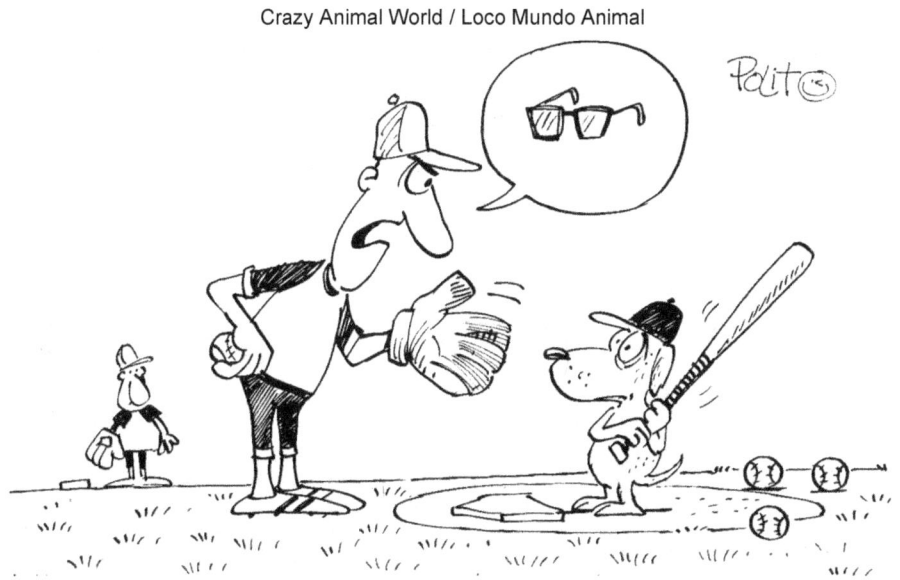

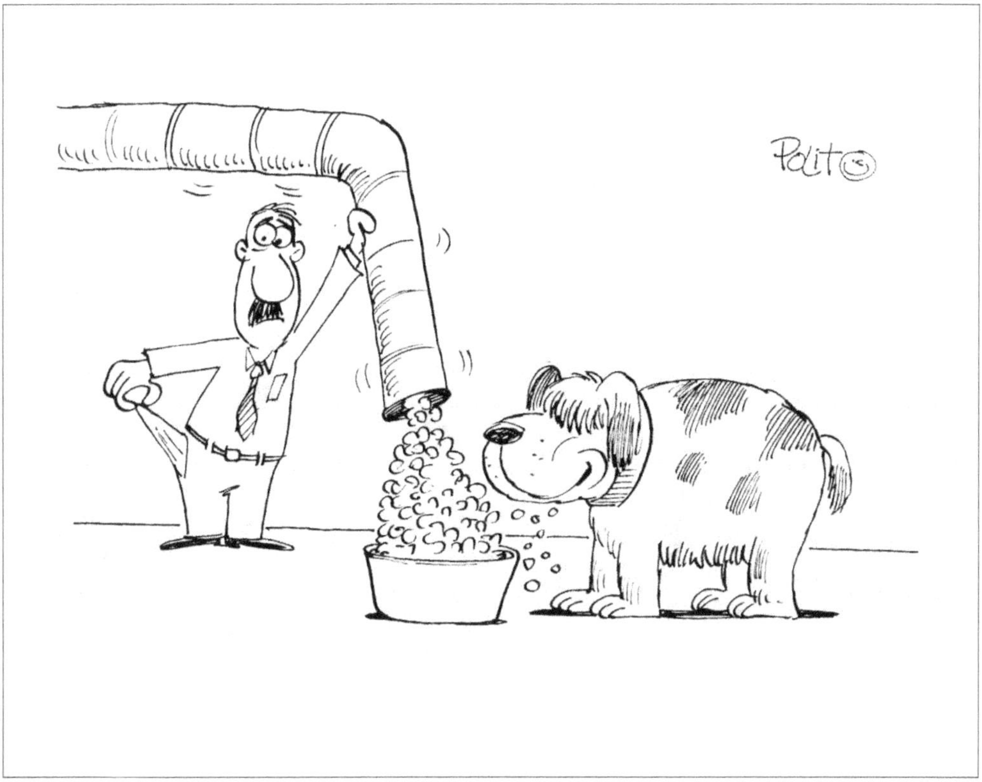

Polito

?
Polito

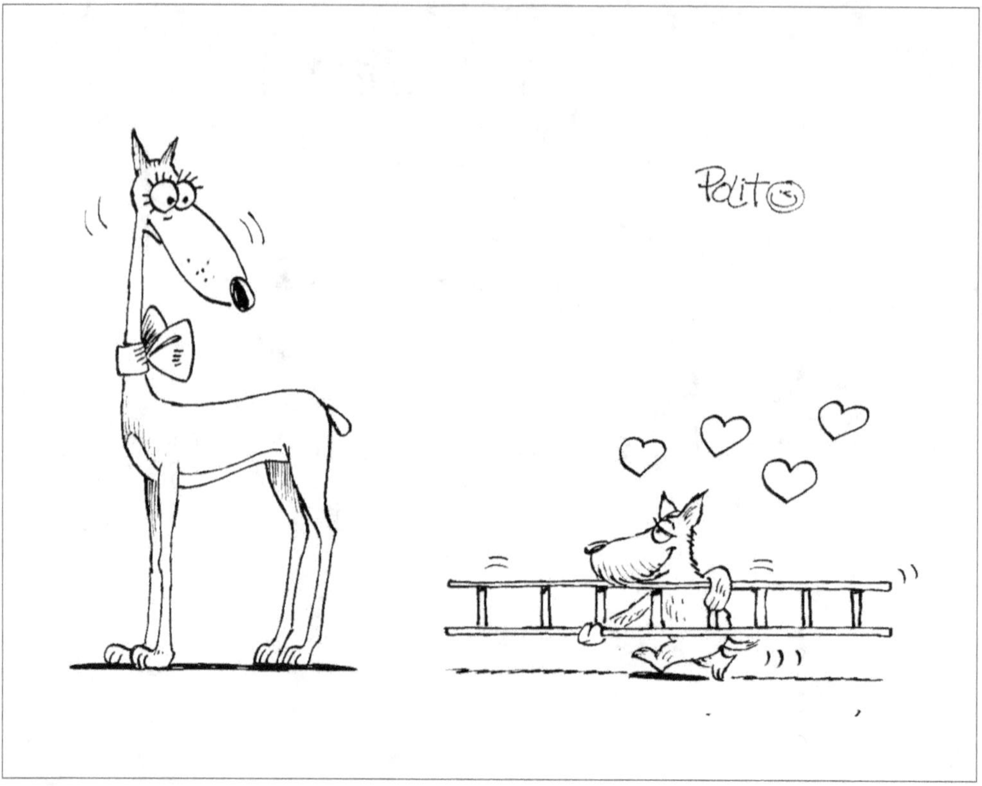

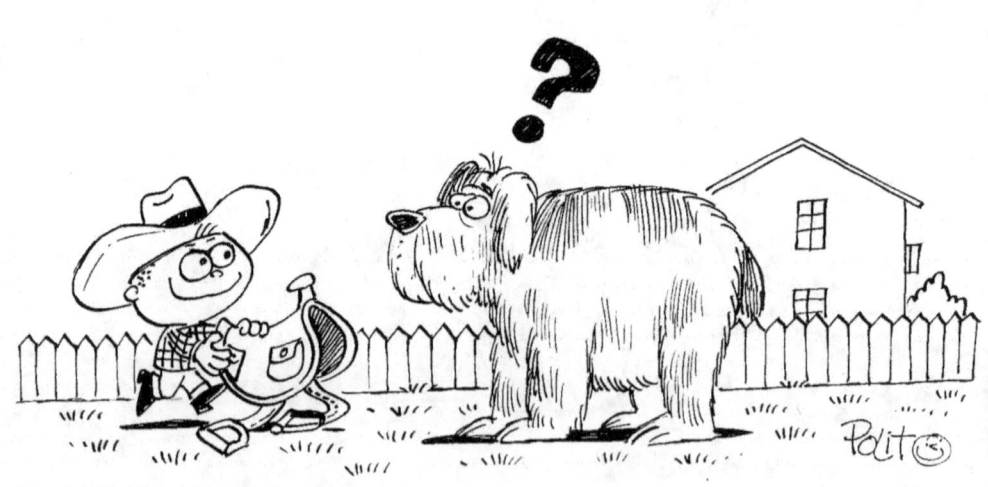

Polito

Polito

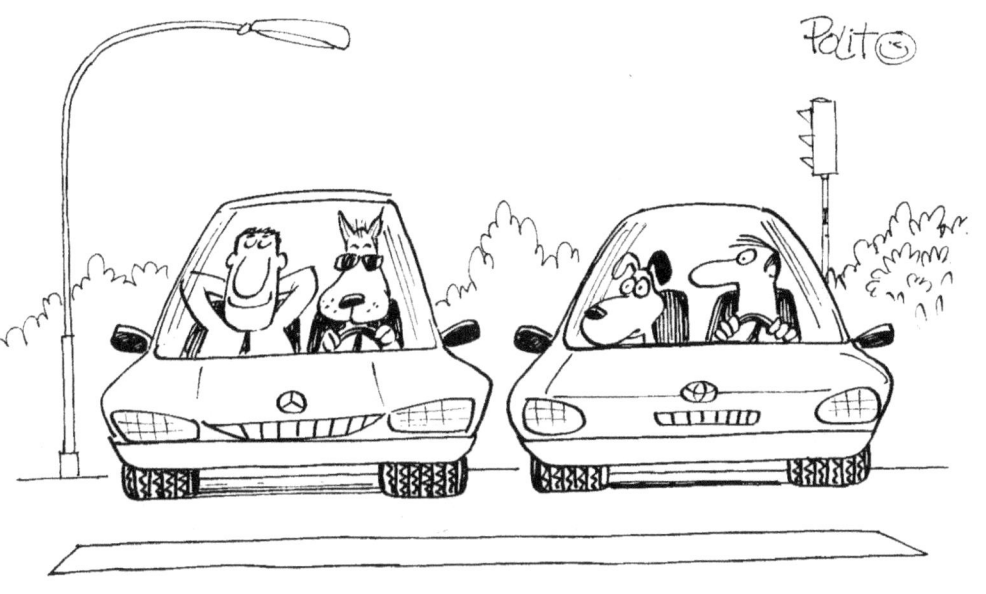

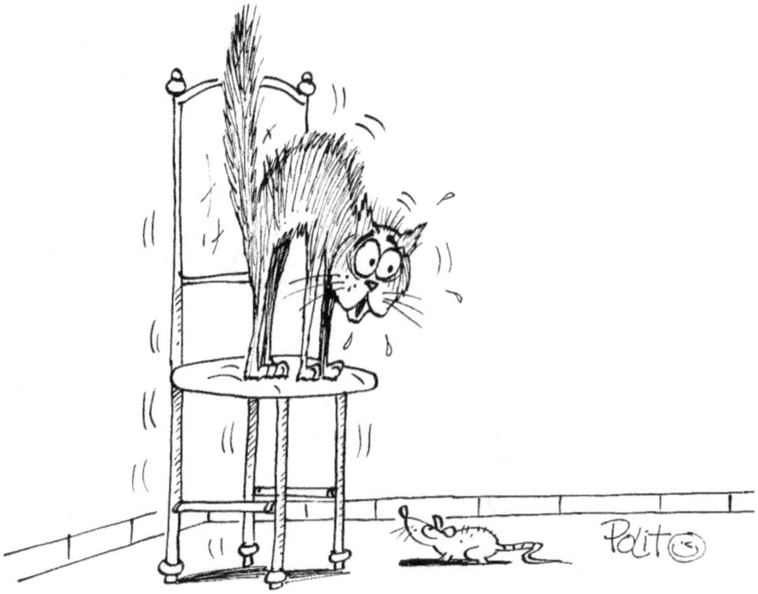

Polito

Polito

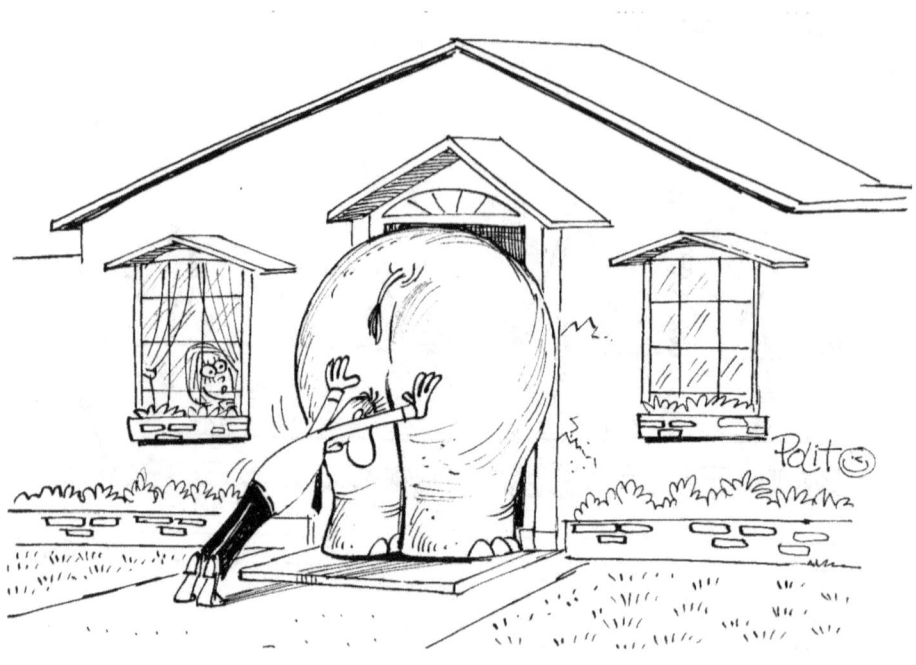

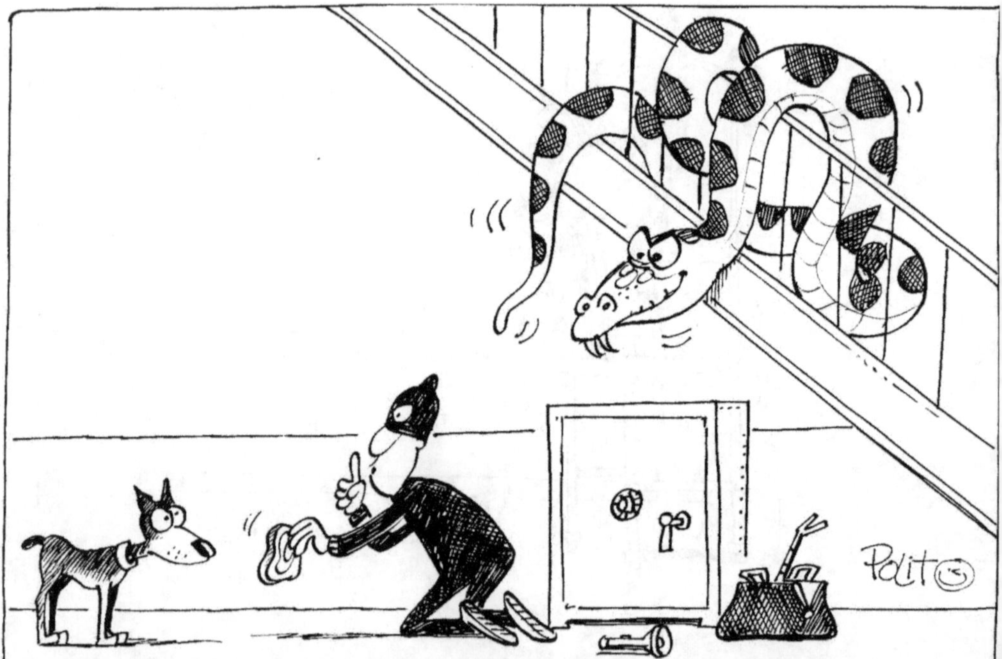

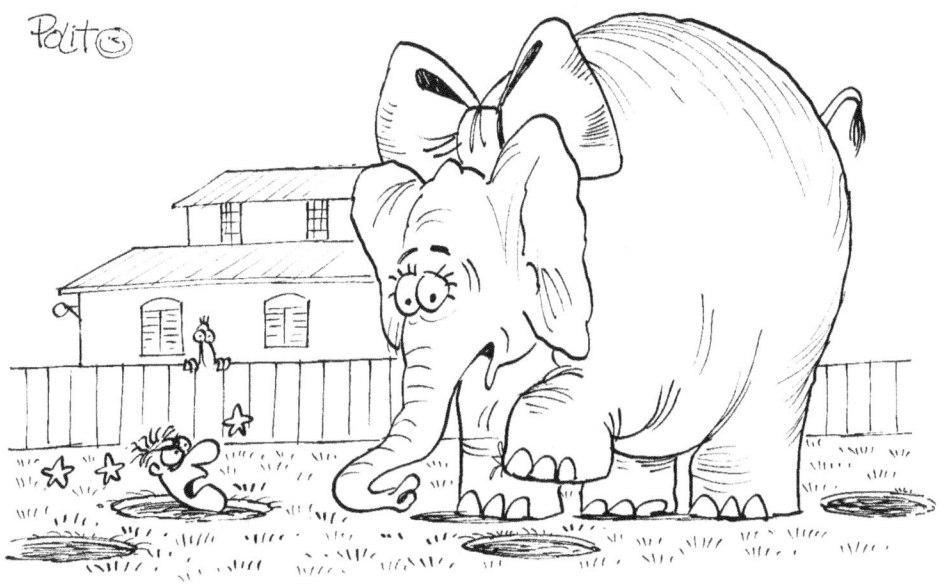

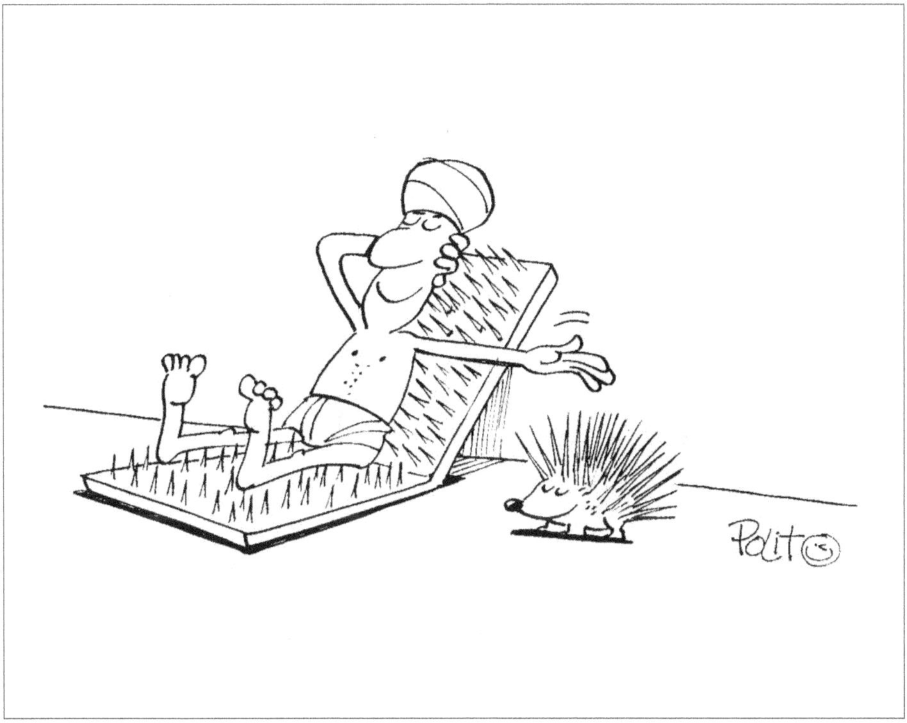

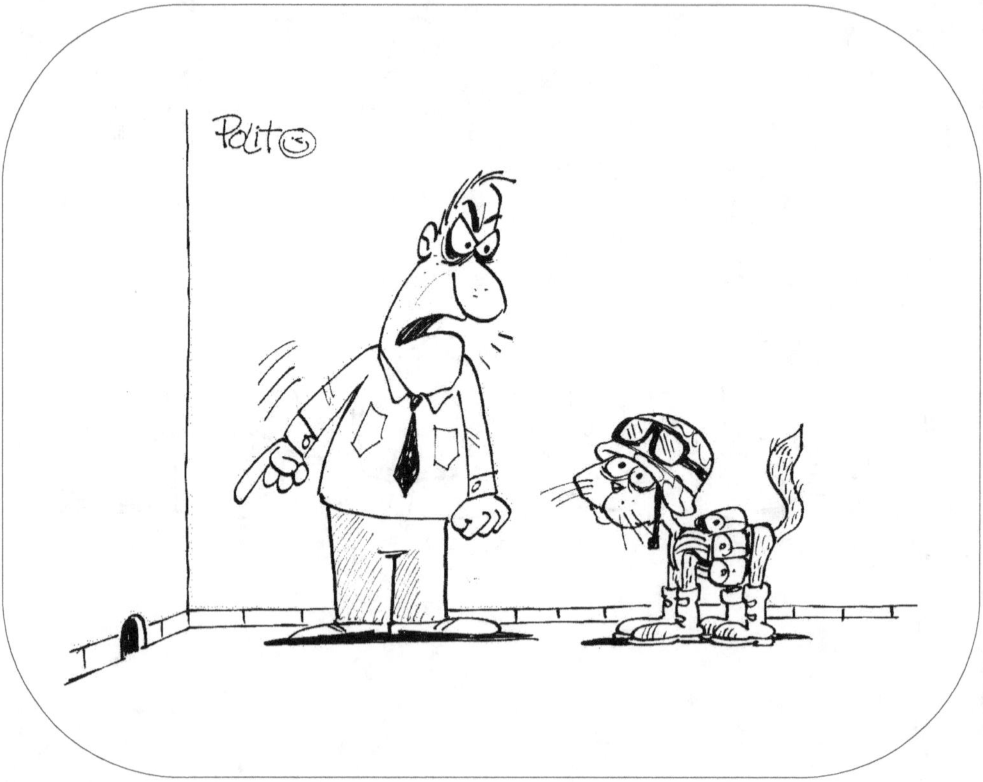

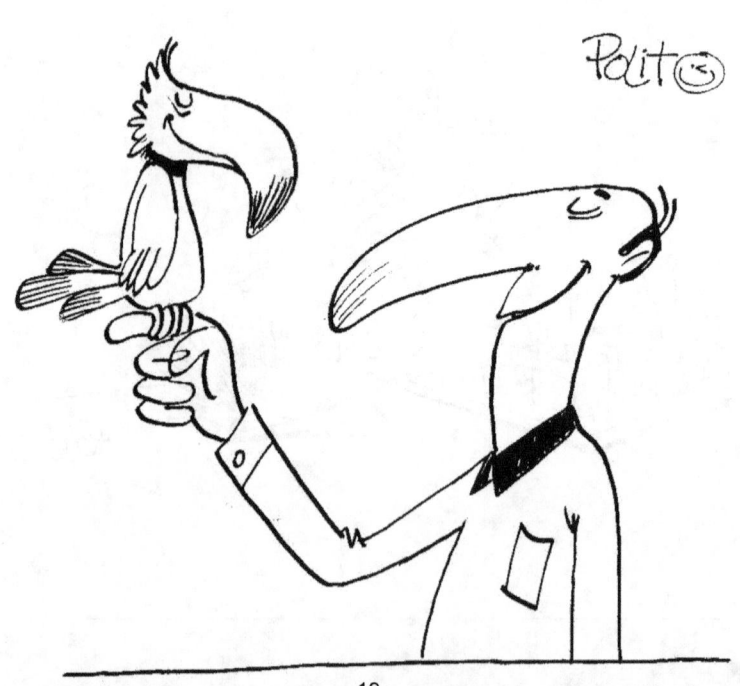

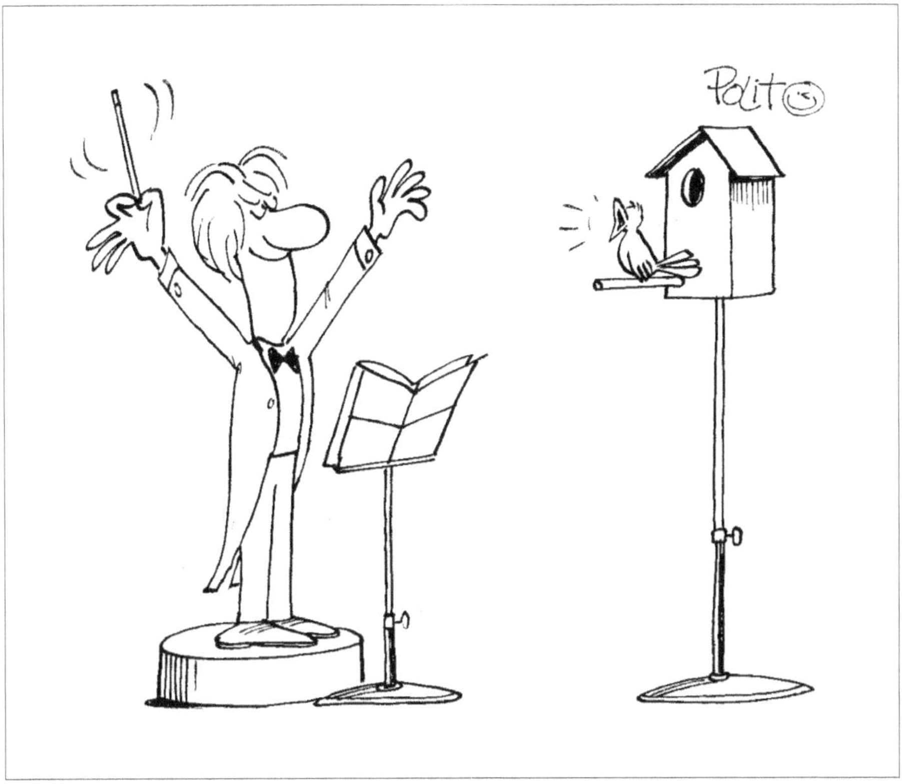

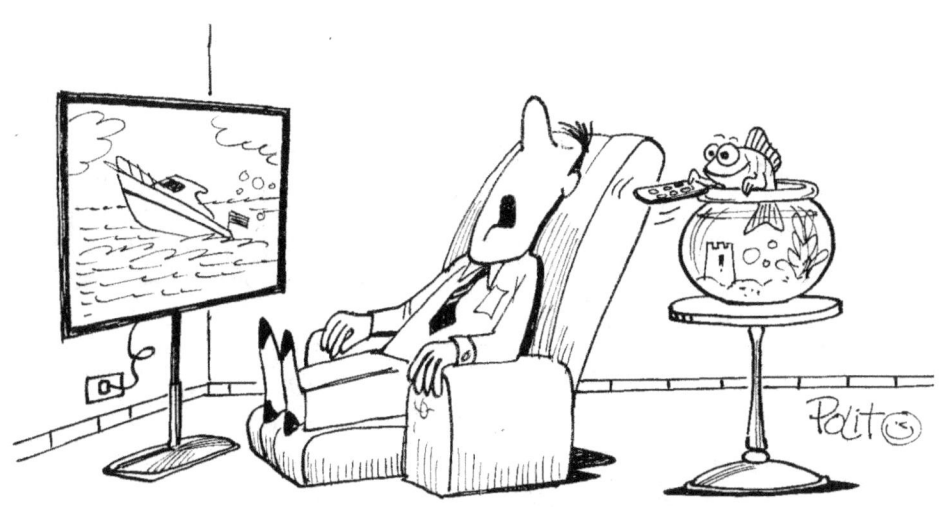

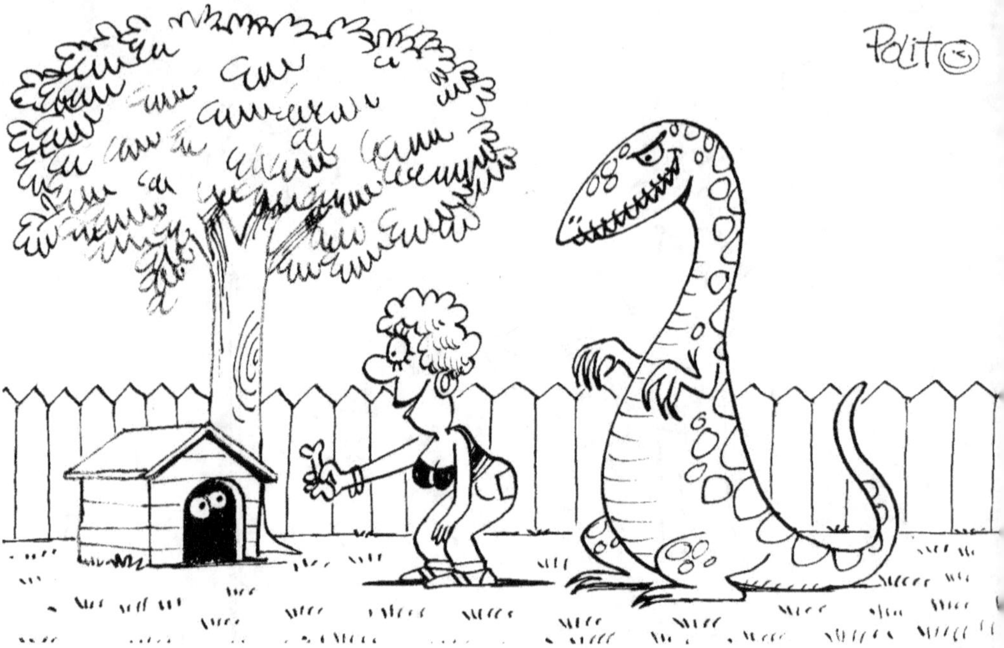

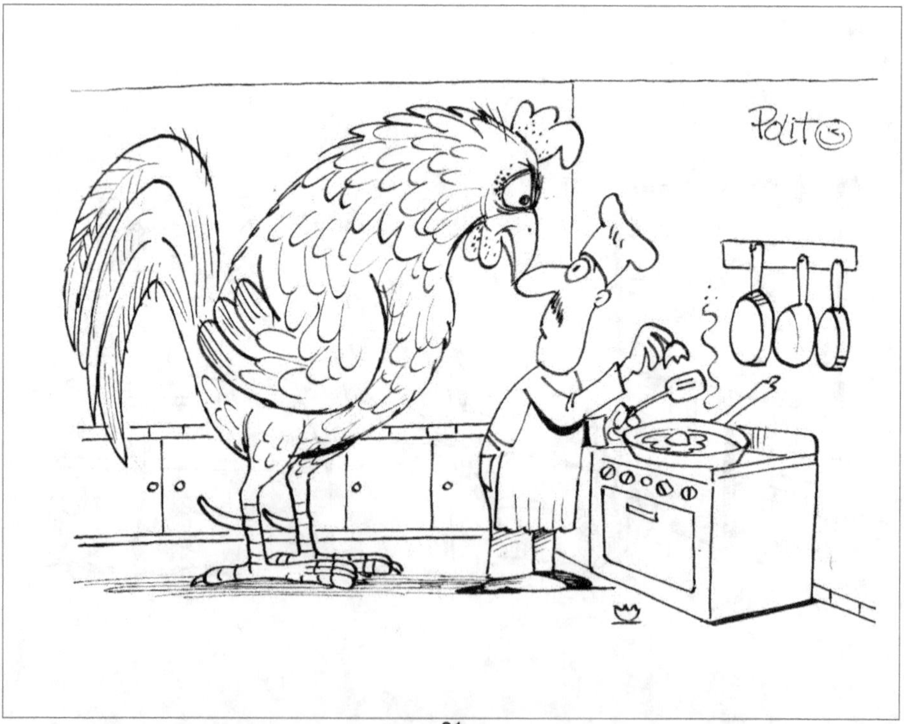

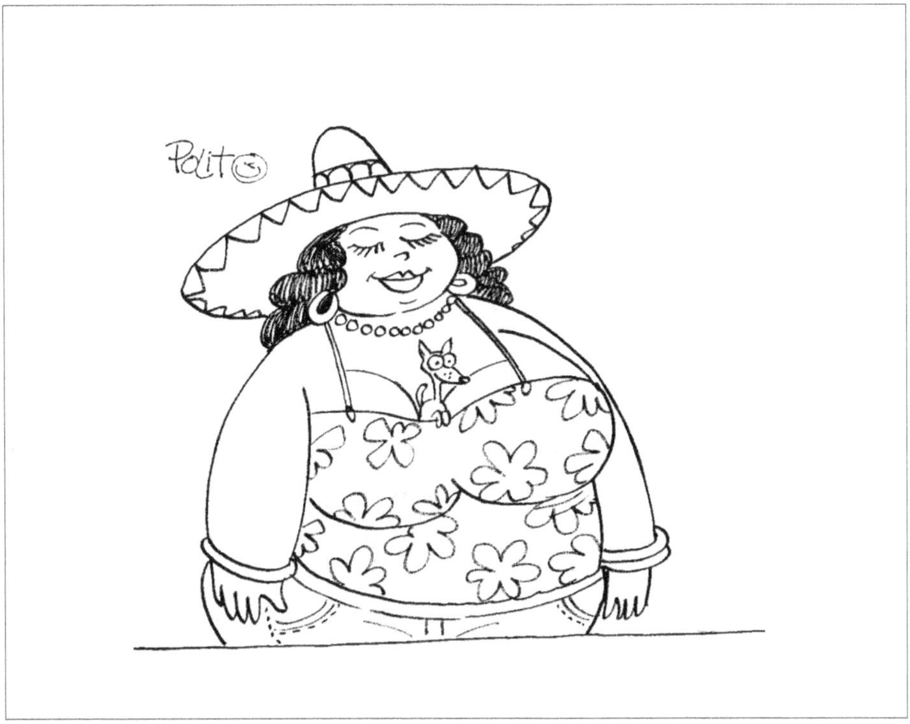

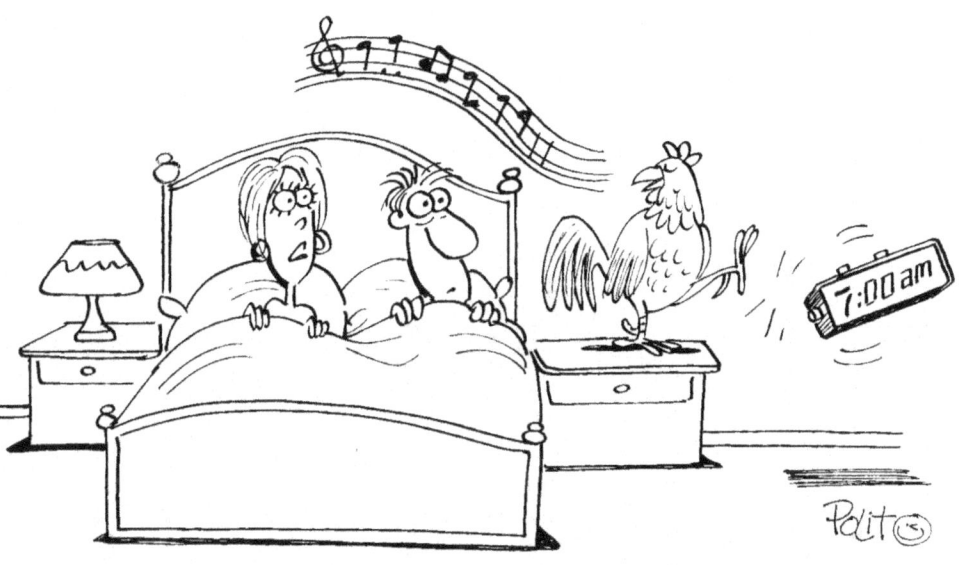

Polito
CAL 2008

Polito

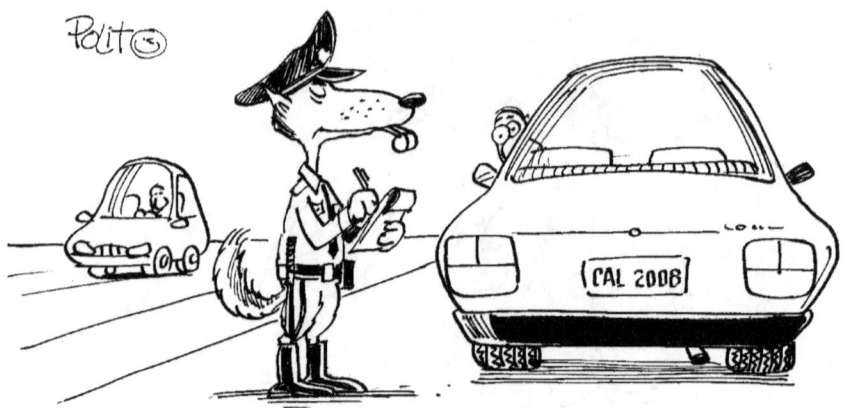

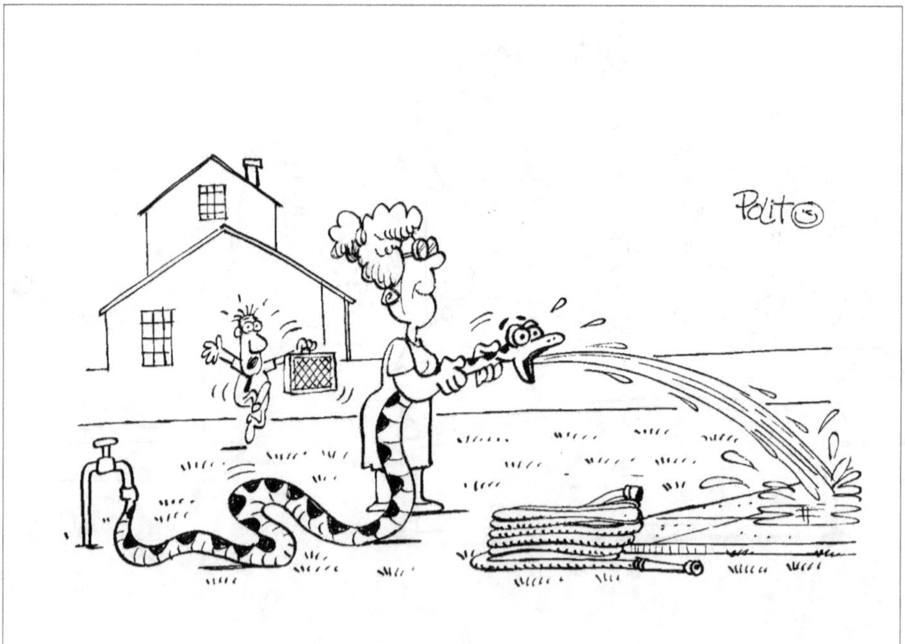

Polito

Polito

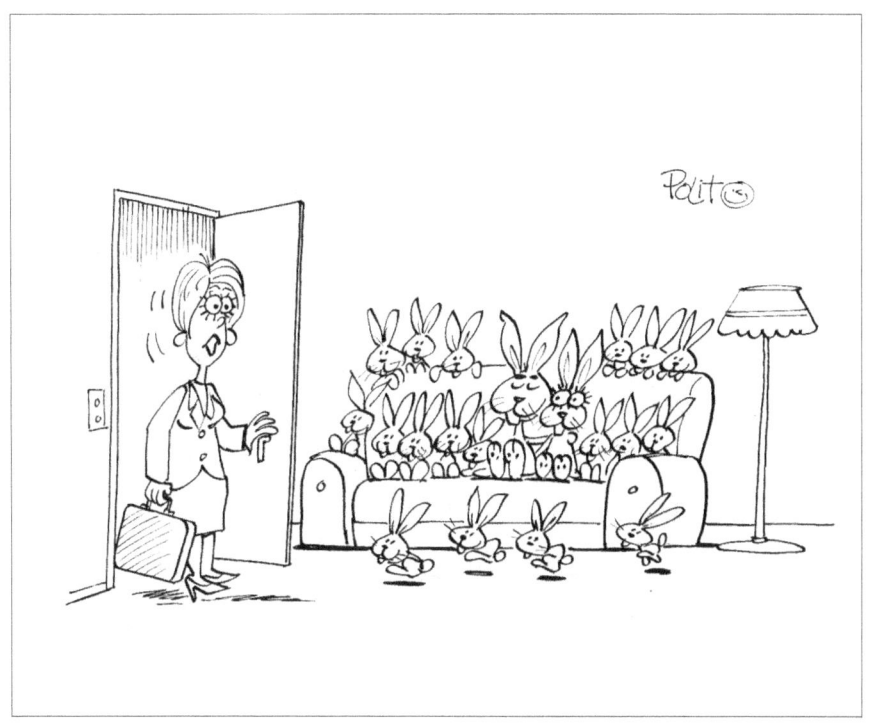

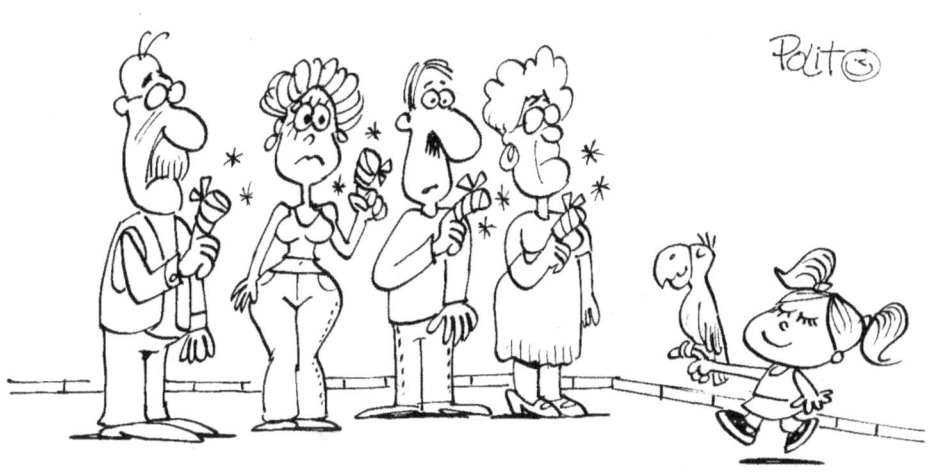

Polito

Polito
LINC CLUB
SEACL

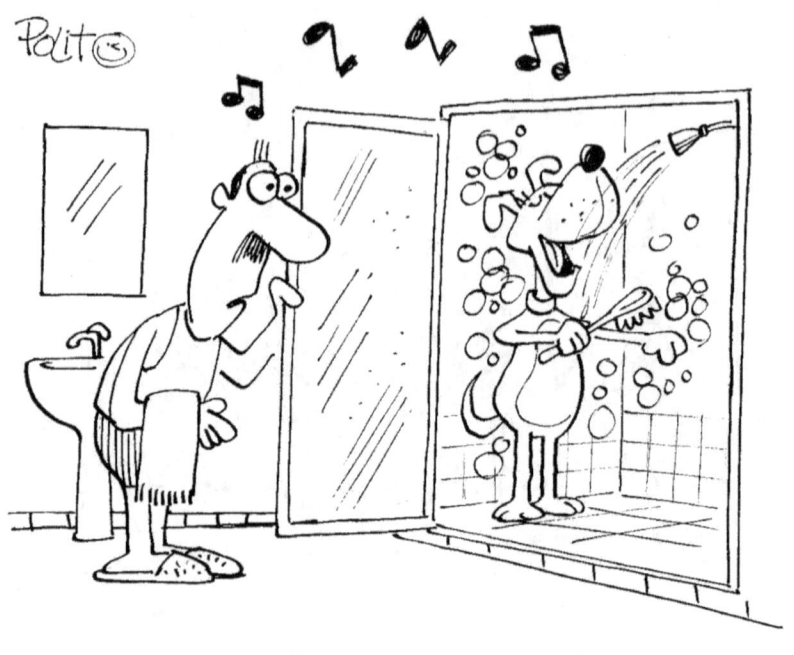

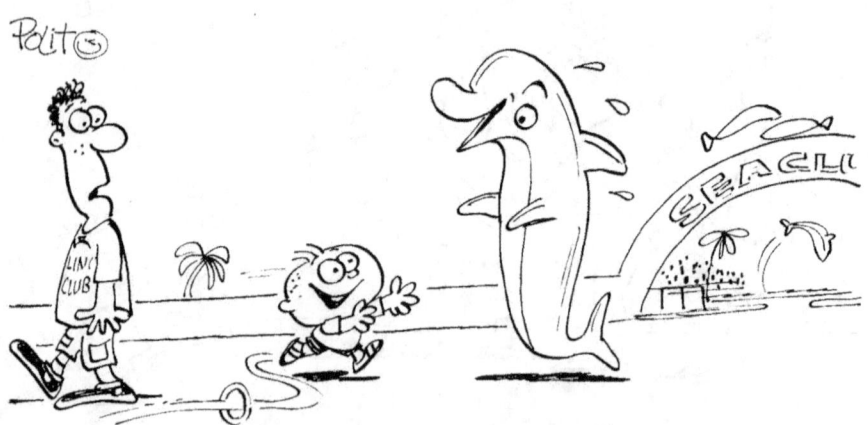

Polito

Polito

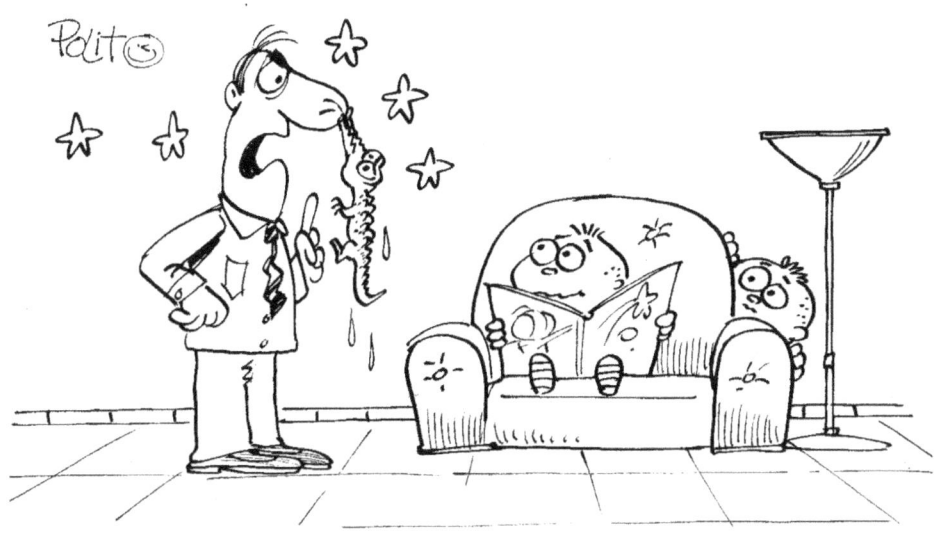

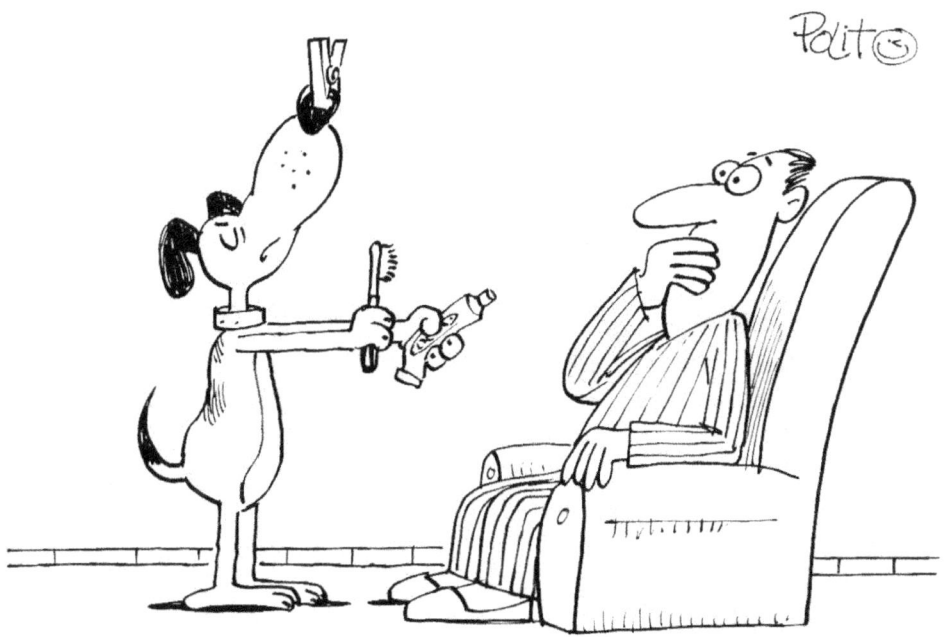

Polito

Polito

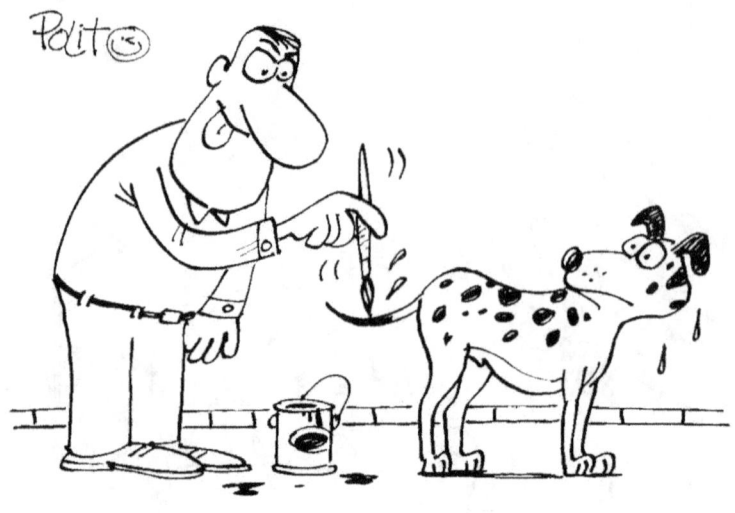

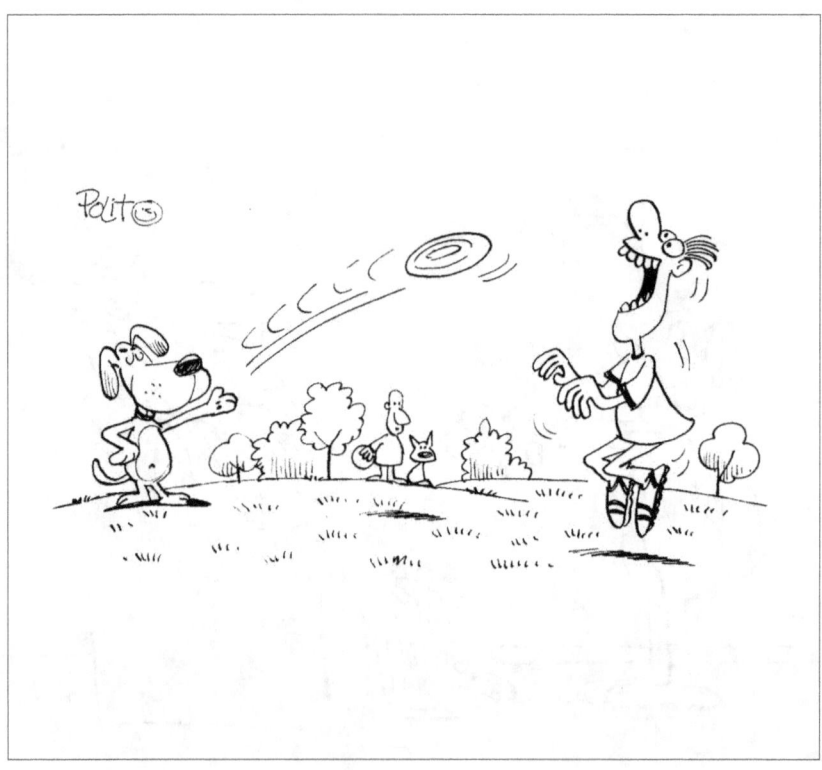

Polito

Polito

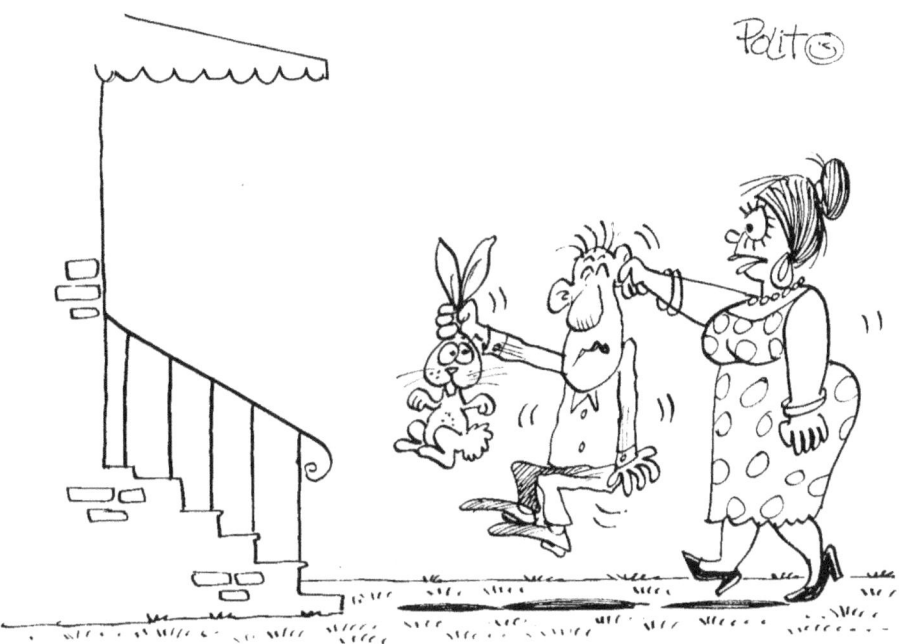

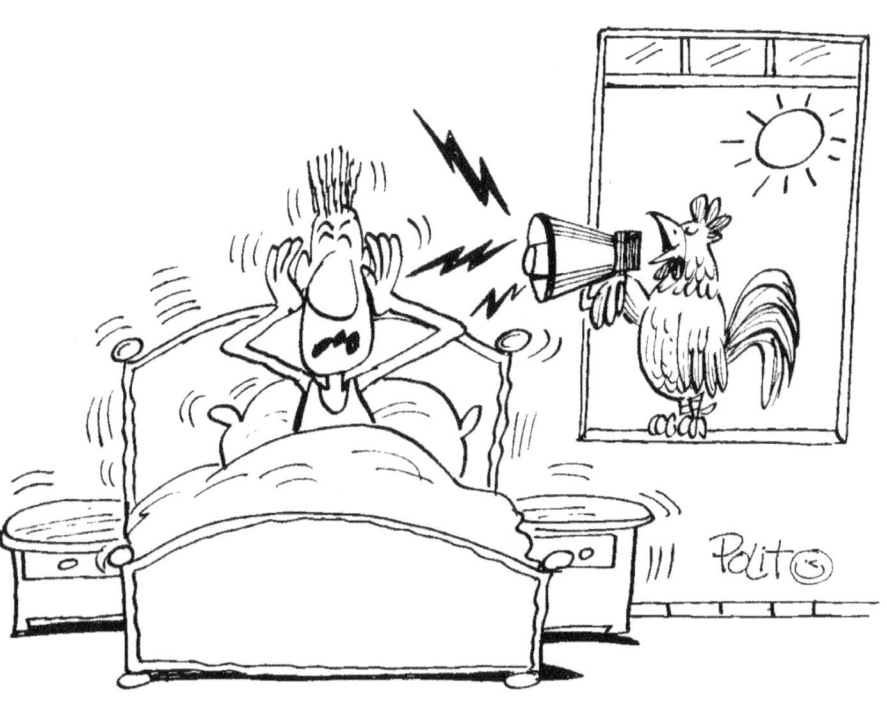

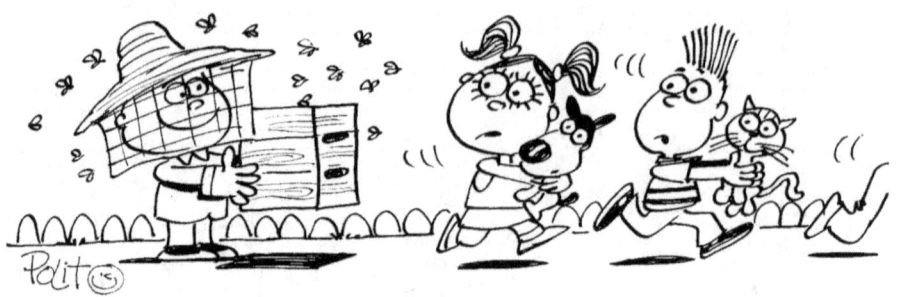

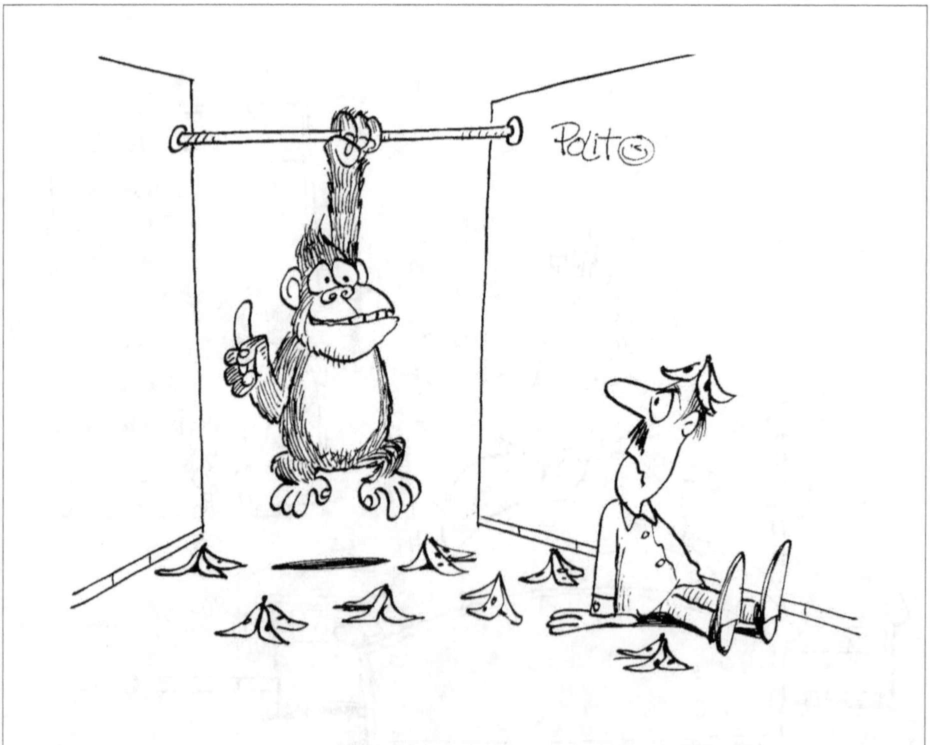

FIRE

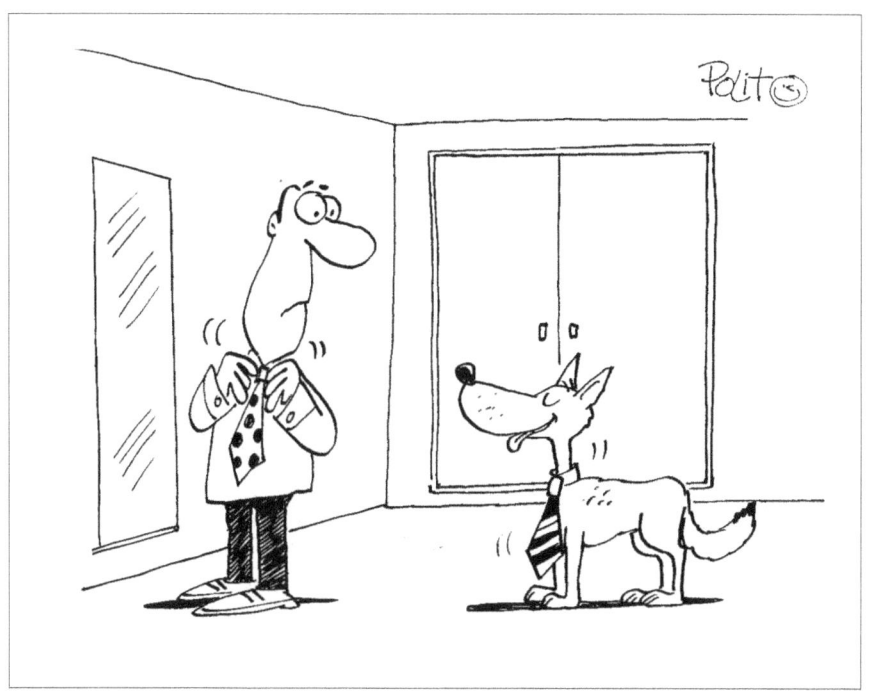

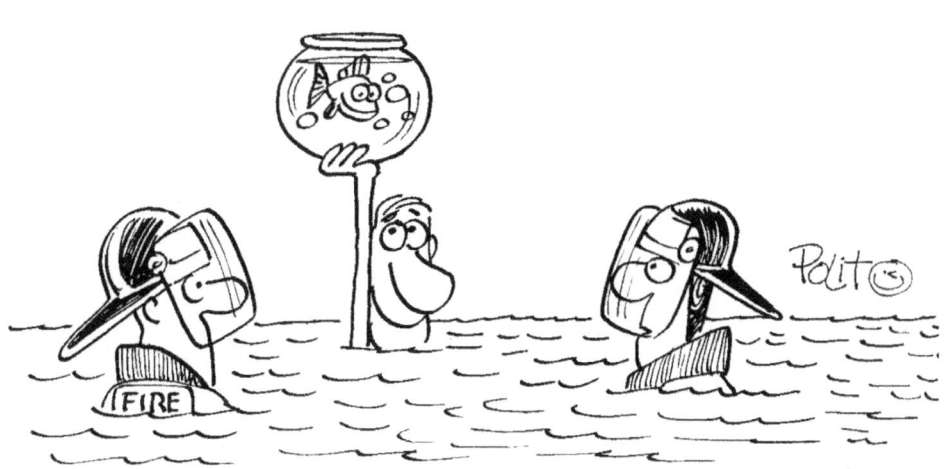

Polito

Polito

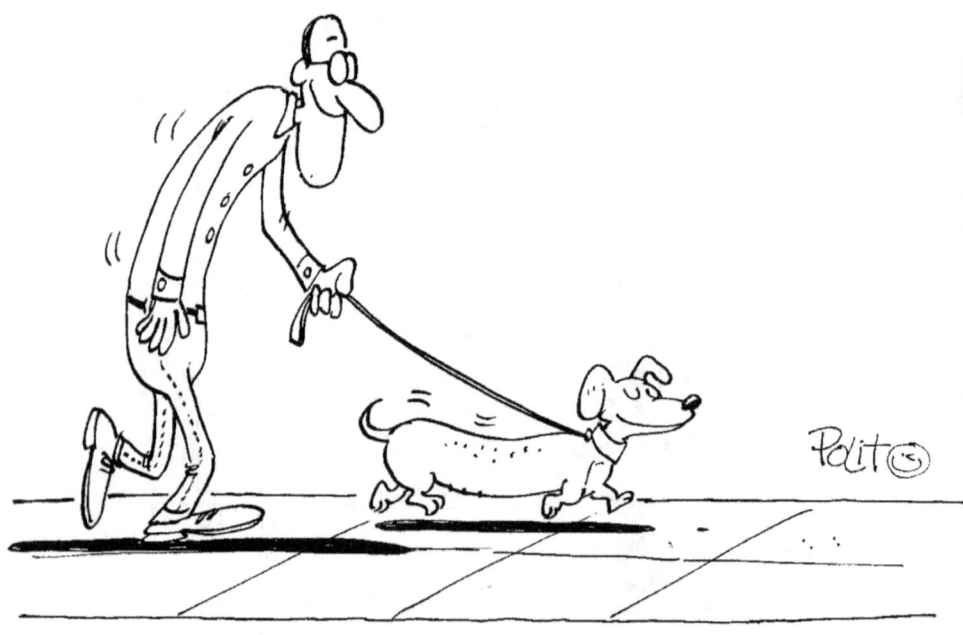

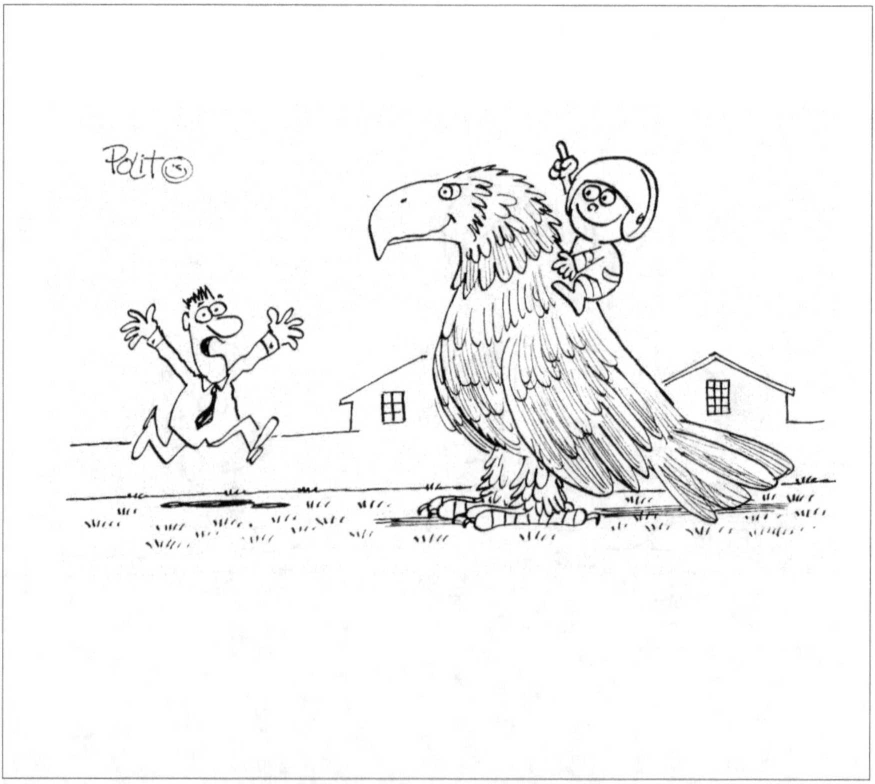

Polito

Polito

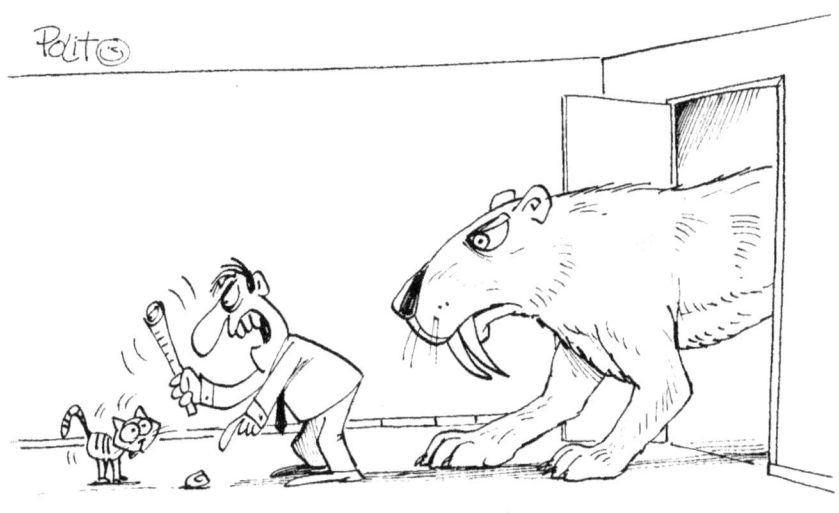

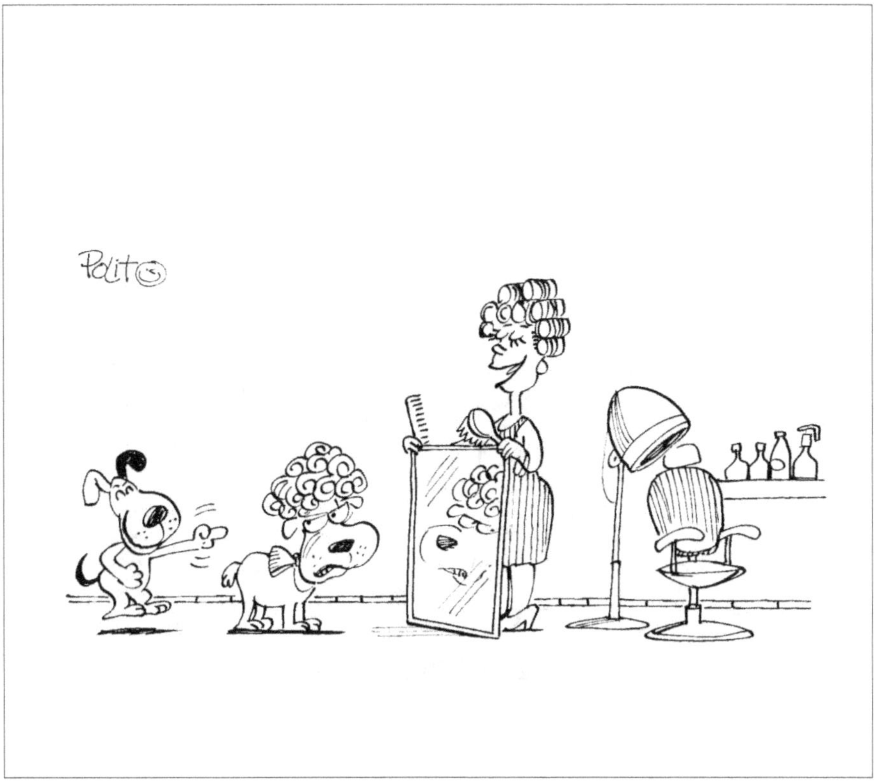

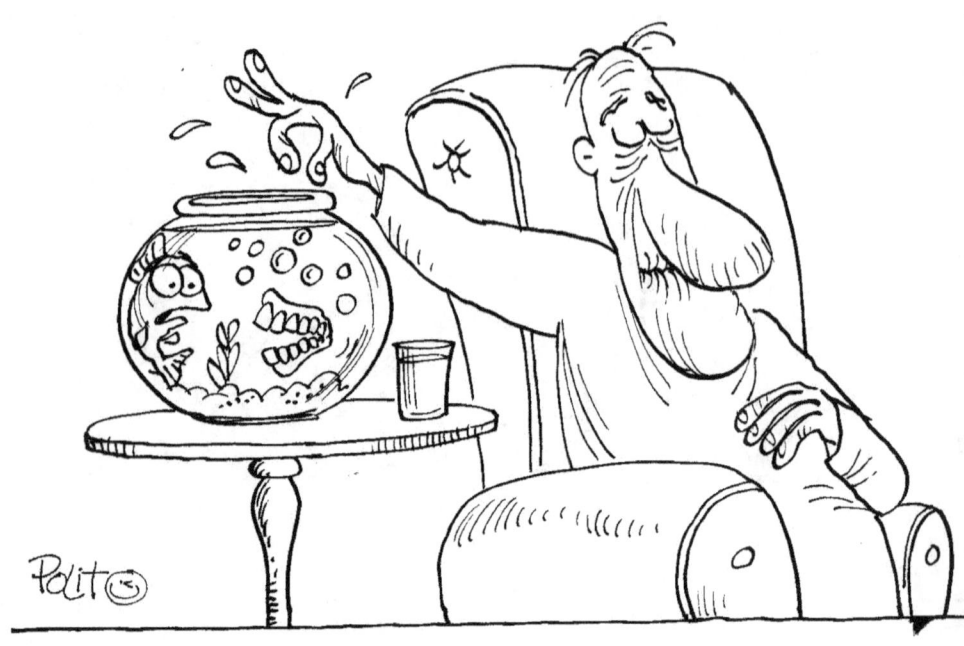

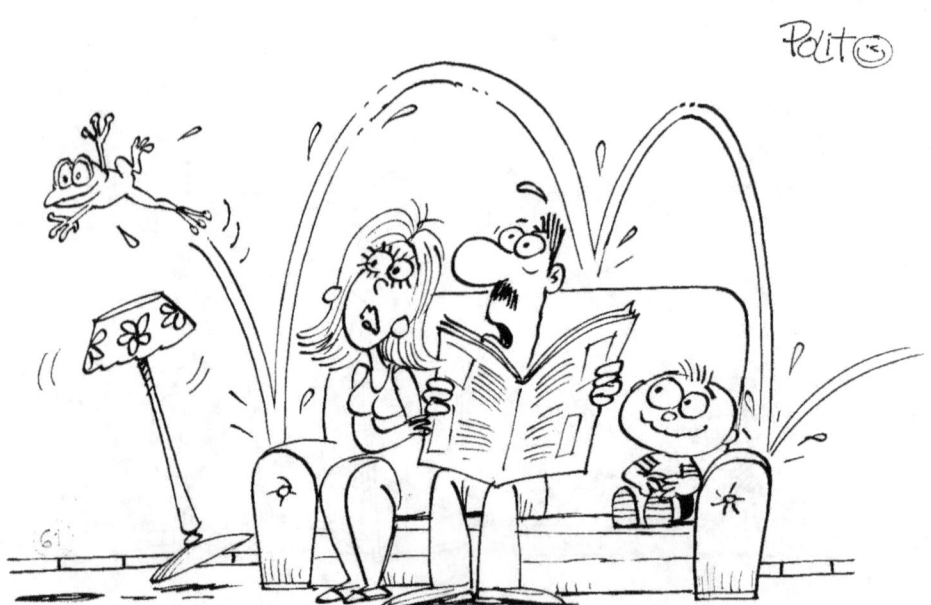

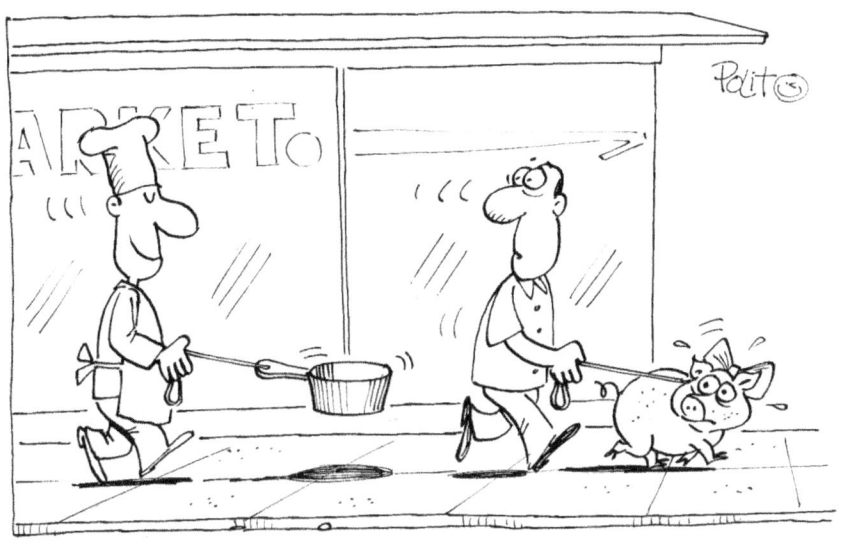

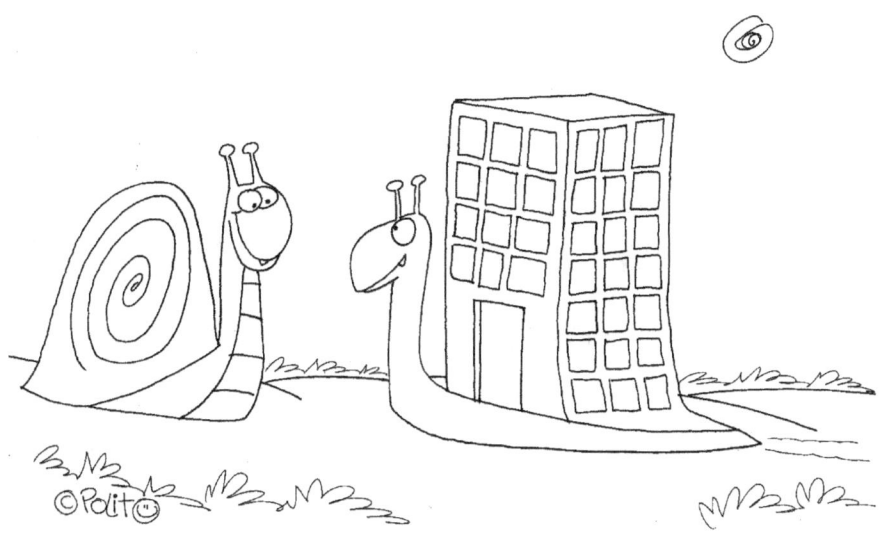

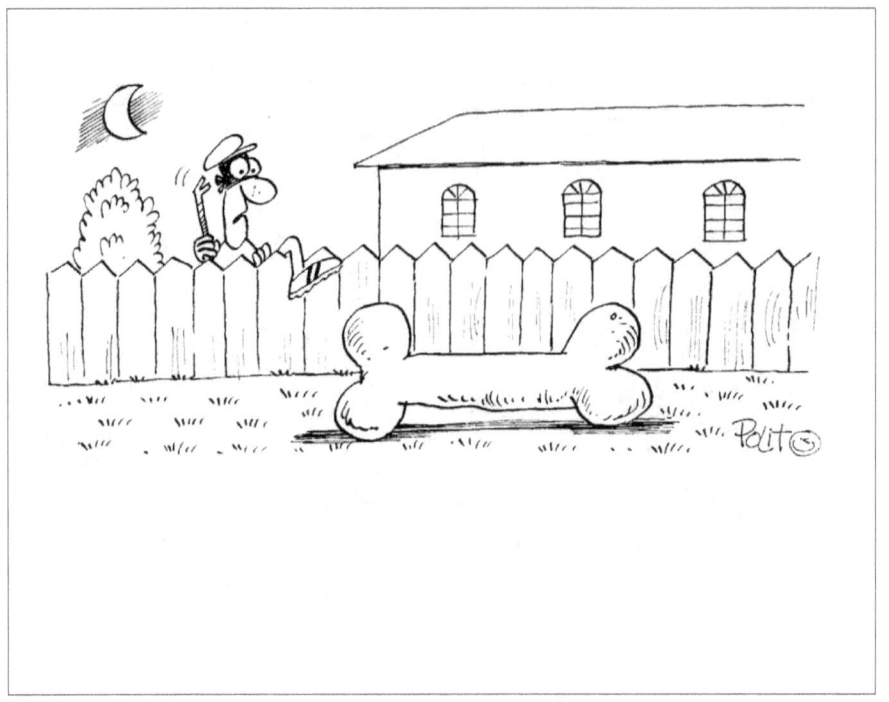

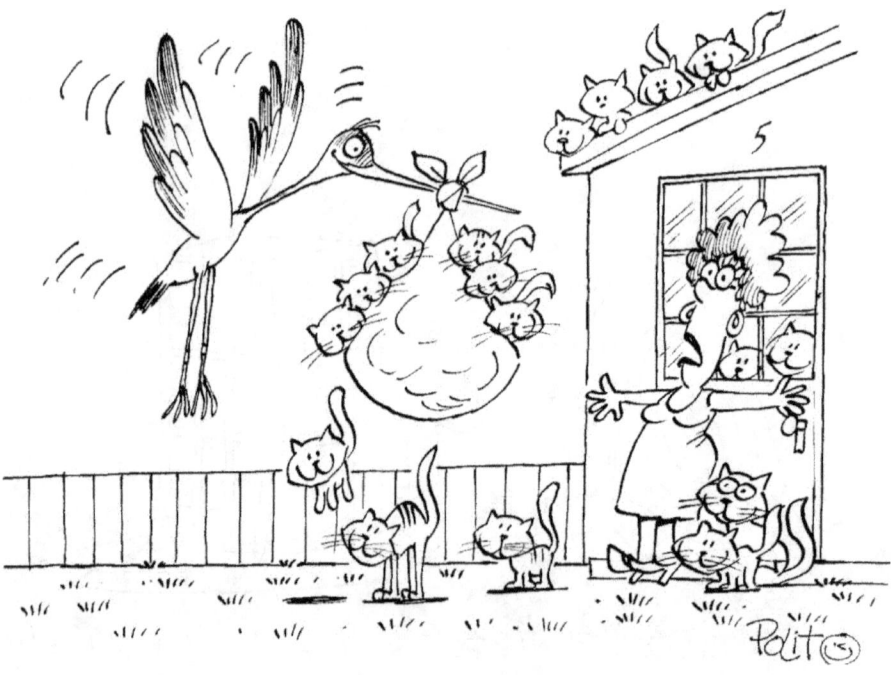

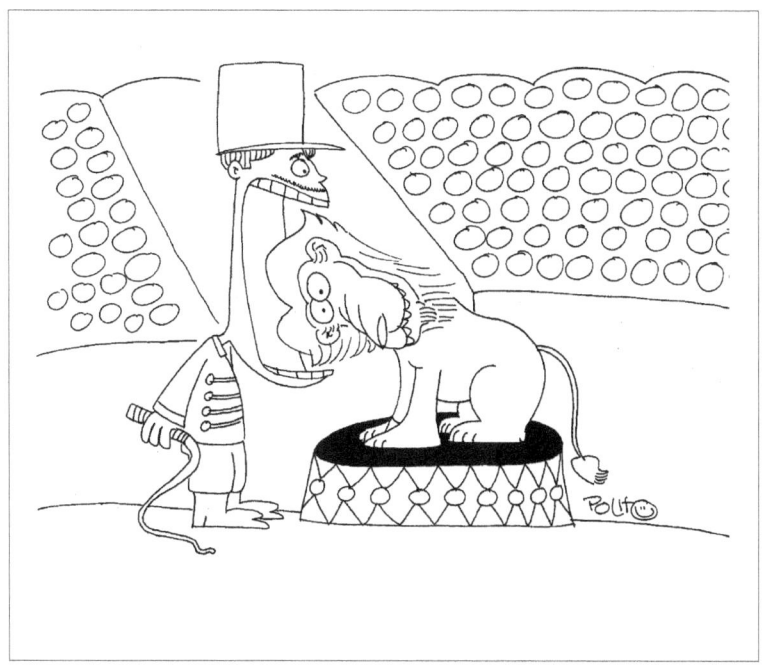

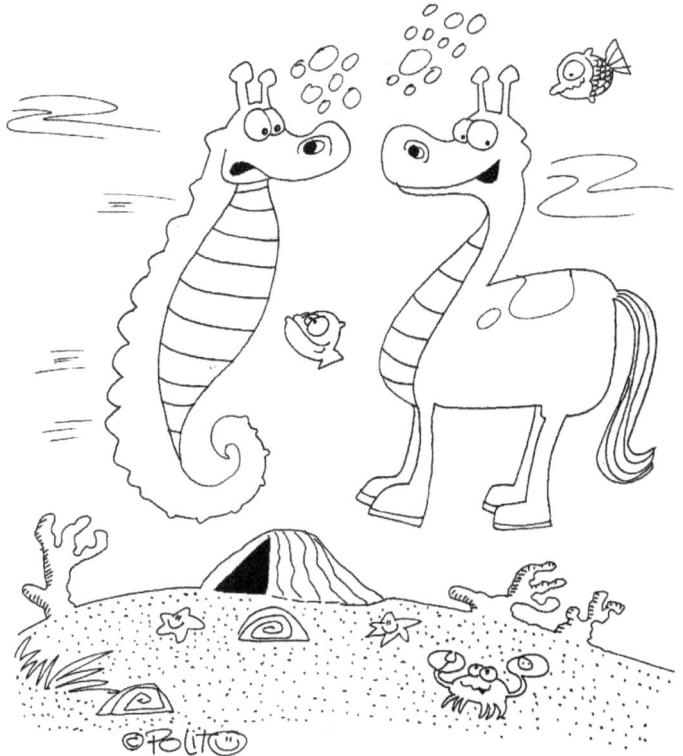

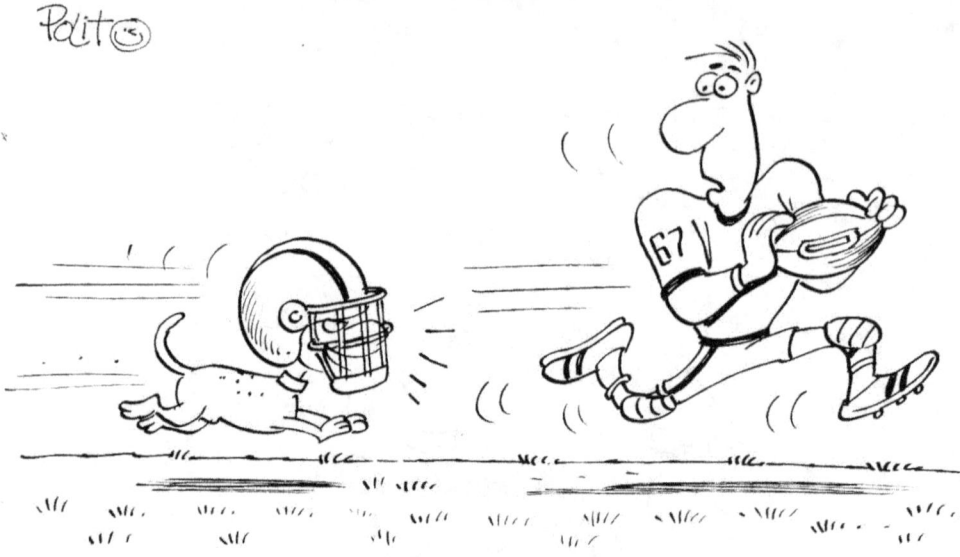

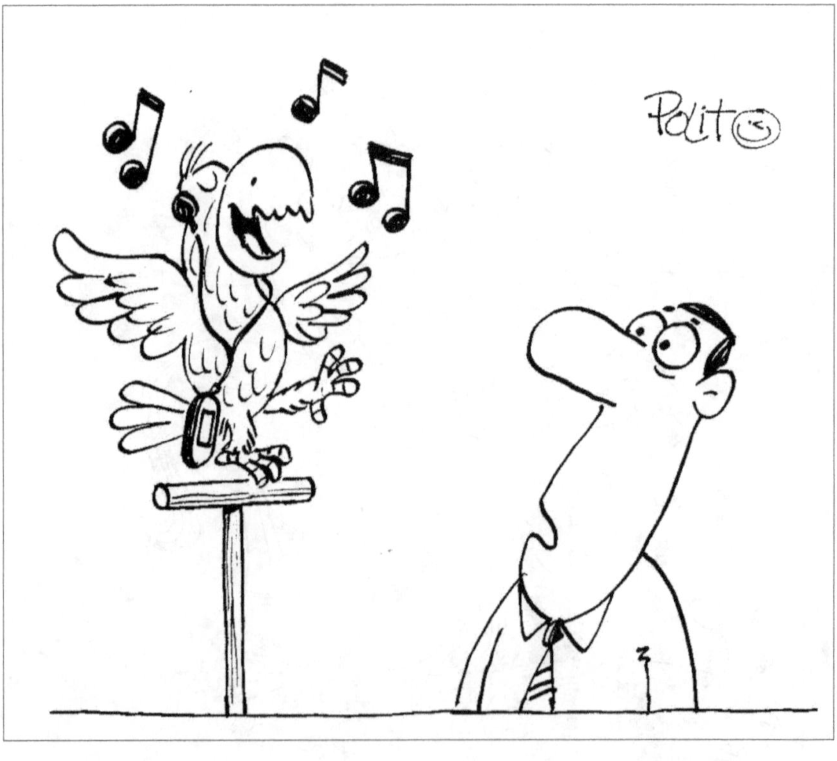

Polito

©Polito

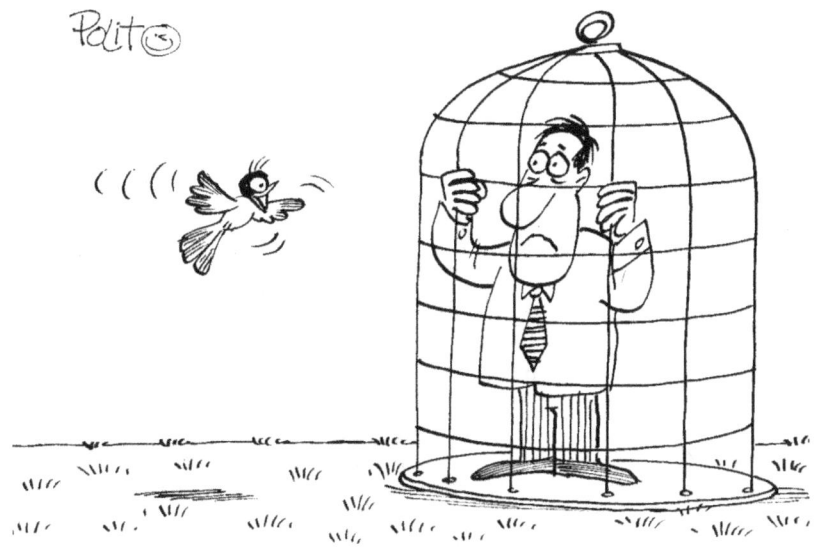

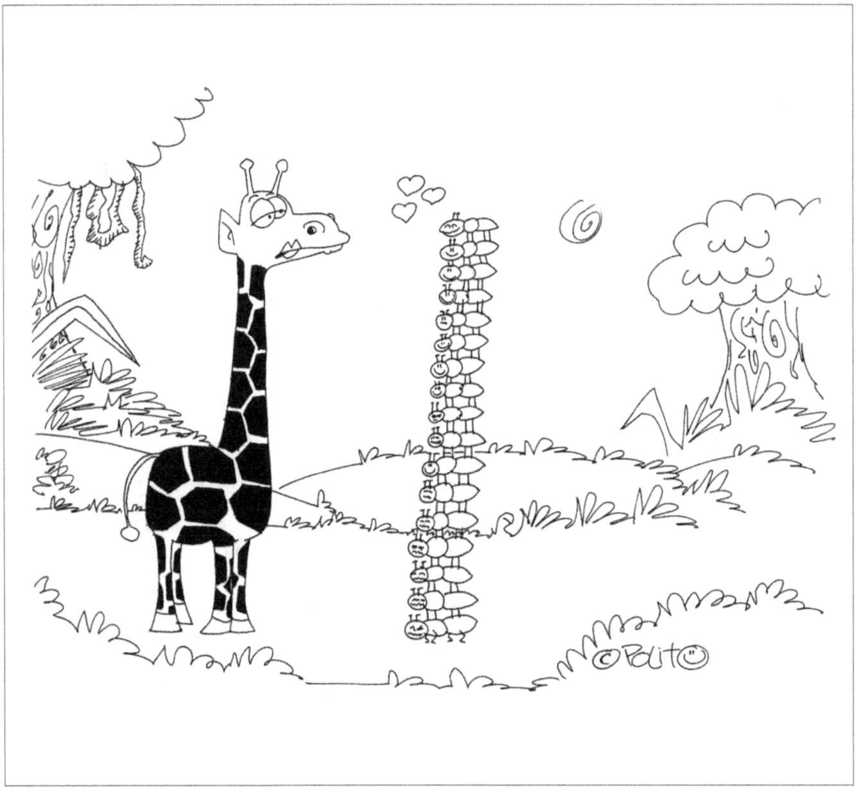

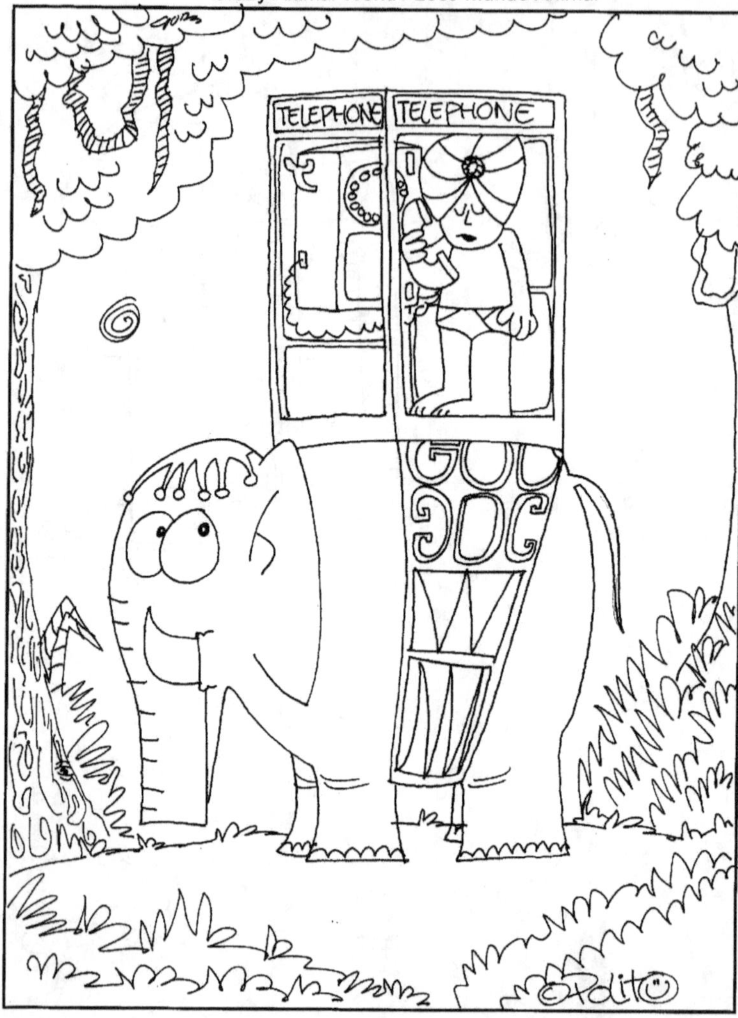

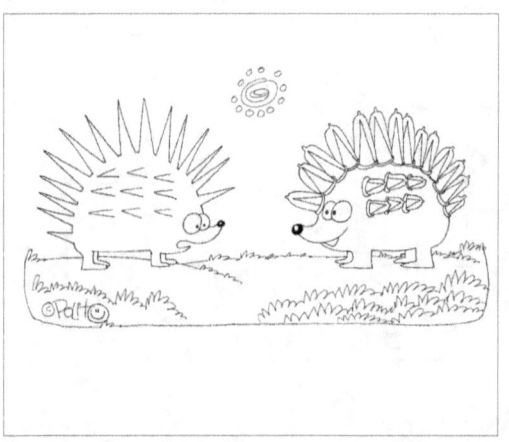

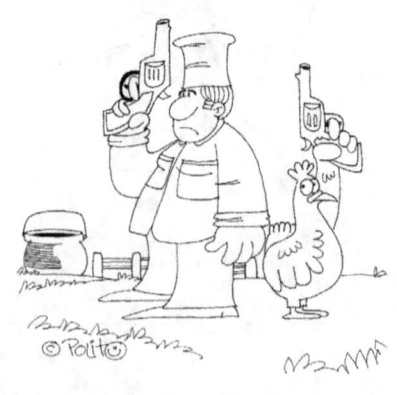

e.mail
Polito

©Polito

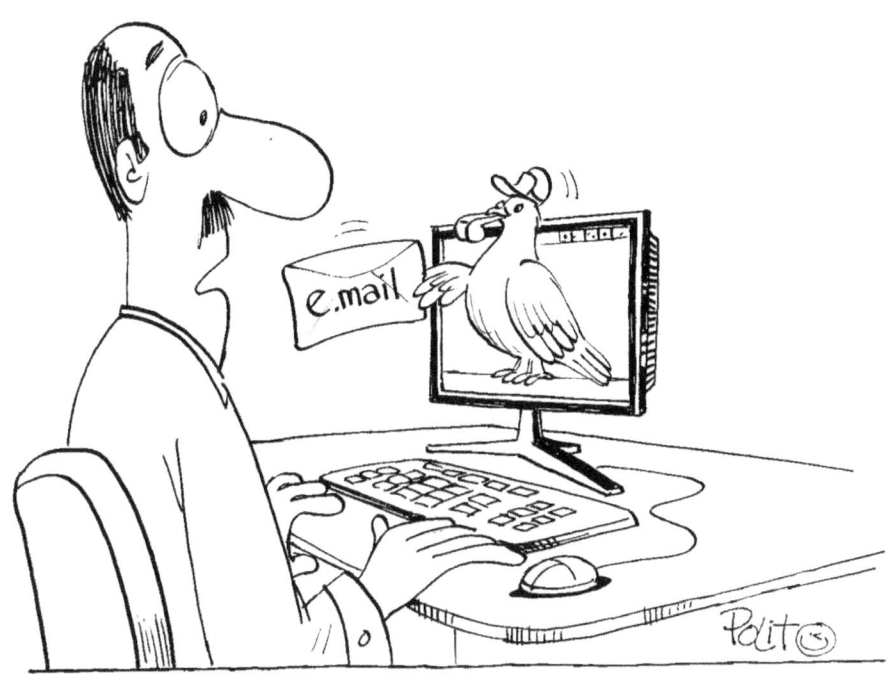

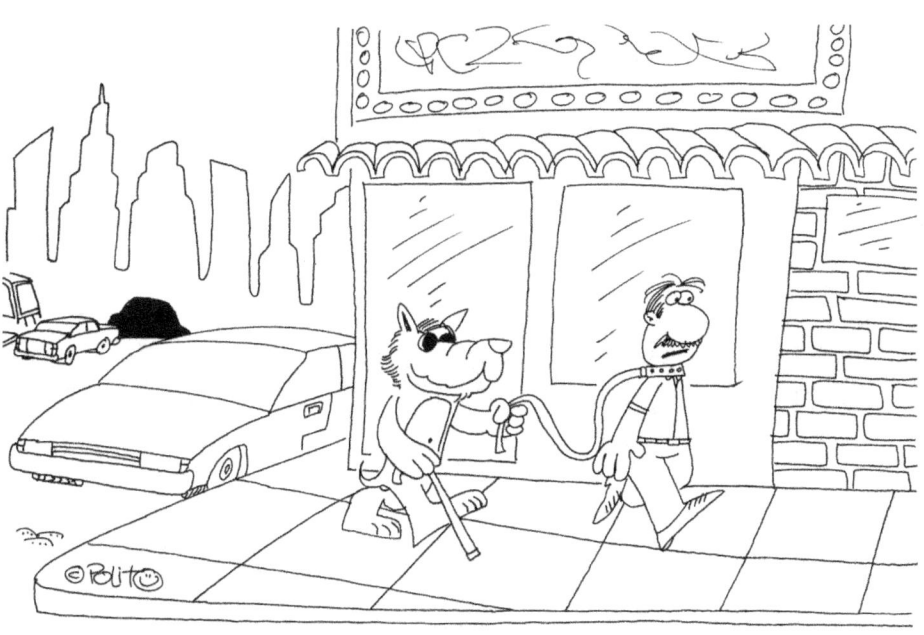

FOR
RENT

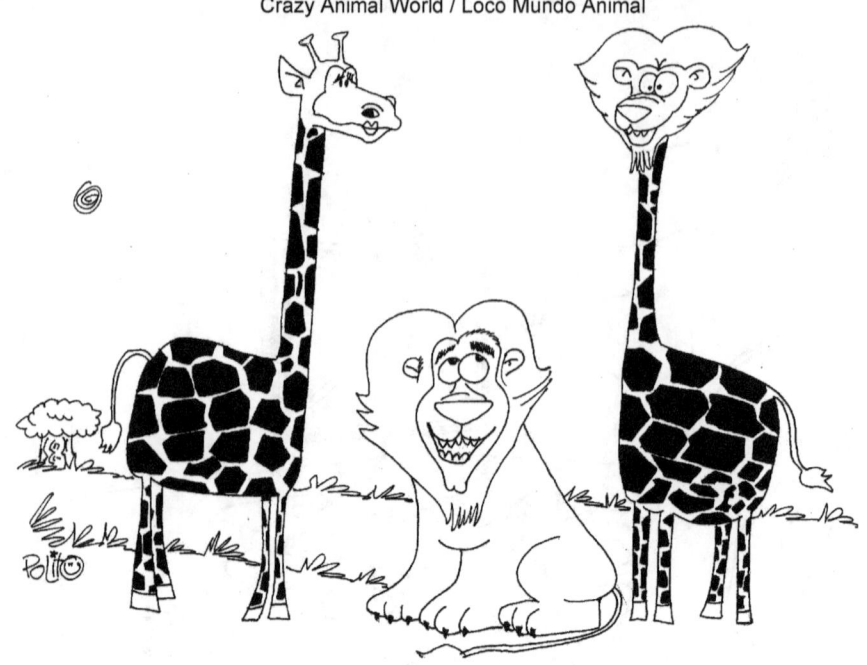

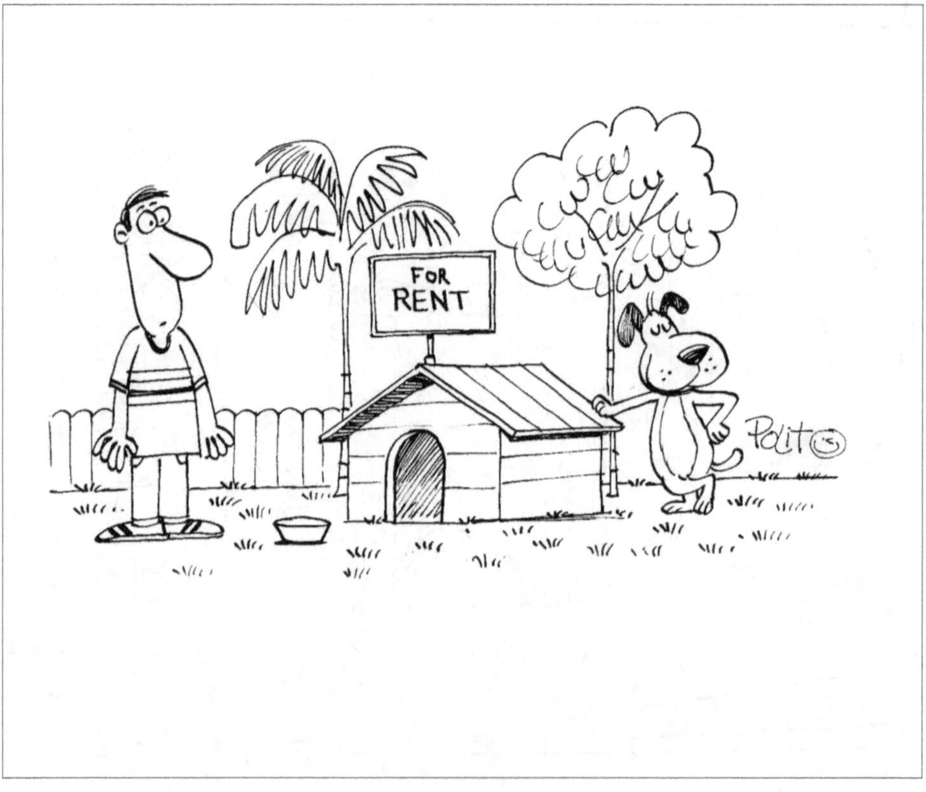

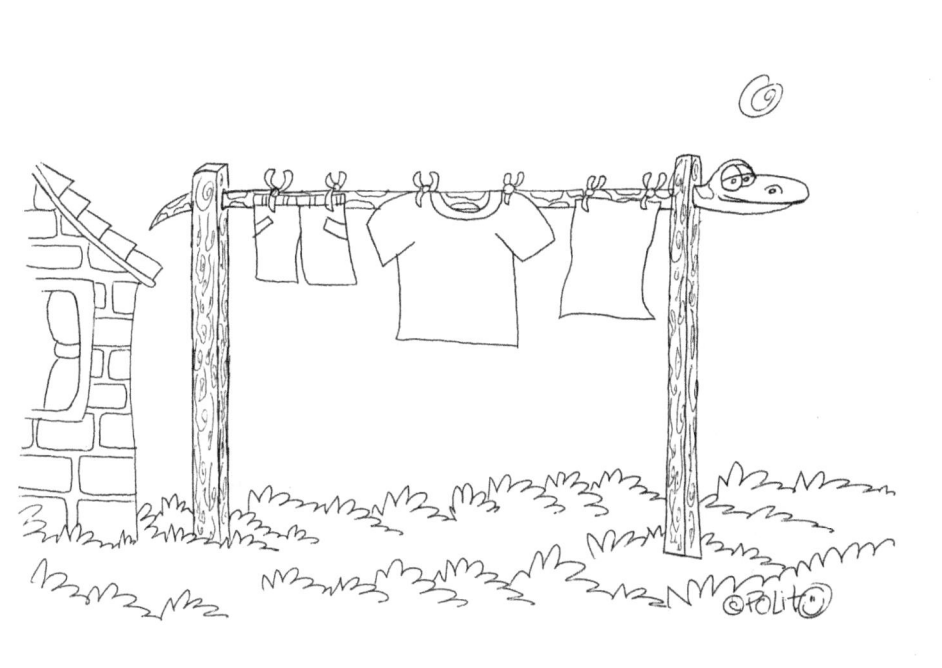

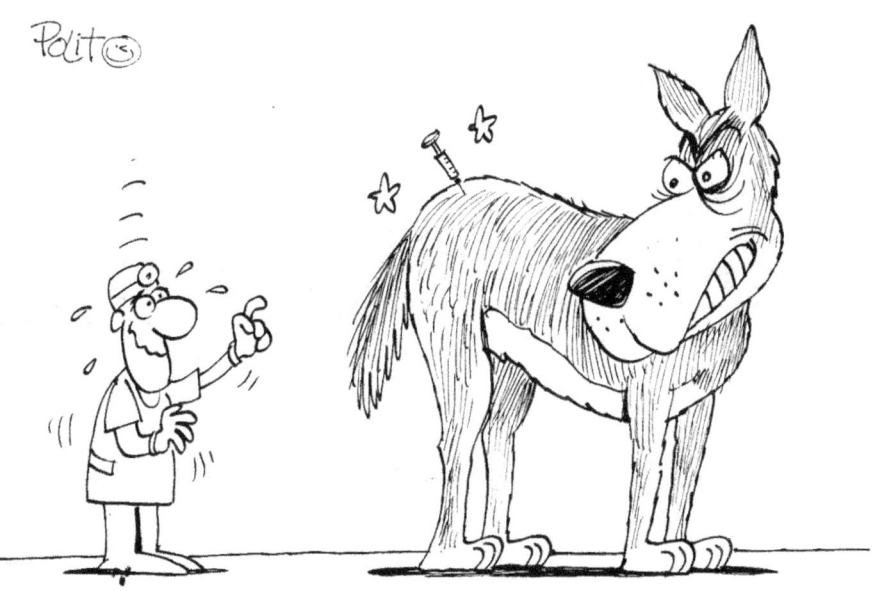

01610
POLICE
©POLITO

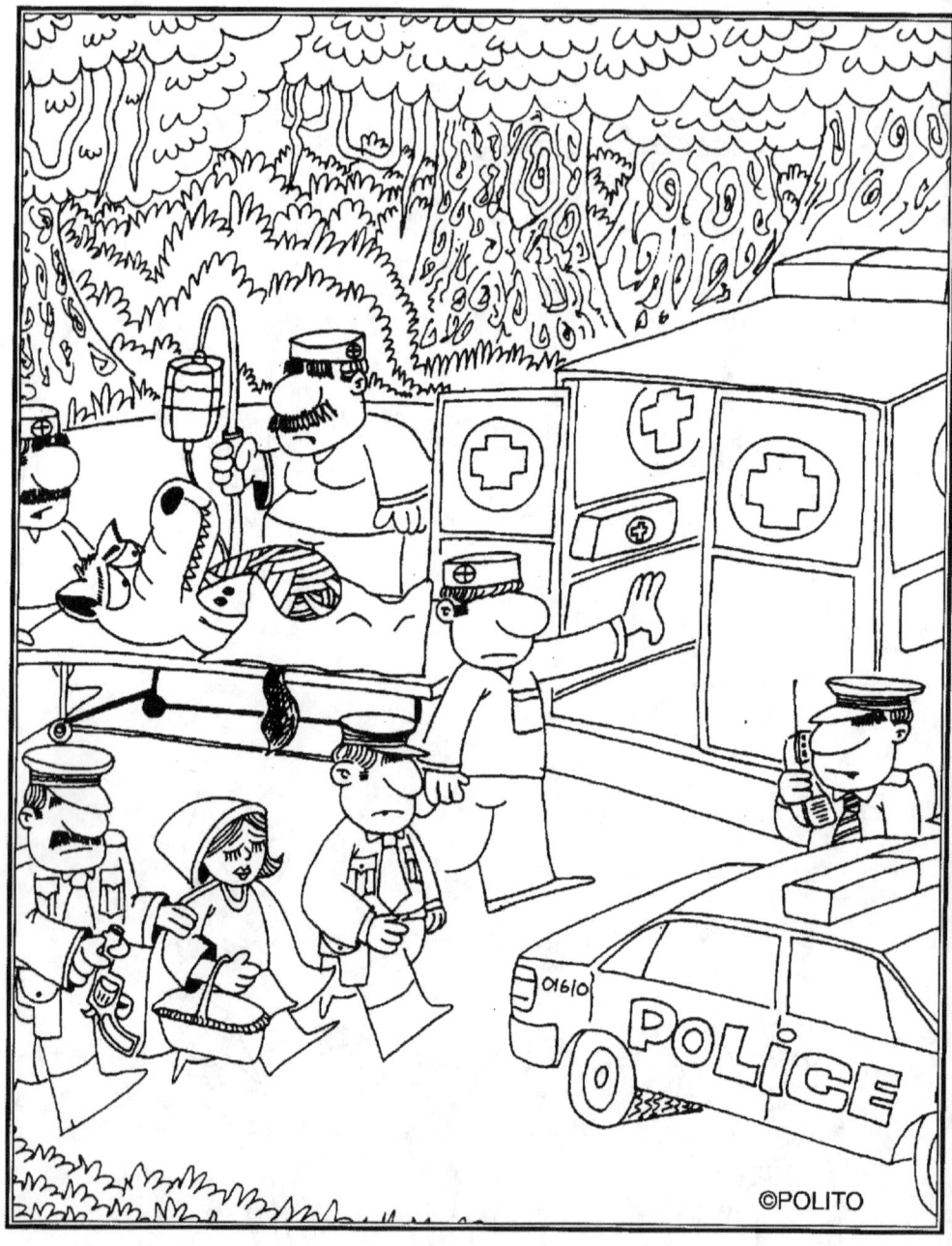

©Polito

©Polito

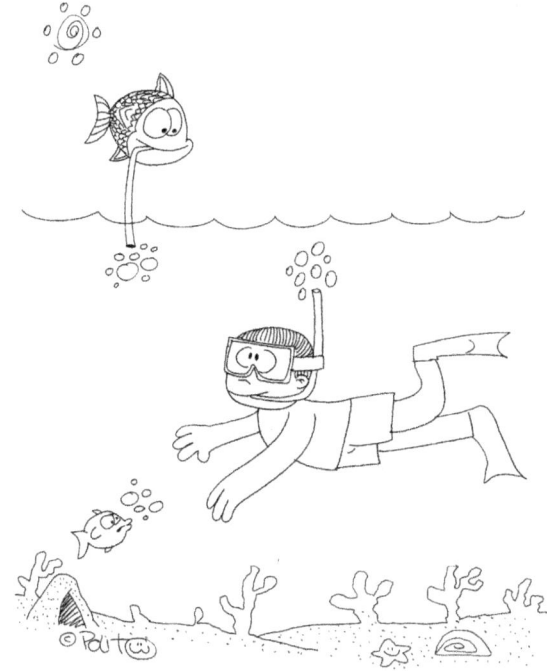

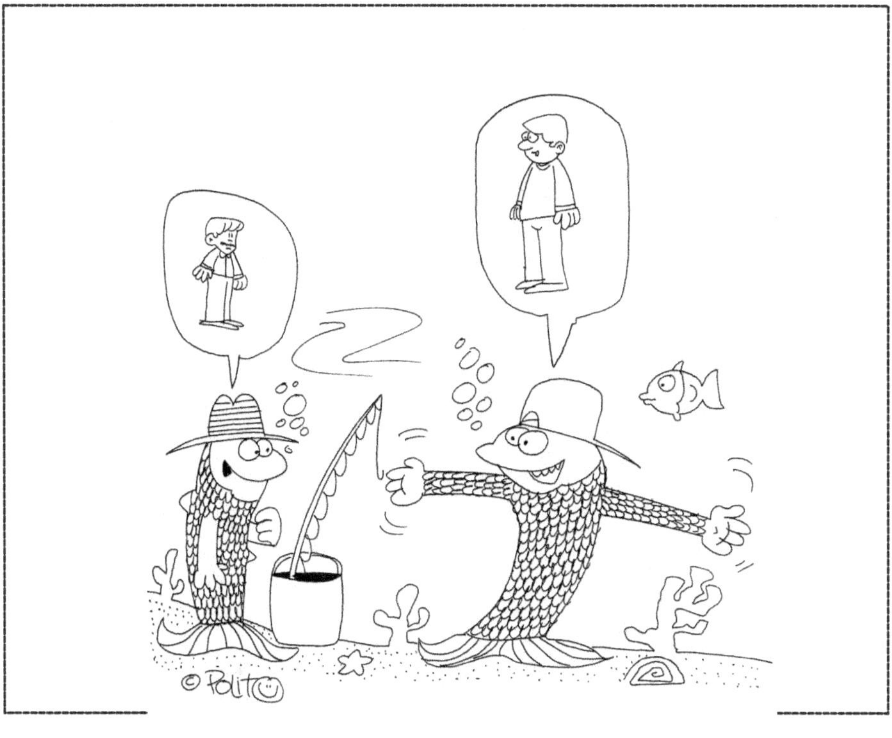

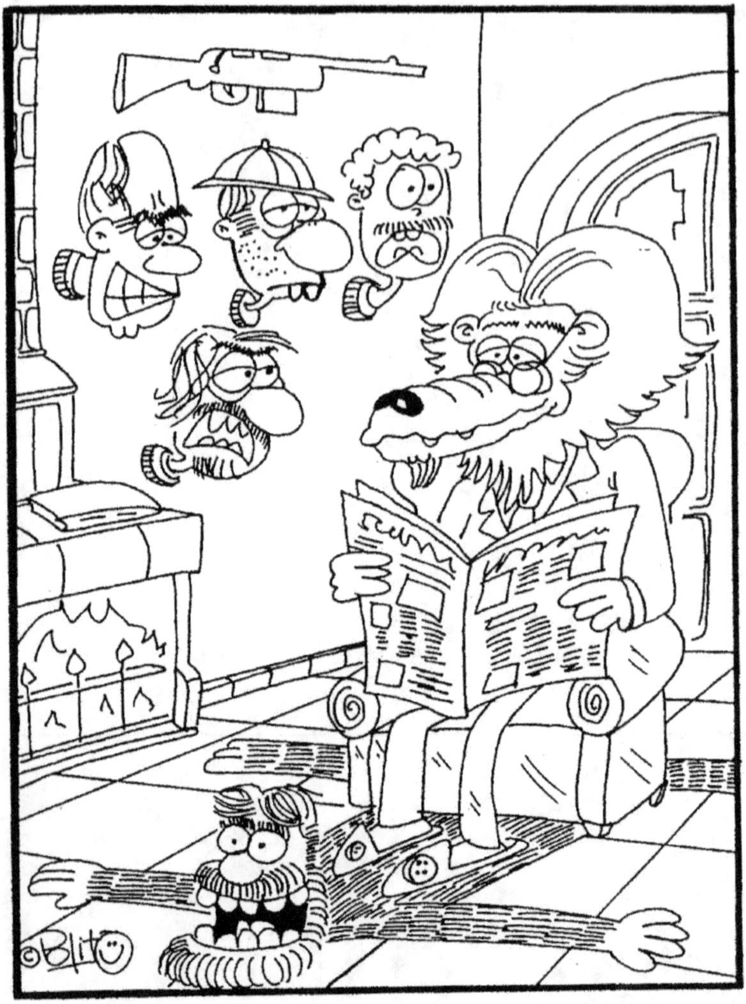

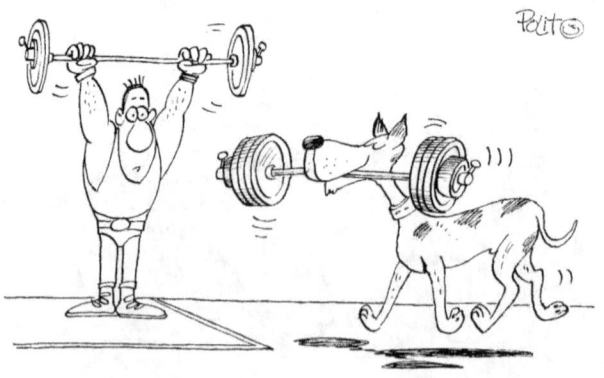

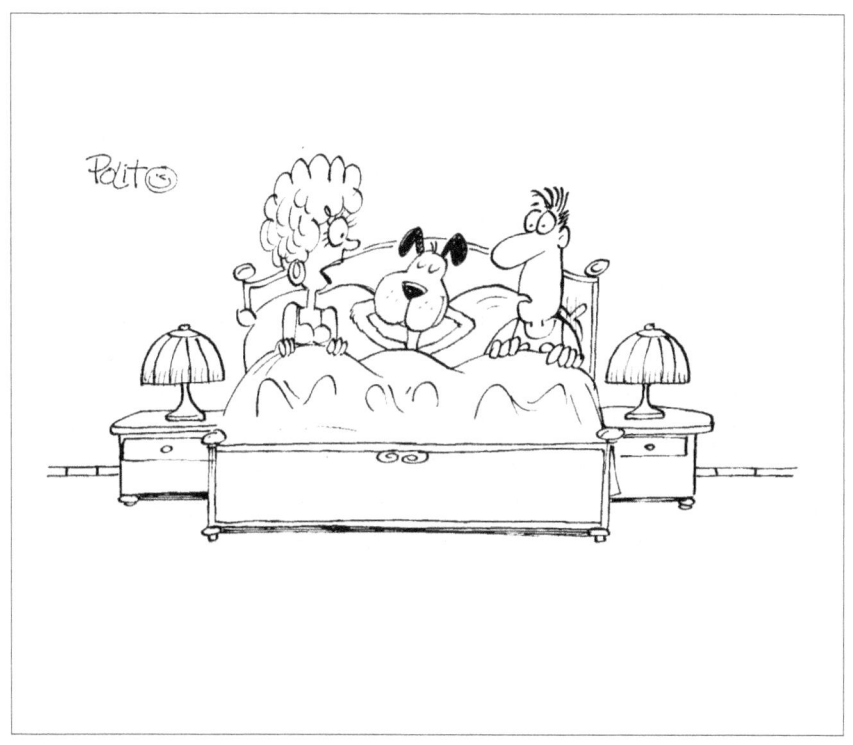

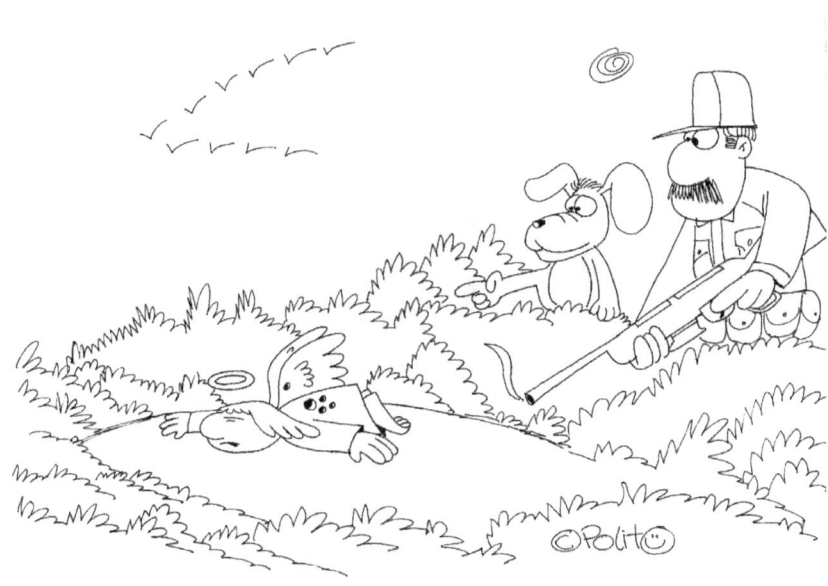

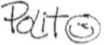

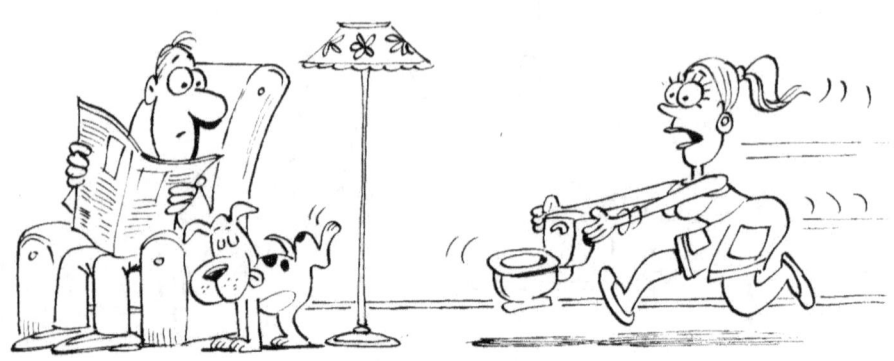

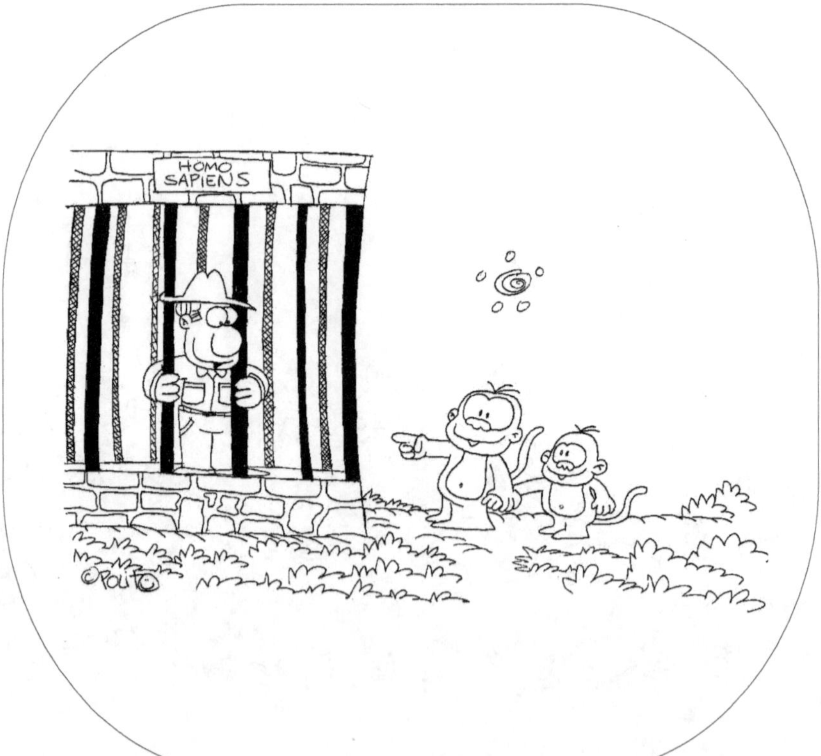

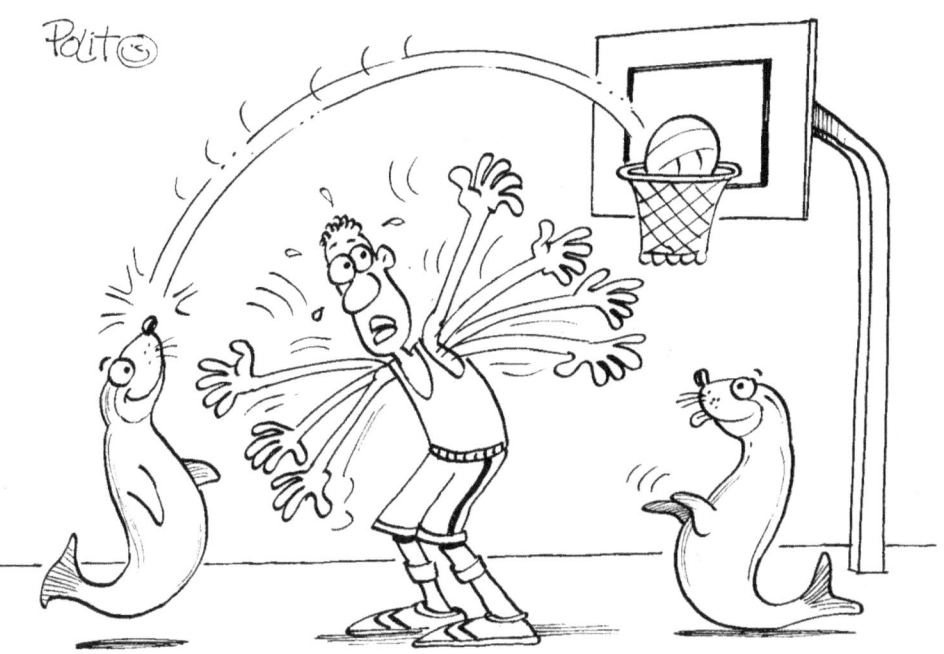

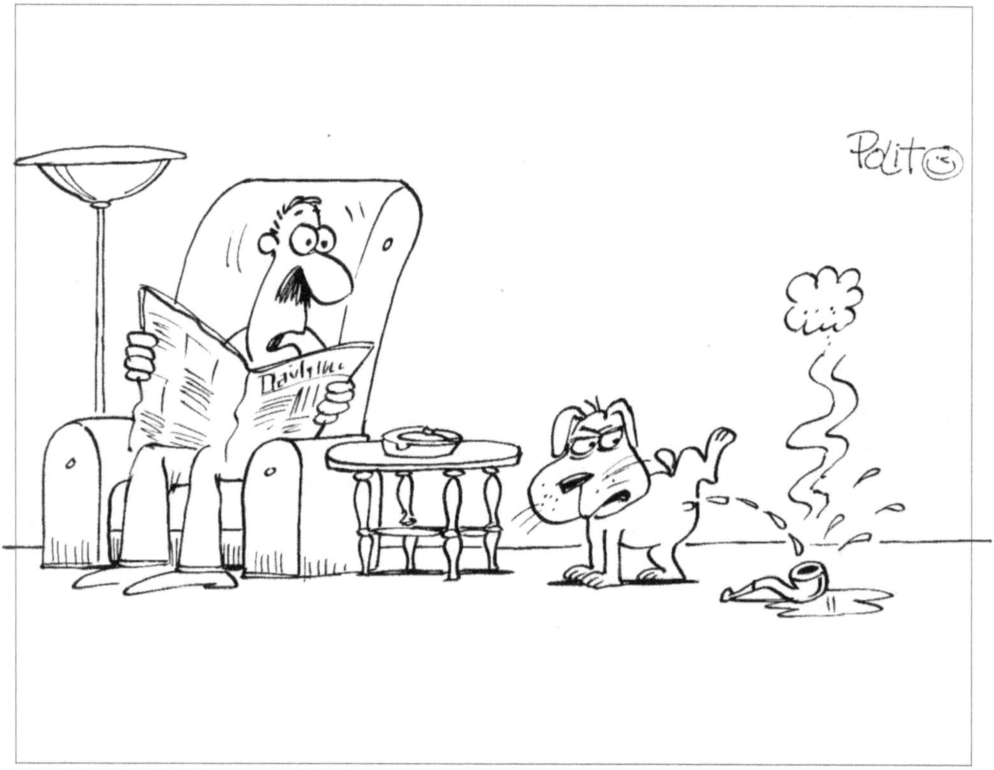

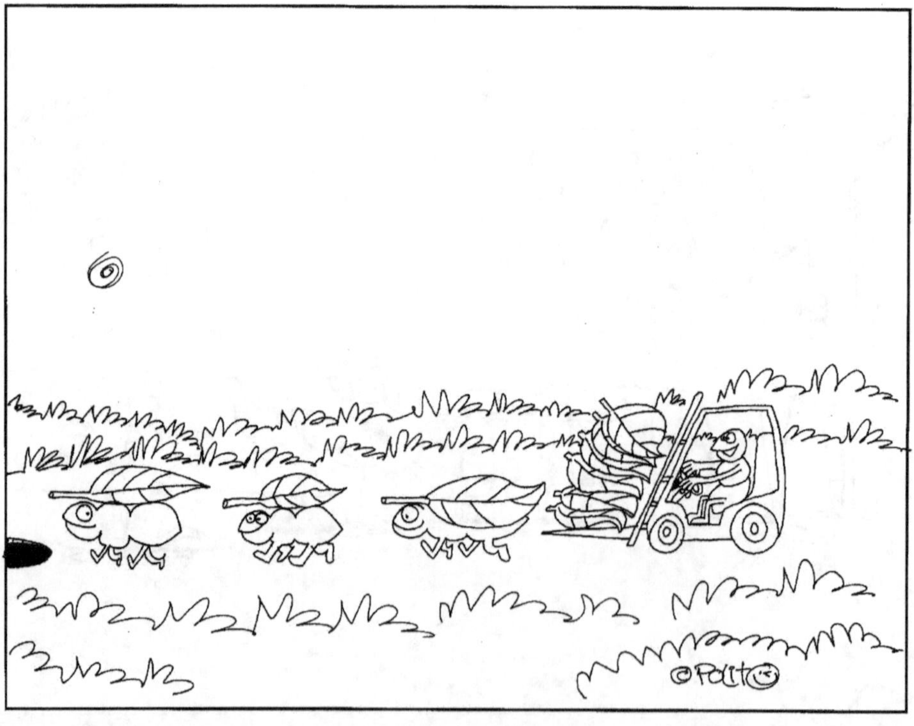

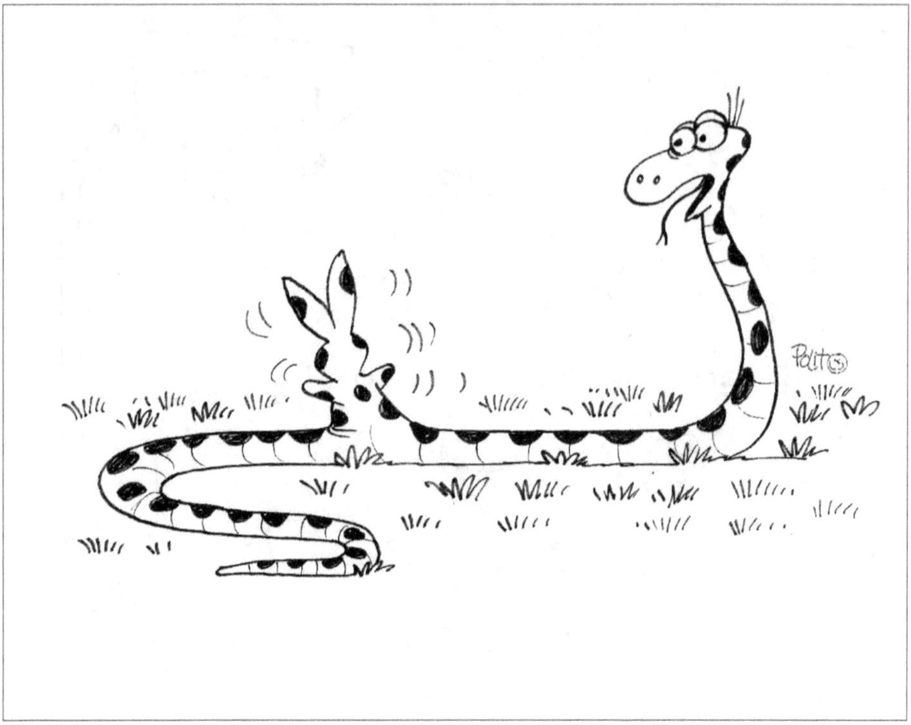

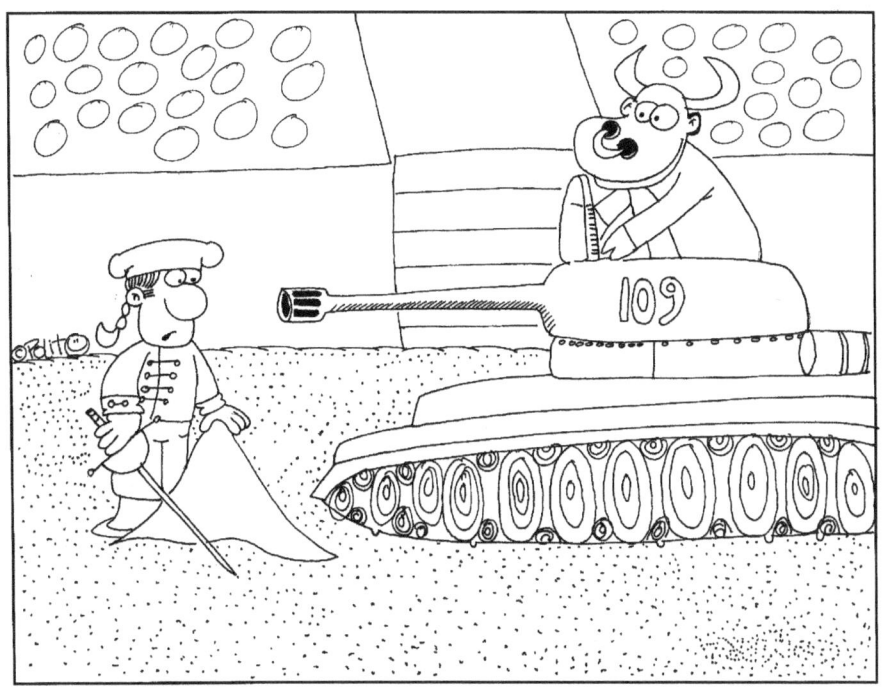

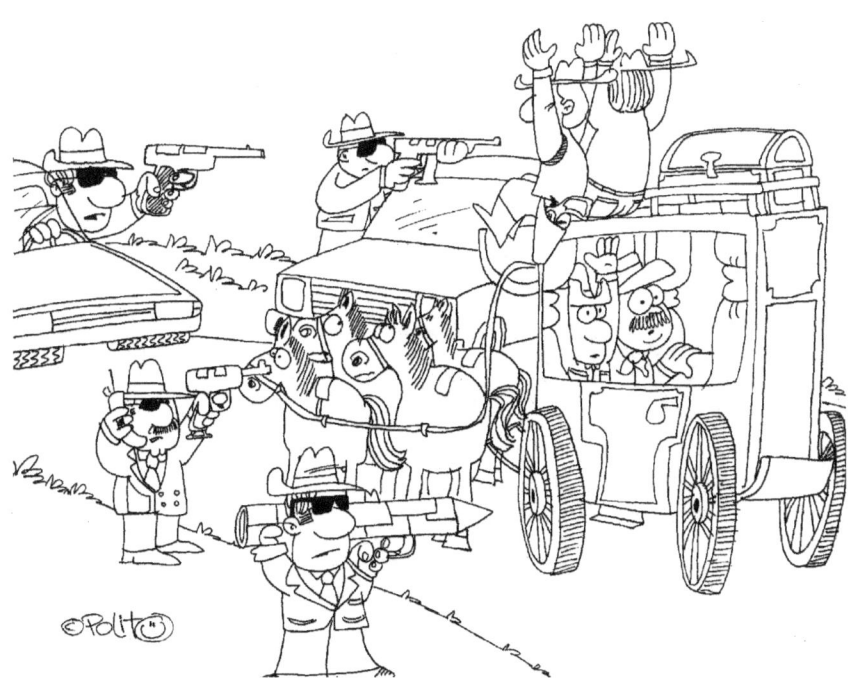

AIR FRANCE
MEXICO
USA

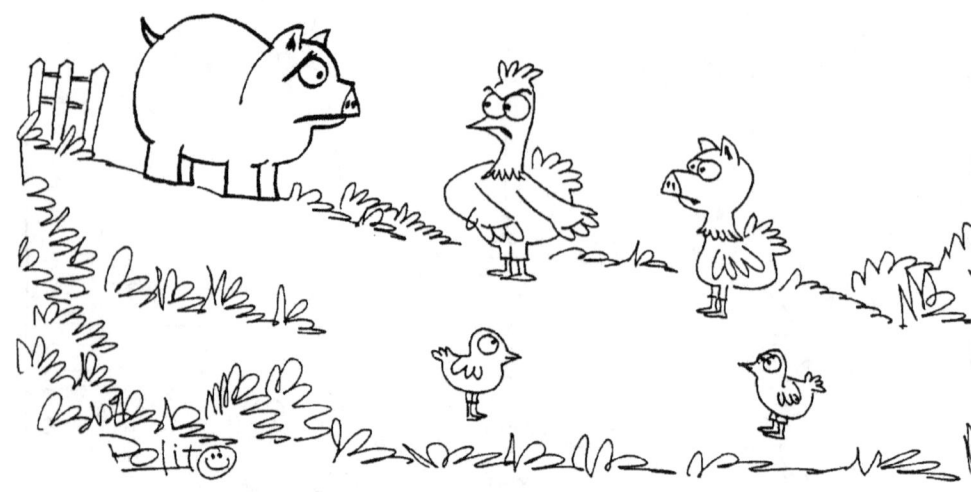

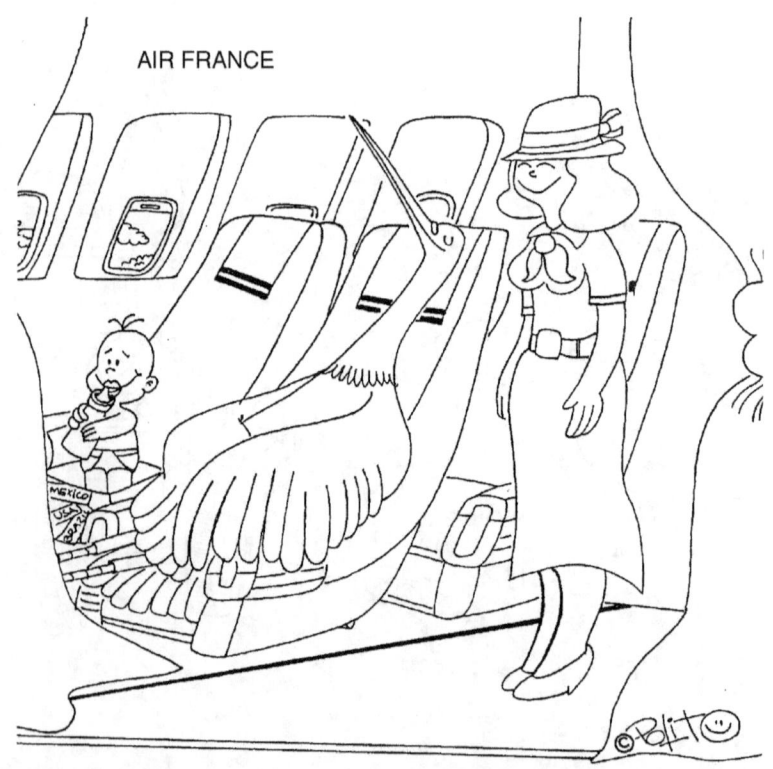

©Polito

©Polito

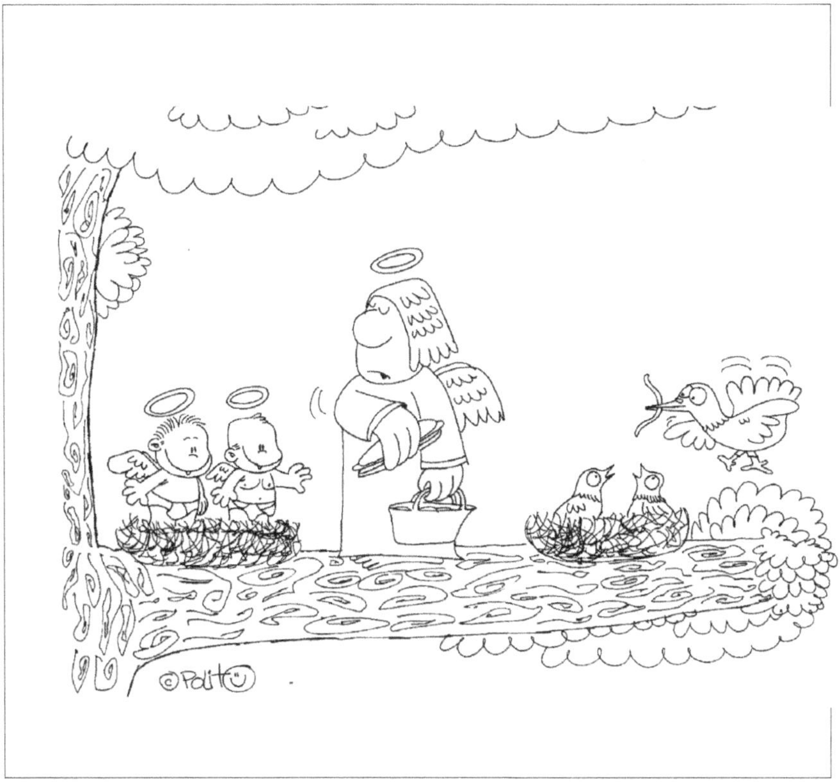

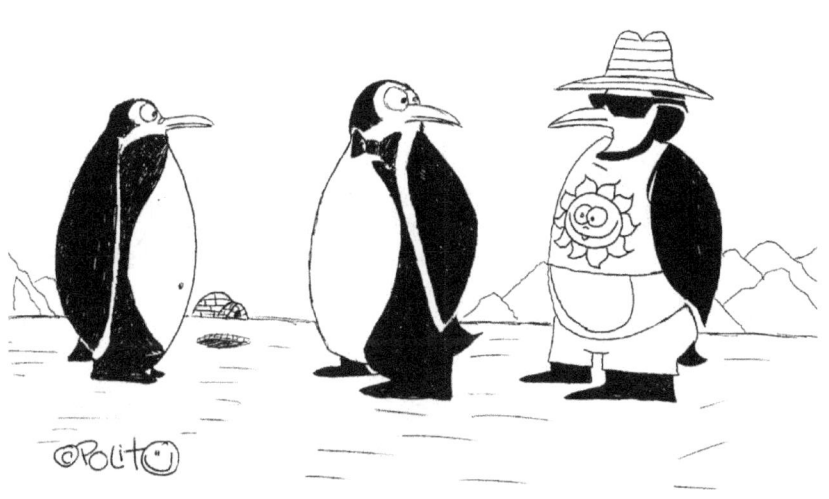

©POLITO

©POLITO

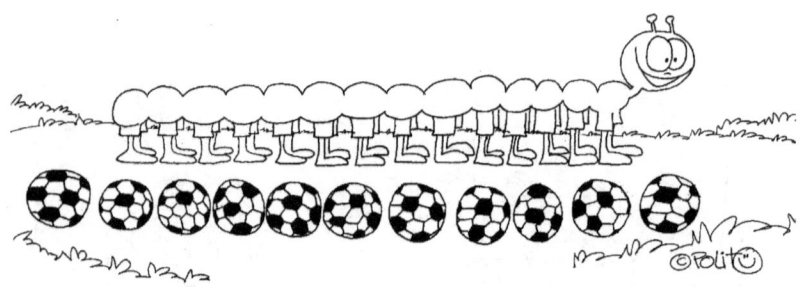

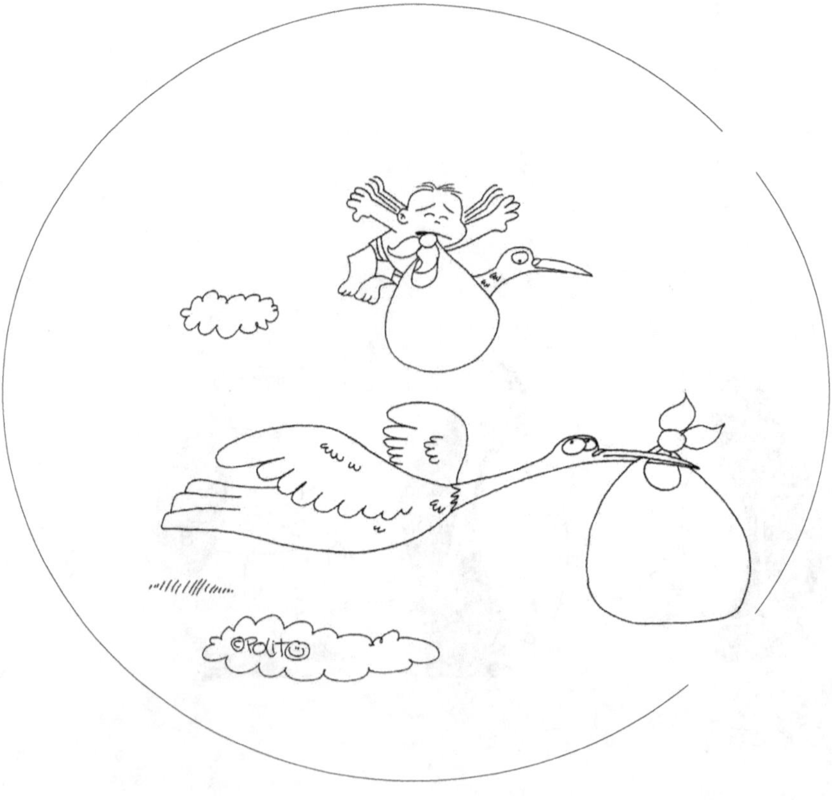

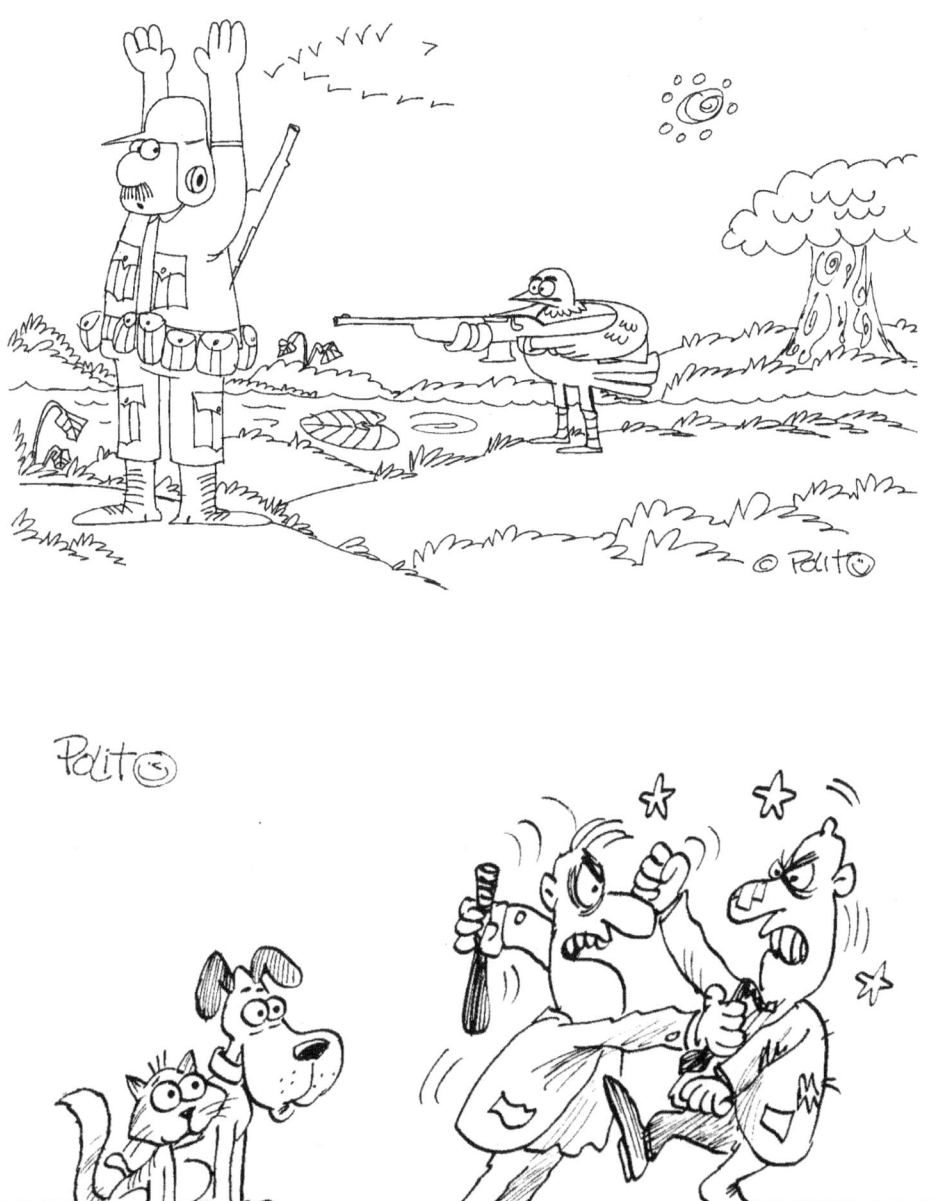

Polito

Polito

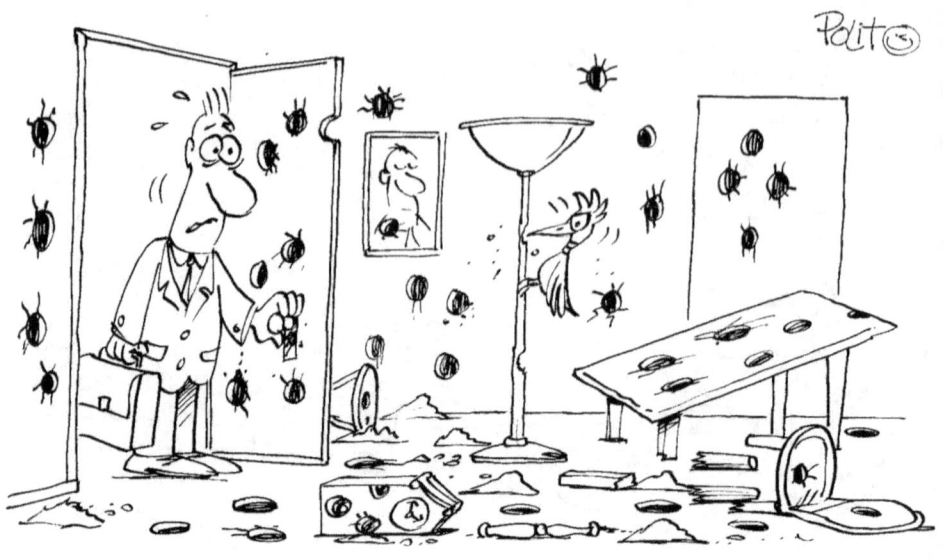

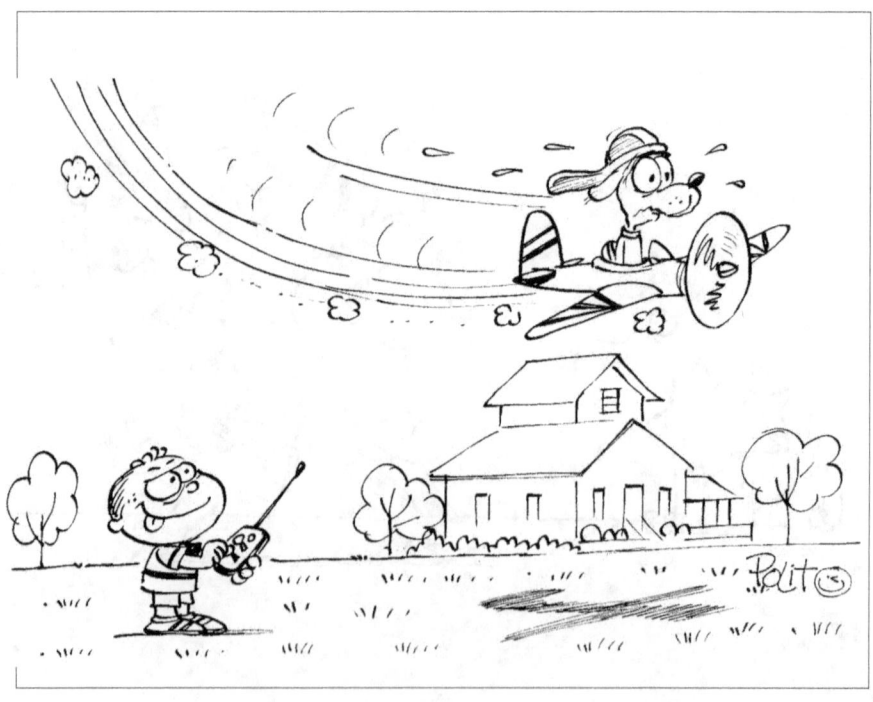

Polit

Polit

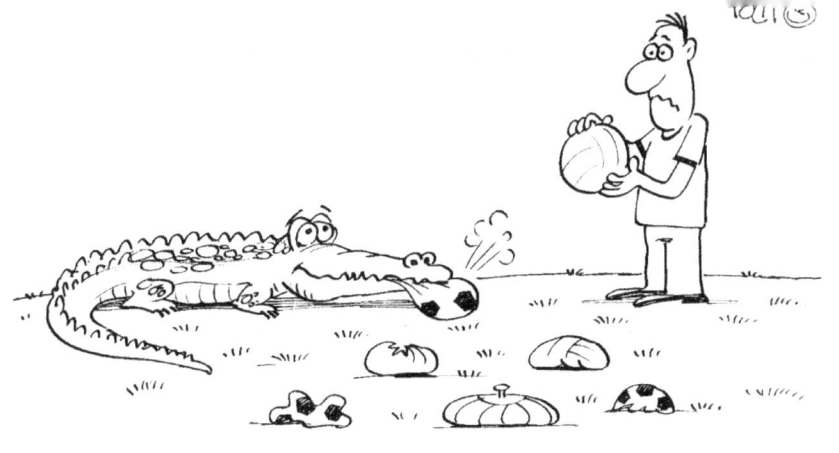

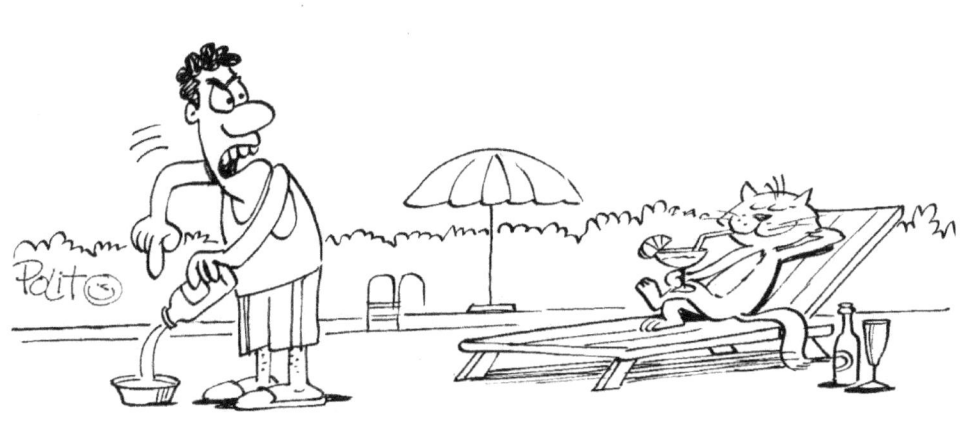

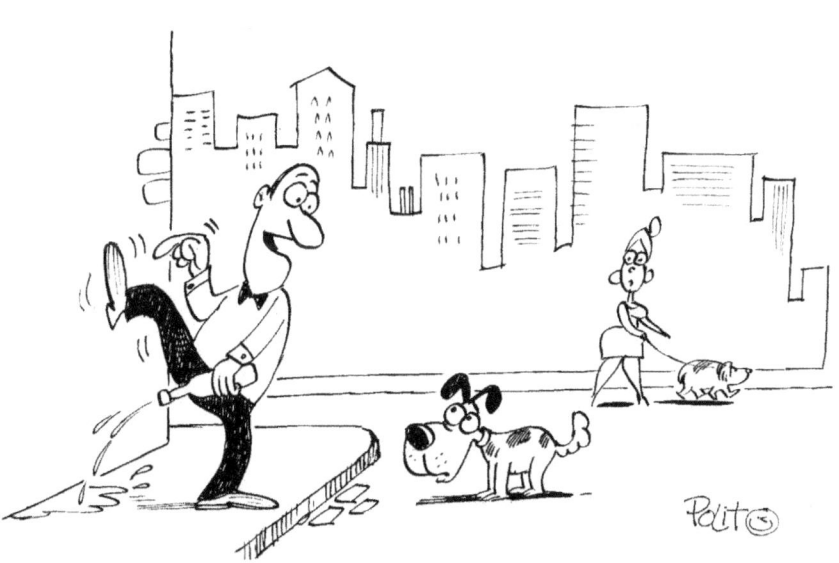

Polito

Z Z Z Z Z
Polito

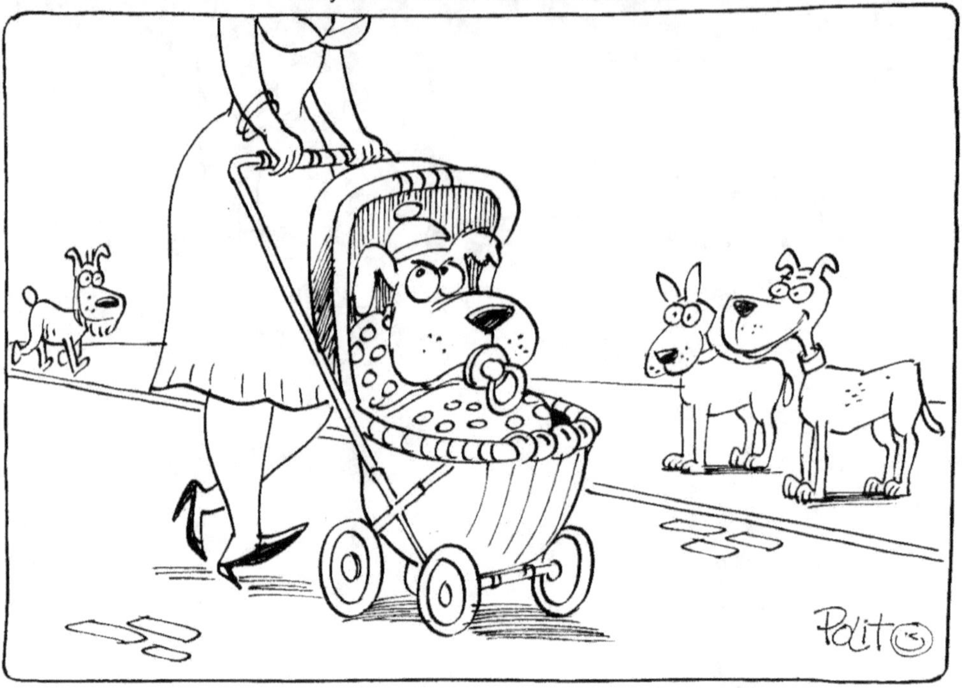

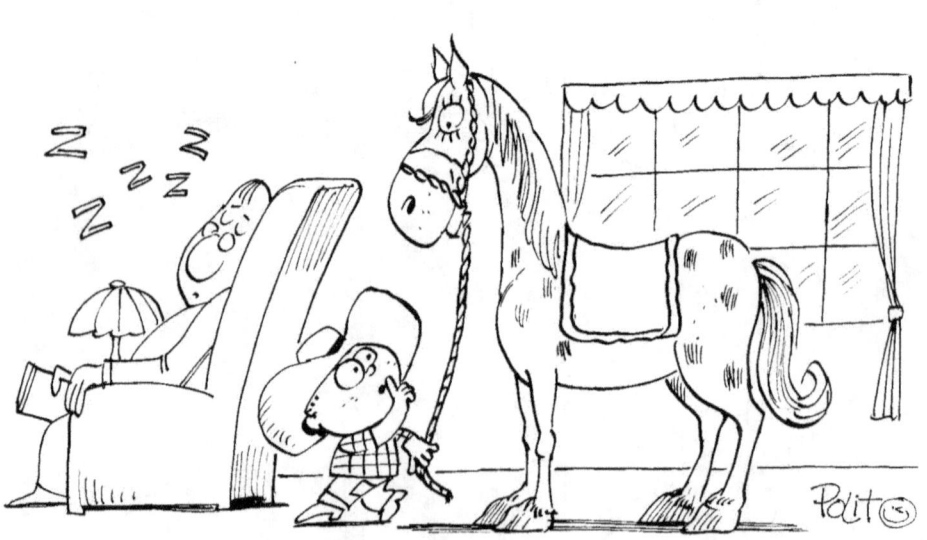

Polito

Polito

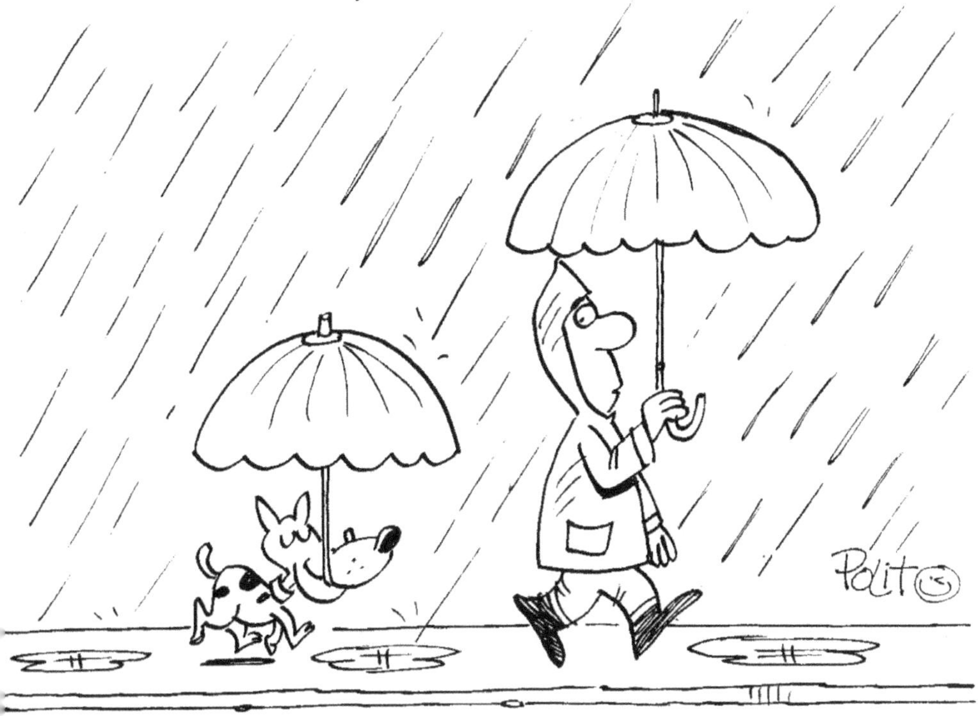

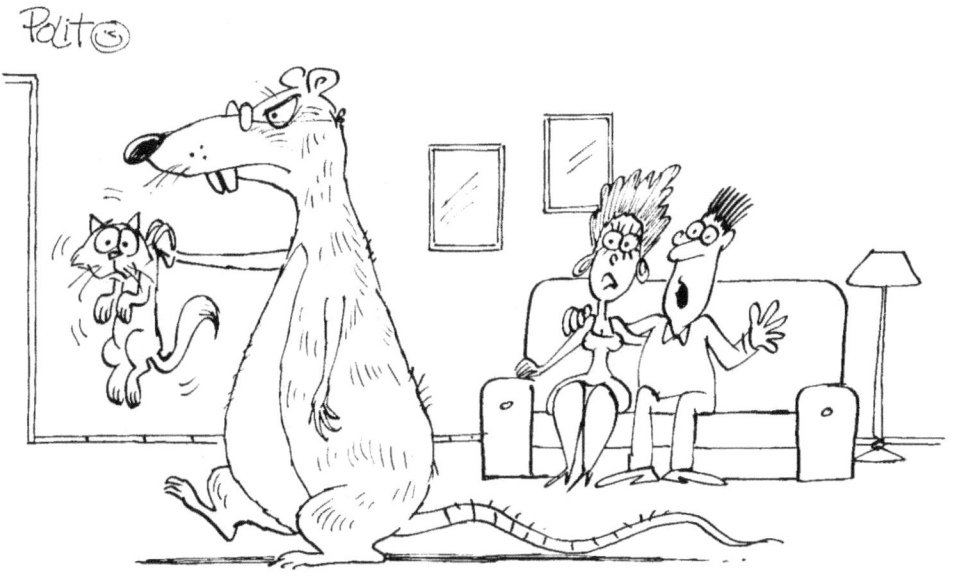

Polito

Polito

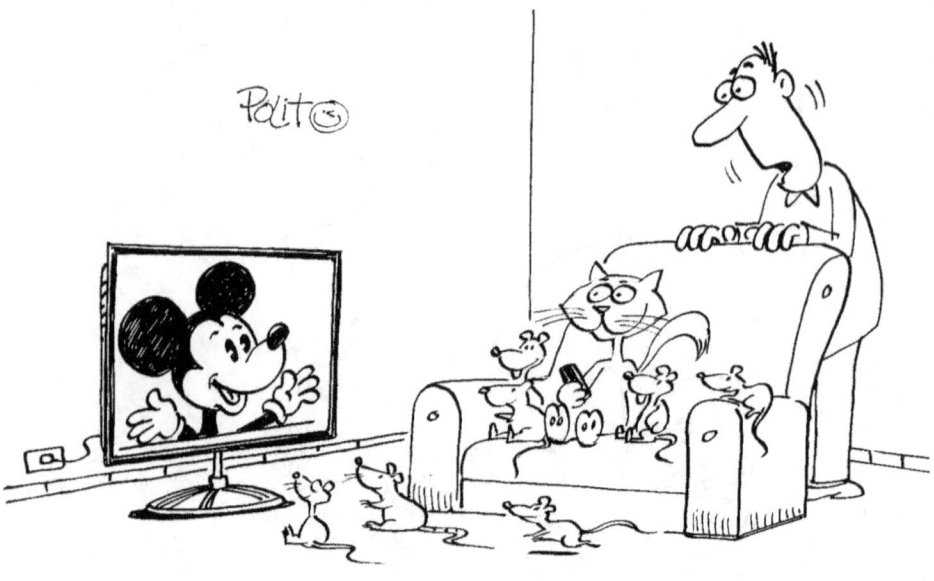

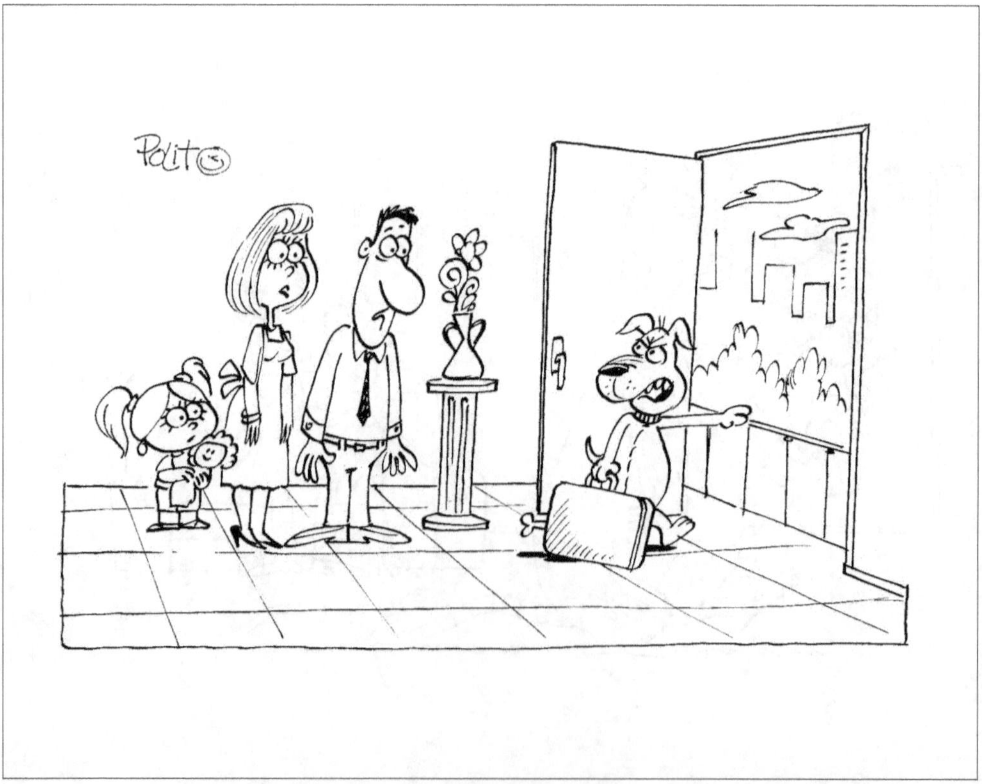

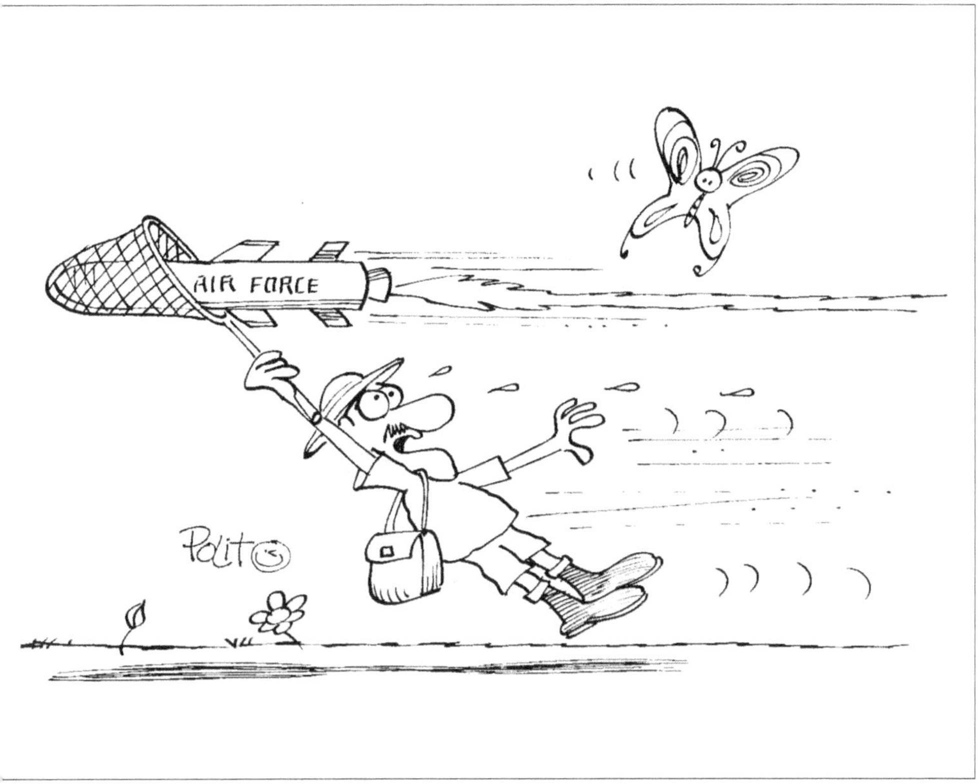

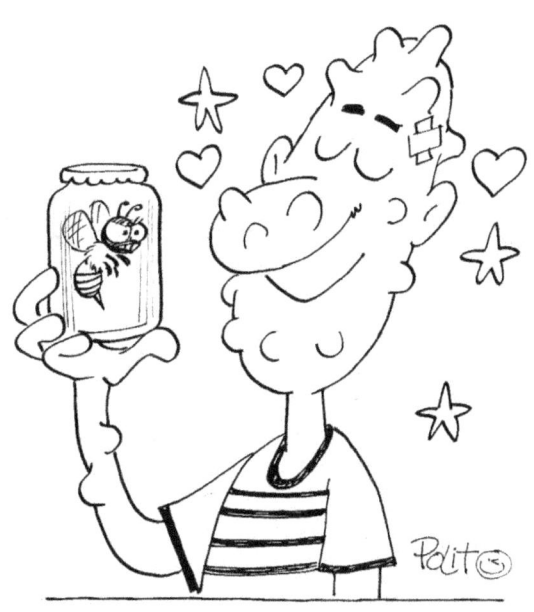

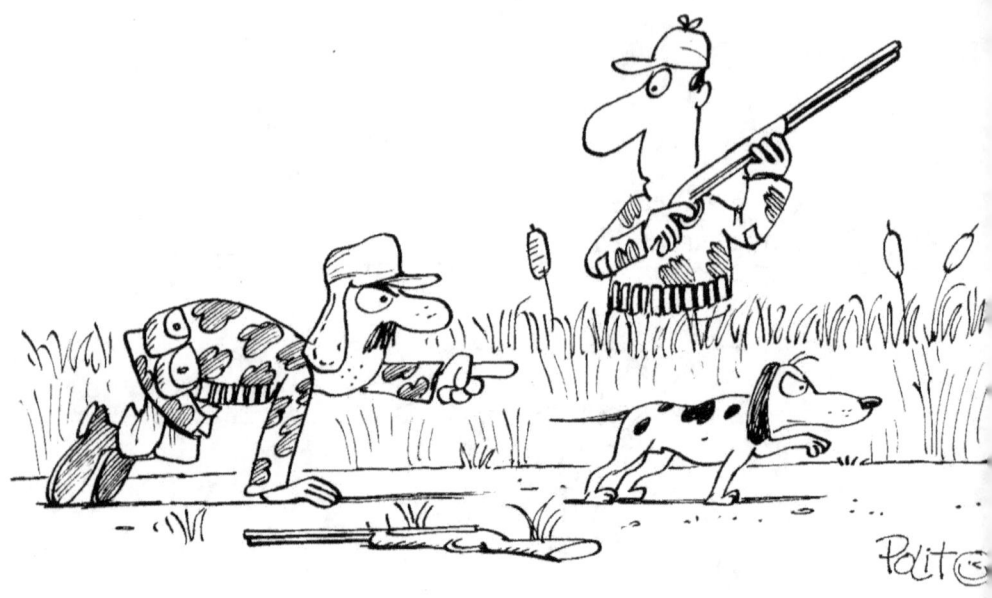

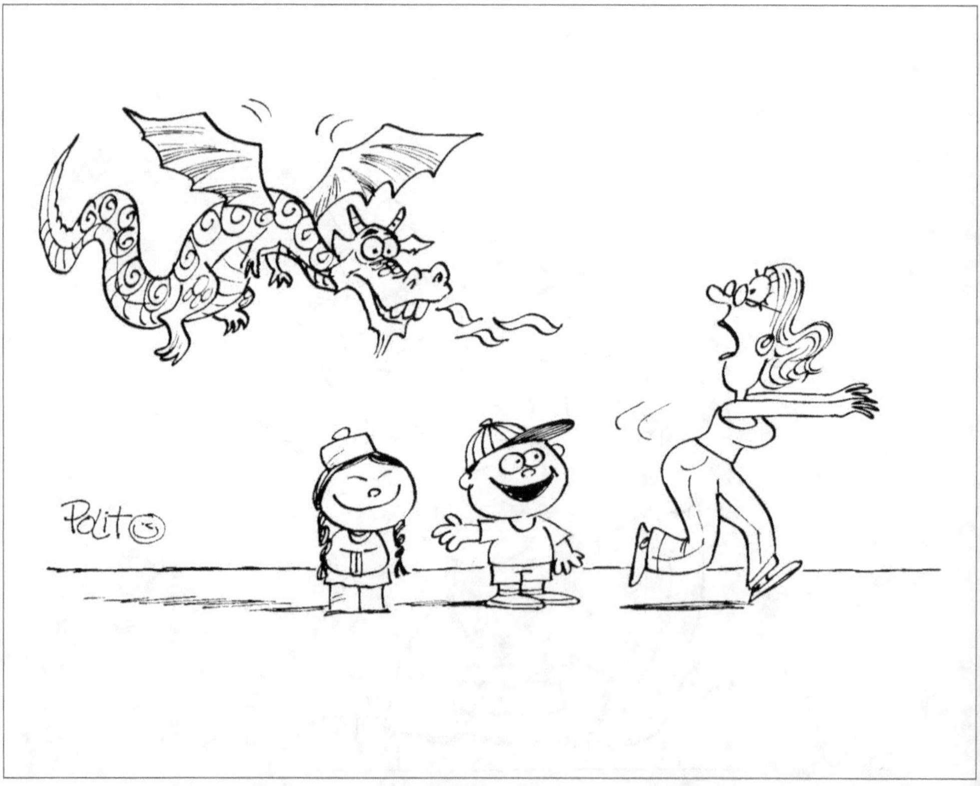

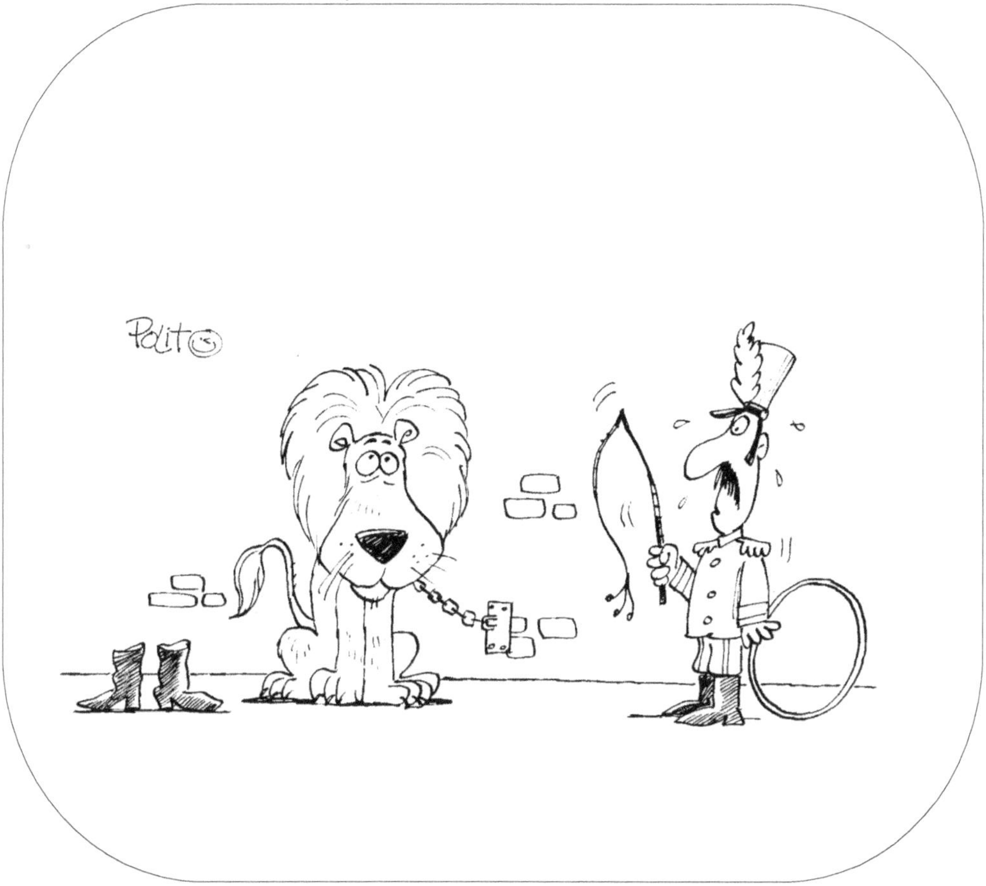

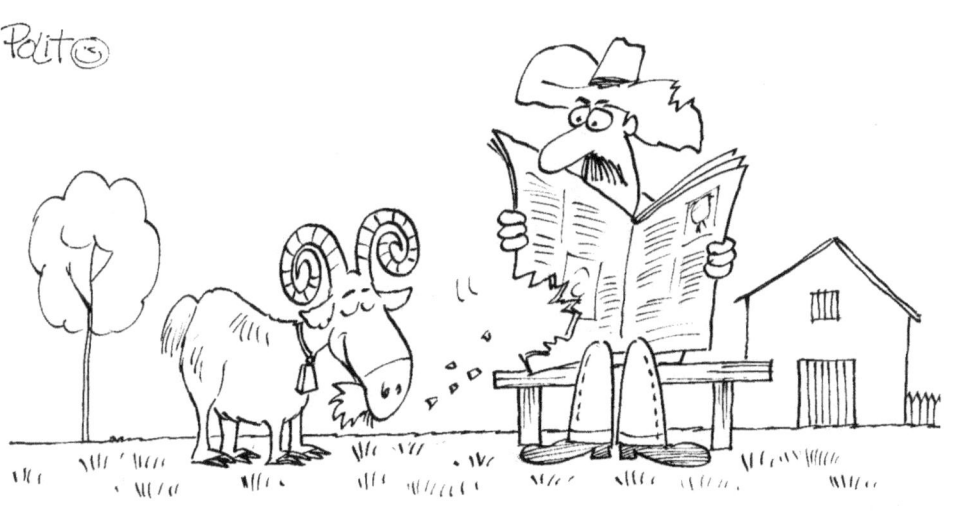

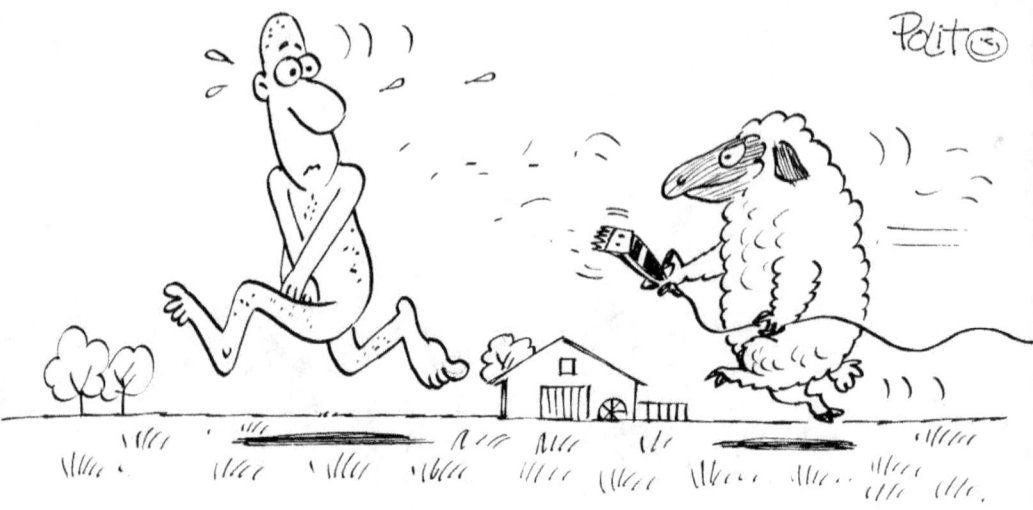

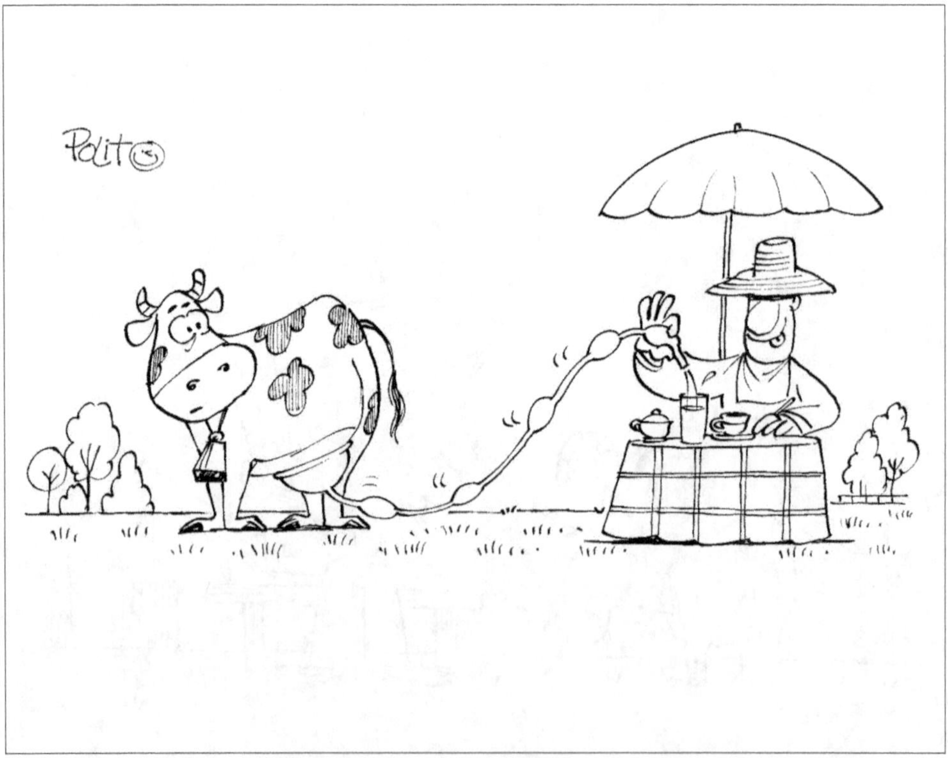

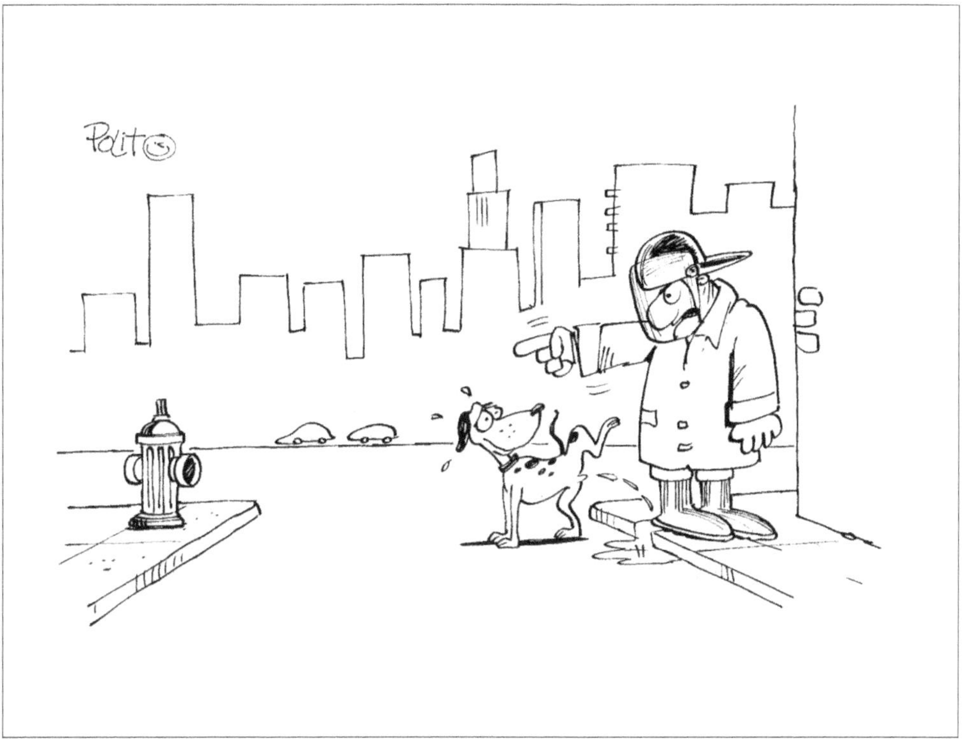

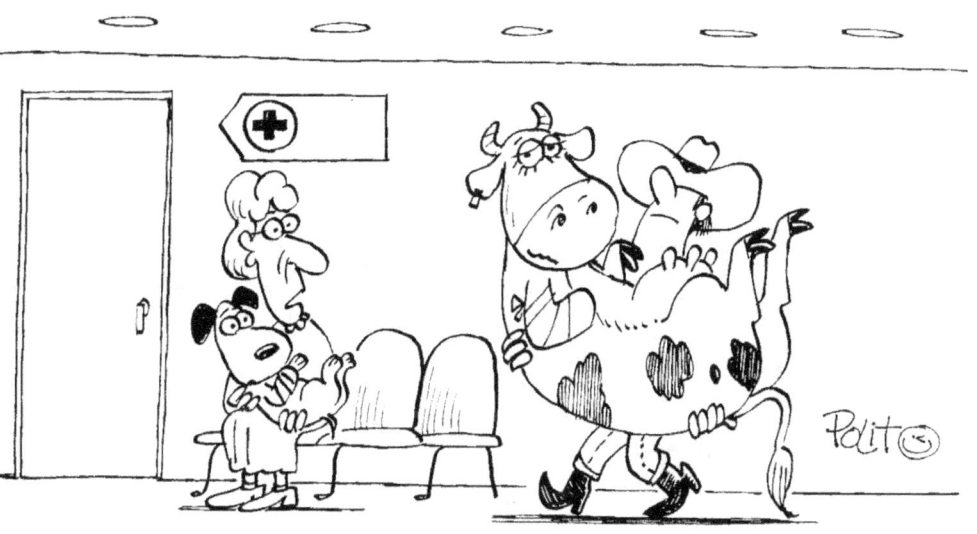

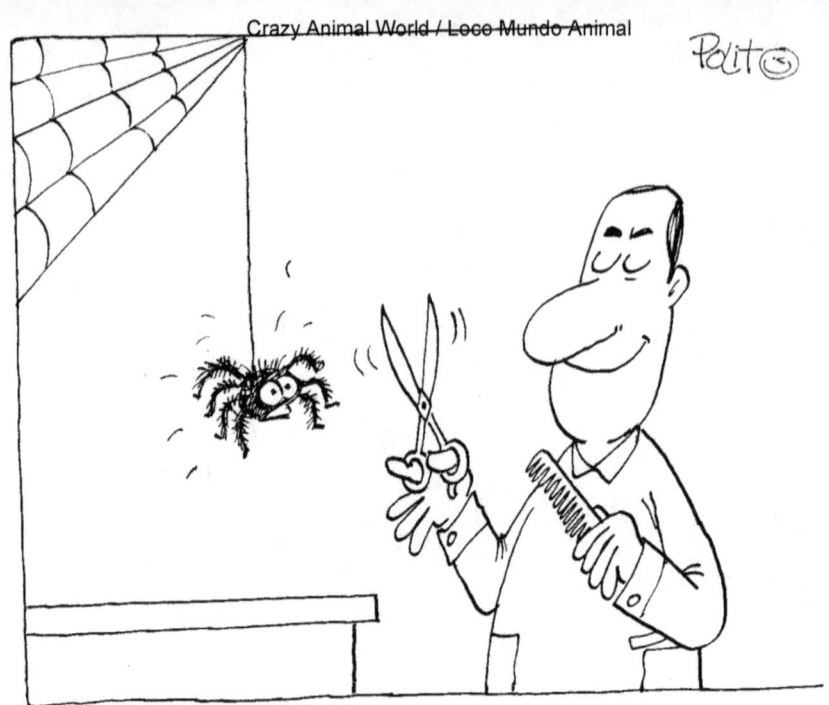

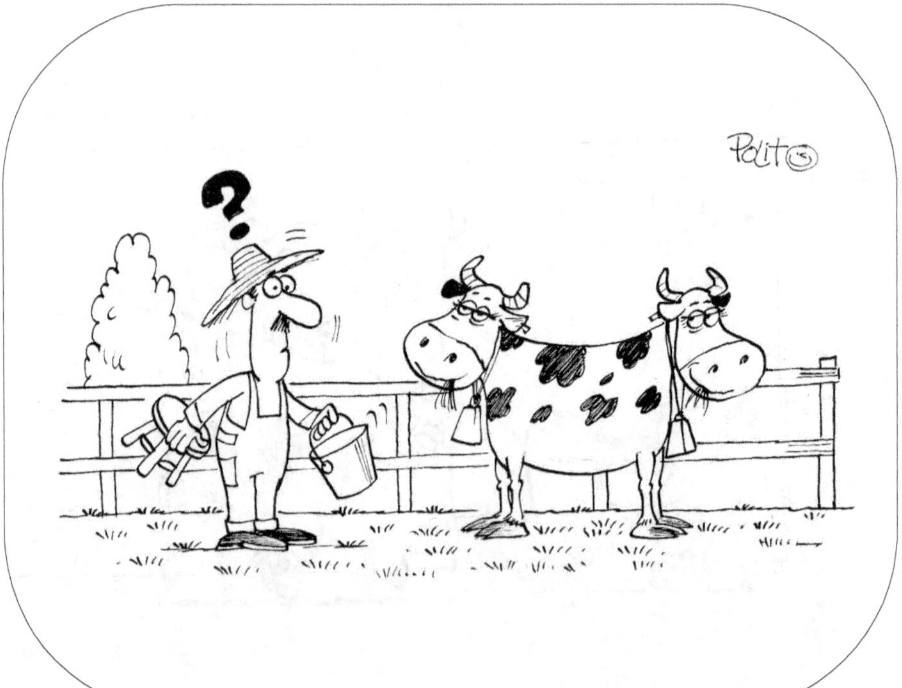

Polito

Polito

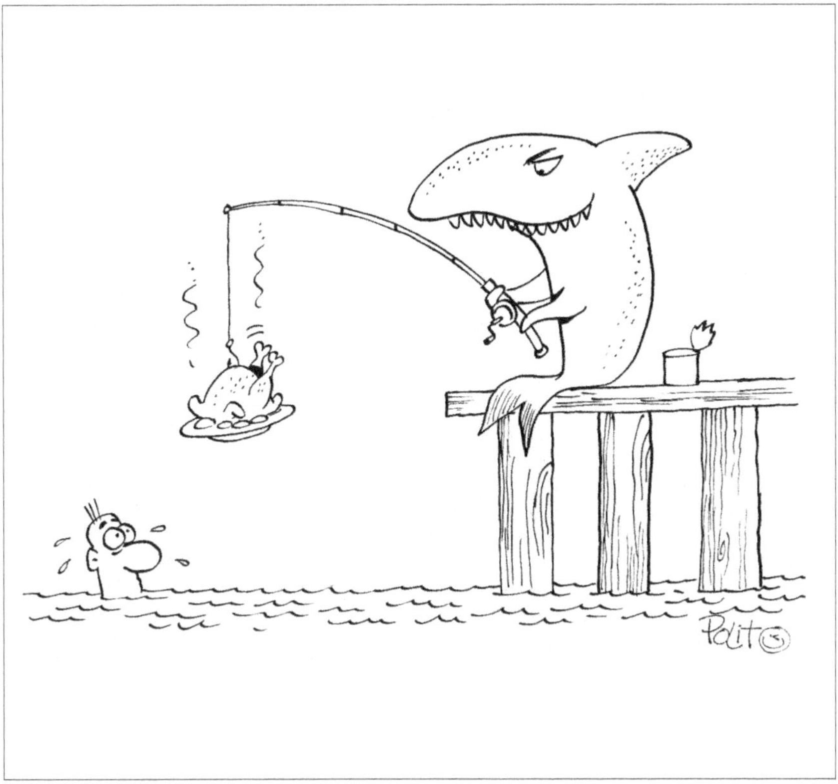

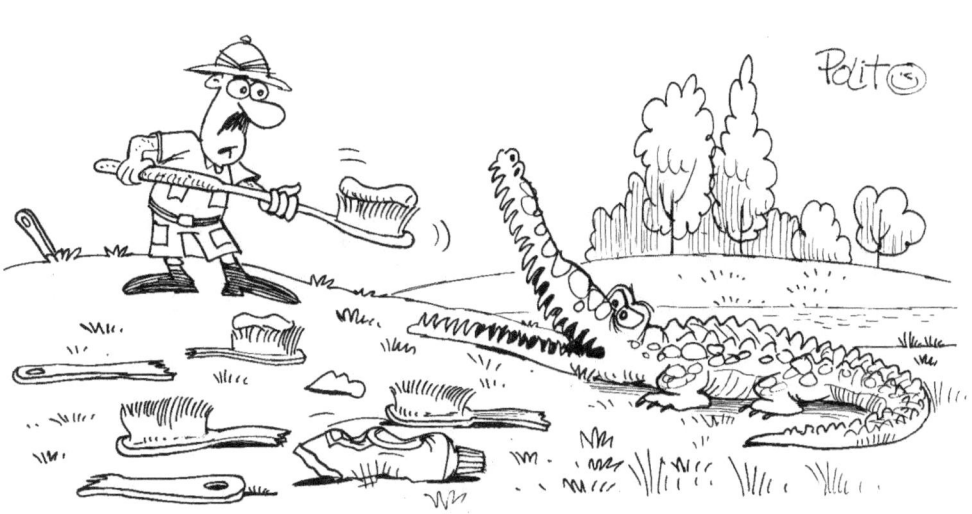

Polito

Polito

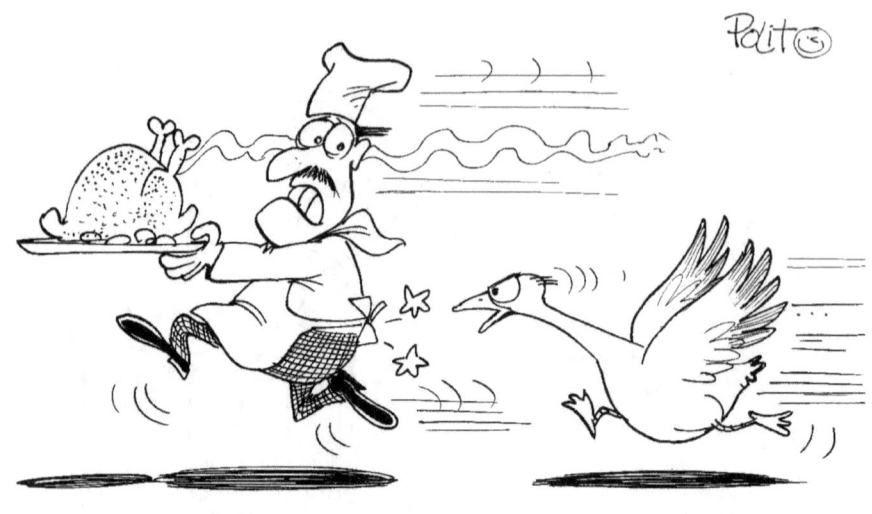

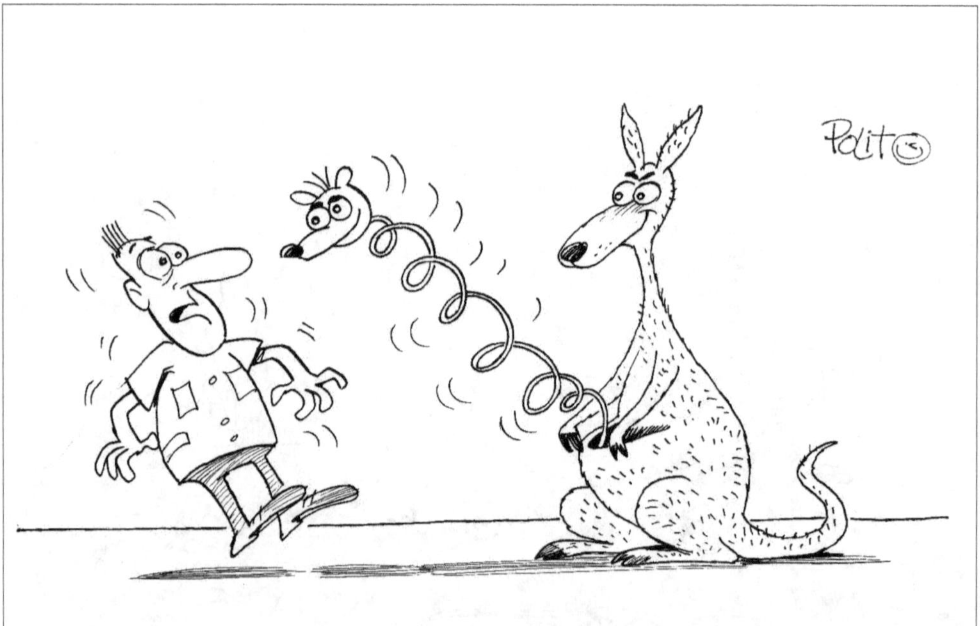

Polito

Polito

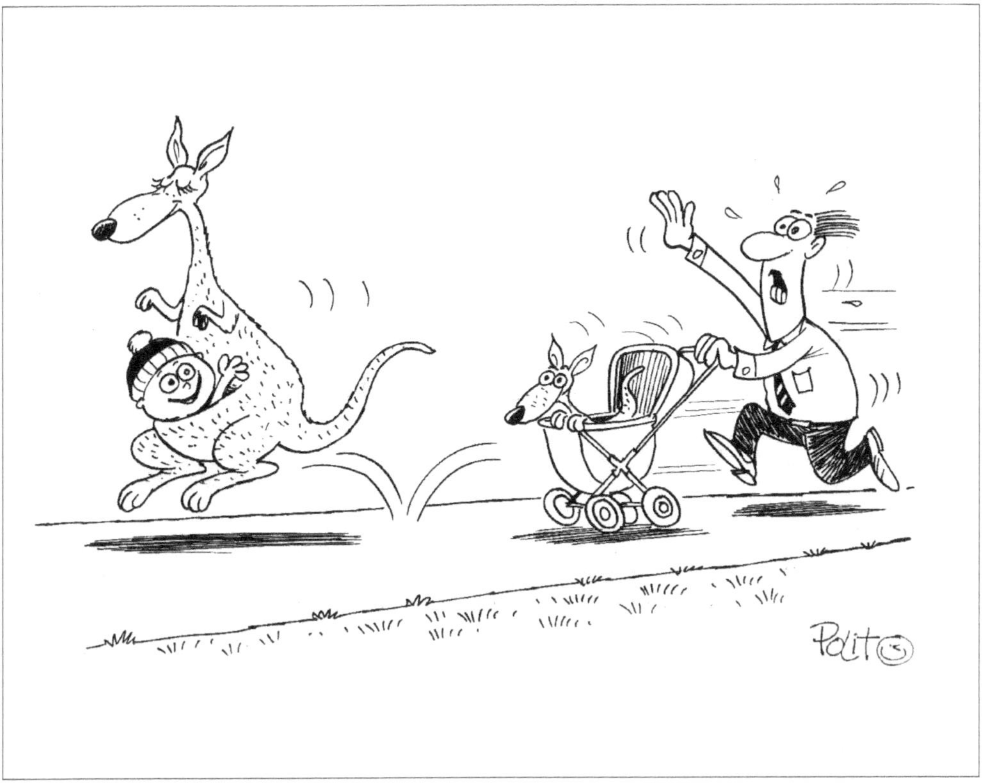

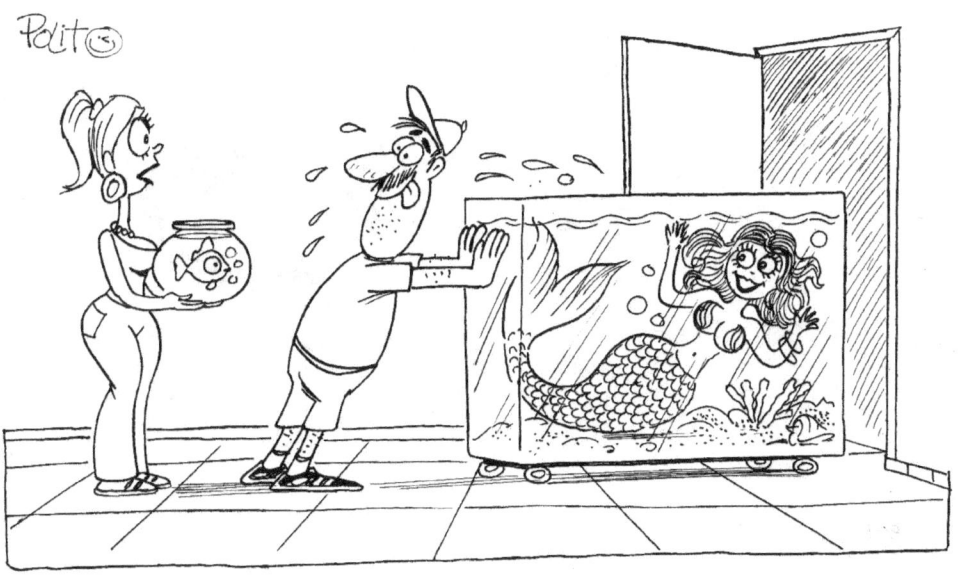

Polito

Polito

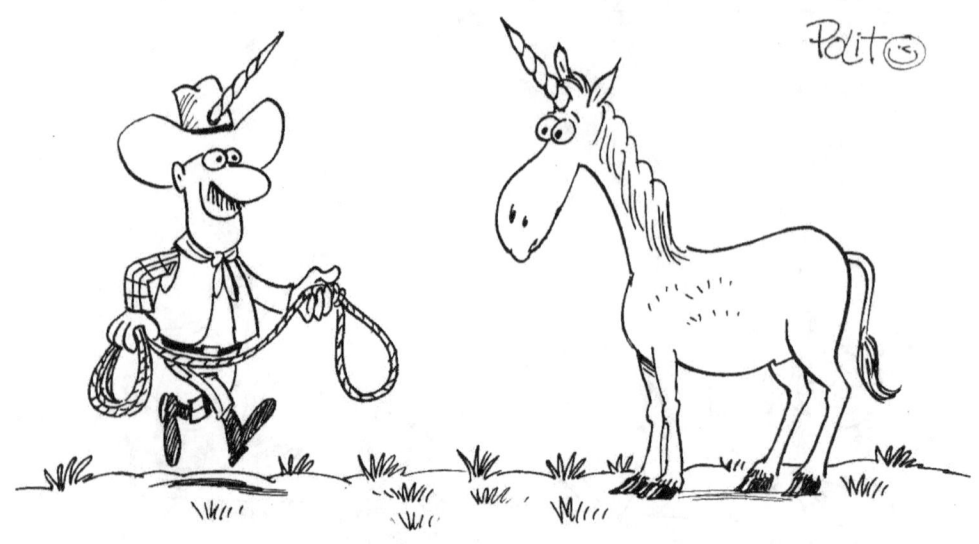

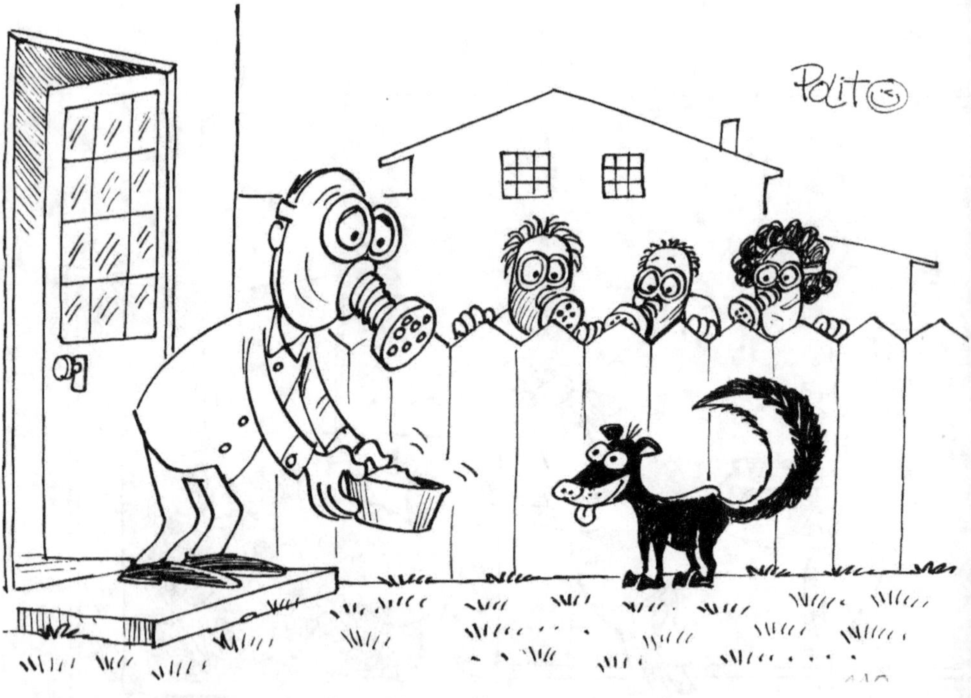

Polito

Polito

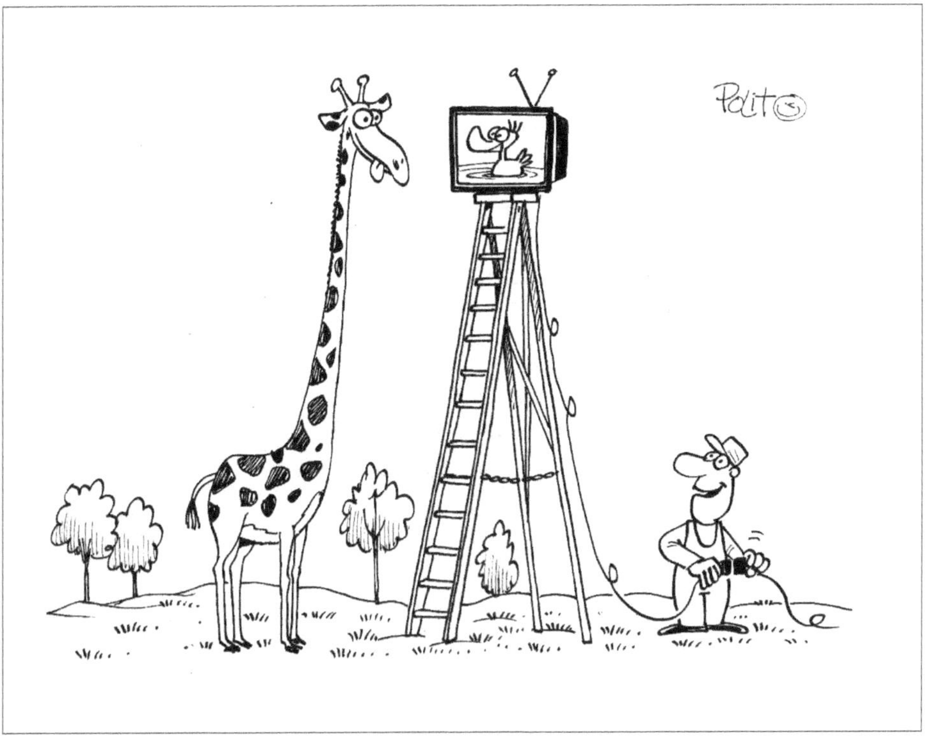

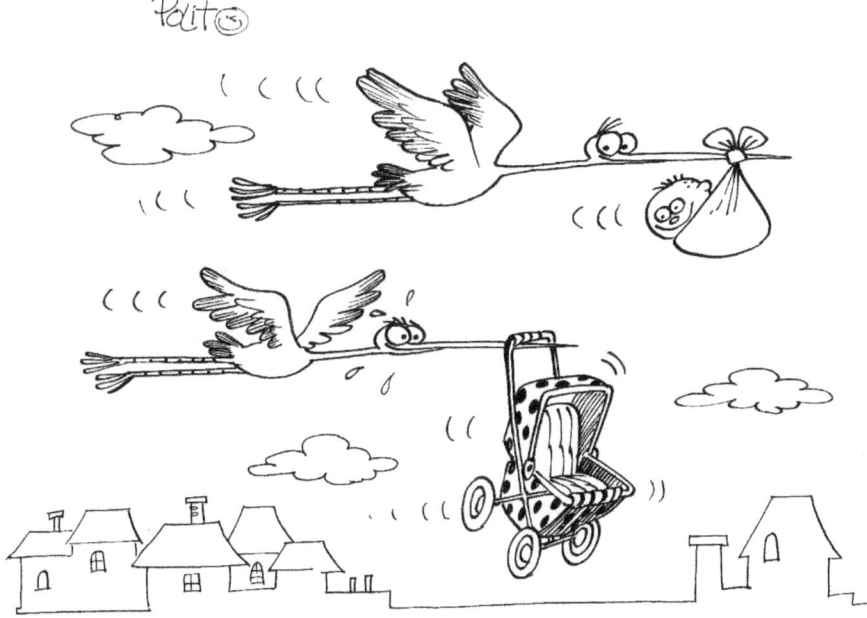

Polito

Polito
300

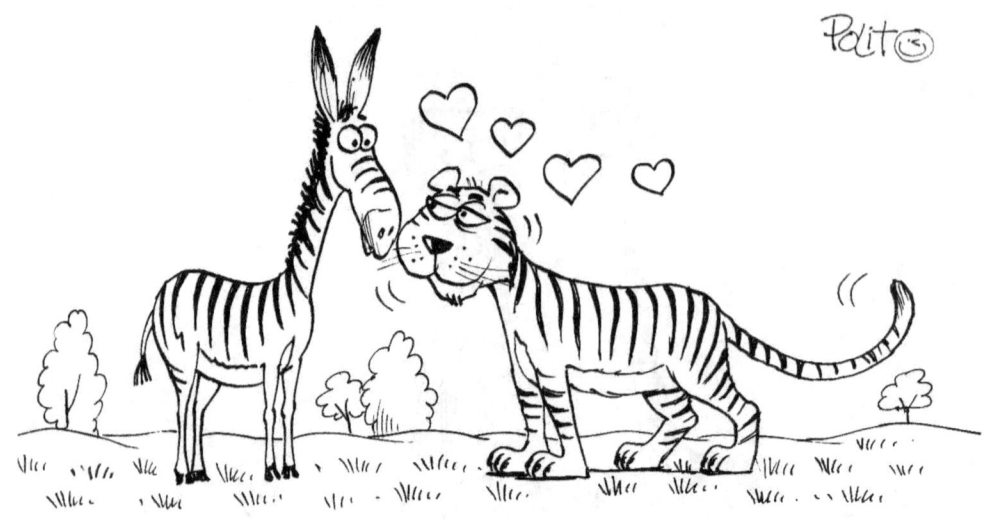

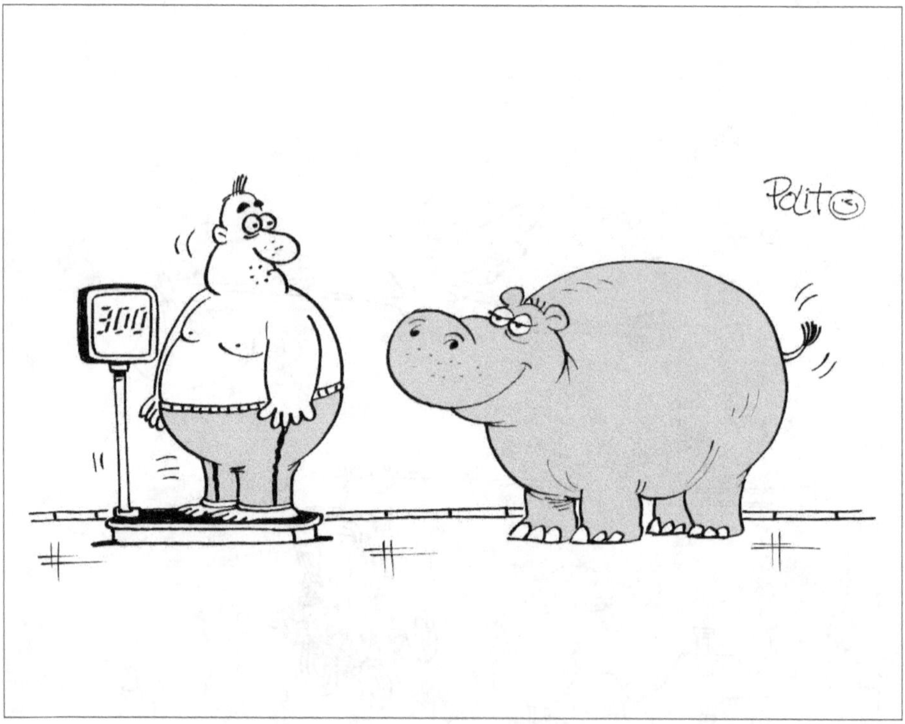

Polito

Polito

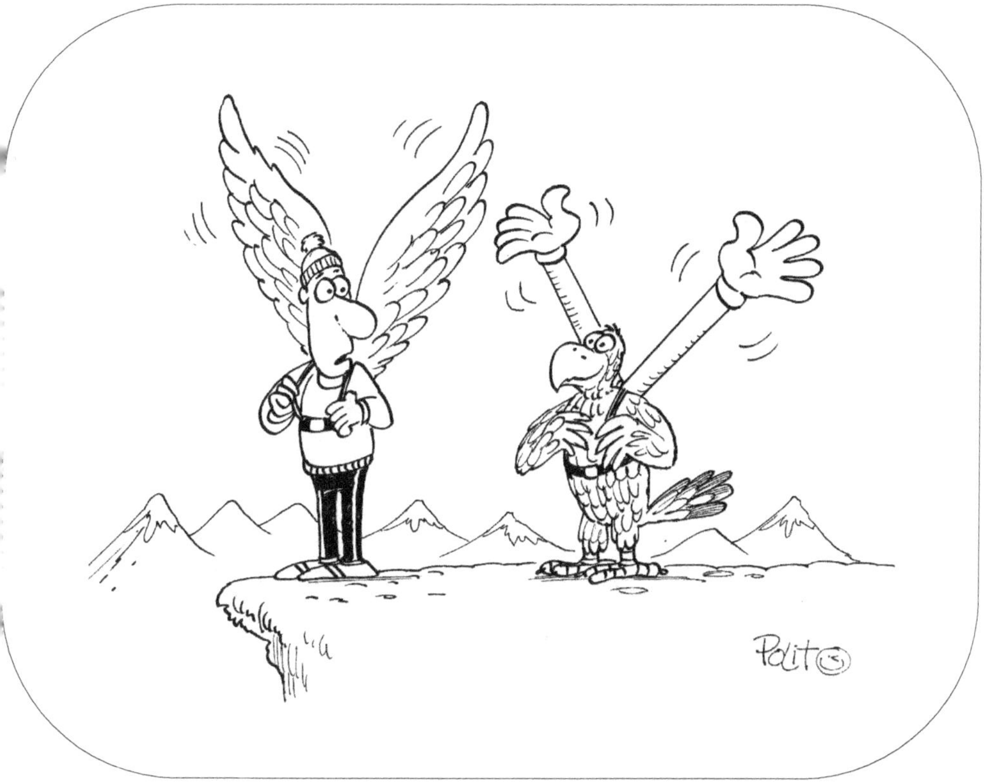

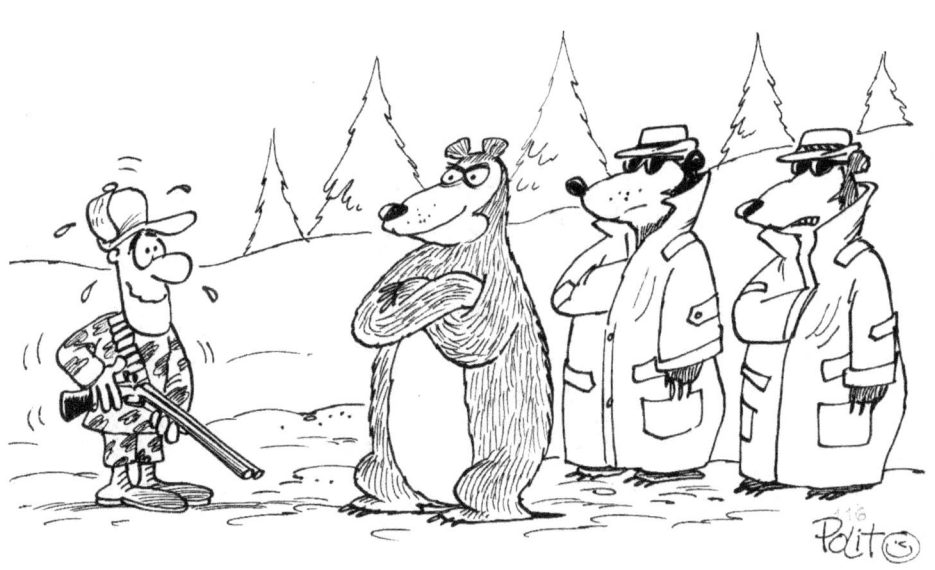

Palito

Palito

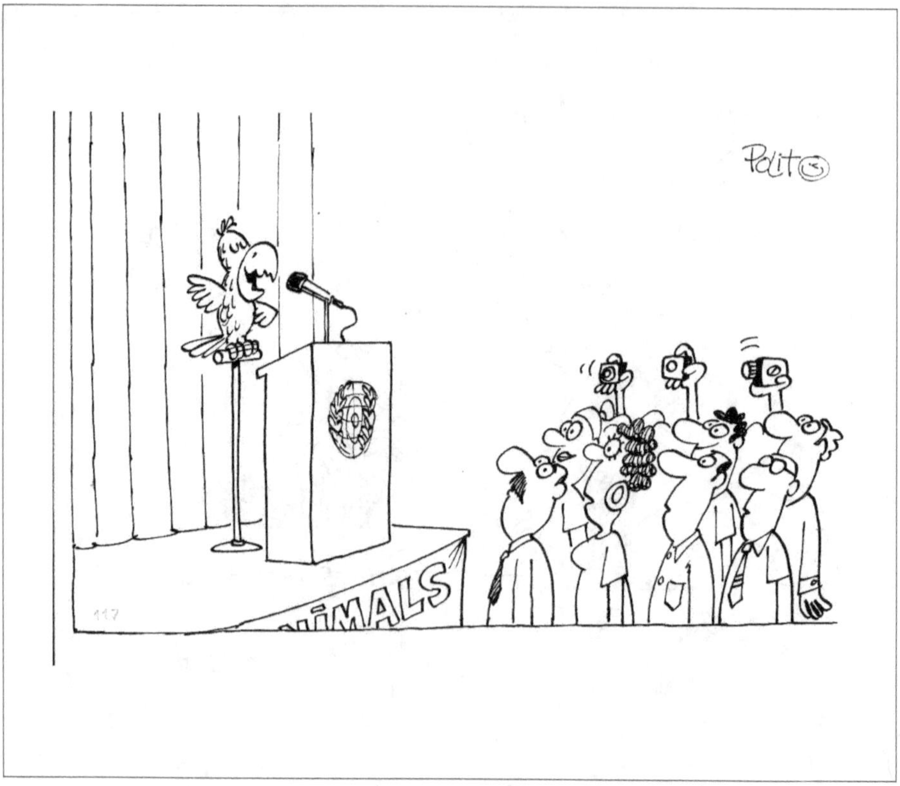

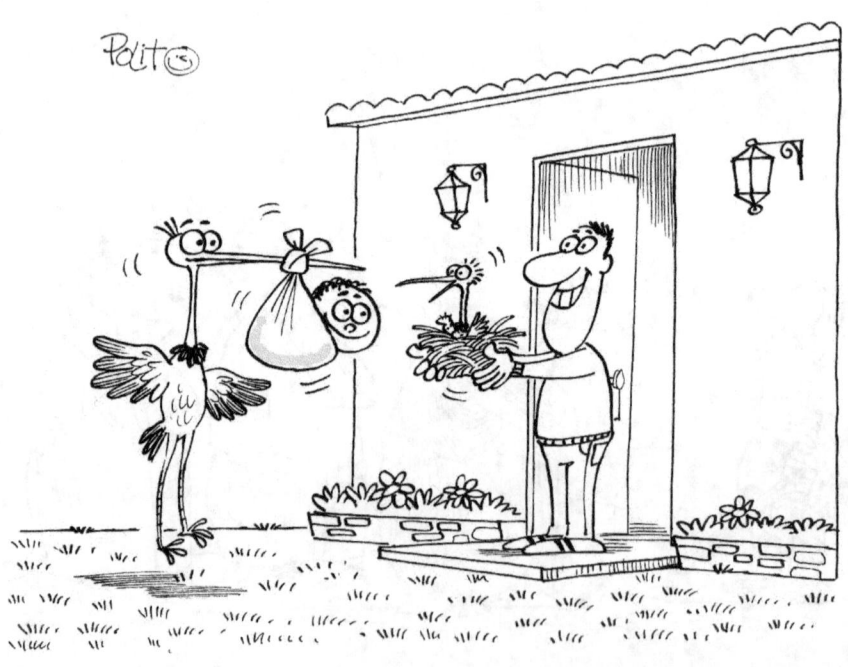

Polito

Polito

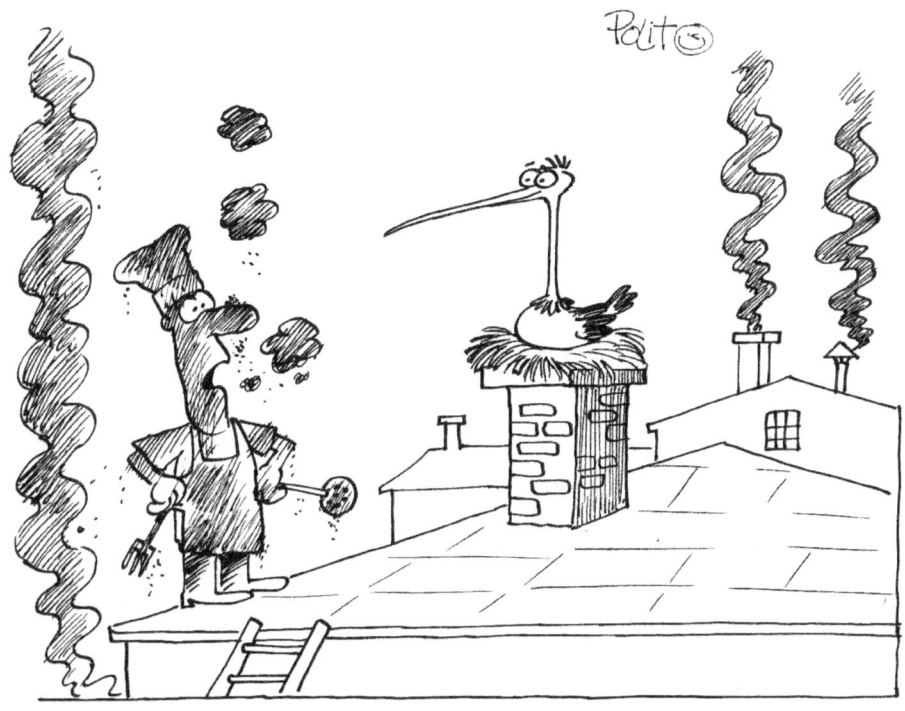

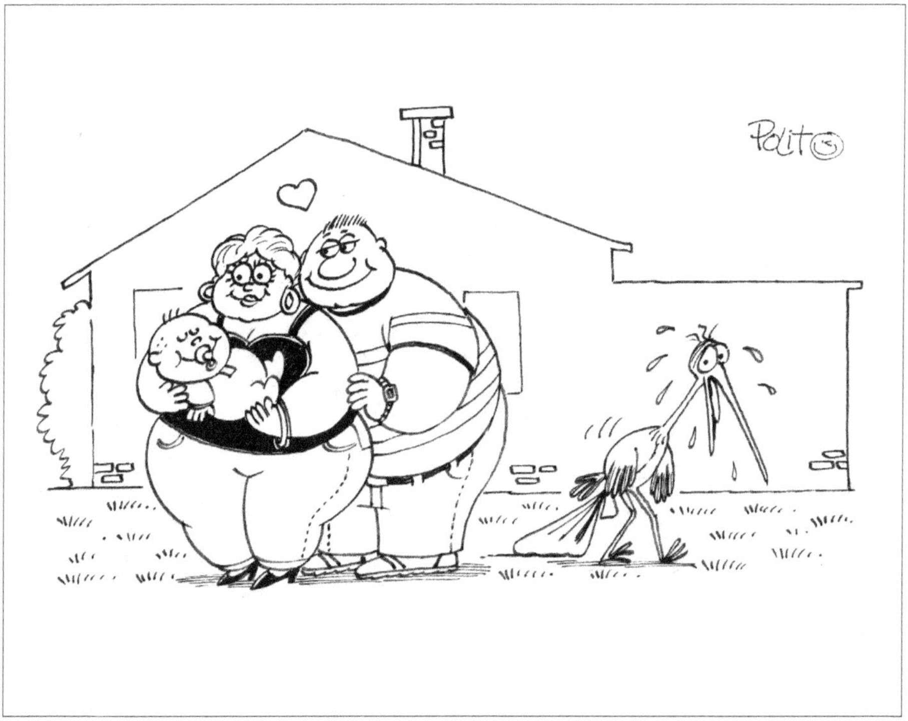

Polito

Polito

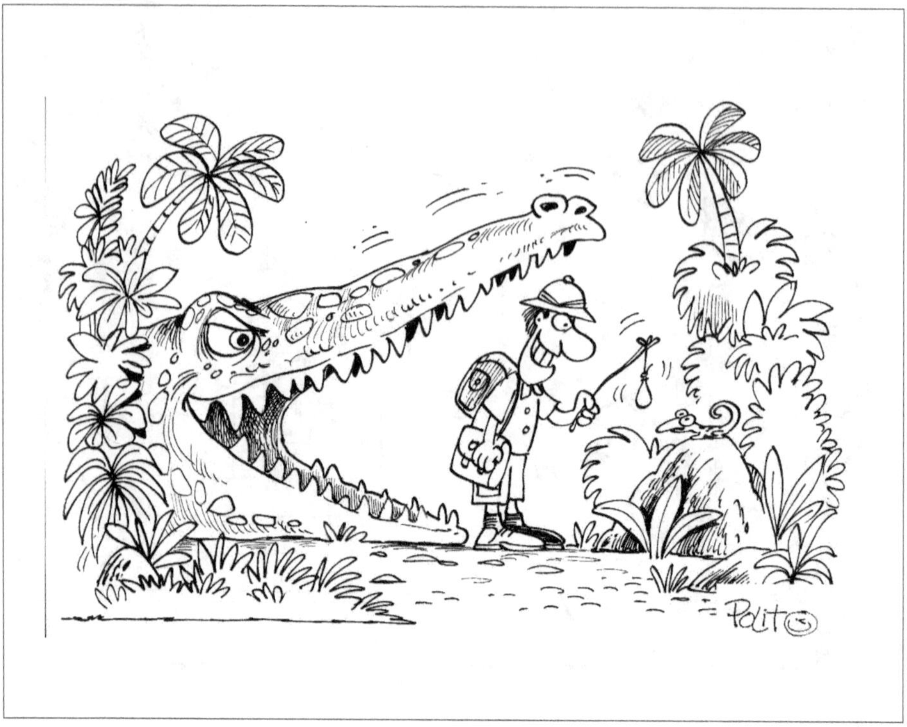

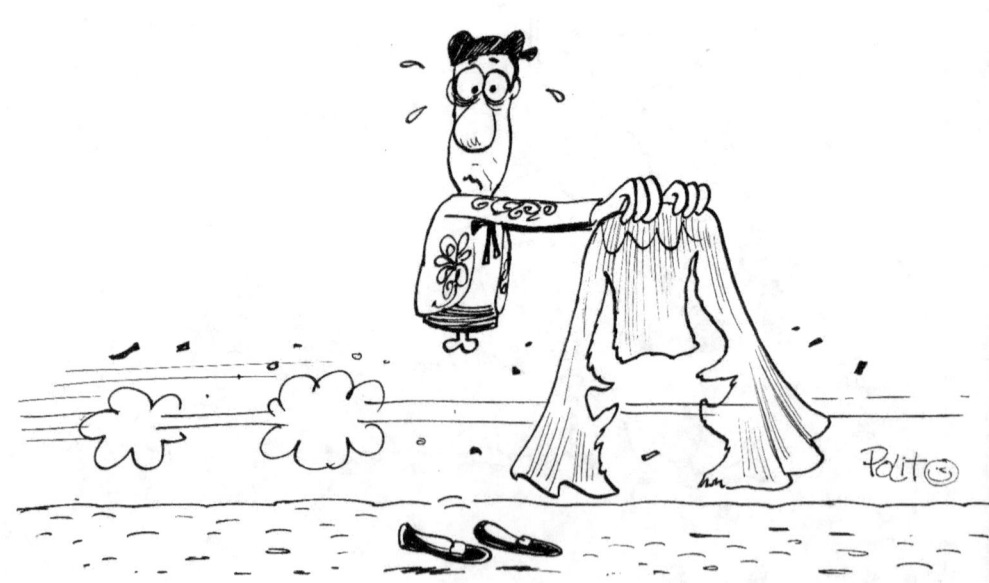

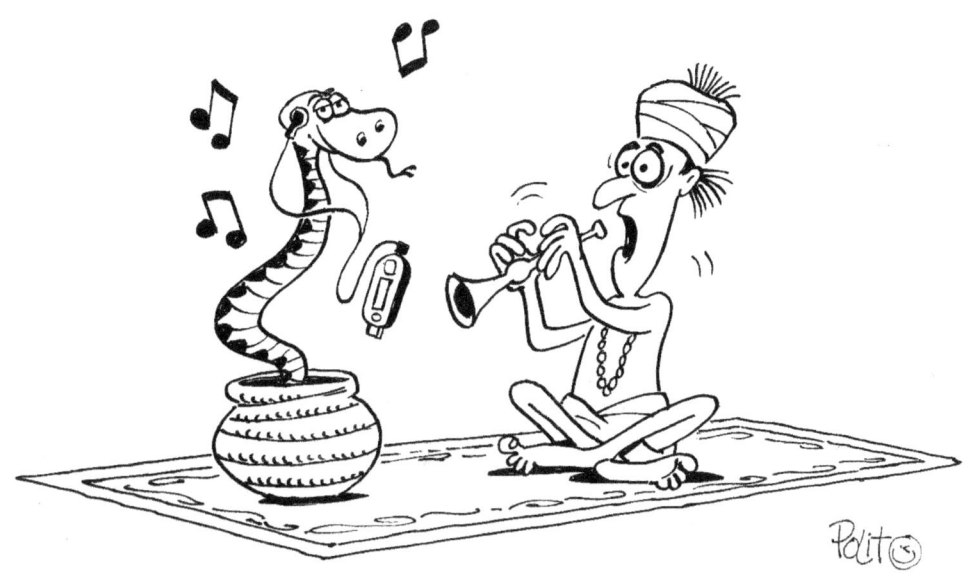

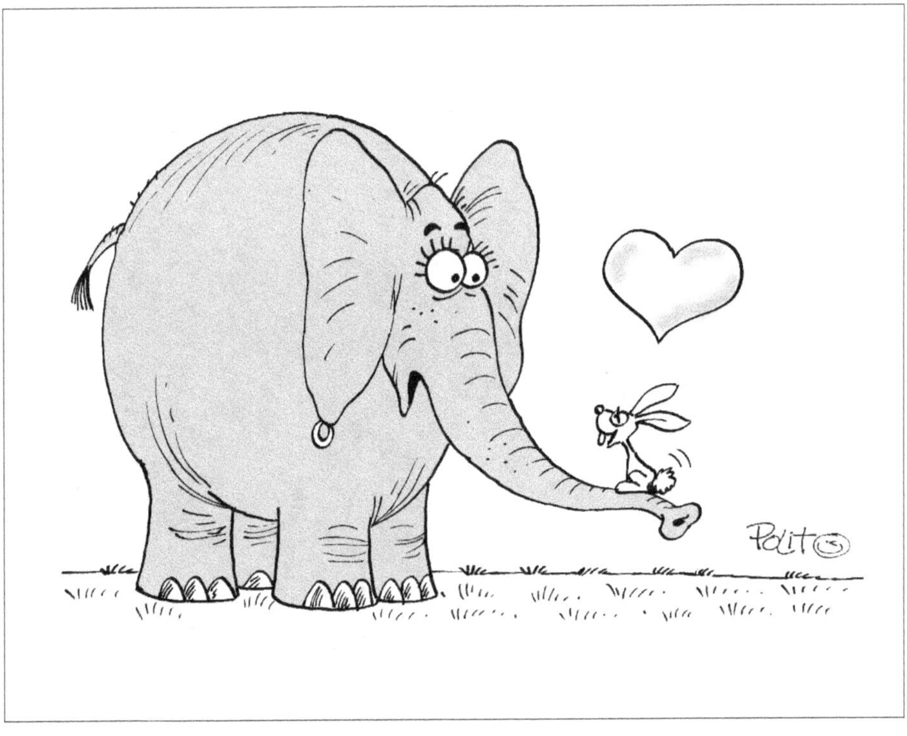

Polito

Polito

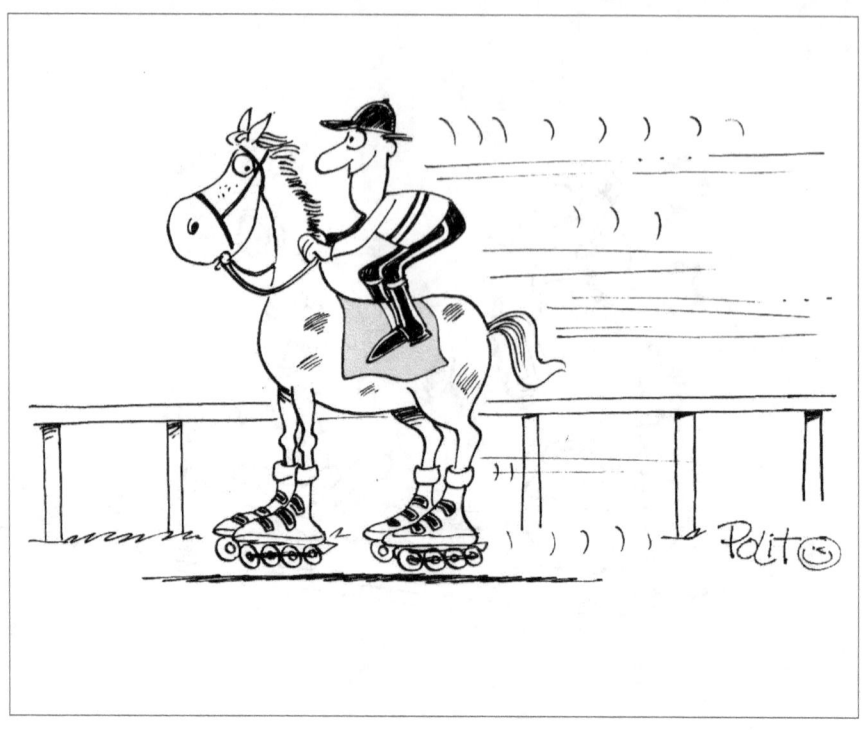

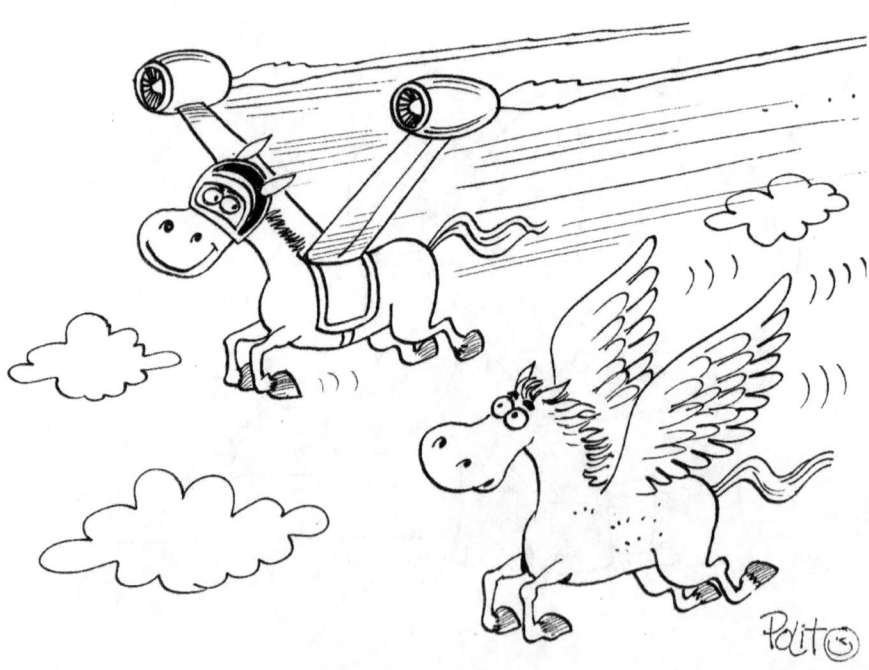

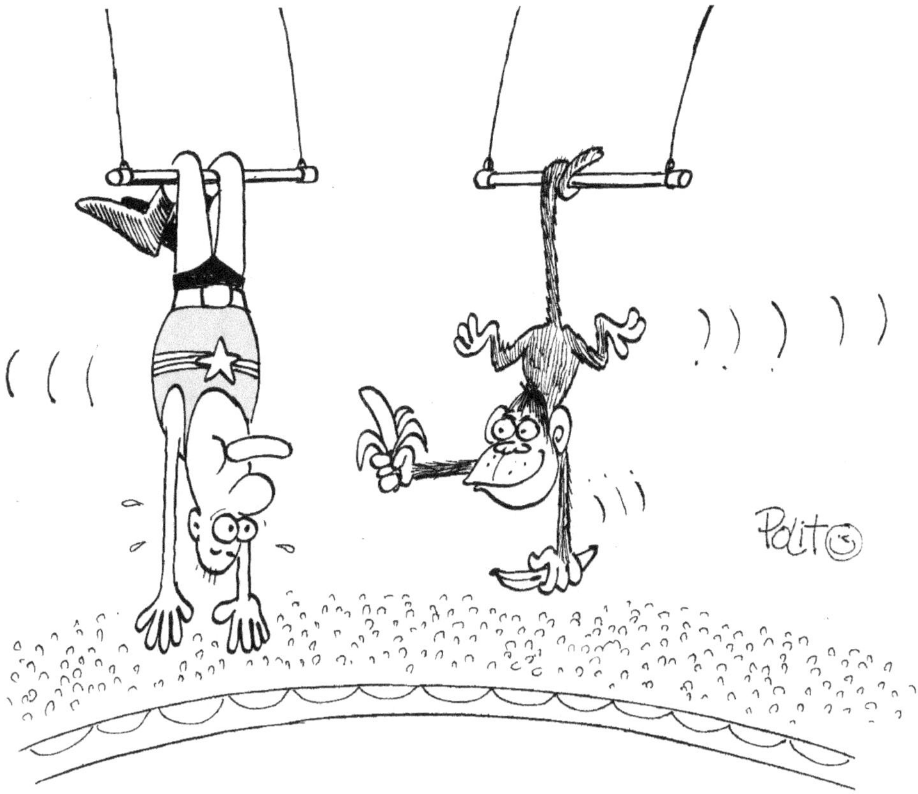

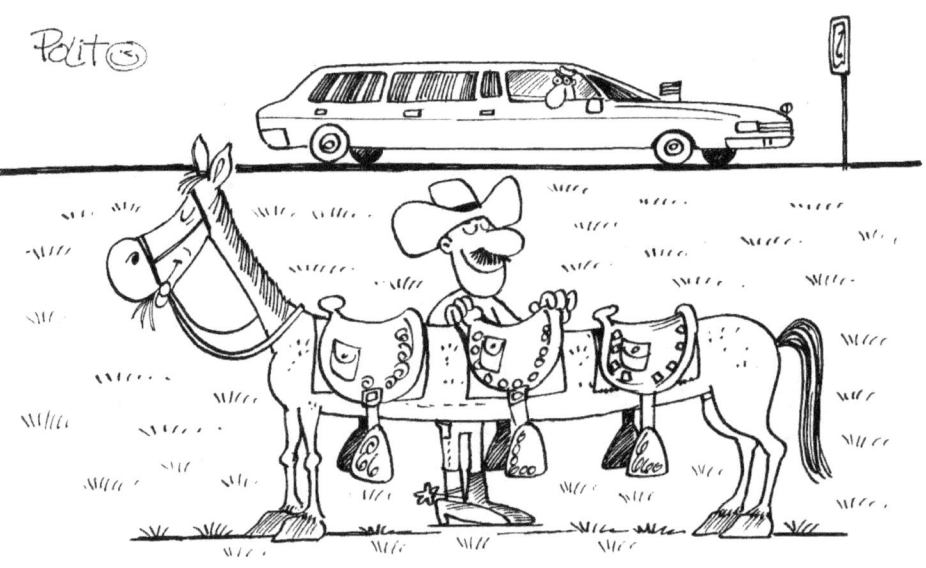

Polito

Polito
SHARK

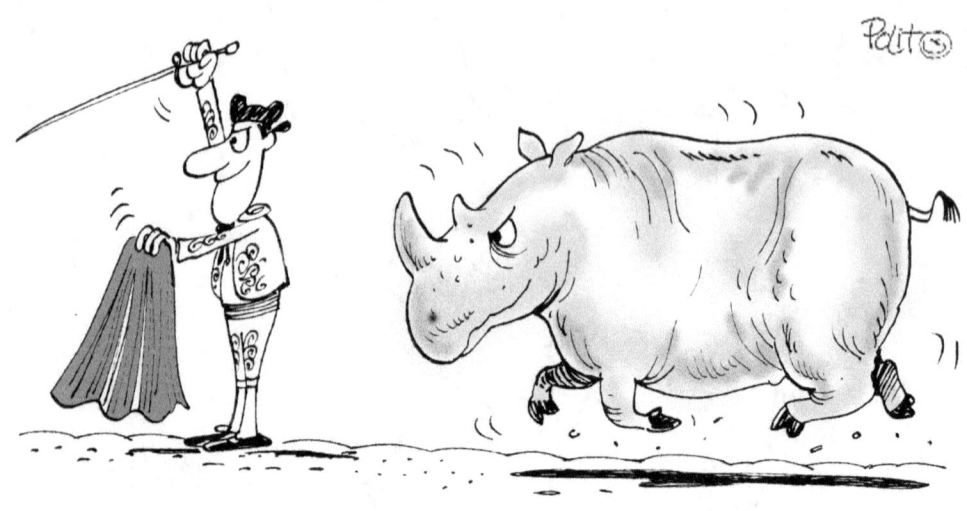

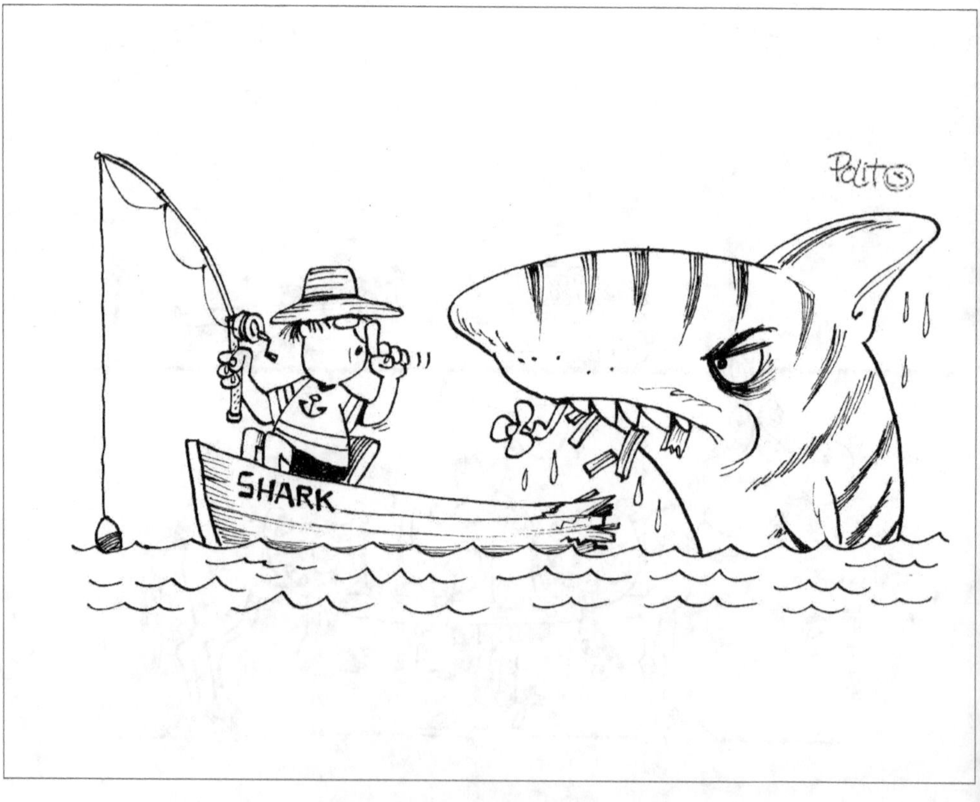

Polito

16
17
18
Polito

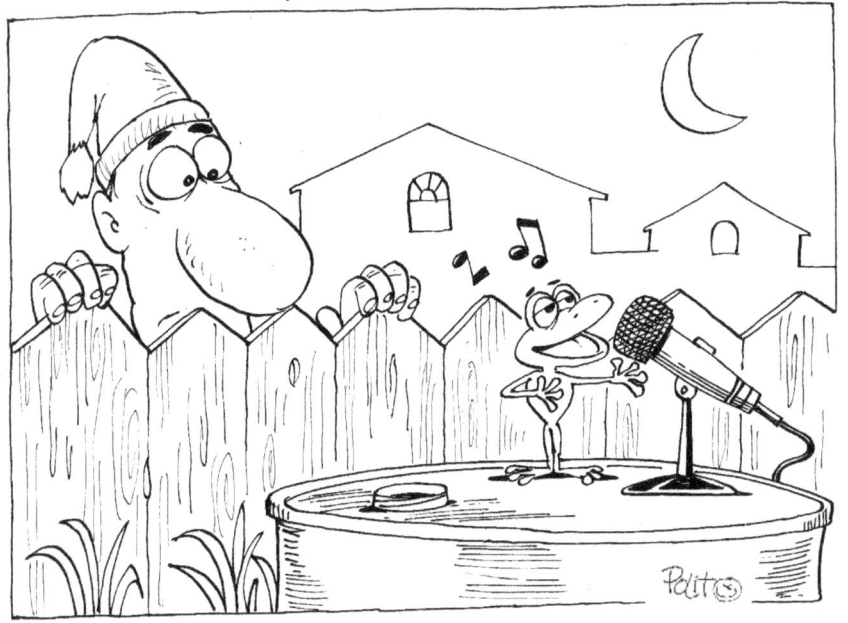

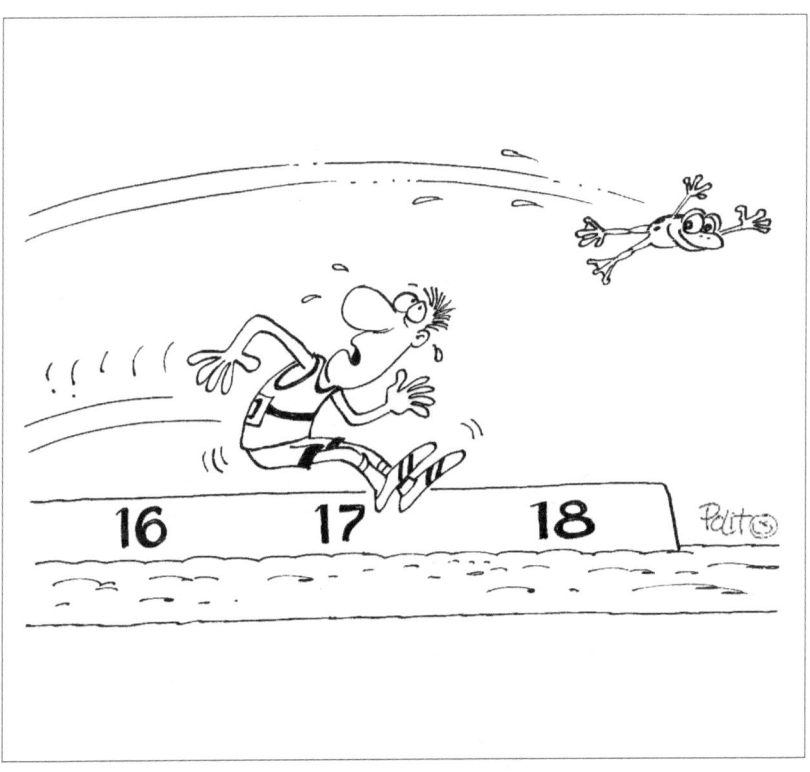

Polito

Polito

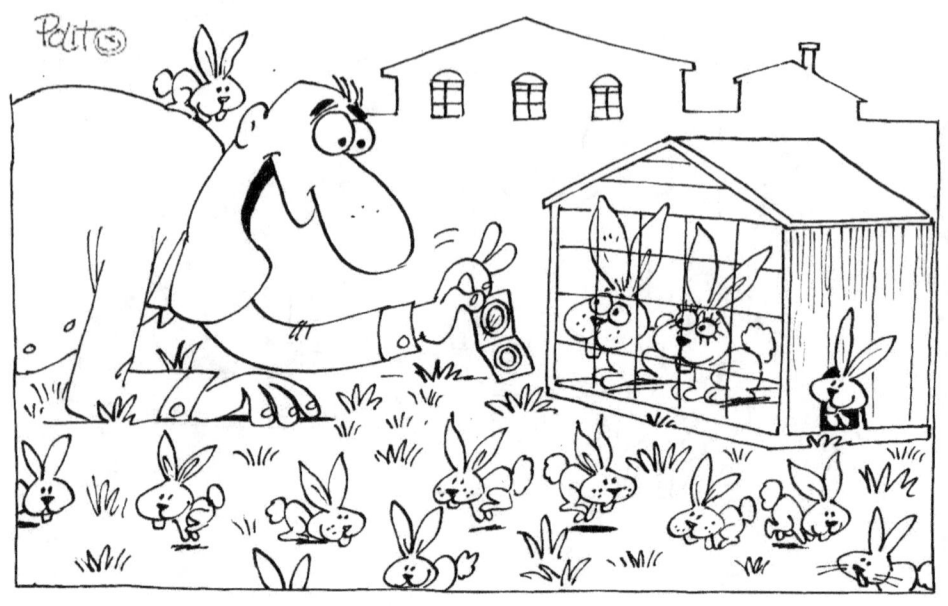

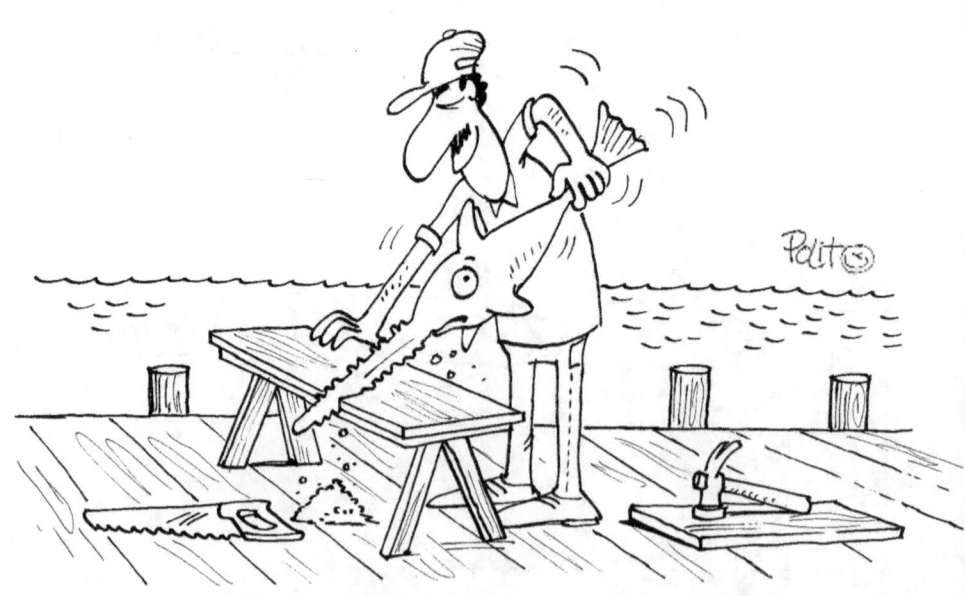

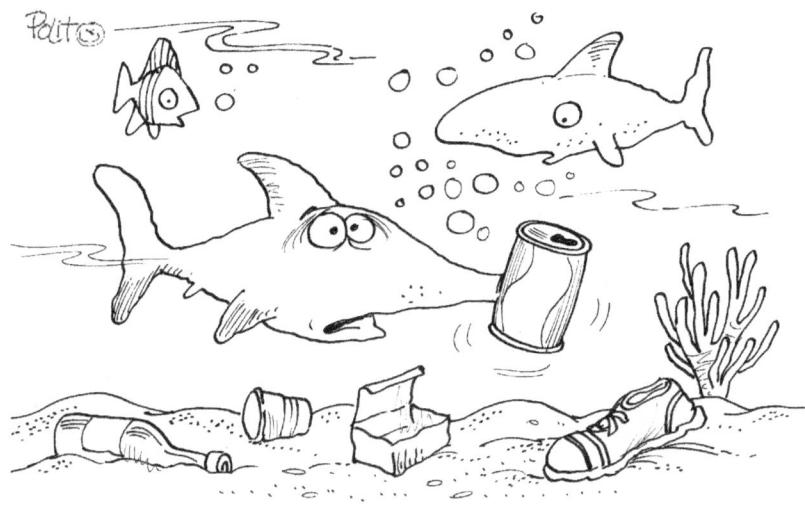

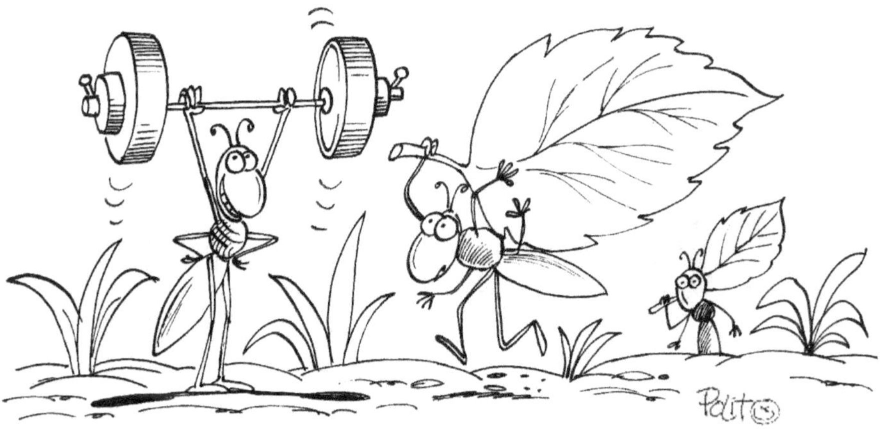

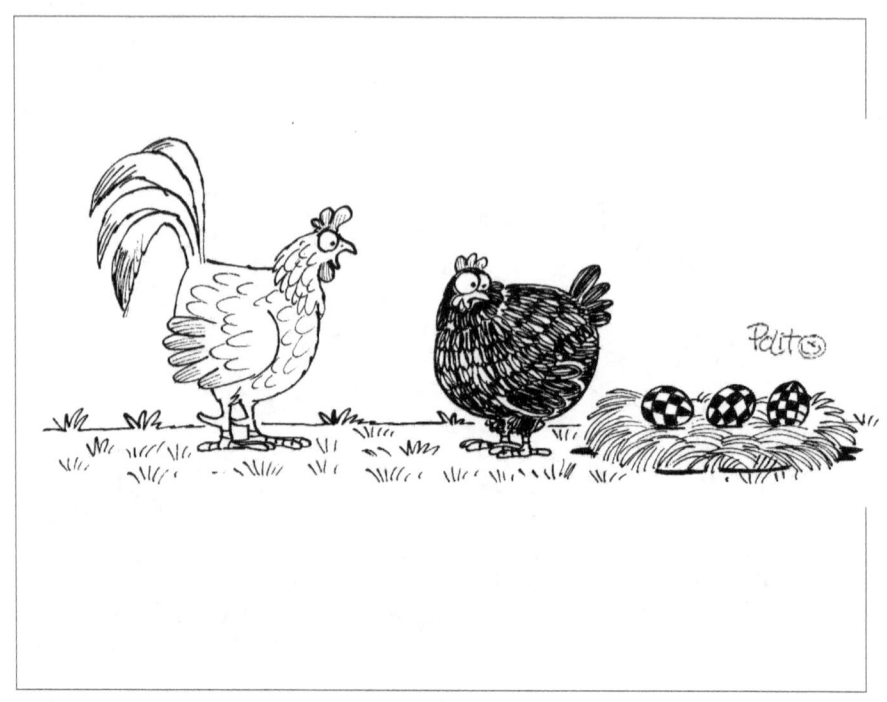

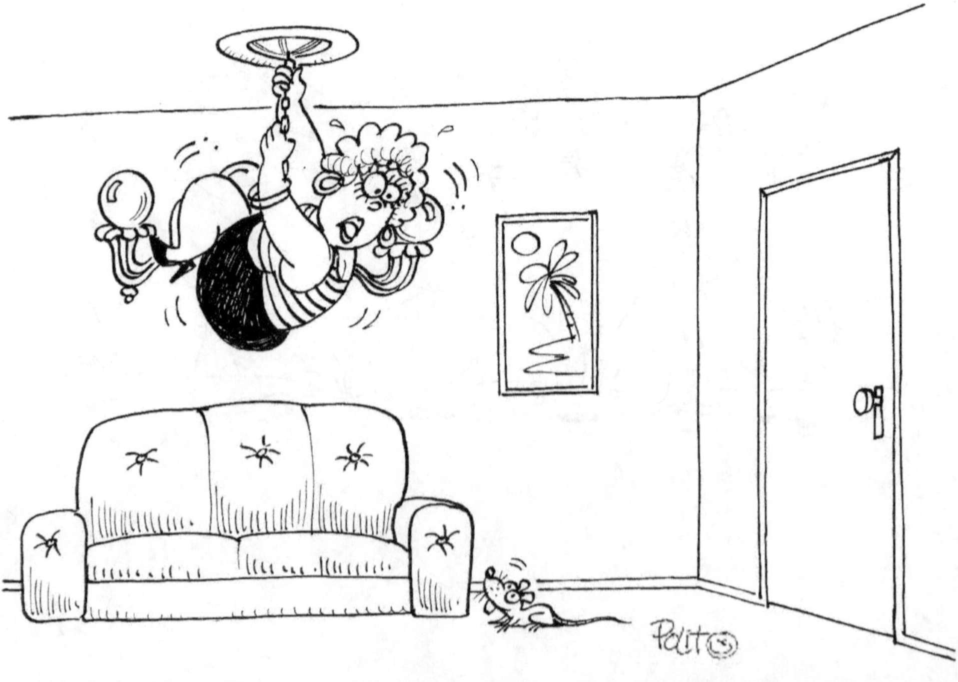

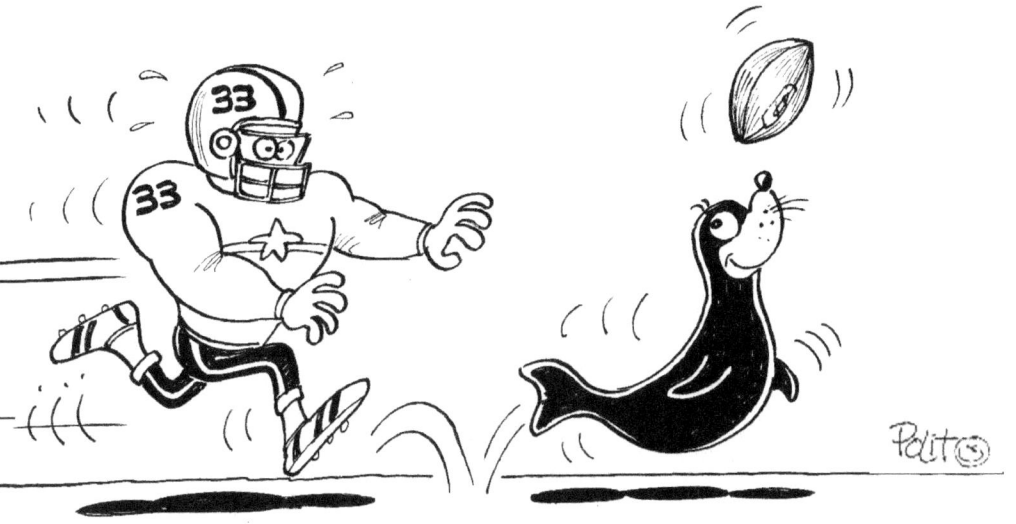

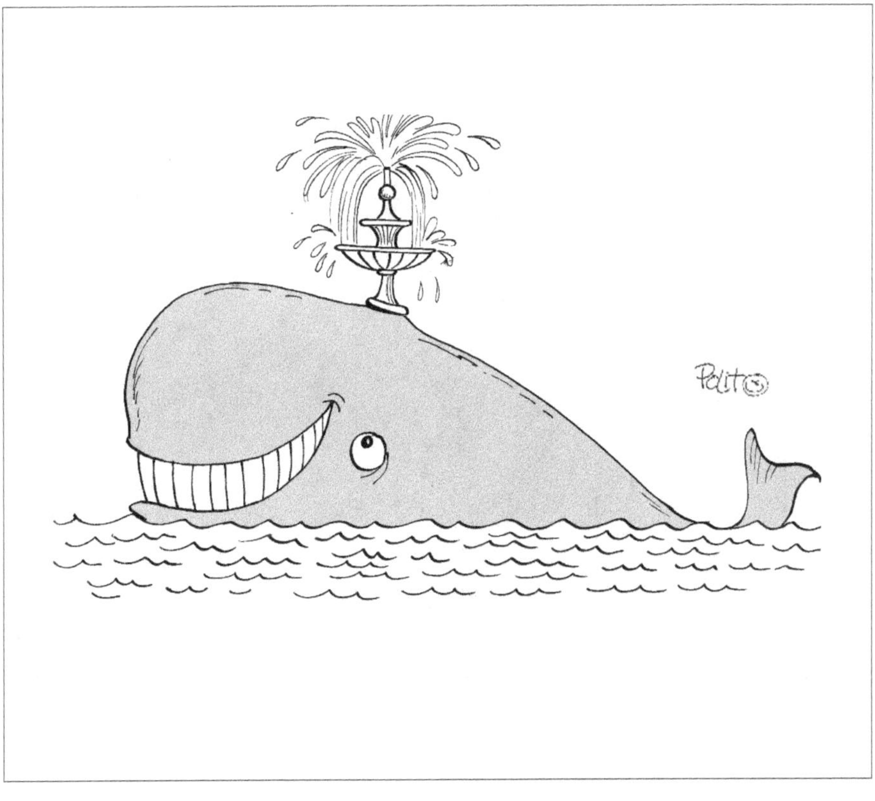

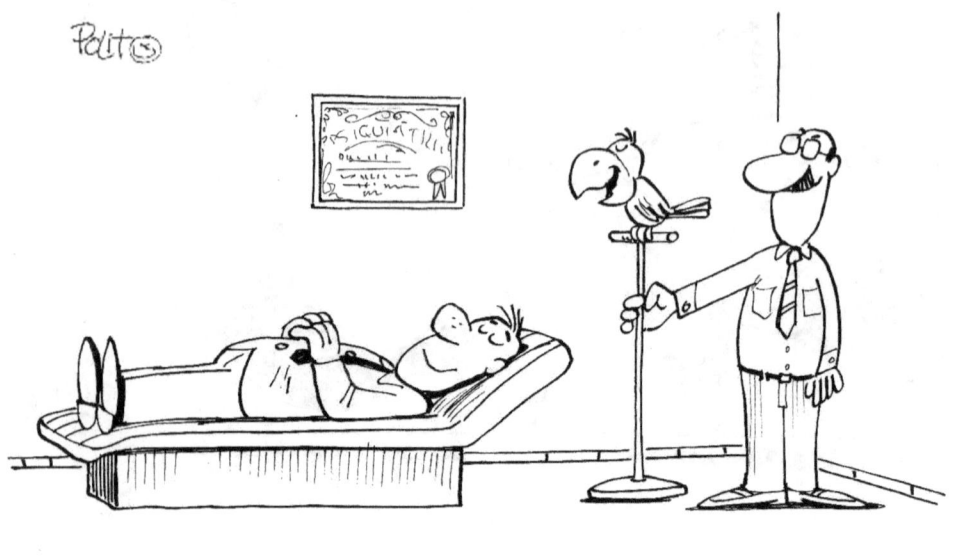

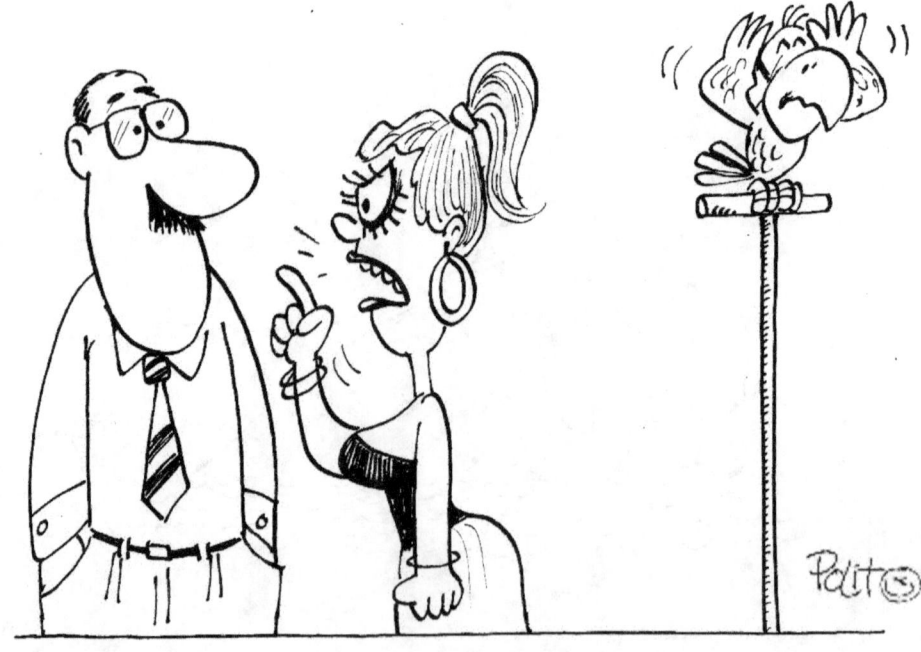

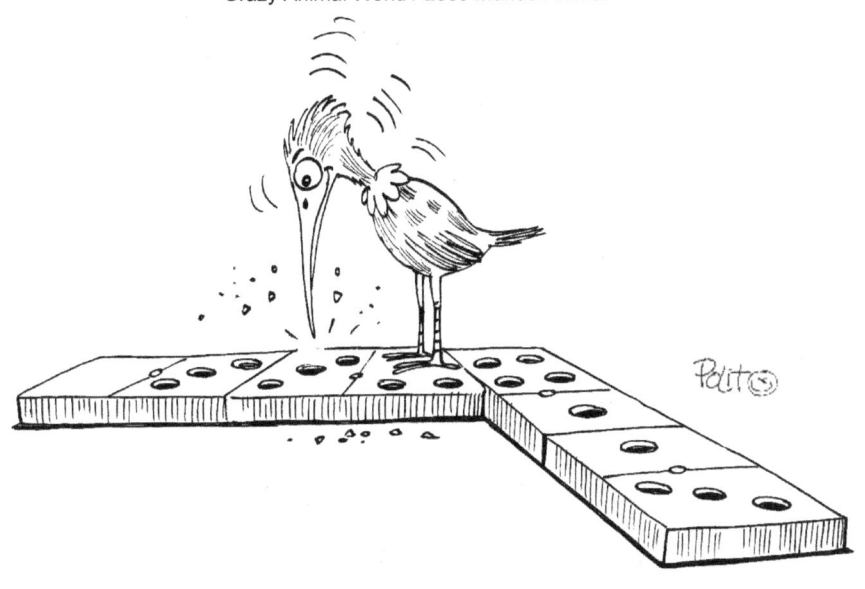

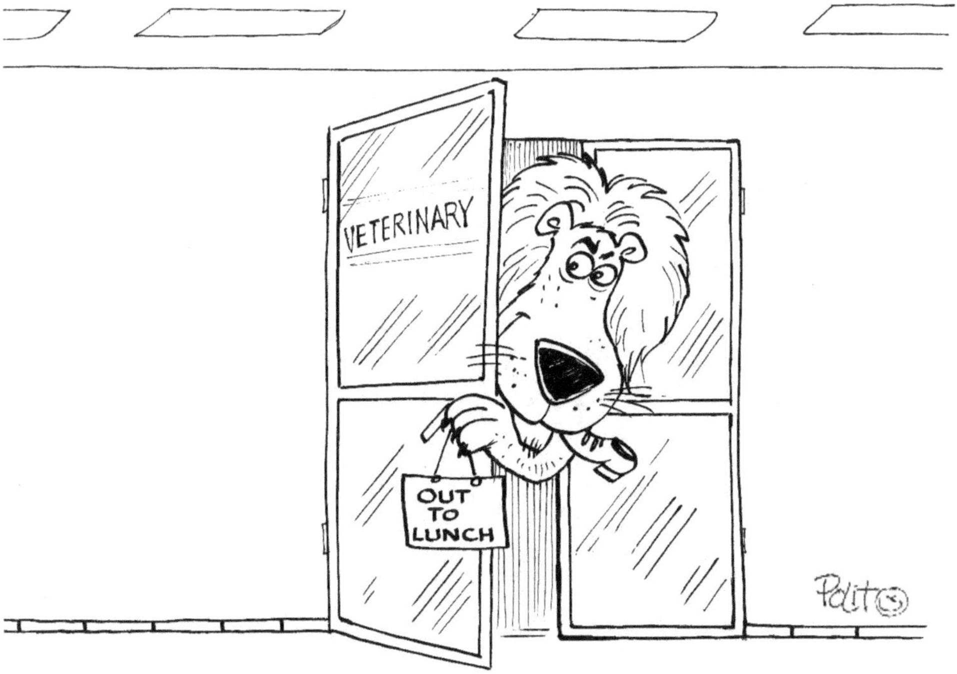

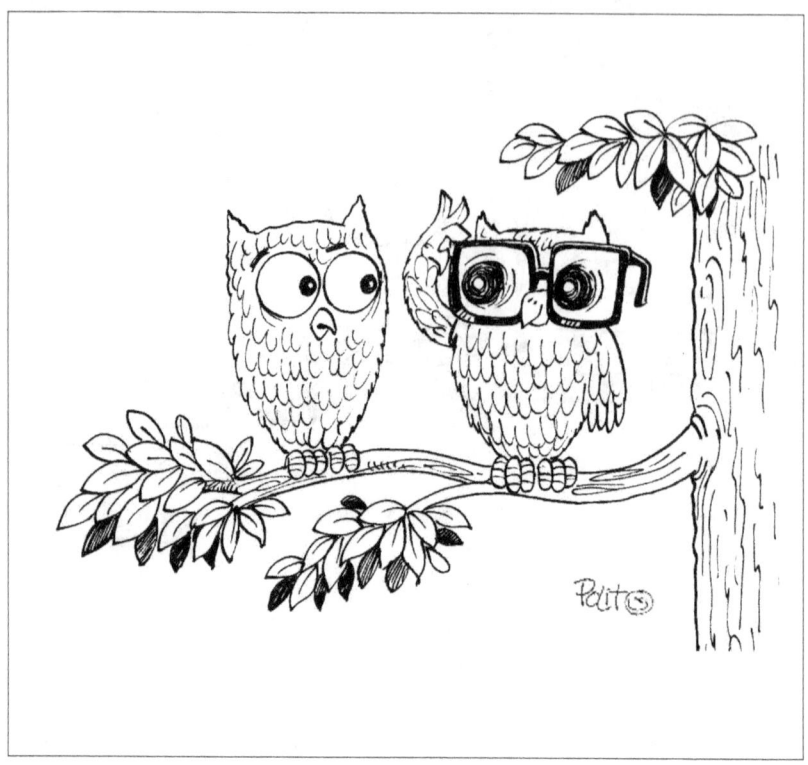

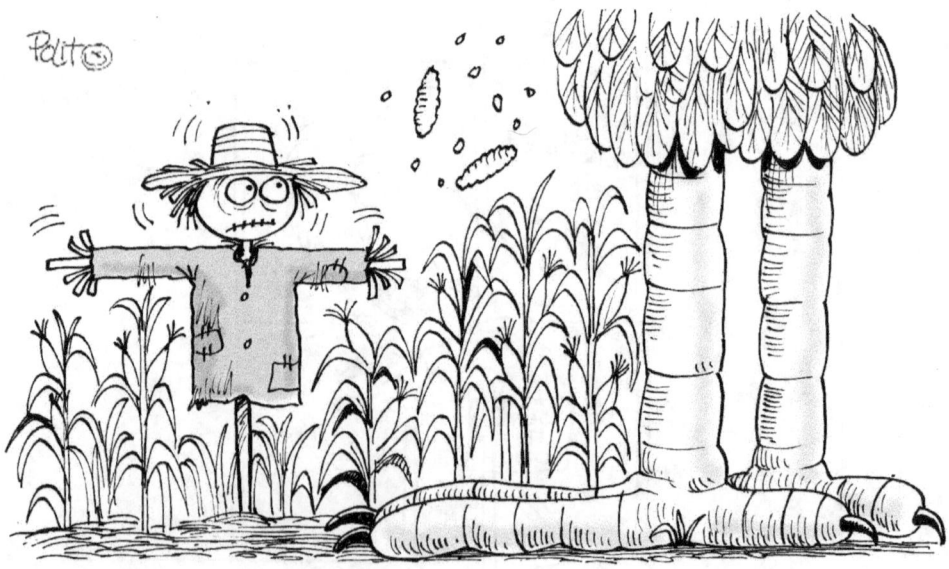

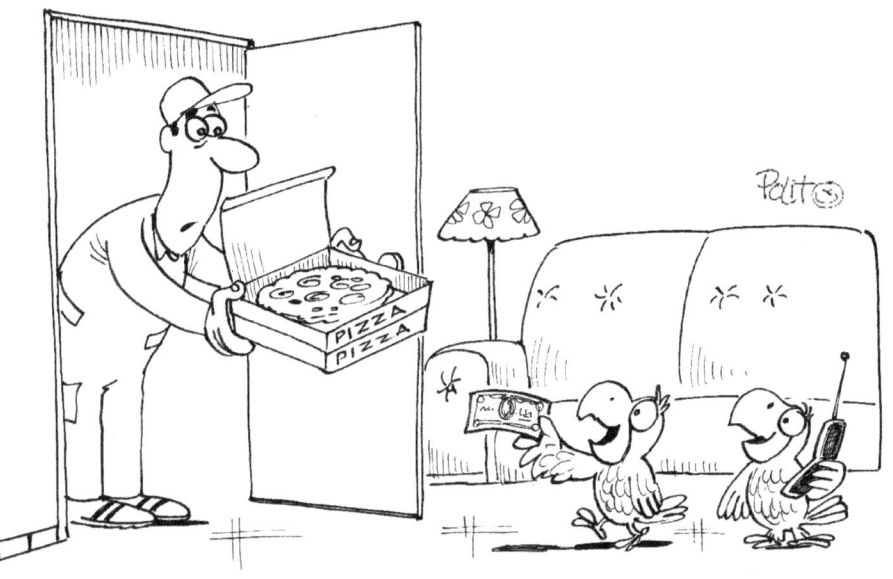

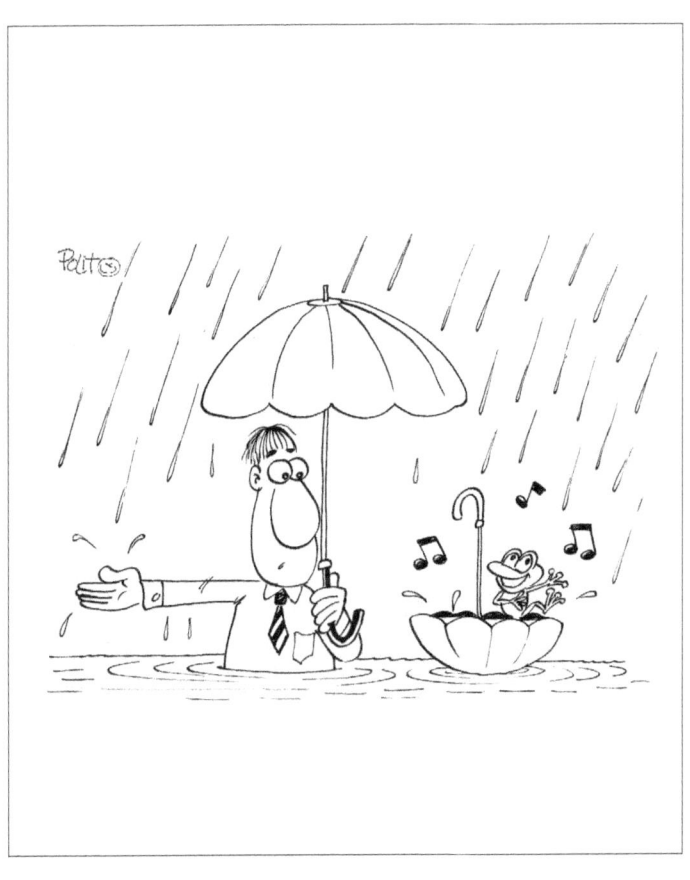

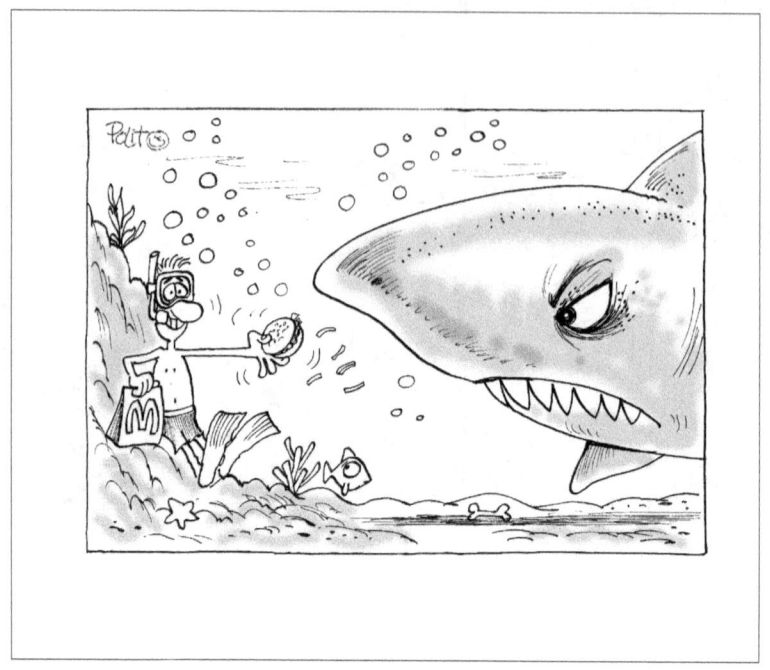

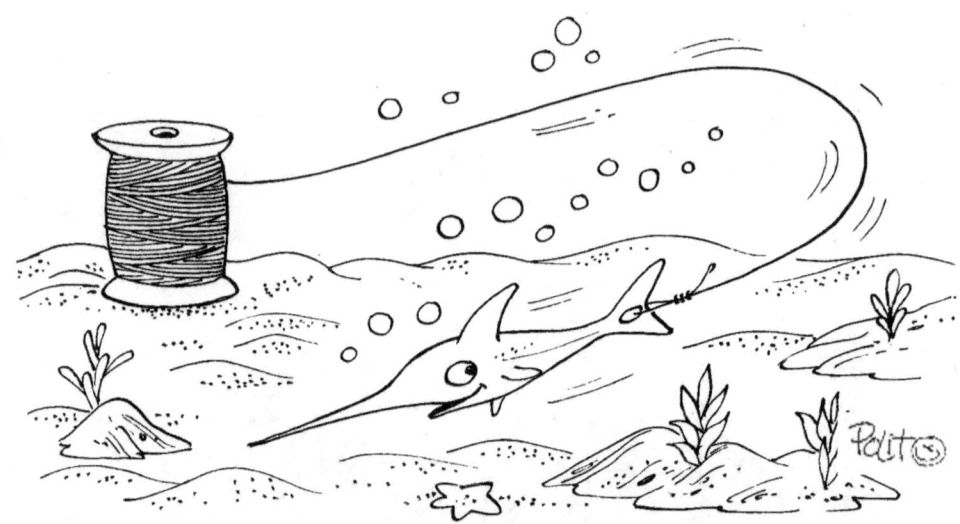

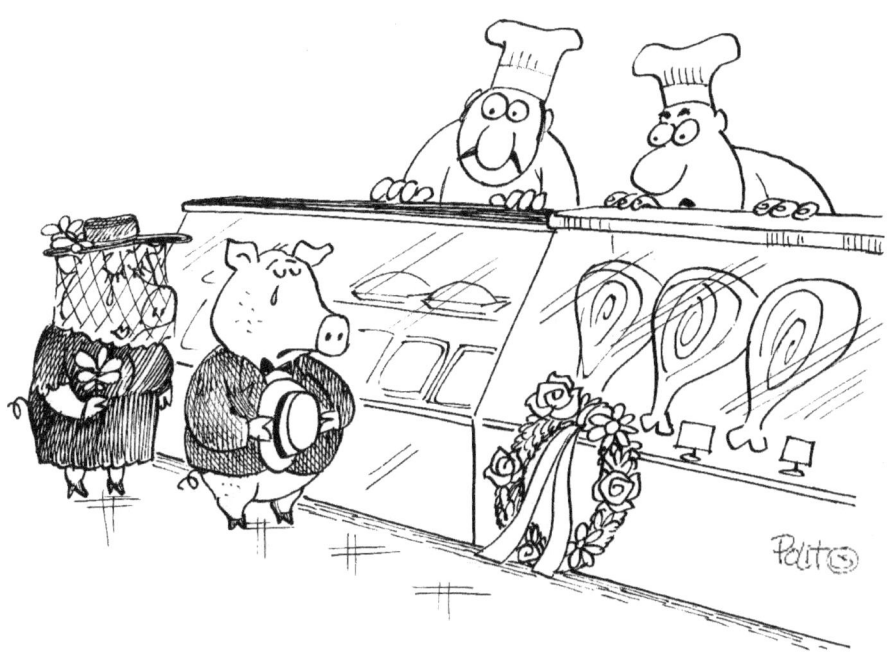

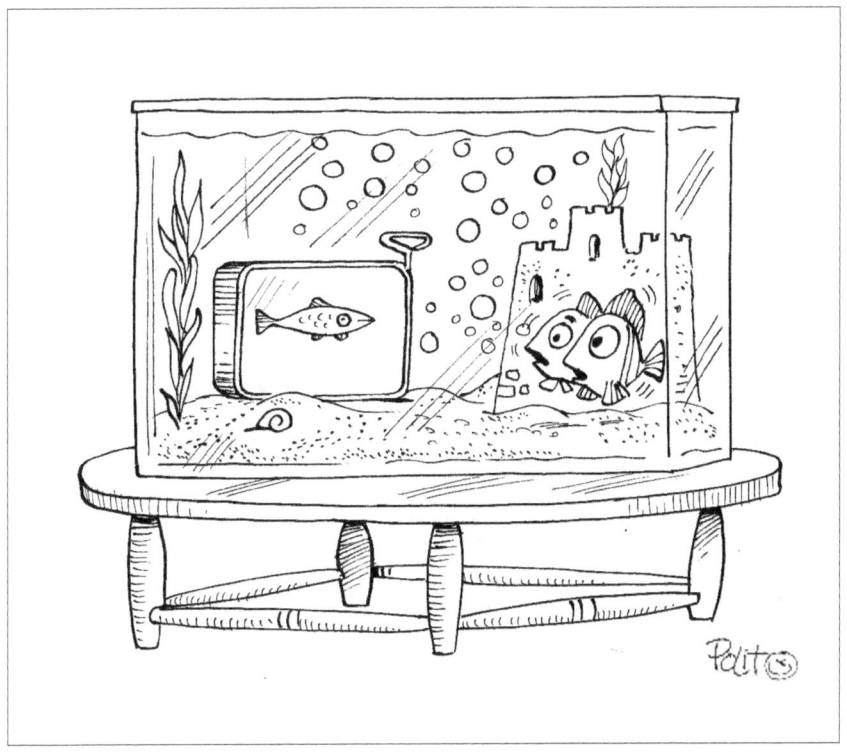

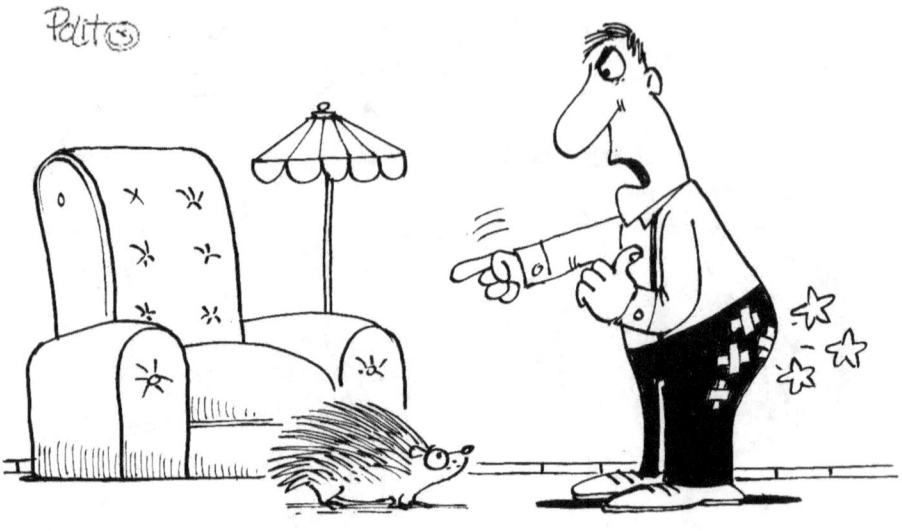

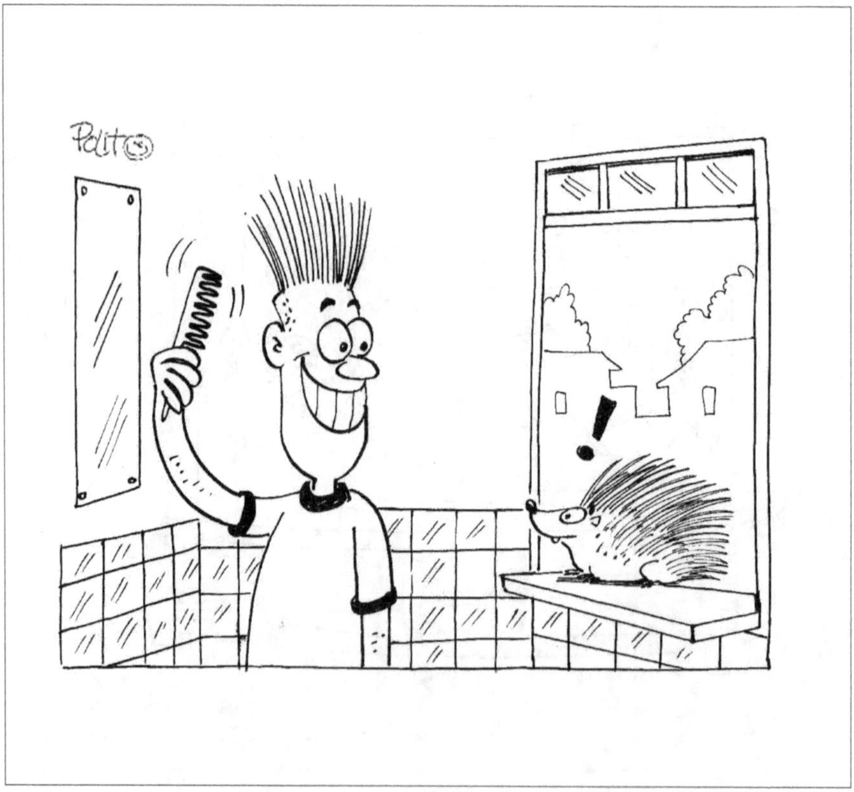

Polito
FIRE DEP

Polito

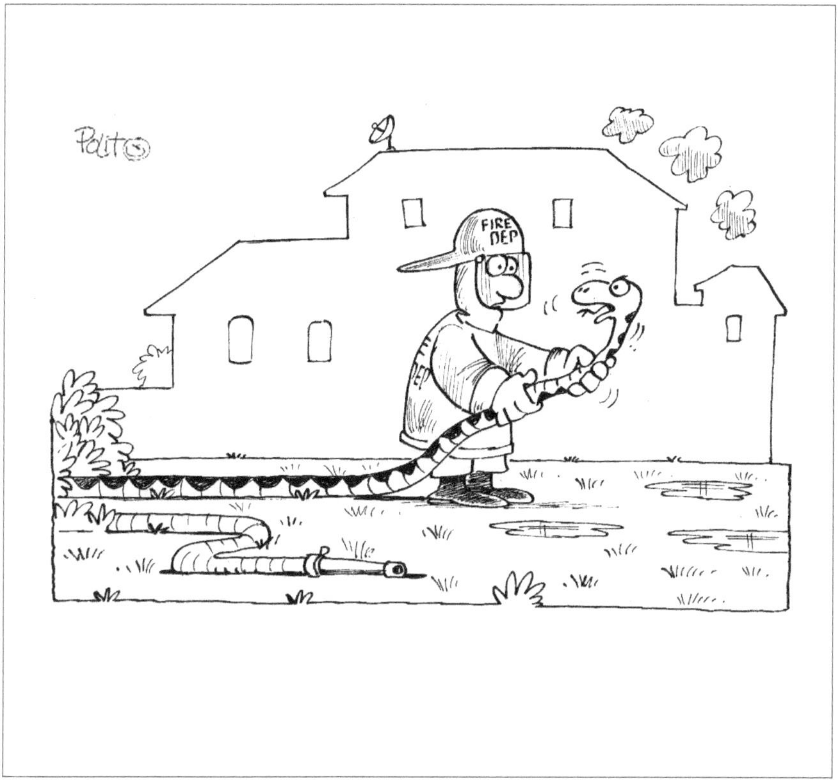

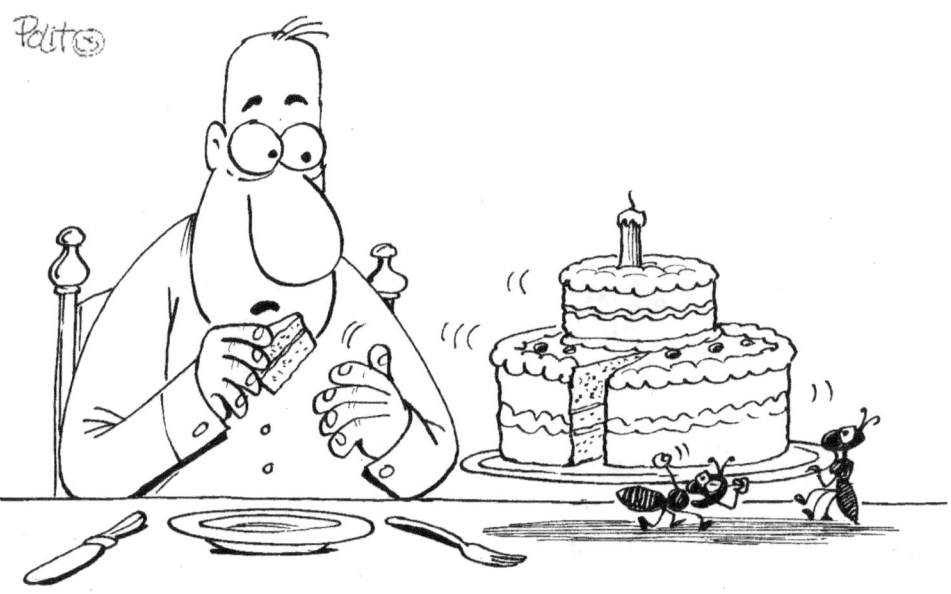

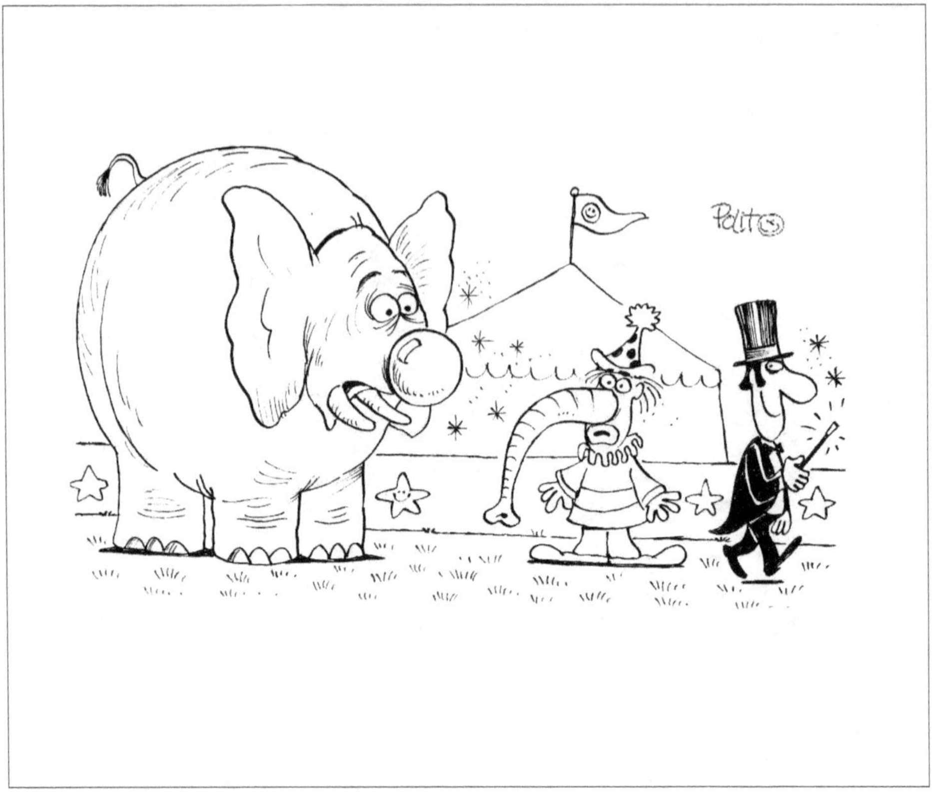

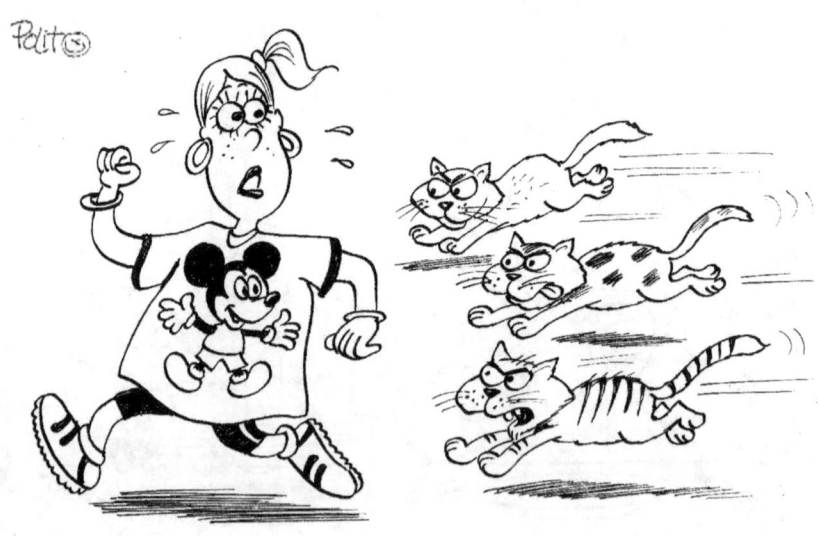

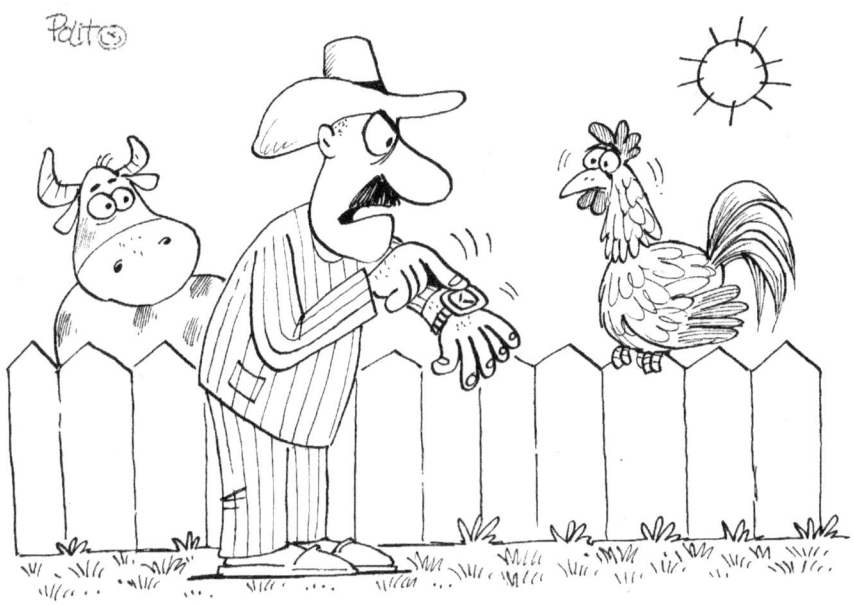

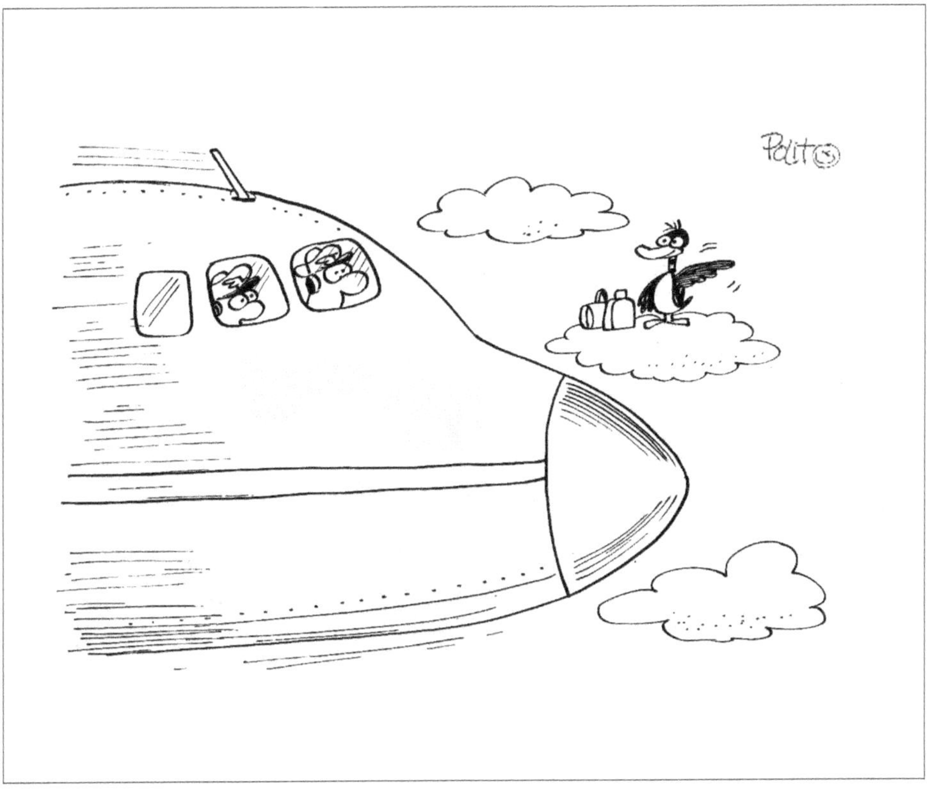

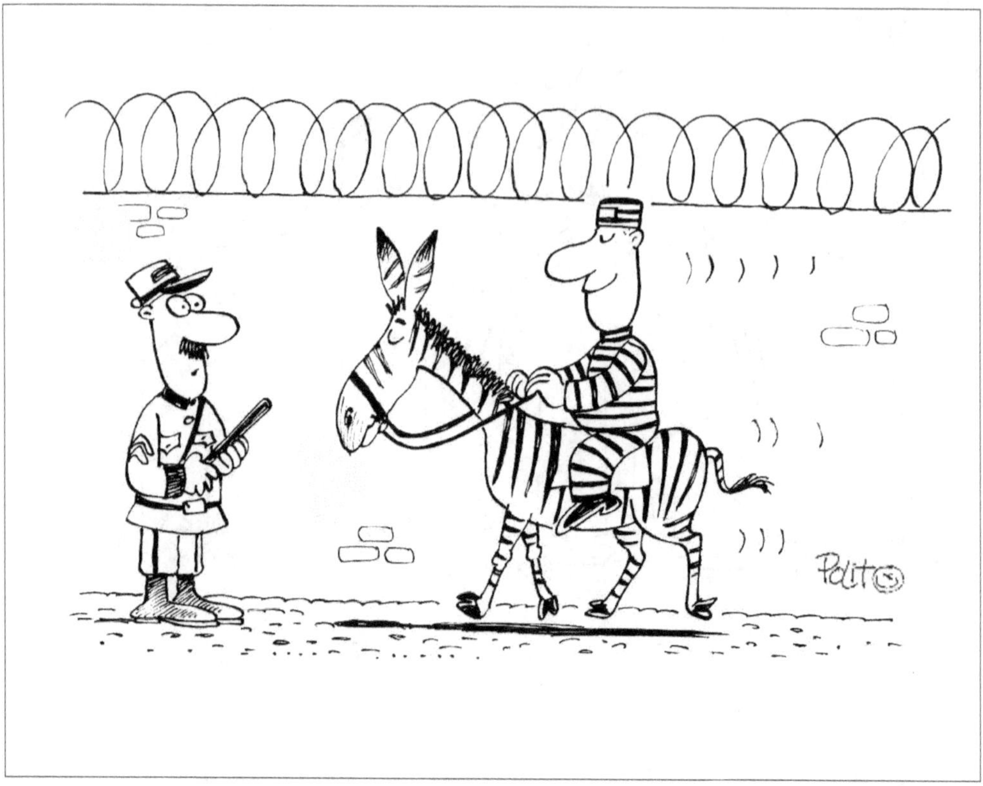

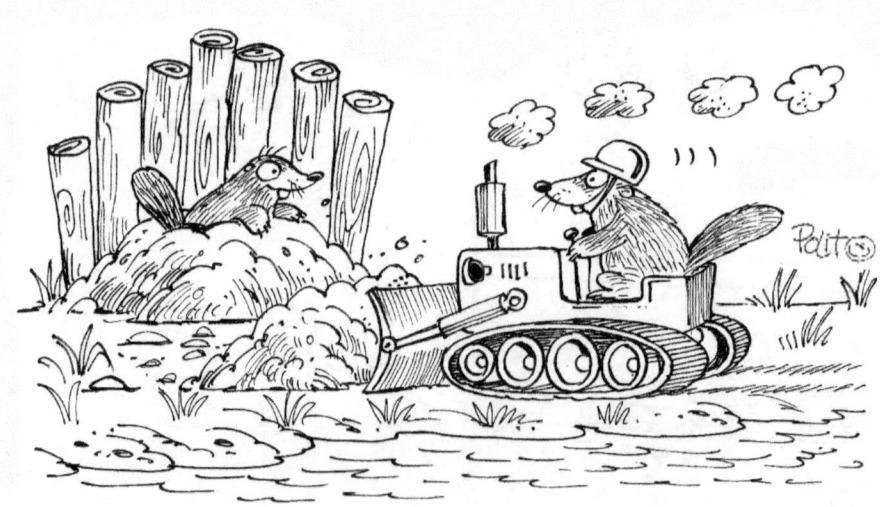

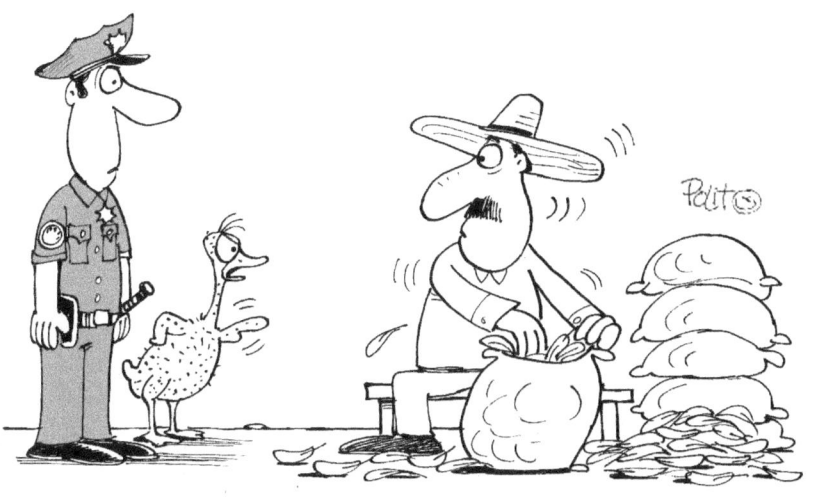

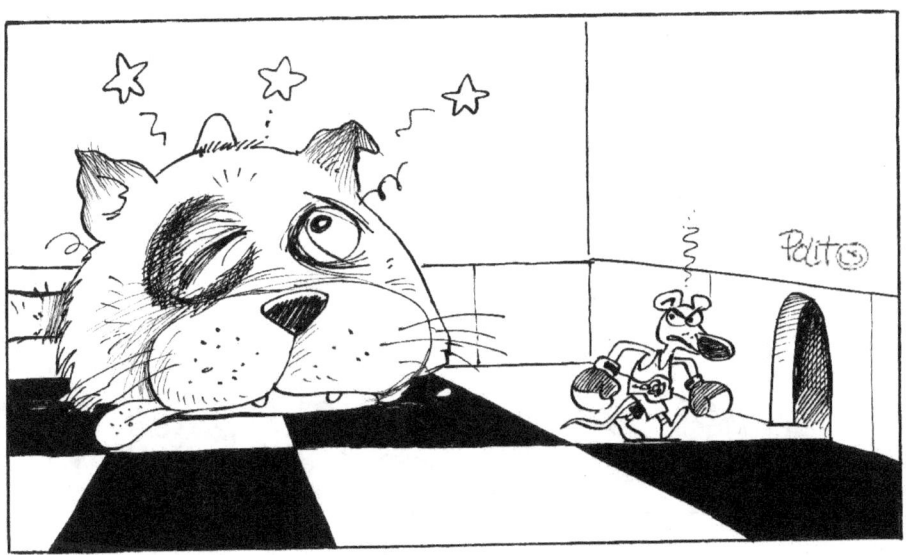

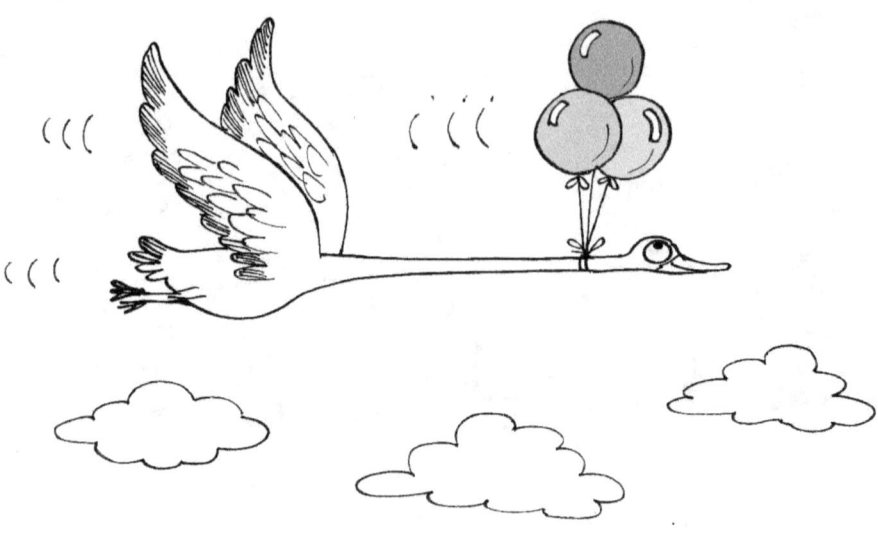

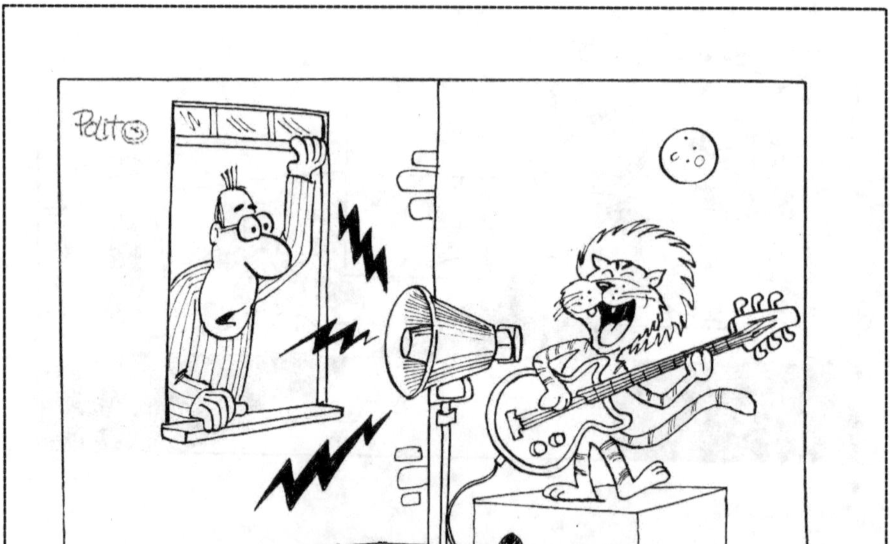

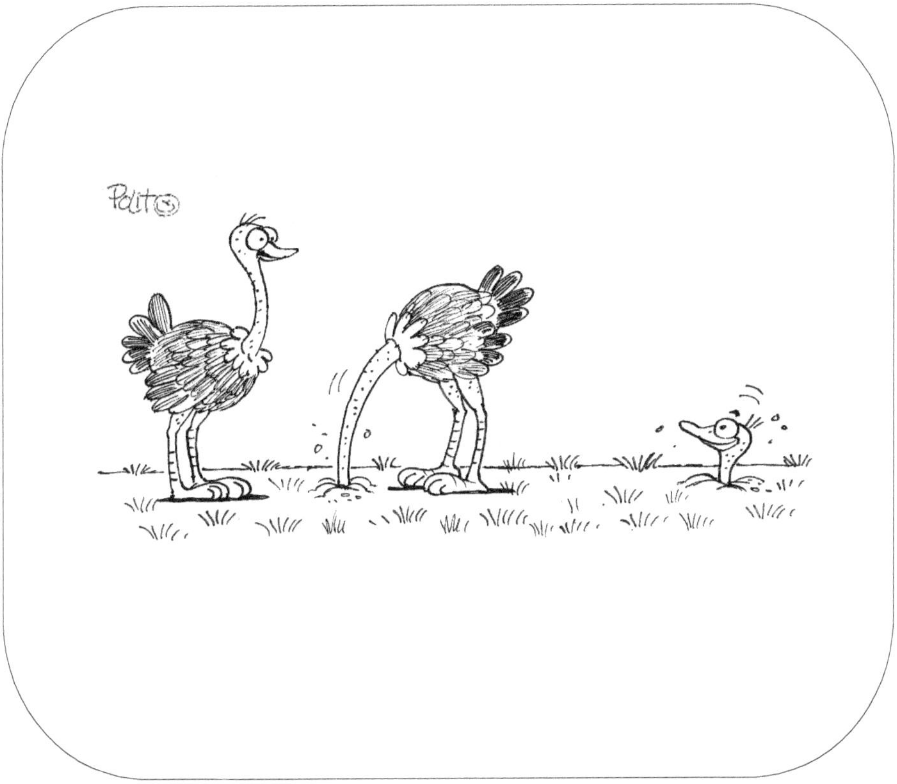

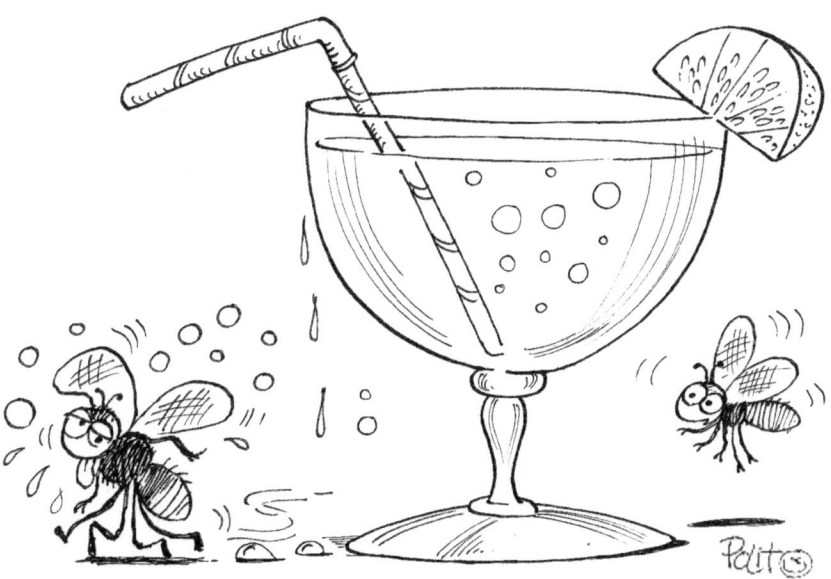

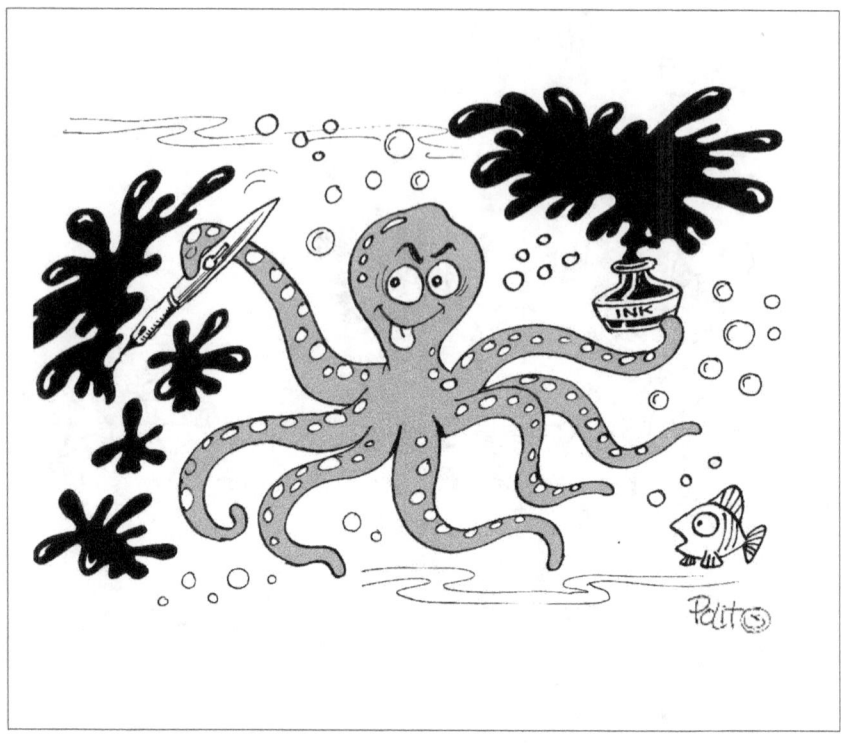

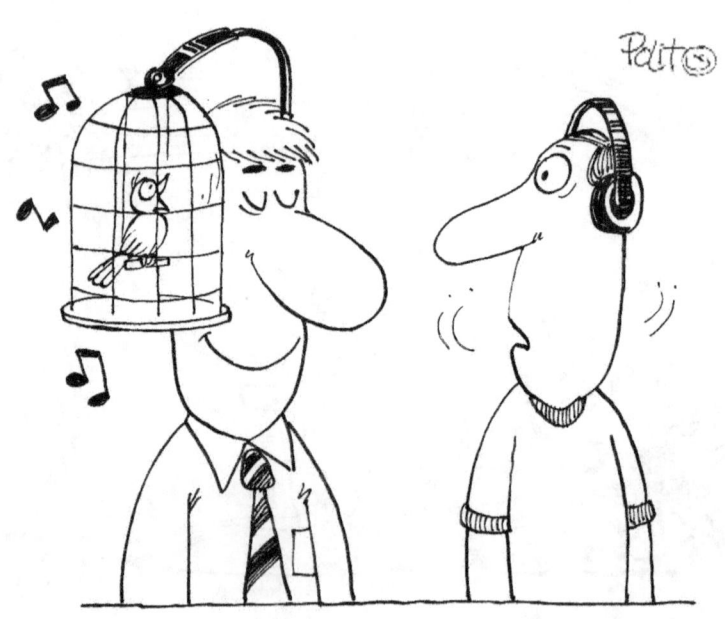

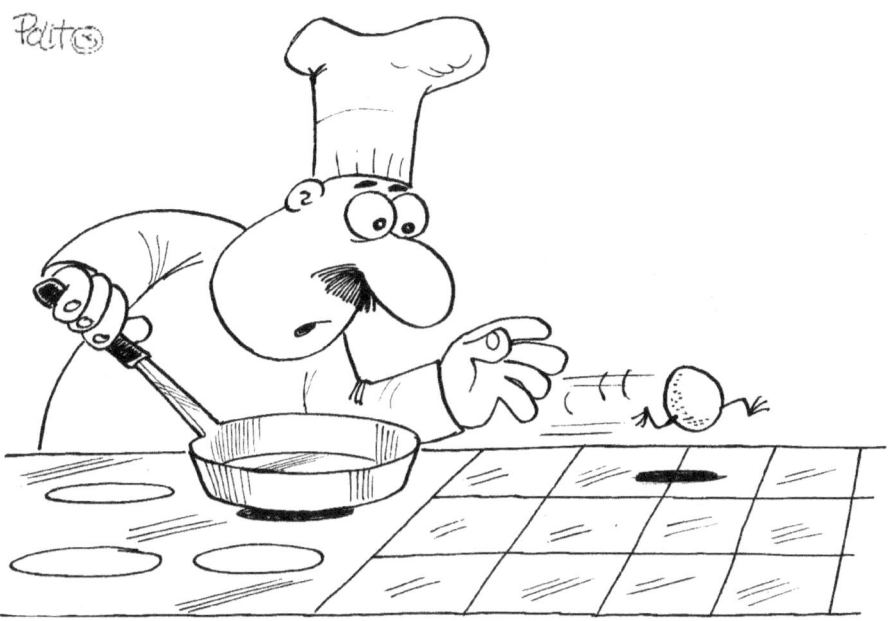

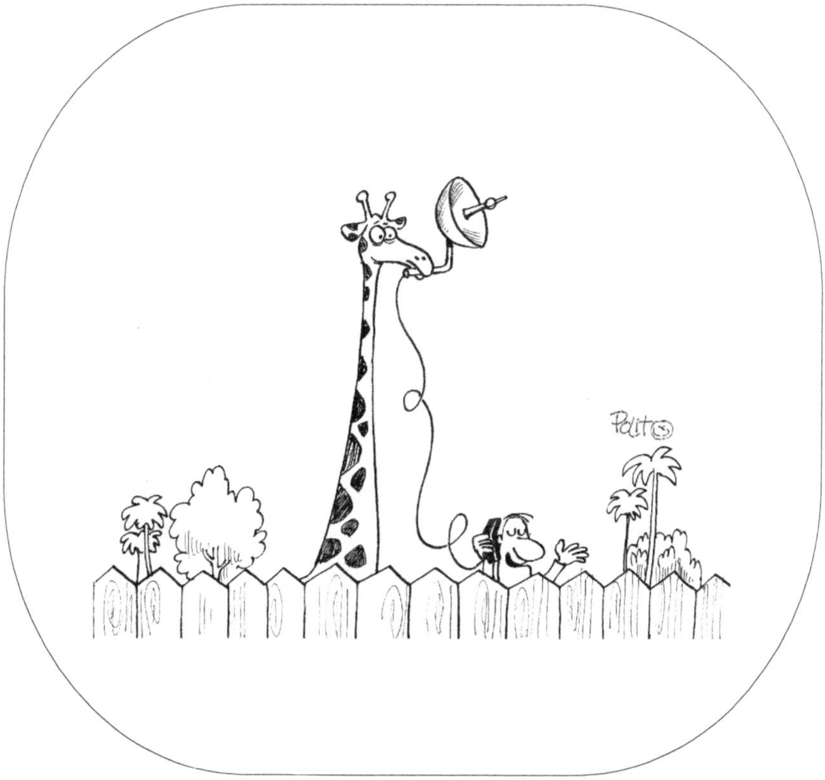

Polito

Polito

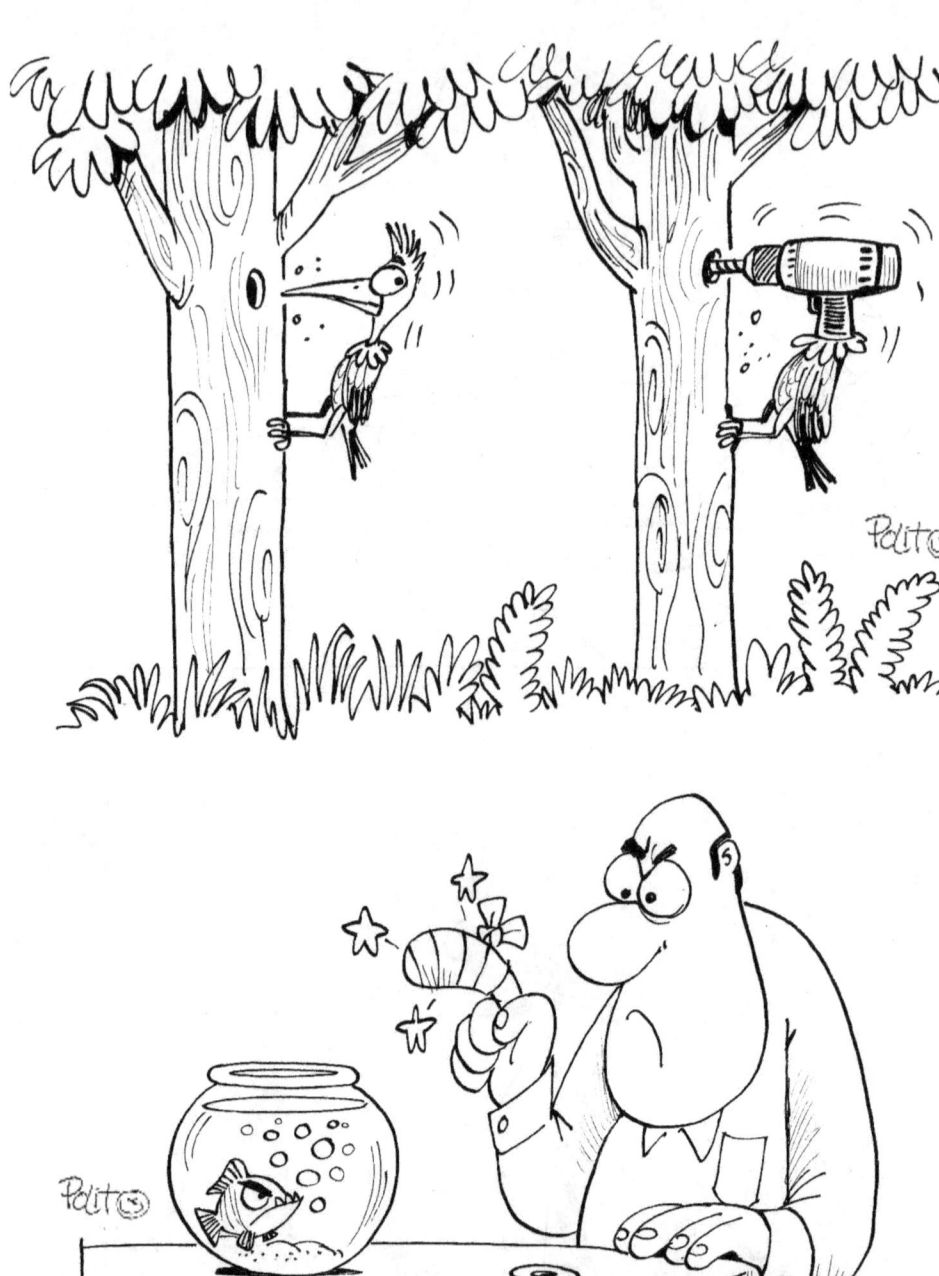

Palito

W
W
Palito

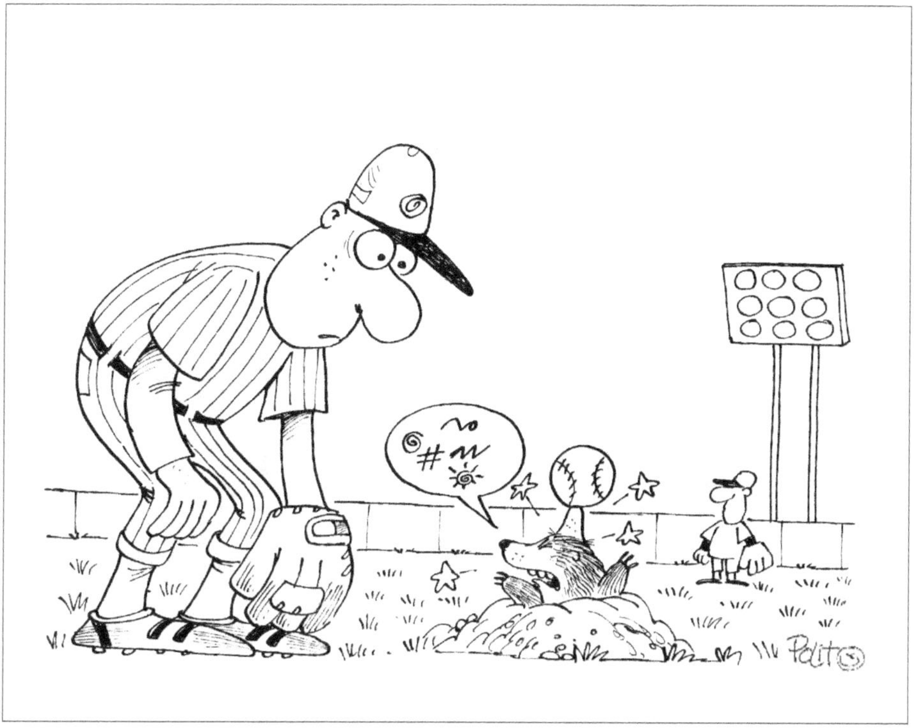

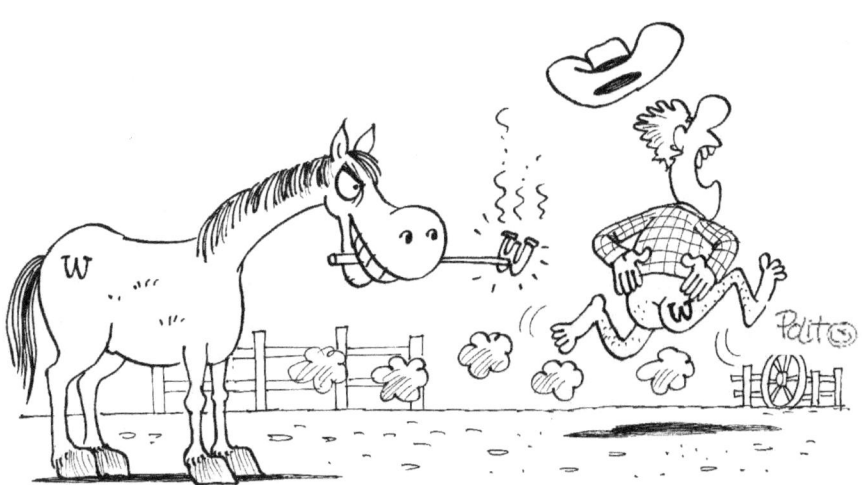

Polito

Polito

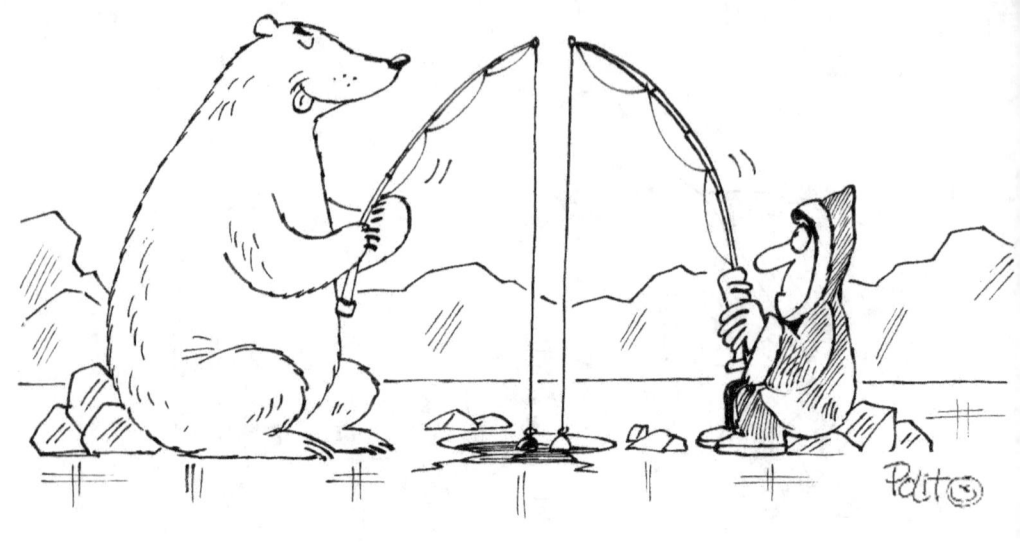

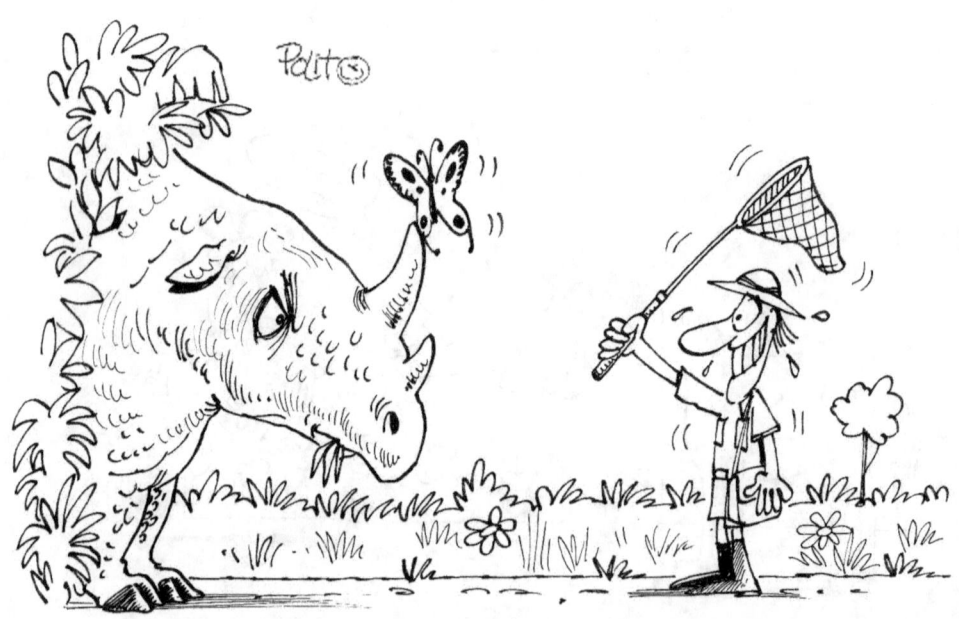

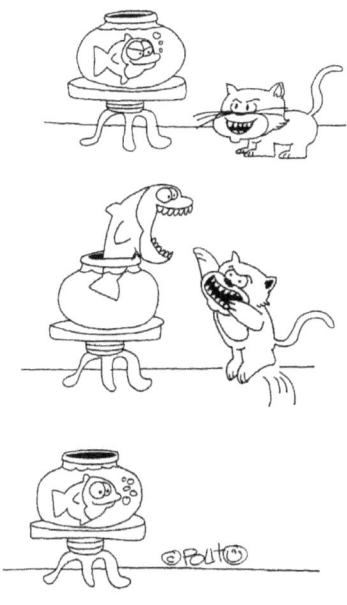

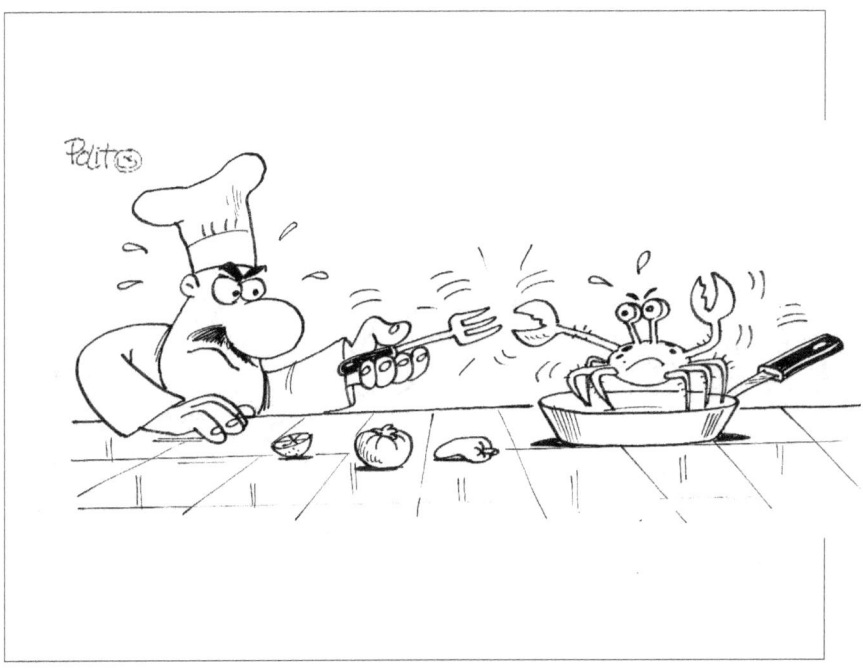

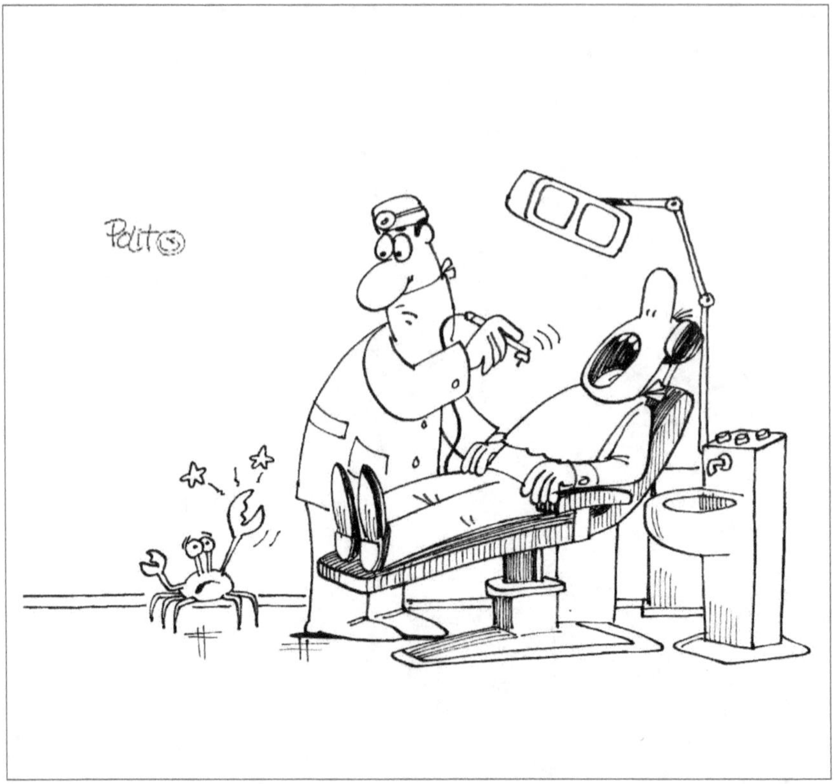

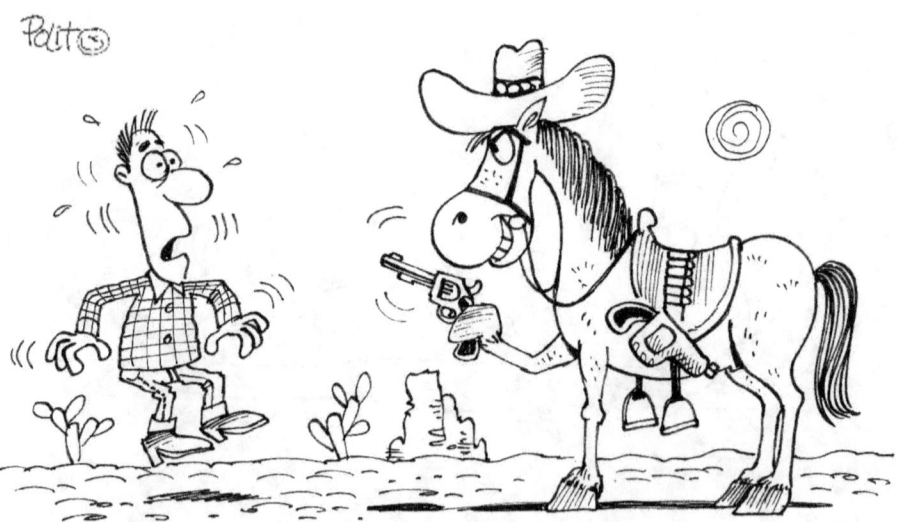

Polito

Polito

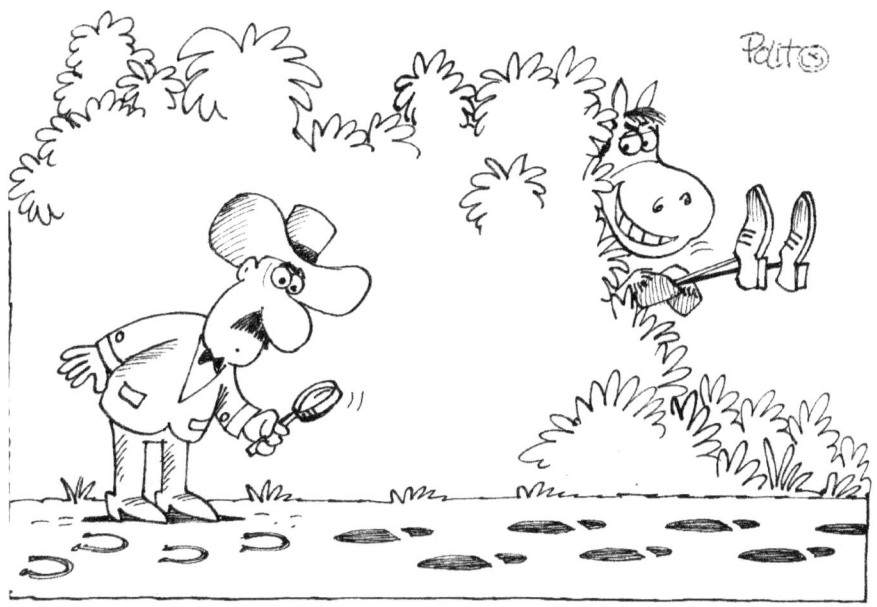

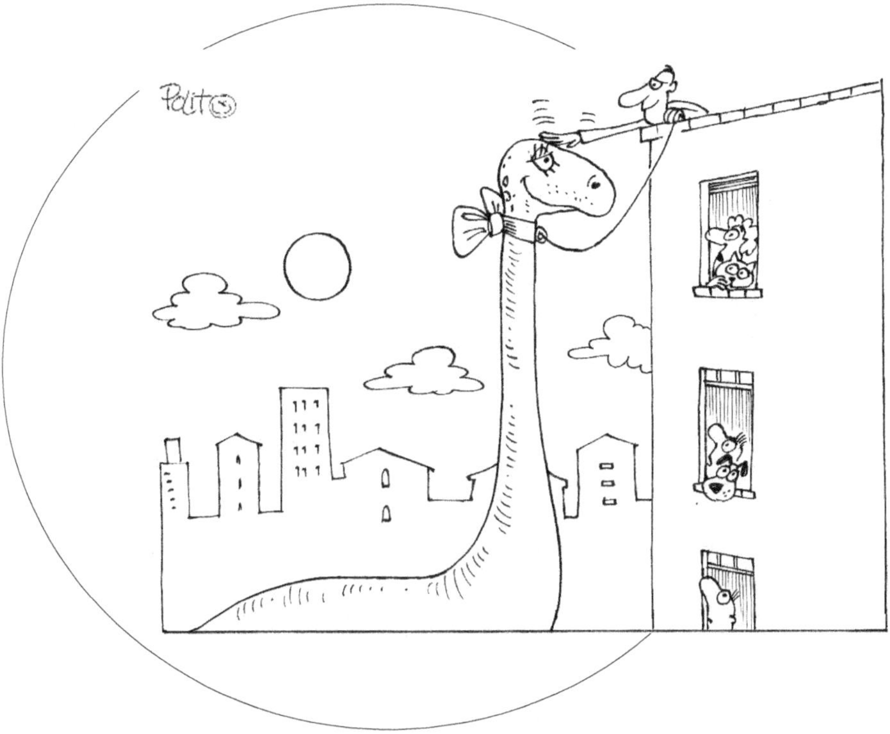

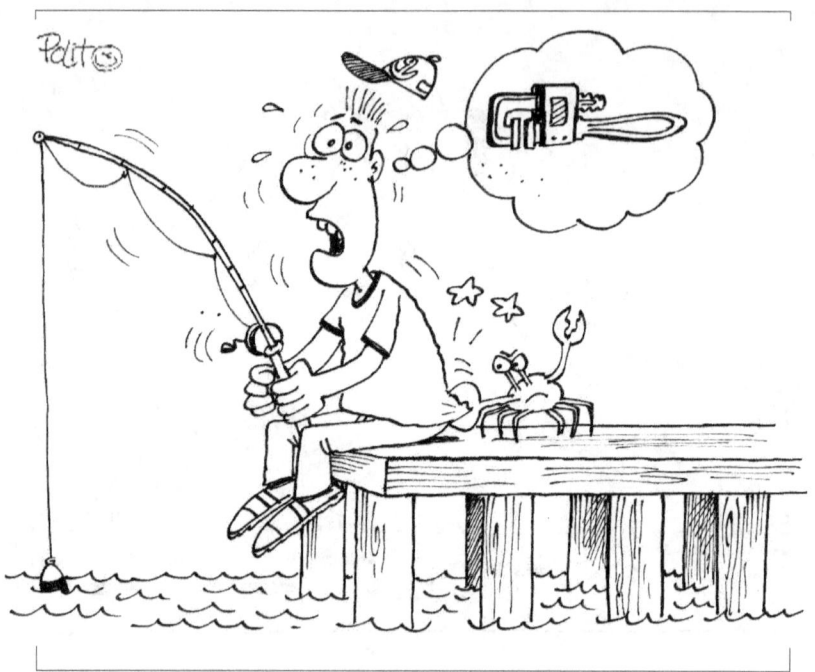

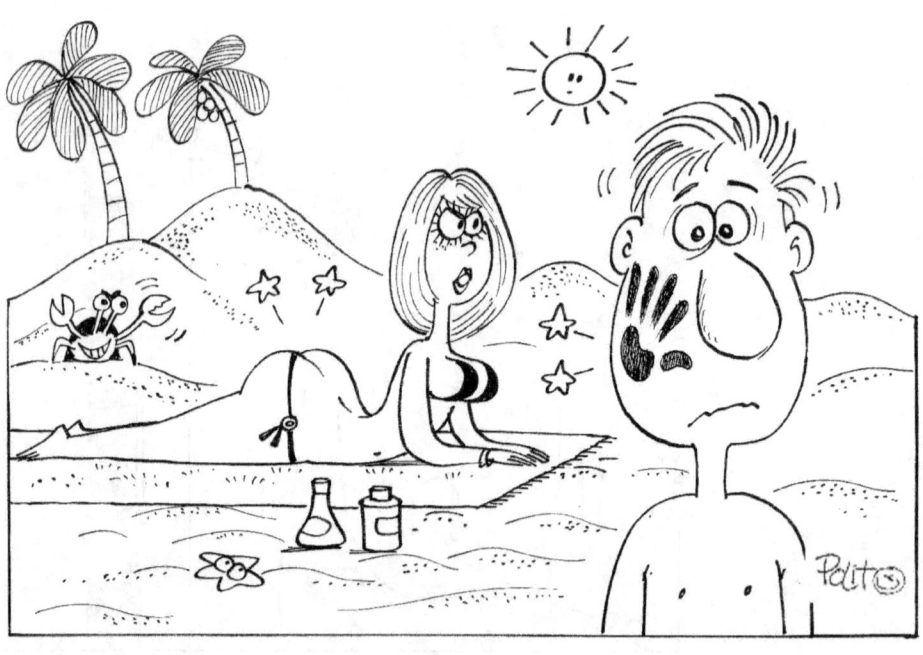

VETERINARY
Polito

Polito

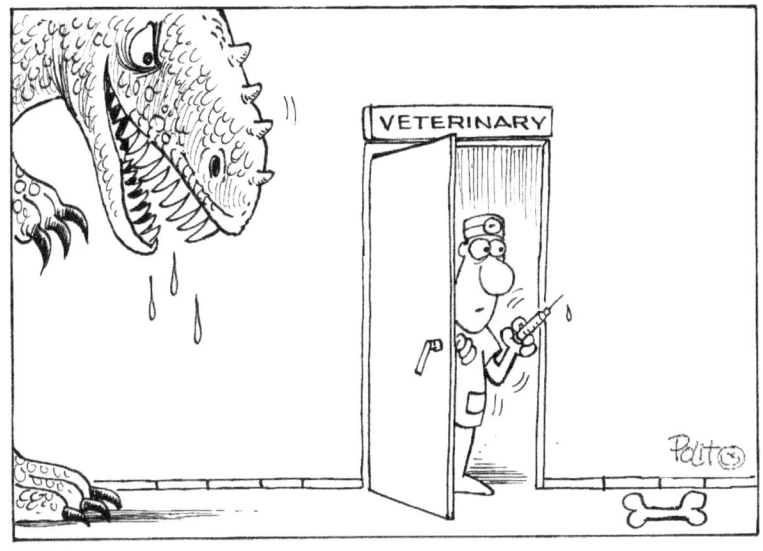

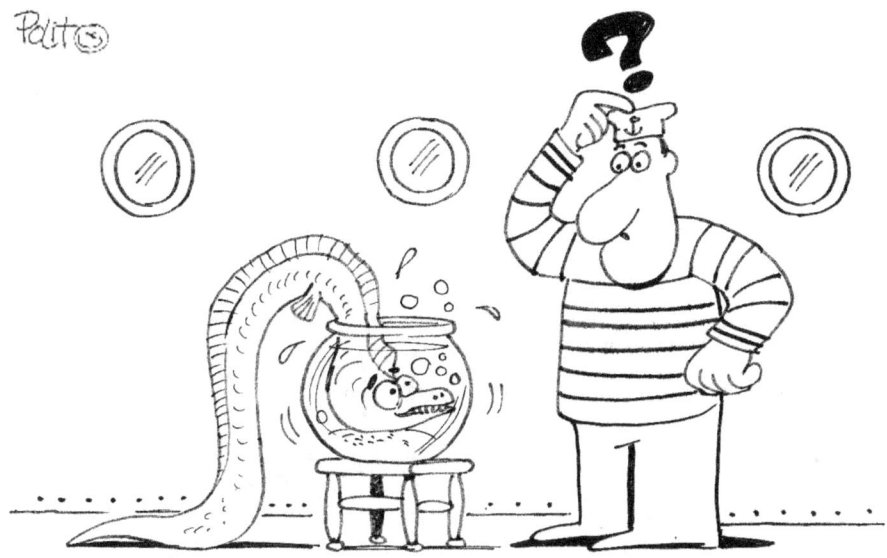

DODGE
Palito

Palito

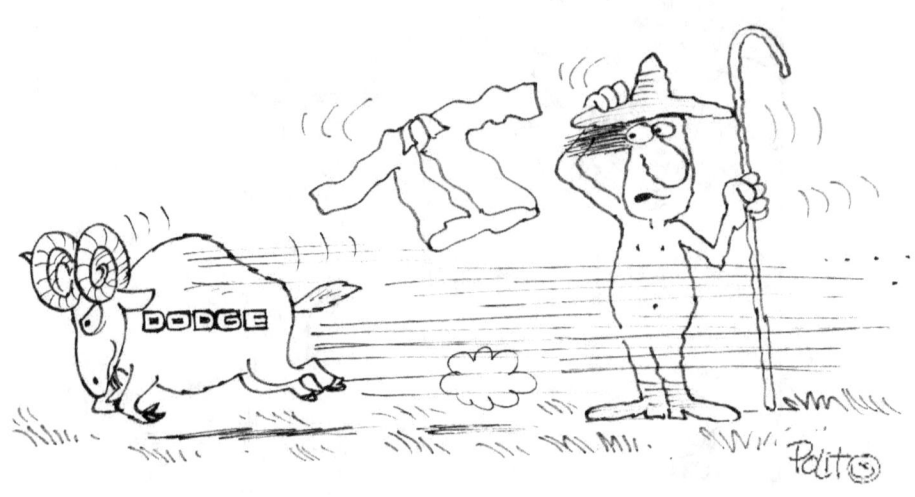

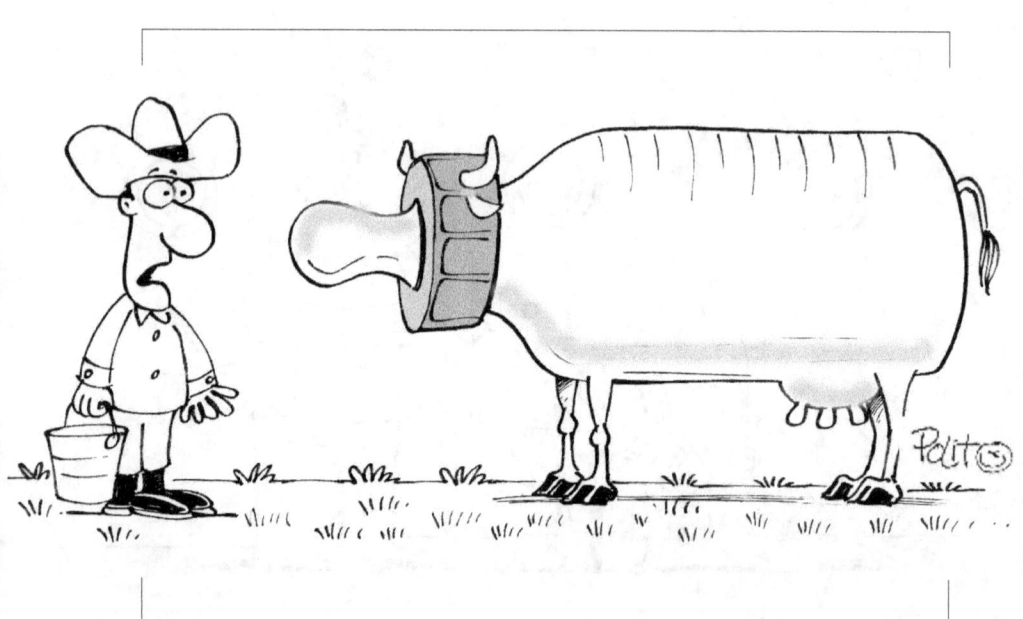

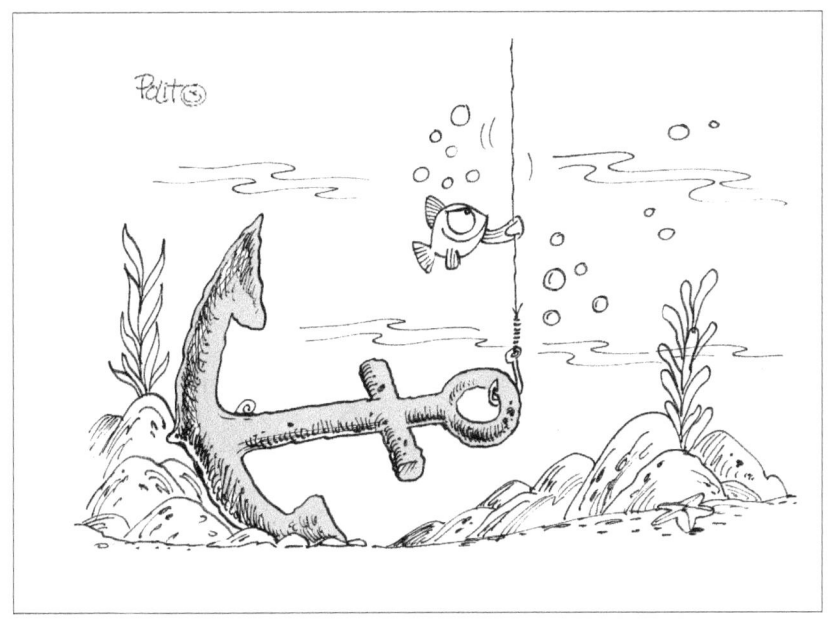

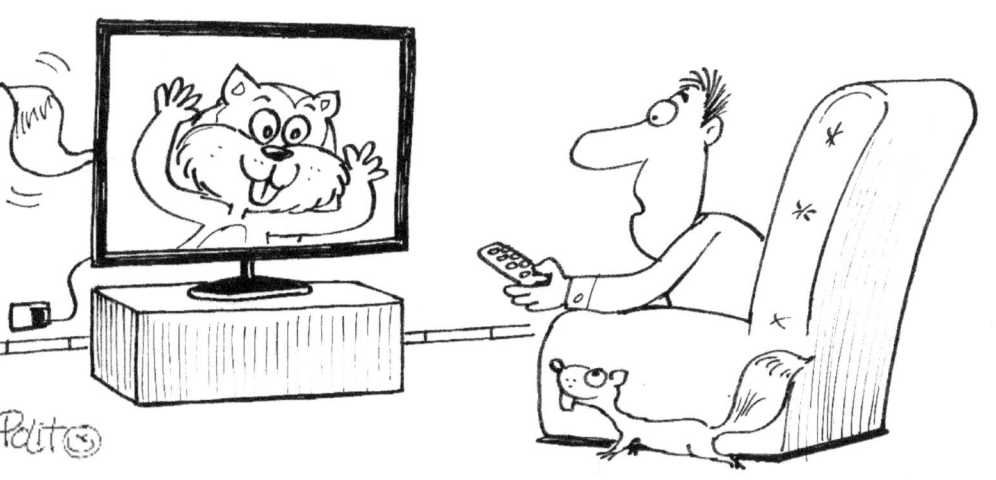

Polito

Polito

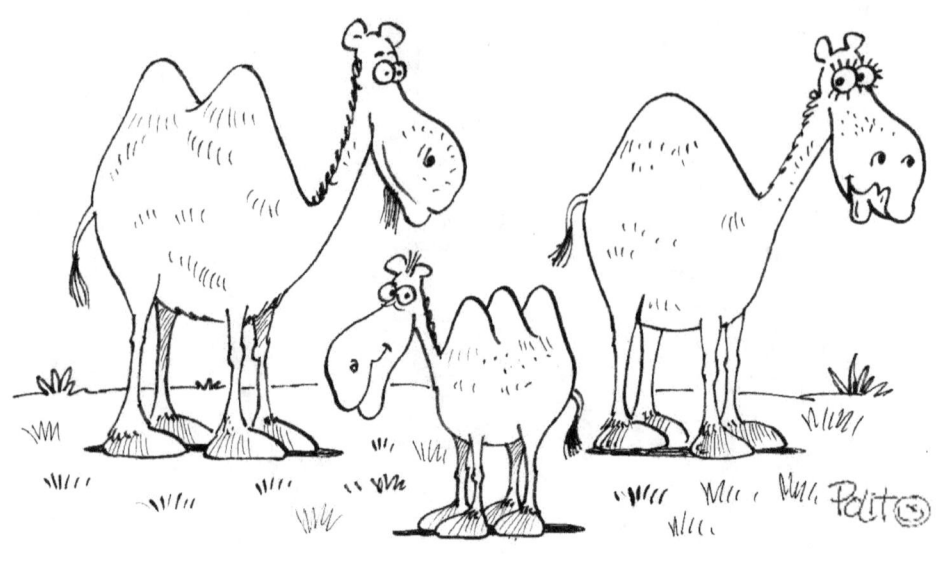

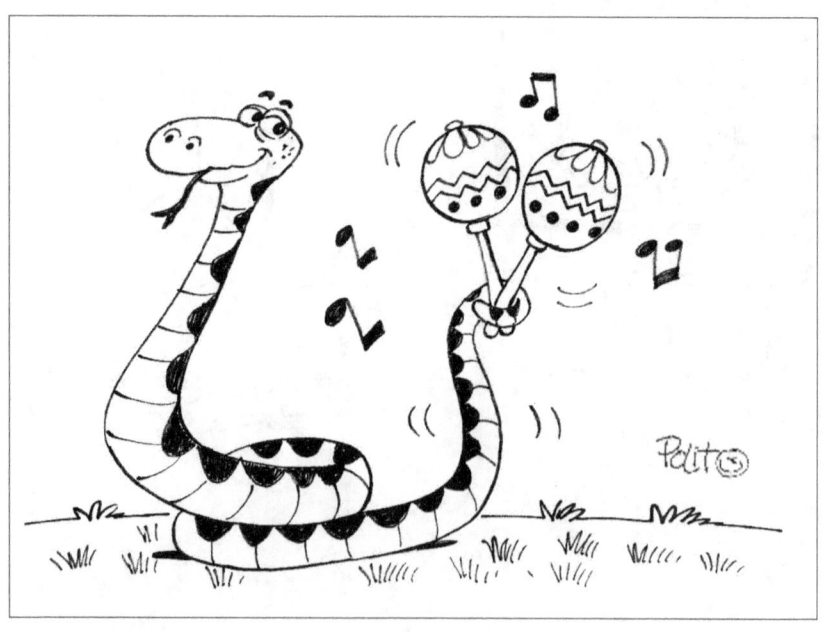

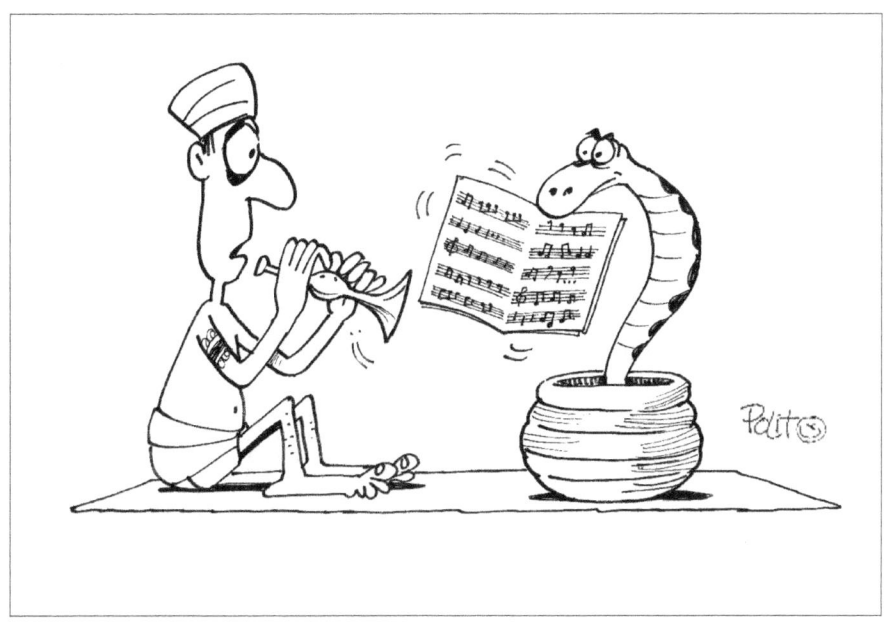

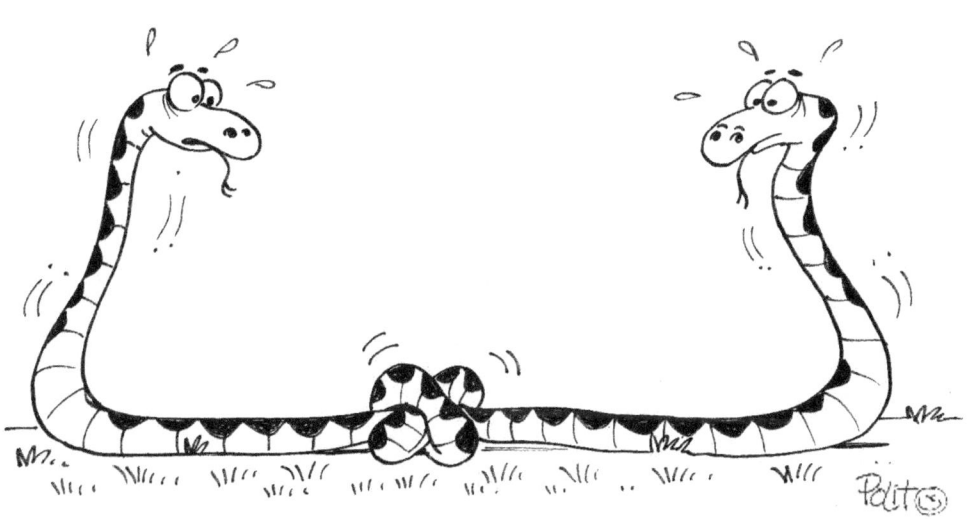

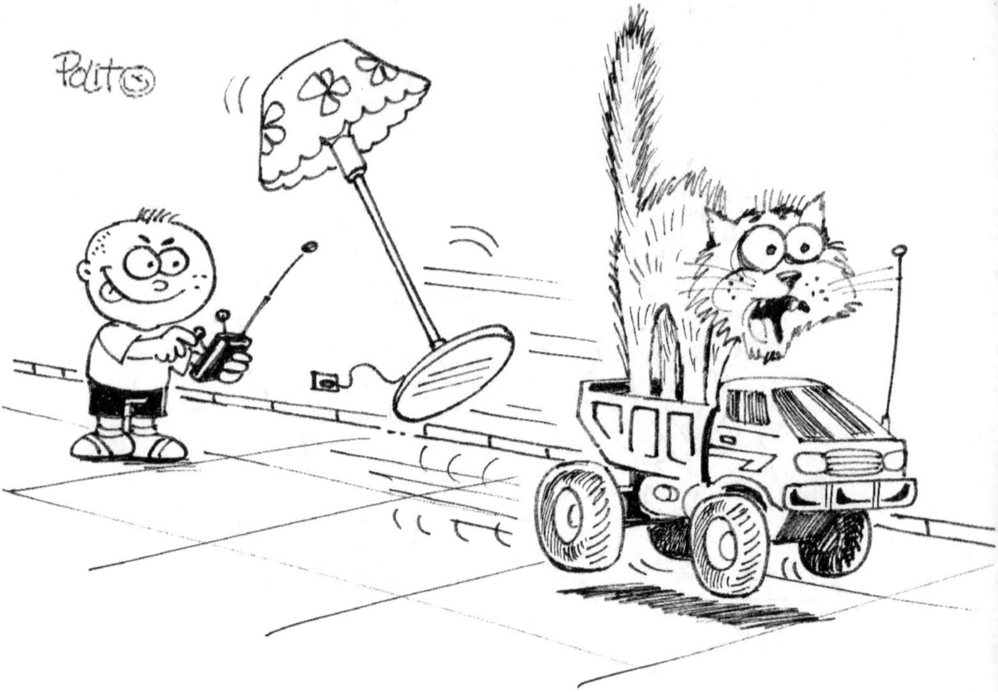

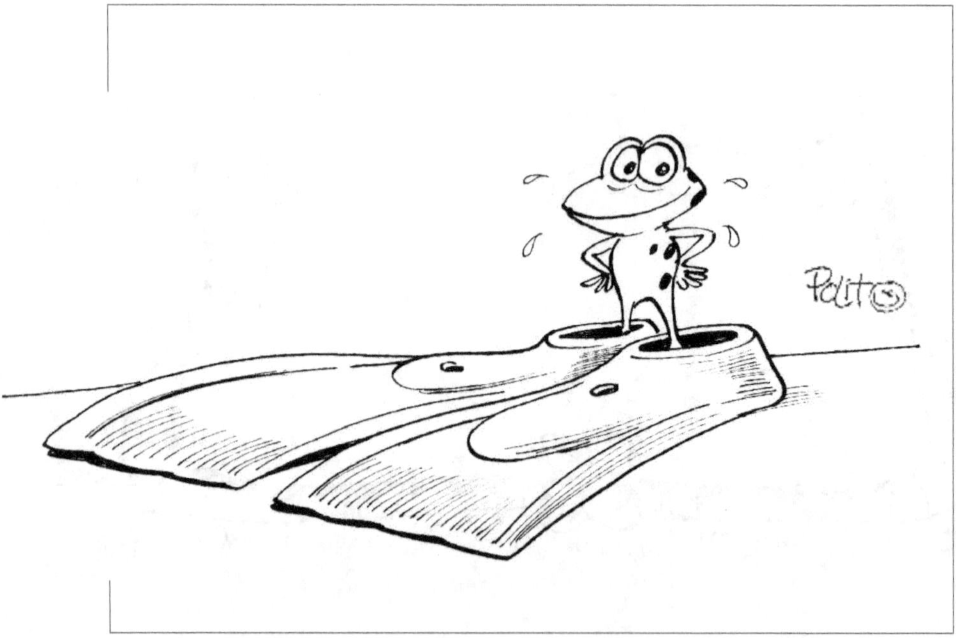

Polito

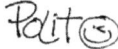

Edited and designed by:
Escrito y diseñado por:

José Emilio Polo Madero
1475 SW 8th Street Suite 411.
Miami,FL 33135 U.S.A

Miami 3/01/2008
Polopetoon@hotmail.com
Telf.Ph. (305) 528 69 74


José Emilio Polo Madero


To buy copies of this book:
polopetoon@hotmail.com
Or
http://www.lulu.com

# Medicine and Treatment
# In Iraq
## Book One

Dr. C. Pasha M.B.Ch.B.

صور الغلاف:

الغلاف الامامي: مقطع من نصب الحرية في ساحة التحرير, في بغداد, يمثل الفترة الزمنية التي يغطيها الكتاب.

الغلاف الخلفي: صورة للمؤلف

I0476045

www.ingramcontent.com/pod-product-compliance
Lightning Source LLC
Chambersburg PA
CBHW051623170526
45167CB00001B/36
*9781542858717*

# التطبيب والمعالجة في العراق

# التطبيب والمعالجة في العراق

## الجزء الاول
### من البداية لغاية 1932م

## د. جلنك باشا

إن مدى تفكيرنا, و عملنا محدود بما لا نلاحظه. نحن لانتصرف ازاء

شئ لم نلاحظه, لحين ظهور نتيجة سهونا, في افكارنا و افعالنا.

R. D. Laing

# المحتويات

# المقدمة

الحياة بحد ذاتها, و الحياة السليمة الخالية من الامراض و العلل, هي اولى و اهم حقوق الانسان الاساسية. لهذا فإن حماية الحياة, و تأمين العيش بشكل خالٍ من العلل و الامراض هي واحدة من واجبات الحكومات و السلطات اتجاه شعوبها.

ذكرت منظمة الامم المتحدة هذه الحقوق في تشريعاتها المتعلقة بحقوق الانسان[1].

حيث اوردتها في المادة الثالثة من الاعلان العالمي لحقوق الانسان[2] التي تقول:

" لكل فرد الحق في الحياة والحرية وسلامة شخصه "

و تضيف الى ذلك, المادة 25 من الاعلان مايلي:

1 ـ لكل شخص الحق في مستوى من المعيشة تضمن المحافظة على صحته و رفاهيته هو  بالاضافة الى اسرته، ويتضمن ذلك التغذية والملبس والمسكن و العناية الطبية وكذلك الخدمات الاجتماعية اللازمة، وله الحق في تأمين معيشته في حالات البطالة والمرض و العجز و الترمل و الشيخوخة وغير ذلك من فقدان وسائل العيش نتيجة لظروف خارجة عن إرادته.

---

1 تم اقرار الاعلان العالمي لحقوق الانسان من قبل الجمعية العامة للامم المتحدة في جلستها المنعقدة في باريس, في 10 كانون الاول, سنة 1948م. بقرارها المرقم 217.

2 المادة 3 الف ( ثالثا), صوت العراق حينها لصالح الاعلان. امتنعت ثمان دول عن التصويت و لم يعارض احد. الدول التي امتنعت عن التصويت هي, الاتحاد السوفيتي, اوكرانيا, روسيا البيضاء, يوغسلافيا, بولندا, جنوب افريقيا, جيكوسلوفاكيا, العربية السعودية (امتنعت بسبب المادة 16 حول الحقوق المتساوية في الزواج, و المادة 18 حول حق تغيير الدين و المعتقد). الدول العضو في الامم المتحدة و التي لم تشارك في التصويت كانت اليمن و هندوراس.

2 ـ للأمومة و الطفولة الحق في مساعدة ورعاية خاصتين، وينعم كل الأطفال بنفس الحماية الاجتماعية سواء أكانت ولادتهم ناتجة عن رباط شرعي أو بطريقة غير شرعية"[1].

فشلت الحكومات العراقية المتتالية منذ تاسيس دولة العراق, في توفير حق السلامة الشخصية, للفرد العراقي, في مستوى يحافظ على صحته, بشكل يُـــقنع العراقيين. لهذا نجد العراقيين, يسافرون الى دول العالم للمعالجة, لمعرفتهم بان تلك الدول, ستوفر لهم علاجاً علمياً صحيحاً حديثاً, على اسس علمية كفوءة, افضل من المتوفر لهم في وطنهم.

ان سفر بعض العراقيين للدول الاجنبية لا يمكن ان يكون بسبب فرق أسعار المعالجة, بين تلك الدول, و الاسعار الموجودة في العراق. حيث حرصت الحكومات العراقية المتتالية, على توفير الخدمات الصحية العلاجية للعراقيين, باسعار مدعومة, هي بشكل عام, اسعار ادنى, من تكاليف المعالجة, في الكثير من دول العالم. ولكن, يسافر العراقيون الى دول العالم, لغرض المعالجة, رغم التكاليف الاضافية, بسبب قناعتهم, بان الخدمات الطبية في تلك الدول, هي افضل من المتوفر لديهم في العراق.

عندما, إعتلّت صحة رئيس الجمهورية العراقي جلال طالباني بسبب وعكة صحية مفاجئة مساء يوم الاثنين المصادف السابع عشر من كانون الاول سنة 2012م, نتيجة اصبته بجلطة دماغية مفاجئة, استدعت دخوله مستشفى مدينة الطب في بغداد, تم نقله الى المانيا, لاكمال العلاج, بعد ثلاثة ايام, من اكتشاف المرض[2] (يوم الجمعة المصادف العشرين من نفس الشهر).

ان حاجة الرئيس العراقي, او رغبته, بالعلاج خارج العراق, هو مؤشر و اعتراف

---

[1] https://www.un.org/ar/documents/udhr
[2] جريدة الصباح, العدد 2079, (20 كانون الاول), 2012م.

ضمني من قِبَل القائمين على الخدمات الصحية و السلطة العليا للدولة العراقية, بان الخدمات الصحية في العراق, هي غير مؤهله, او غير كفوئة او انها لا تصلح أن تعالج رئيس دولتها. إن ظاهرة سفر العراقيين, الى خارج العراق, بغية تلقي المعالجة, بدل من الاعتماد على الخدمات الطبية المحلية, هي دليل, على فشل الحكومات العراقية المتتالية, لمدة تزيد عن ثلاثة ارباع القرن, في توفير قناعة لدى الشعب العراقي, بمختلف فئاته و مناصبه, بكفاية و كفائة الخدمات الصحية في العراق.

احتاج رؤساء دولة العراق الى الخدمات الطبية, منذ تحديد العراق كبلد, بعد الحرب العالمية الاولى, و تاسيس اول حكومة عراقية بتاريخ 25 تشرين الاول 1920م, سواءاً لعلاجهم شخصياً, او لاسباب اخرى. لم يكن, الرئيس العراقي جلال طالباني, اول رئيس للدولة العراقية يحتاج الى عناية طبية طارئة, او يتم نقله لخارج العراق لغرض تلقي العلاج المقنع و الكافي حسب قناعته. حيث اعتلّت صحة فيصل ابن حاكم الحجاز[1] سنة 1933م, في الحادثة الشهيرة التي ادت الى وفاته. كان هو اول رئيس لدولة العراق بعد قبول عضويتها لعصبة الامم, و اعلانها دولة 'تتمتع بالاستقلال' من قبلها[2]. لقد سافر فيصل الى دولة خارجية لتلقي العلاج, رغم كون ادارة الخدمات الطبية حينها باشراف اطباء بريطانيين, و رغم كون معظم منتسبي الخدمات الصحية في العراق هم من الاجانب. لقد تم نقل الملك فيصل الى بيرن في سويسرا للمعالجة. حدث ذلك في الاول من ايلول سنة 1933م. حيث توفى يوم الجمعة المصادف الثامن من ايلول نفس السنة, نتيجة ازمة قلبية حسب التقارير

---

1 معروف باسم ' الملك فيصل الاول'.

2 اصدرت عصبة الامم في يوم الاثنين المصادف الثالث من تشرين الاول سنة 1932م, قراراً باعتبار العراق دولة مستقلة, بعد ان قدّم العراق تعهدا رسمياً باحترام حقوق الاقليات العرقية العراقية التي تشمل اليزيدية, و الكورد, و التركمان, و المسيحيين, و غيرهم, و كذلك احترام حقوق الاجانب فيها. ( Fardrich, Christine M, Refugee Resettlement in America, The Iraqi Refugee Experience in Upstate NewYork, The American University in Cairo, paper 1, July 2012. )

الطبية وكان عمرة 50 سنة[1].

ان الحاجة للخدمات الطبية هي قضية عامة يحتاجها الحاكم و المحكوم. رغم عمل الحكومات العراقية على توفير الخدمات الصحية للعراقيين, إلا ان عدم ثقة الحكام العراقيين, بطبيعة عمل و مقدرة السلطات الصحية العلاجية, في القيام بواجبها اتجاه المرضى, يمكن اعتباره صفة عامة. اذا لم يكن هذا الاعتقاد موجوداً, لما تم الاعتماد على الاجنبي في توفير تلك الخدمات, او السفر الى الخارج, او استقدام اطباء أجانب للعراق, بهدف معالجة العراقيين داخل العراق. ان اي محاولة او دراسة, لتفسير و تقصي مثل هذه التصرفات و الافعال و اسبابها و تاويلها, يمكن ان تودي الى نفس النتيجة, التي مفادها فشل السلطات الصحية العراقية, عبر السنين المتتالية, في توفير الخدمات الصحية, بشكل وافٍ كافٍ يرضي المرضى من العراقيين.

ان محاولات ايجاد حلول لعدم الثقة بشان الخدمات الطبية او تدني مستوى الخدمات, باءت بشكل عام بالفشل. لعل اهم دليل على فشل تلك المحاولات هو استمرار عدم الثقة بتلك الخدمات. الامر الذي بدا واضحاً عند اللجوء الى نقل رئيس دولة العراق, الى بلد اجنبي لغرض تلقي العلاج, بعد اكثر من سبعين سنة من اعتبار العراق دولة ذات سيادة. هذا بالاضافة الى استمرار سفر و ارسال المرضى العراقيين الى خارج العراق لغرض المعالجة, لهذا السبب او ذاك.

لعل واحدة من المظاهر الواضحة لعدم ثقة العراقيين بالاطباء و الخدمات الطبية المقدمة لهم, هي مشكلة الاعتداء على الاطباء. يتم الاعتداء على الاطباء, و قتلهم, أو تهديدهم بالقتل, خلال ادائهم واجبهم الطبي, في المستشفيات و المستوصفات, او

---

[1] الشابندر, موسى, ذكريات بغدادية. علماً ان الارشيف البريطاني للسفارة البريطانية في بغداد, يثبّت سبب الوفاة بالسرطان!, يبدوا ان سبب الخلاف هو عدم السماح باجراء التشريح التشخيصي للجثة بعد الوفاة.

في عياداتهم الخاصة. بلغت هذه المشكلة حداً كبيراً, الى درجة قيام على التميمي محافظ بغداد, بجمع شيوخ عشائر ووجهاء العاصمة, و غيرهم, ووقع معهم وثيقة شرف, تنص على عدم التعرض للاطباء, حدث ذلك في يوم الخميس المصادف 23 حزيران سنة 2016م[1]. علماً, انه تم القيام بنفس الفعل, اي توقيع وثيقة شرف بعدم التعرض للاطباء, بحضور ممثلين عن الشعب و غيرهم[2], في قاعة المجلس البلدي, في مدينة الصدر, يوم الاحد, المصادف 20 ايلول 2015م.

وصلت هذه المشكلة, الى الحد الذي ادى الى يأس الاطباء من الاعتماد على سلطة القانون و مؤسسات الحكومة الرسمية في حمايتهم. حيث اصبح اطباء العراق, يلجئون الى العشائر و القيم العشائرية للقيام بحمايتهم[3]. إن صدور قانون رسمي في العراق لغرض حماية الاطباء, هو مؤشر كبير على وجود المشكلة و تجذرها و صعوبة علاجها[4], خصوصاً عندما نعلم بان مجلس الوزراء العراقي, طالب مجلس القضاء الاعلى, في جلسته المنعقدة في 6 أيلول 2015م, بتفعيل بنود قانون حماية الاطباء, الصادر قبل ذلك التاريخ بسنتين[5].

يمكن اعتبار 'قانون حماية الاطباء ', مثالاً على محاولات الحكومات العراقية, حل مشكلة العنف ضد الاطباء, بشكل سطحي, و فوقي, بدون محاولة دراسة اسباب[6] هذه المشكلة, لغرض حلها بالشكل الجذري الكامل. ستكون اسباب هذه

---

1 موقع شبكة الارسال العراقية. ibnnews.net/?p=32454. يلاحظ بانه يستعمل لقب عشيرته بدلاً من لقب عائلته.
2 أعضاء من البرلمان العراقي والسيد المفتش العام لوزارة الصحة والبيئة الحقوقي احمد رحيم الساعدي والسادة المدراء العاميين في دوائر الصحة وأعضاء من مجلس محافظة بغداد ومدراء المستشفيات وشيوخ العشائر. موقع المفتش العام لوزارة الصحة. igomoh.gov.iq/ArticleShow.aspx?ID=430
3 اذاعة صوت العراق الحر بتاريخ 10 شباط 2014م. iraqhurr.org/a/25259083.htm.
4 قانون حماية الأطباء رقم 26 لسنة 2013م.
5 قرارات مجلس الوزراء في 6 أيلول 2015م. موقع امانة مجلس الوزراء http://cabinet.iq/ArticleShow.aspx?ID=6468
6 قالت جريدة المدى العراقية بتاريخ 27 حزيران 2016م مايلي" يذكر بان تهديد الاطباء بالفصل العشائري او الاعتداء عليهم, يشكل ظاهرة شائعة في العراق بعد سنة 2003م. نتيجة ضعف تطبيق القانون بشقيه الامني والقضائي, مما ادى الى تفاقم هجرة الاطباء الاختصاص و ترك المؤسسات الصحية تعاني نقصاً حاداً في الملاكات الخبيرة". المدى بريس, بصريون يجددون مطالباتهم بحماية اطباء المحافظة, المدى, (27 حزيران, 2016م), بغداد, 3682,محليات ص6.

الظاهرة, واضحةً للقارئ, عبر فصول الكتاب المختلفة.

ان الحاجة الى التعاقد مع اطباء و ممرضات و تقنيين اجانب, لغرض ملئ الفراغ الناجم عن الخلل في الخدمات الطبية, او لاسباب اخرى, هو مؤشر على عدم مقدرة الهيئات المسؤولة على تخطيط, و ادارة المؤسسة الخدمية الصحية, على تقديم حلول ناجعه, للمشاكل المزمنة التي تعاني منها تلك الخدمات. إن مؤشر عدم الحصول على نتائج ايجابية دائمية, لمحاولات الجهات التخطيطية و الادارية الصحية, امر يستدعي الانتباه و التفسير.

ان توفير الخدمات الصحية المناسبة للعراقيين, لايعني باي شكل من الاشكال بان تكون تلك الخدمات مجانية, لان موضوع مجانية الخدمات الطبية, هو موضوع سياسي, اكثر من كونه مشكلة طبية, رغم ان, توفير تلك الخدمات, بتكاليف لا ترهق كاهل العراقيين, هو من صلب وثيقة, الاعلان العالمي, لحقوق الانسان.

لا يمكن القاء تبعة التدهور الصحي على النظام التعليمي العام للاطباء, رغم ان ذلك يمكن ايضاً, ان يكون جزءاً من المشكلة العامة. توجد الكثير من الاسباب التي يجب تشخيصها, لغرض كشفها, و التعامل معها بشكل صحيح, لازالتها, او تحويرها, او تطويرها, بالشكل الذي يؤدي الى تقدم و تطور الخدمات الصحية في العراق. من الصعوبة العمل على تحسين الخدمات الصحية, بدون تشخيص اسباب تدهورها, و استمرار ذلك التدهور. لايوجد سبب للاعتقاد بان الحال في المؤسسات الصحية الان في طريقه للتحسن.

رغم ما تم ذكره عن تدهور الخدمات الصحية العلاجية في العراق, الا ان ذلك

---

ليس سمة عامة, اذ توجد نجاحات ملحوظة لا يرقى اليها الشك, في بعض النواحي الصحية. منها على سبيل المثال لا الحصر, مشاريع الحد من مرض البلهارزيا (انخفضت معدلات الاصابة بمرض البلهارزيا بين العراقيين من اصابة اكثر من مليون و ربع مليون عراقي سنة 1957م, اي حوالي 20% من العراقيين, الى اعداد صغيرة جداً, لا تزيد عن عدد الاصابع, يمكن اهمالها, في نهاية الثمانينات, من القرن العشرين), و الجدري (اختفى مرض الجدري من العراق اسوةً ببلدان العالم الاخرى), و الطاعون (أصبحت اصابات الطاعون نادرة جداً بفضل المضادات الحيوية, و حملات القضاء على القوارض), و الملاريا (اصابات الملاريا محصورة الان في بعض المناطق العراقية القليلة و النائية), و التدرن الرئوي (انخفضت اعداد الوفيات بسبب التدرن بشكل ملحوظ بفضل توفر المضادات الحيوية), و الكوليرا (انخفضت اعداد الاوبئة و الوفيات الجماعية بسبب مرض الكوليرا, نتيجة تطور اساليب كشف المرض, و قواعد التعامل مع المصابين). سيتم التطرق اليها في مواضعها و حسب تسلسلها الزمني.

لاشك ان العراق هو من الدول التي معدل عدد الاطباء فيه, بالنسبة الى عدد السكان, دون الدول المتقدمة. حيث ان لدى الدول المتقدمة طبيب لكل 400 إلى 500 شخص, في حين ان المعدل في العراق, هو طبيب واحد لكل اكثر من الف و خمسمائة شخص[1]. هذا من ناحية العدد, دع عنك النوعية, و طبيعة الخدمات المقدمة. ان مقياس نسبة الوفيات لدى الاطفال حديثي الولادة هي في ارتفاع, و معدل

[1] تشير احصائيات 1987م التي نشرها الجهاز المركزي للاحصاء بان عدد الاطباء في العراق كان 5724 طبيباً. اي ان نسبة الاطباء الى السكان تلك السنة كانت طبيب واحد لكل حوالي 2800 عراقي. و كان عدد الاطباء 18000 طبيب سنة 2004م اي طبيب لكل 1500 عراقي (Ala'din Alwan, Health in Iraq The Current Situation, Our Vision for the Future and Areas of Work, Baghdad, Dec., 2004).

عمر الفرد العراقي هو منخفض و في انخفاض[1].

تنقسم الخدمات الطبية الى قسمين رئيسيين, خدمات الصحة الوقائية, التي هي الخدمات و الاجراءات الخاصة و العامة الموجهة للفرد ( **الغير مريض**), سواءاً بشكل فردي او لمجموع الشعب لغرض منع حدوث المرض قبل وقوعه. و تدخل ضمن هذه الاجراءات فحص الايدز للداخلين للعراق, و التلقيحات المختلفة التي تعطى للاطفال و الكبار, و فرض وجود و لبس حزام الامان في السيارات, و اشارات المرور المختلفة, و تزويد قناني الادوية بوسائل تمنع وصول الاطفال الى محتواها من الادوية, الى اخره من الوسائل و الطرق العديدة و المتجددة التي كل واحدة منها او بمجملها تمنع اصابة شخص واحد او المجموع بالامراض و الاصابات المختلفة.

الخدمات الصحية العلاجية, و هي الخدمات التي يوفرها الاطباء بمختلف الاختصاصات و المراكز. هدف هذه الخدمات الطبية هو شفاء المرضى بعد اصابتهم بالمرض, او تقليل وقع المرض عليهم من خلال ادائهم وظائفهم الحياتية و الشخصية بصورة مناسبة, او اطالة اعمارهم, او تقليل معاناتهم و شعورهم بالالم, او لمحافظة على كبريائهم و اعتمادهم على انفسهم, او تعزيز شعورهم بالامل, او درء خطرهم على المجتمع و من حولهم, نتيجة مرضهم. كذلك يمكن ان يكون الهدف اي اثنين او اكثر من الاهداف المذكورة اعلاه, اعتماداً على حاجة المريض و طبيعة مرضه و مقدار التقدم العلمي و التقني المتوفر في العراق لتوفير تلك الخدمة له في وقت حاجته لها.

يتناول هذا الكتاب موضوع الخدمات الطبية العلاجية, ليس بسبب عدم اهمية الخدمات الصحية الوقائية, ولكن لان الخدمات العلاجية هي التي تستنزف معظم

---

1 بالقياس الى دول العالم التي هي ضمن مجموعة العراق بالنسبة الى معدل دخل الفرد, كما سيلي ذكره في الفصل الاول.

الاموال المخصصة للخدمات الصحية, من قبل الدولة, وهي اكثر اتصالاً بالعراقيين كافراد و عوائلهم, و لانها تؤثر كثيراً على ميزانية الاسرة العراقية. كذلك لان التخطيط لهذه الخدمات, هو عملية وطنية. حيث يقوم العراقيون, بتحديد طريقة و كيفية و اسلوب تقديم تلك الخدمة, من خلال الهيكل الاداري الذي يسندها و ينظمها, و التشريعات العراقية التي تحددها و تضع الضوابط على كيفية ممارستها.

ان زيادة كفائة و مقدرة الخدمات الطبية العلاجية, و اقترابها من المعايير الدولية, سيكون كفيلاً بتوفير الكثير من الاموال التي تذهب هدرا, سواءاً من ميزانية الاسرة العراقية او من خزينة الدولة, نتيجة المشاكل الموجودة في ذلك القطاع.

## منهاج الكتاب

ينقسم الكتاب الى فصول مقسمة تاريخياً, حسب المراحل التاريخية الرئيسية التي مرت على العراق و العراقيين فيما يخص الخدمات الصحية الاساسية. تم اختيار الفصول حسب التطور السياسي لدولة العراق, حيث لا يمكن عزل تلك الخدمات, عن التطور السياسي و الاجتماعي الذي مر به العراق خلال تاريخه الطويل.

لاشك بان الخدمات الطبية في العراق, الان تختلف جذرياً, و بشكل كبير, عن تلك التي كان يتم تقديمها في العراق القديم. ان التطورات التي حصلت في تلك الخدمات, خلال القرن العشرين هي بلا شك, الاكبر و الاعظم تاثيراً. لهذا تم التركيز عليها و تقسيمها الى مراحل و فصول مختلفة ليكون ذلك متوافقاً مع تطور المنظومة السياسية للعراق, و تطور طبيعة, و نوعية الخدمات الصحية, المقدمة خلالها.

تم السرد في الكتاب بشكل عام, على اساس تاريخي. تم ادراج الحوادث حسب تاريخ حدوثها. الغرض من ذلك, هو ربط تلك الحوادث مع بعضها و مع الاحداث الخارجية المتنوعة, التي شهدها المواطن العراقي. ذكرت ضمن ذلك السياق التاريخي, التغيّرات الاساسية و الجوهرية, التي حصلت في تقديم الخدمات الصحية في العالم بشكل عام. كذلك, ذكرت التطور الذي حصل في الطب, و المفهوم الطبي, و اكتشاف و استعمال بعض الادوية المهمة, و استعمال الاجهزة الطبية الرئيسيه, ضمن ذلك السرد التاريخي, اتطرق بشكل خاص الى تلك الاكتشافات, التي تم التعامل معها في العراق, و خبرها المواطن العراقي. ذكرت المواضيع او الاحداث المترابطة التي تحدث عبر عدة سنوات مع بعضها البعض, ووضعتها, ضمن السنة التي بدأت فيها

تلك الاحداث و المواضيع, ضمن تسلسل زمني فرعي و تحت عنوان فرعي.

يتناول كل فصل من الكتاب مرحلة محددة تاريخياً من تاريخ العراق. حيث يتم ذكر ابرز معالم تلك الفترة بشكل مختصر, ثم يتطرق الى الخدمات الطبية و تطورها خلال تلك الفترة بشكل متسلسل, مع التطورات الصحية العالمية, التي حدثت خلال نفس الفترة. يتضمن السرد, ابرز التشريعات العراقية, و الممارسات التي حدثت خلال تلك الفترة التاريخية, التي يحددها الفصل. يعقب ذلك الملاحظات, و التحليلات التي تدور, حول ابرز معالم تلك الفترة, من ناحية الخدمات الصحية و كيفية ممارستها. ثم يتم تحديد مدى انسجام تلك الحوادث, و الخدمات, مع اطراف المصالح الخمسة, التي لها علاقة بالخدمات الطبية, و التي سيتم ذكرها لاحقاً في الفصل الاول.

اعتمدت في ترقيم الصفحات و في متن الكتاب على الارقام التي يستعملها الغرب الآن, بسبب كون اصولها عراقية, بدلاً من الارقام المستخدمة الان في الكتابة العربية التي تعود اصولها الى الهند. كذلك لسبب كونها اكثر وضوحاً و اقل لبساً.

تم ذكر الاسماء الثلاثية الصريحة للاشخاص بدلاً من القابهم او كناهم, وفق ما استطاعت الحصول عليه, كون ذلك اكثر علمية. ذكرت في بعض الاحيان الالقاب المشهورة بين قوسين ليتيسر للقارئ الدلالة على الاسم. و تم ذكر تفاصيل الاسماء و الالقاب و الكنى في الحواشي للتوضيح.

تم ادراج ملاحق في نهاية كل جزء من اجزاء الكتاب. ذكرت فيها التشريعات الاساسية التي تمس الخدمات الطبية خلال الفترة التي يتناولها ذلك الجزء.

استندت في هذا الكتاب على اعداد ضخمة من المصادر المتنوعة التي تتناول مختلف نواحي الحياة الطبية العراقية و العالمية. لهذا, فانني ادرجها مع المواضيع

---

التي تم استخلاصها من تلك المراجع. استندت بشكل عام على التشريعات و الانظمة و التعليمات العراقية المنشورة في اعداد مختلفة من الوقائع العراقية. كذلك استندت الى الاحصائيات الدولية للامراض السارية و المعدية و التي نشرتها النشرة الاسبوعية لمجلة الصحة العامة في واشنطن و المجلة الطبية البريطانية ( British Medical Journal التي اصبح اسمها BMJ سنة 1988م و بعدها The BMJ في سنة 2014م) و غيرها من المجلات الطبية الاختصاصية و منها اعداد من المجلة الطبية البغدادية. كذلك استندت على مجلة بولتن[1] التي تنشرها منظمة الصحة العالمية, بالاضافة الى المصادر الاخرى, و استندت ايضاً على تجربتي الشخصية في المؤسسات الصحية العراقية و الاجنبية, و التي سيتم ذكر بعضها في موضعها خلال الكتاب. ارفقت الكلمة الانكليزية في العديد من الكلمات في الفهرست العربي لتسهيل الامر على الباحثين في البحث في المصادر الاجنبية.

هدف الكتاب, هو العمل على تحسين مستوى الخدمات الطبية, المقدمة للشعب العراقي, من خلال القاء الضوء على طبيعة تلك الخدمات, و اسلوب تقديمها, و الاشارة الى الاسباب, التي سببت, و تتسبب, في تردي الخدمات الطبية العلاجية و المشاكل التي تعاني منها, من خلال سرد تاريخي. ان التكلم عن طبيعة و اسلوب عمل المؤسسات الصحية العراقية, و النتائج المترتبة على ذلك الاسلوب, سواءاً على المتلقي, الذي هو المريض, و المواطن العراقي, او على المنتسب للمؤسسات الصحية و الطبية, و الطبيب, يساهم في هذا المنحى. انه يساعد في تحليل و تشخيص الخلل, المؤدي الى تلكؤ عمل تلك المؤسسة المهمة, في اداء عملها و تدهوره الظاهر. ان تشخيص الضعف, و القاء الضوء عليه, يساعد في عملية اقتراح حلول و سبل, الترقي

[1] Bulletin

بتلك الخدمات, خدمةً للشعب العراقي و المرضى و الاطباء العراقيين.

لم اشأ ان اجعل الكتاب اكاديمياً جافاً مخصصاً للاخصائيين و الاداريين المسؤولين عن الخدمات الطبية فحسب, بل حاولت ان اجعله سلساً. لهذا اشفعت الحديث بالكثير من الشواهد و الحوادث الطبية التاريخية, وكذلك الحوادث التي عشتها شخصياً او اطلعت عليها خلال عملي, لكي اقيم الحجة من ناحية, و لكي ابتعد عن الروتينية و الجفاف, الذي يتسم به موضوع الكتاب من جهة اخرى. و لكي يطلـــّع العراقيون عن بعض الجوانب التاريخية المثيرة في الخدمات الطبية, و لكي يعملوا و يطالبوا بايجاد حلول كفيلة بتطوير تلك الخدمات.

استميح القارئ عذرا في التطويل من ناحية, او الاختصار في نواح اخرى, و كذلك لطرحي بعض المواضيع التي تخدش الحياء, من التي ارى ضرورةً طرحها لغرض تشخيص الخلل و القاء الضوء عليه. اخيراً اود القول بانه, فاتني ذكر الكثير في هذا الكتاب مما يمكن لزملائي الاطباء او المتخصصين تكملته و اغناءه.

لن انسى ابدأ فضل من علمني المهنة و اصولها و خدمة العراقيين و تطبيبهم. لهذا فانني اود هنا ان اعبـــّر عن شكري, و تقديري, لاساتذتي الافاضل و كل من ساهم بتلقيني اسرار المهنة و اعبر عن امتناني لهم من صميم قلبي. لا شك انهم كانوا من الذين بذلوا الكثير من جهدهم و عرقهم لبناء الصرح الطبي العراقي و رقيه. لم اذكر اسماءهم تحديداً خشية ان تخونني الذاكرة في ذكر بعضهم فاصبح من الناكرين لجهودهم و التعبير عن امتناني لهم.

# الفصل الاول

## تمهيد

### تأثير الامراض المختلفة على العراق و رفاهيته

إن المؤسسات الصحية بشكل عام, هي من مؤسسات البنى التحتية في المجتمع, اسوةً بمؤسسات توفير الماء الصالح للشرب و الطرق و الجسور و الكهرباء و التعليم. ان وقع عدم توفير الرعاية الصحية الاولية الضرورية على المجتمع كبير. انه يؤدي الى ضياع مليارات الدولارات من الخزينة العامة و من ثروة الشعب كل سنة, سواءاً من خلال الاوبئة و الامراض القاتلة, او الاصابات و الامراض المعوّقة, التي تصيب الكثير من افراد المجتمع, و تحيلهم من اشخاص منتجين يرفدون الاقتصاد الوطني و عوائلهم بسبل الثروة و الرفاهية, الى اشخاص يحتاجون هم انفسهم للمعونة, و يستنزفون موارد عوائلهم و الدولة.

وضع خبراء منظمة الصحة العالمية, مقياساً , لعدد السنين التي يتم فقدانها في اي بلد من البلدان, بسبب الموت المبكر في المجتمع نتيجة للاسباب المختلفة وهو

مقياس YLL[1]. ووضعوا مقياساً آخر, لقياس عدد السنين المفقودة نتيجة العوق, وهو مقياس YLD[2]. عند دمج هذين المقياسين بشكل علمي, نحصل على عدد سنين العمل المفقودة في اي بلد نتيجة الموت, و العوق, و المرض, وهو مقياس DALY[3].

ذكر آخر تقرير لمنظمة الصحة العالمية, بان تاثير الامراض و الموت المبكر على اقتصاد العراق, في سنة 2012م (DALY). كان فقدان عشرة ملايين و اربعمائة و اثنان الف و سبعمائة و اربعة و ثلاثين سنة عمل (10402734,9)[4], (كل DLAY واحد يعني فقدان شخص واحد لمقدرته على العمل لمدة سنة كاملة)[5]. يمكن معرفة التاثير المادي لهذا الرقم على الاقتصاد العراقي, من خلال ضرب هذا الرقم بمعدل الدخل السنوي للفرد العراقي تلك السنة, و الذي كان 6100$ حسب تقديرات البنك العالمي World Bank [6]. يصنف البنك, دولة العراق, بانها من الدول مرتفعة متوسط الدخل السنوي (اي ان معدل دخل العراقيين السنوي هو بين 3256$ و 10000$ دولار امريكي)[7]. نتيجةً لهذه العملية البسيطة, يمكن القول بان تاثير الامراض و الموت المبكر على الاقتصاد العراقي في سنة 2012م, كان اكثر من

---

1 YLL وهو مختصر (Year of Life Lost) عدد السنين المفقودة.

2 YLD وهو (Years of health life lost due to Disabilty) عدد السنين المفقودة نتيجة العوق.

3 هو مختصر الكلمات التالية (Disablity-adjusted life year). يعتبر فقدان شخص واحد لعمله لمدة سنة كاملة في تلك الدولة عدداً واحداً من DALY

4 تقرير منظمة الصحة العالمية (WHO) حول مقدار (DALY) لدولة العراق سنة 2012م.

5 يمكن ادراك ذلك بشكل مبسط بالمثال التالي: اذا مات الشخص في الثلاثين من عمرة فان (DALY) هو عدد السنين التي سيفقدها وهي الفترة من موته الى معدل عمل اقرانه من الاحياء (اذا اعتبرنا معدل عمر الفرد في ذلك المجتمع خمسة و خمسين عاماً) فان ( DALY) سيكون 25 ( الذي هو حاصل طرح 30 من 55). و كذلك عند اصابة شخص بالعمى نتيجة مرض معين آخر. بهذا يمكن للشخص ان يدرك ان موت الاطفال له تاثير كبير على هذا الرقم لان ذلك الطفل كان امامه عمر كامل من العمل كان يمكنه خلالها ان يضيف الكثير الى مجتمعه مقارنةً بشخص بالغ اصيب بالعمى او الموت في الستينات من عمره.

6 data.worldbank.org

7 ارتفع متوسط دخل الفرد العراقي, منذ سنة 2004م, حيث كان متوسط دخل الفرد العراقي حينها 2640$. ليصبح متوسط دخل الفرد العراقي استناداً الى احصائيات البنك العالمي(World Bank) 6100 $. اي ان العراق انتقل من الدول منخفضة متوسطة الدخل الى الدول مرتفعة متوسطة الدخل. علماً ان متوسط دخل العراقيين كان 7020$ سنة 1990م.

حوالي 63 مليار دولار امريكي. علماً إن تخصيصات قطاع البيئة و الصحة مجتمعة, خلال نفس السنة, في ميزانية العراق كانت حوالي 4.7 مليار دولار امريكي, اي اقل من 5% من الميزانية العامة للدولة[1].

ان الدولة العراقية فقدت مايزيد عن ثلثي مجموع ميزانيتها السنوية سنة 2012م البالغة مايساوي حوالي 97.6 مليار دولار امريكي, بسبب عوارض لها علاقة بالصحة. كان يمكن العمل على الاحتفاض بجزء من هذا المبلغ, من خلال التعامل مع الشأن الصحي في الدولة العراقية بطريقة اكثر كفائة.

يختلف مقياس DALY في كل دولة عن الدول الاخرى عند الاصابة بنفس العائق في نفس العمر. كذلك تختلف القيمة المادية التي يمثلها المقاييس حسب الدولة. لان كل دولة لها برامجها الخاصة بتشغيل المعوقين و عمر التقاعد فيها و معدل الدخل القومي و غيرها من العوامل. نستنتج من تقرير منظمة الصحة العالمية, بان تاثير امراض حديثي الولادة, في العراق سنة 2012م, كان يتجاوز 9 مليارات دولار امريكي[2].

تاثير الامراض المختلفة على اقتصاد العراق سنة 2012

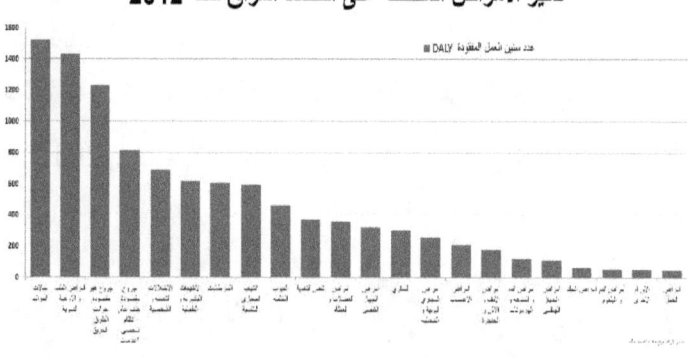

[1] قانون الموازنة العامة الاتحادية لجمهورية العراق للسنة المالية 2012, الوقائع العراقية, 4233, 12 آذار 2012.

[2] حاصل ضرب رقم DALY مع معدل دخل الفرد العراقي الواحد.

كان تاثير العوائق الصحية عدا الامراض المعدية, في سنة 2012م, هو فقدان العراق دخلاً يتجاوز 31 مليار دولار امريكي من الدخل الغير مكتسب[1]. في حين, تسببت الامراض المعدية و مشاكل الحمل و الانجاب و نقص التغذية بمجموعها, عدم الحصول على وارد يتجاوز 19 مليار دولار من الدخل الغير متحقق[2]. كذلك ادت الاصابات و الجروح[3], خلال سنة 2012م, الى عدم الحصول على دخل يتجاوز12 مليار دولار امريكي[4].

عند قياس تاثير المؤشرات الصحية المختلفة لسنة 2012م على الاقتصاد العراقي, نلاحظ بان المشاكل الصحية التالية, كان لها التاثير الاكبر على اقتصاد العراق, ادرج اهمها بالتسلسل حسب مقدار تاثيرها:

- الاصابات و الجروح
- مشاكل الاطفال حديثي الولادة
- امراض القلب و الاوعية الدموية
- الامراض النفسية و العقلية
- الالتهابات البكتيرية, و الاصابات الطفيلية
- السرطانات بانواعها

من جانب آخر كانت المشاكل الصحية التالية, هي الاقل تاثيراً على الاقتصاد العراقي سنة 2012م. ادرجها تصاعدياً, من اقلها تاثيراً وهي كما يلي

- الجذام
- الملاريا
- نقص المناعة المكتسبة ( الايدز)
- اصابات الدودة الخيطية

---

[1] DALY يساوي 5209058
[2] DALY يساوي 3155113
[3] من ضمنها حوادث السيارات و اصابات العمل و العمليات العسكرية و الجرائم.
[4] DALY يساوي 2038563

- داء الملوك (النقرس)
- اصابات دودة الاسكارس

كان مرض الجلطة القلبية, هو المرض الاكثر تاثيراً , عند النظر الى امراض محددة و مدى تاثيرها على الاقتصاد العراقي. أدى تاثير هذا المرض بالذت, الى عدم حصول الاقتصاد العراقي على وارد يتجاوز أربعة مليارات دولار, يليه تاثير الولادات المبكرة (الخدج) و المضاعفات التي تصيب الاطفال الخدج, حيث كان تاثيرها, اقل قليلاً من الاربعة مليار دولار. يلي ذلك, اعمال العنف و الاعدامات, ثم جروح الرأس, ثم التهاب ذات الرئة, ثم اختناق الوليد و الجروح و الاذى الذي يصيبه خلال الولادة.

تسعى الدول, الى تحسين اداء الخدمات الصحية المختلفة, لكي يمكنها اطالة اعمار شعبها, و ابقائهم اصحاء, قابلين على العمل, لاطول فترة ممكنة, مما يساهم في زيادة الدخل الوطني ومعدل دخل الفرد فيها, من خلال تقليل ارقام (DALY).

توجد الكثير من الفعاليات التي تقوم بها دول العالم المتقدم لغرض تقليل هذا الرقم في دولها, اذكر منها, الغاء عقوبة الاعدام, و برامج تشغيل المعوقين و العميان و اصحاب العاهات, و توفير سبل لكي يعيش صاحب العاهة او العوق بشكل طبيعي في المجتمع, و تقليل تاثير الامراض القلبية على انتاجية الفرد من خلال تشخيصها المبكر و اتخاذ اجراءات فعالة في تقليل تاثيرها. كذلك في مكافحة اسباب وجودها, من خلال تشجيع اسلوب الحياة الصحية, من ناحية ممارسة الرياضة, و مكافحة التدخين, و مكافحة السمنة, و معالجة امراض السكري بشكل اكثر صرامة لمنع حدوث المضاعفات, او تقليل تاثيرها.

لا يستطيع احد ان يدعي بان وقع الامراض على اقتصاد العراق سيصبح صفراً .

---

لكن يمكن تقليل تاثير هذا العامل بشكل كبير. عند لارتفاع مستوى الحالة الصحية للمجتمع, مردودات عديدة, بالاضافة الى المردود المادي, من ناحية زيادة الرفاهية الاجتماعية, و سعادة الشعب و المجتمع, و تمتع الناس بحياتهم. كذلك يستفيد المجتمع من خبرات افراده المتراكمة.

من الطبيعي, ان يكون التخطيط الصحي, و التوجه العام للمصاريف الصحية, موجهاً لتقليل تاثير الاصابات و الامراض, التي لها التاثير الاكبر, على المجتمع العراقي, لان ذلك يعني بان مردود تلك المصاريف سيكون في اقصى مداها.

**نسبة تاثير الامراض على اقتصاد العراق**
**سنة 2012 م**

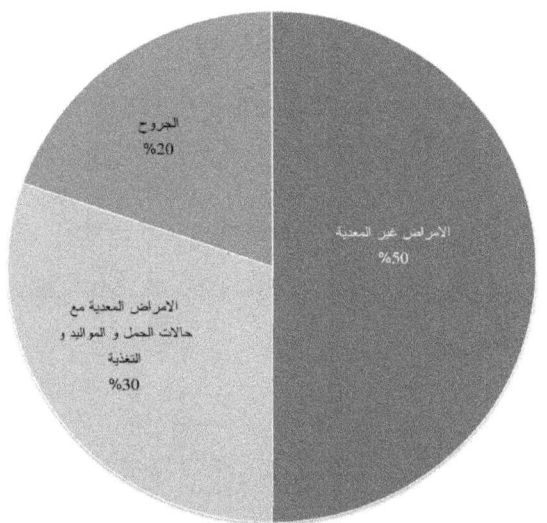

مصادر الارقام : موقع منظمة الصحة العالمية who.int/healthinfo/global_burden_disease/estimates/en

تاتي اهمية الخدمات الصحية في اي بلد, من حقيقة ان تقدم الامم يقاس بمدى انتاجيتها. ان انتاجية اي فرد من افراد البلد ما, يتاتى من صحته و صحة محيطة, بالاضافة الى العوامل الاخرى, والتي منها هو مقياس معدل العمر المتوقع للطفل حين ولادته. ان المعدل المتوقع لحياة الطفل العراقي المولود سنة 2012م, هو 70 سنة[1]. و ان معدل حياة المتوقعة للشخص العراقي الذي يبلغ من العمر 60 سنة, هو 18 سنة اخرى. و ان الحياة الصحية التي يمكن ان يعيشها اي مولود عراقي في سنة 2012م, هو 61 سنة. ان كل هذه الارقام, هي اسوأ من معدل الارقام المثبته لدى الدول المناظرة للعراق من ناحية الدخل الوطني[2].

تقيس الدول المتقدمة, تاثير الاصابة باحد الامراض بمقدار ساعات العمل المفقودة نتيجة ذلك المرض, كما كان الحال مع منظمة الصحة العالمية ( WHO) و مقياس (DALY). حيث يقومون بقياس كمية تاثر انتاجية البلد ككل نتيجة انتشار احد الاوبئة مثل الانفلونزا. و بما ان تقدم البلد و بناءه يتم على ايدي ابناءه الاصحاء فان احد ابواب التقدم هو الصحة. خصوصاً و ان المرض و الوباء يستنزف موارد البلد المادية من خلال فقدان ساعات العمل و استهلاك الادوية و غيرها.

---

1 حسب ارقام منظمة الصحة العالمية لسنة 2012.

2 عند مقارنة هذه الارقام مع ارقام الدول التي معدل دخلها ضمن نفس المجموعة الدولية (حسب مقاييس البنك العالمي التي تم ذكرها) فان معدل الحياة المتوقعة للوليد هو 74 سنة في تلك المجموعة, و يتوقع الشخص في الستين من العمر ان يعيش 20 سنة اخرى, و ان المولود يتوقع ان يعيش 66 سنة من الحياة الصحية.

## الاطراف الخمسة التي لها مصلحة و دور في العلاقة الطبية

لولا وجود الامراض و الناس المصابين بها, و لولا الحرص على انشاء مجتمع سليم, لما وجدت العلاقة بين الطبيب و المريض, و لما احتاج المجتمع للاطباء و المؤسسات الطبية. ان وجود الطبيب مرتبط بوجود المرض. حيث ان واجب الطبيب العراقي هو معالجة مريضه العراقي من امراضة, او معاناته, لكي يشفى منها, او يقل تاثيرها عليه و على حياته و رفاهيته و تمتعه بالحياة, او يمنع وصول المرض اليه في المقام الاول. ان من واجب الطبيب العراقي, ان يؤمن حالة نفسية و جسدية و بيئية سليمة للعراقيين لكي يتمعوا بحياتهم الى اقصى مدى.

من المذكور اعلاه نفهم بان علاقة الطبيب بالمريض محصورة بحالة ذلك المريض, و ليس بمعتقداته, او جنسة, او منشاه, او ايمانه, او عرقه, او افعاله, او ممارساته, او عمله. قد يكون سبب بعض الامراض واحدة من الحالات التي تم ذكرها, كان يكون سبب المرض تعرض المريض الى بعض المواد الكيمياوية خلال عمله, او نتيجة لاستعمال بعض طرق منع الحمل, عندها يكون المرض مرتبطاً بتلك الحالة و تصبح في صلب عمل الطبيب.

لكن في الحالات التي لا توجد فيها اي علاقة بين مرض المريض و ما تم ذكره اعلاه, فان تحديد الطبيب تصرفه اتجاه مريضه او تحوير ذلك التصرف, او رفض الطبيب علاج مريضه, بسبب واحدة من الحالات التي ذكرتها اعلاه, يمكن اعتباره, انحرافاً من قبل الطبيب عن مهنته و ممارستها, و تجاوزاً لقيمها, و القسم الذي اداه عند اكمال تعليمه الطبي, و كذلك تجاوزاً على طبيعة مهنة الطب بشكل عام.

------

30

يملك الطبيب, الحق في عدم معالجة مريض, في الحالات الطبيعية, العادية, غير الطارئة, عندما يجد صعوبة في معالجته, بسبب عدم درايته بالمرض, او بسبب طبيعة ايمان الطبيب, او معتقده, او نظرته للحياة. وهي الحالات التي يملك المريض فيها الوقت و الحرية للذهاب الى طبيب آخر, مثلما يملك المريض الحق في اختيار الطبيب الذي يعالجه. لكن, يتلاشى حق الطبيب في حالة الطوارئ و انقاذ الحياة.

يعتبر, خروجاً عن اصول ممارسة مهنة الطب, قيام الطبيب بالتسبب بالضرر للمريض, سواءاً بوصف الدواء الخطأ, او عدم اتخاذ الاجراءات الطبية الصحيحة لمنع حصول التهاب او خطأ خلال العملية الجراحية, او التماهل و التباطؤ في الخدمة بشكل يتنافى مع القواعد الطبية, او رفض معالجة المريض او المصاب في حالة الطوارئ, او باي شكل آخر.

ان اي علاقة بين الطبيب و المريض, هي ليست علاقة بين شخصين او طرفين, فقط. وهي ليست علاقة خدمة يقوم بها الطبيب اتجاه مريضه فقط, كما هي حال علاقة مصلح الادوات الكهربية مع الزبون صاحب تلك الاداة العاطلة. بل لها ابعاد اخرى, منها على سبيل المثال, ان تلك الخدمة قد تصبح قضية حياة او موت بالنسبة للمريض, او اشخاص آخرين, اعتماداً على قرارات الطبيب و افعاله و توقيتها. ان لتلك الخدمة تاثيراً مباشراً على المجتمع و صحته و انسجامه, الامر الغير موجود في الكثير من المهن الاخرى.

إن علاقة الطبيب بالمريض هي علاقة انسانية بين شخصين لهما كيان مختلف, قد يكون متناقضاً من ناحية الجنس, او المنشأ او المعتقد او الاتجاه السياسي او غيره. ان تاخر الطبيب في تقديم العلاج الضروري في الوقت المناسب قد تكون له نتائج مضرة

لمريضه او المجتمع. قد لايكون هذا الامر موجوداً في حالة مصلح الادوات الكهربائية.

ان خدمة الطبيب لمريضه, يجب ان تتجاوز كل الاختلافات الموجودة بين اطراف تلك الخدمة, لغرض تحقيق هدف قيام تلك العلاقة, التي هي شفاء ذلك المريض من الداء الذي يعاني منه. يقتضي هذا الامر, حس انساني عالي, من الطبيب, و شعور بمسؤوليته اتجاه مريضه. ان هذا الحس الانساني العالي, و ادراك الطبيب, بان سبب وجوده هو محاربة العلة و المرض و الداء الذي يعاني منه مريضه, هو الذي يجعل الطبيب متميزاً عن اي مصلح ادوات كهربية عاطلة. خصوصاً و ان جهل المصلّح بعمله, يؤدي الى تلف الجهاز و لا يؤدي, في الغالب, الى اي اضرار جسدية بصاحب الجهاز العاطل.

توجد خمسة مصالح, و علاقات مختلفة تلعب دورها و تاثيرها في علاقة الطبيب بالمريض. عند حدوث اي خلل في هذه المصالح الخمسة, من خلال اهمالها او تقليل دورها على حساب مصلحة اخرى, تصبح هذه العلاقة, علاقةً غير سليمة, لا تؤدي الغرض المرجو منها, في خدمة المريض, و المجتمع ككل, في نهاية المطاف. يؤدي ذلك الخلل, الى عدم اكتمال الهدف الانساني و العلاجي الذي تمثلة تلك العلاقة. يؤدي هذا, بلا شك, الى نقص في الخدمات العلاجية, مما يؤثر على نتائجها الايجابية في معالجة المرض, و اهدار الاموال و الجهود العامة و الخاصة, هذا بالاضافة الى انعدام الثقة, الواجبة للحصول على ارقى خدمة, وهو الامر الذي نلاحظه في الخدمات الطبية العلاجية العراقية حالياً.

إن الاطراف التي لها مصلحة مرتبطة بالخدمات الطبية العلاجية هي :

الطرف الاول, و الاهم, الذي له مصلحة في العلاج الطبي, الذي توفره العلاقة بين المريض و الطبيب, هو المجتمع. ان المجتمع المتطور و السعيد هو المجتمع الذي افراده اصحاء. لهذا فان المجتمع يضع الاسس و الضوابط القانونية التي تشجع على تطور مهنة الطب و الانخراط بها, من خلال توفير الحوافز المناسبة, سواءاً المادية منها او المعنوية, من جهة, و تحدد من جهة اخرى, مديات و اساليب و اهداف الخدمات الطبية. لكي تضمن تحقيق اهداف تلك الخدمة بارقى و اكفأ صورها. تلعب الخدمات الطبية دوراً حساساً , في صحة و ديمومة المجتمع و رفاهيته.

من مصلحة المجتمع ان يتمتع افراده باقصى ما يمكن ان تقدمه الخدمات الطبية و اكثرها تقدماُ و تطوراً , لان ذلك سيقلل من تكلفة المرض, ووقعه على ابناء المجتمع, و يزيد من اعمار افراده, و انتاجيتهم, و رفاهيتم, و سعادتهم, و تمتعهم بحياتهم, و حياة عوائلهم, و اقرباءهم. ينعكس ذلك على مقدار رفاهية المجتمع ككل. لهذا تعمل المجتمعات على توفير سبل ممارسة الاطباء لواجباتهم من خلال توفير الاجهزة الطبية و الادوية و المؤسسات الصحية, و الخدمات المرتبطة بها.

الطرف الثاني, و الجوهري, في العلاقات الطبية هو المريض. لم تكن هذه العلاقة لتظهر للوجود, اذا لم توجد امراض, و علل و ناس يصابون بها. ان من مصلحة المريض ان يتلقى افضل خدمة ممكنه, في الظروف و الامكانيات المتوفره. لعل من حق المريض, ان يتوقع من طبيبه, الخدمة الافضل, في العالم, لكي يستطيع ان يستامنه, على حياته و حياة افراد عائلته. ان مقدار العناية التي يتلقاها المريض, هي التي تحدد مدى رضاه, على الخدمة الطبية و مدى قناعته بها. إن احد اهم اسس رضى المريض,

بالخدمة الصحية المقدمة له, هو مقدار الثقة الموجودة لديه, اتجاه طبيبه, و الخدمة الطبية التي يتلقاها منه. لهذه الثقة العديد من العناصر, من اهم تلك العناصر: هي ثقة المريض بان الطبيب سيحافظ على كل اسراره, و لن يفشي اي سر من تلك الاسرار, سواءاً كان السر الذي يطلع عليه الطبيب له علاقة بالمرض ام لا.

العنصر الثاني لهذا الرضا هو مقدار تفهم الطبيب لحاجة مريضه و مشاركته له في اتخاذ القرارات, خصوصاً المصيرية منها. ان اطلاع الطبيب, للمريض على مجريات, و اسباب كل مرحلة من مراحل تشخيص و معالجة المرض كفيل بتعزيز رضى المريض بالخدمة الطبية التي يتلقاها. ان من اهم متطلبات ذلك, هو معرفة و كفائة الطبيب في معرفة الامراض و كيفية معالجتها و اصول مهنته, و التزامه بها, مما يظهره عند مشاركة مريضه بتفاصيل مرضه و الخطوات التي يتم اتخاذها في سبيل التعامل مع كل جانب من جوانب ذلك المرض. بالاضافة الى معرفة الطبيب لعادات و تقاليد المريض و طبيعة نظرته الى مرضه و اسلوب علاجه.

ان مقدار الامان الذي يشعر به المريض, عند تلقيه العلاج من طبيبه, هو العنصر الثالث. ان لشعور الامان, الكثير من التفاصيل, لعل منها هو علم المريض بمقدار كفاءة و علم الطبيب, و مقدار معرفته بالعلوم الطبية, و اطلاعه على اهم المتغيرات التي تحدث فيها عبر الزمن, و كذلك مدى التزام الطبيب بالجانب المهني لمهنة الطب, من خلال تطبيقه للمعلومات التي اجمع اطباء العالم على فائدتها, و فعاليتها, على مريضه بشكل امين بدون تغيير او استنباط او تحوير او تجريب.

---

يتاتى هذا الامان من عدة اطراف منها التجربة الشخصية, و منها ما يسمعه المريض من اقرانه من المرضى, و منها مقدار قناعة المريض بمستوى الفرز و المتابعة و المحاسبة التي يتعرض لها الطبيب من قبل السلطات الصحية او المسؤولة عن مهنته قبل او اثناء ممارسته مهنته. إن الجانب الجنسي, هو واحد من العناصر التي تحدد مقدار ثقة[1] المريض بطبيبه. من الممكن, ان تحدث نتيجة اطلاع الطبيب على بعض الاسرار الخاصة بمريضه و قرب الطبيب من مشاكل المريض, النفسية و الاجتماعية و الطبية, ان يحصل تقارب عاطفي او جنسي بين الطرفين بشكل قد يؤثر على العلاقة الطبية بشكل عام. و يؤثر على حكم الطبيب, و اسلوب عنايته بمرضيه, بشكل خاص. هذا عدا العواقب الاجتماعية, و الاخلاقية العامة, التي قد تحدث نتيجة لذلك. يؤثر هذا الامر, على مقدار ثقة المريض بطبيبه, سواءاً كان ذلك المريض, هو المعني بما حدث, او كان ذلك يخص مريضاً آخر.

ان الجانب المادي هو من اسس رضى المريض على الخدمة الطبية التي يتلقاها. حيث ان المريض يجب ان يشعر بالرضى من ناحية مقدار ما يتقاسمه مع طبيبه من دخله. ان شعور المريض, بانه مجبر على التعامل مع طبيب محدد, او بان كمية النقود التي يدفعها, هي اكثر من استحقاق الطبيب, يقلل من شعوره بالرضى.

يتوقع المريض ان يتلقى عناية ممتازة في المكان المناسب و في الوقت المناسب. و ان يتم التعامل معه كانسان و باحترام مثلما يريد الطبيب و الكادر الصحي من الاخرين التصرف معهم. آخر ما يريده المريض هو قيام الطبيب بالحكم عليه. انه يتوقع ان يتم اعلامه بكل ما يخص مرضه, و ان يتم احترام موقفه و سماع رأيه حول اسلوب معالجته و طريقة معاملته, و ان تتم الاجابة على كافة أسئلته.

---

1 لعل مثال ثقة الخليفة العباسي الثاني (المنصور), بالطبيب, الذي استأمنه لمعالجة حريمه هو مثال على ذلك, كما سيلي ذكره.

يريد ان يكون له القول في طريقة التعامل مع مرضه, و اعلامه كل ما يتم اتخاذه من اجراءات. انه يتوقع ان يتم اشراك عائلته في اتخاذ الرأي عند طلبه ذلك. انه يتوقع بان يكون موقف الكادر الصحي واحداً في التعامل معه. و يتوقع ان يتم احترام وقته كما يريد الاطباء ان يحترم الآخرون وقتهم, و ان ينفذوا ما يدعونه. انه يتوقع بان تكون سلامته هي في الدرجة الاولى من الاهمية و يتوقع ان يعلم بما سيجري لكي يستطيع اتخاذ القرار الصحيح بشأن مرضه[1].

الطرف الثالث للعلاقة الطبية هو الطبيب و حياتة العامة و عملة و استقراره و دخلة العام و منزلته في الحياة و المجتمع. بالتاكيد, يجب ان تكون للطبيب مصلحة في ممارسته مهنته, مهما كان مقدار حبه لها و ارتباطه بها.

ان الطابع الانساني لمهنة الطب, لا يمنع الطبيب من التمتع بمردوداتها الاجتماعية, و المادية. حيث ان مهنة الطب, تقتضي من الطبيب مجهوداً كبيراً في تلقي العلم, و محاولة تطبيقة بافضل صورة ممكنه. ان مهنة الطب هي في تطور مستمر, لهذا على الطبيب, الاطلاع المستمر على الجديد و المتجدد في ذلك العلم, لكي يستطيع تقديم افضل الخدمة للمريض. كذلك عليه بالتطوير المستمر و المتصاعد لامكانياته الشخصية التشخيصية و العلاجية. يحتاج الطبيب لتحقيق ذلك, الى فترات طويلة من حياته, و صرف المال, و بذل المجهود العقلي بشكل استثنائي.

ان ممارسة مهنة الطب, بحد ذاتها, تحمل مخاطر جمة نتيجة اتصال الطبيب بكافة انواع الامراض المعدية و الخبيثة, مما يجعل مكان عملة, اي العيادات الطبية و المستشفيات, واحدة من اخطر الاماكن التي يمكن ان يتواجد فيها الانسان في العالم.

---

[1] من قرارات لجنة دراسة تجربة المرضى مع المستشفى و كادرها, تم تشكيلها في مستشفى ساوثليك في تورنتو, كندا.

حيث يبلغ مقدار الضرر الذي يصيب الفرد المتواجد فيها ما يقارب 3% حسب احدى الدراسات التي شملت المستشفيات الامريكية. ان هذه النسبة هي اكبر باضعاف, من الخطر الذي يتعرض له الانسان خلال السفر بالطائرة (**خطر حدوث اصابة عند السفر بالطائرة هو اقل من نصف بالمليون**), او خطر قيادة سياره (**خطر حدوث اصابة نتيجة ركوب سيارة هو واحد من عشرين الف في بريطانيا**), او حتى الخطر الذي يواجهه الجندي عند المشاركة في معارك حربية (**لا تتجاوز نصف بالمئة لدى معظم الجيوش**).

يواجه الطبيب عند ممارسته مهنته ضغوطاً نفسية كبيرة, نتيجة تعامله مع بعض الاشخاص الذين يعانون من الامراض المميته. من خلال تعاطفه معهم او شعوره بالعجز من مساعدتهم او لاسباب اخرى اجتماعية. كذلك تؤثر ممارسة مهنة الطب سلبياً على حياة الطبيب العائلية, من خلال اهماله لعائلته, نتيجة التزامه اتجاه مرضاه. سواءاً ببقائه مع المرضى, خارج الاوقات المخصصة له بذلك, لحاجة المريض الى الطبيب, او بسبب استدعاه بشكل مفاجئ للحاجة اليه, خلال فترة راحته و التزاماته العائلية.

من الضروري ان يكون لدى الطبيب دافع, لكي يثابر و يجتهد في تطوير نفسه, و امكانياته, و يقبل ان يتعرض للمخاطر المحسوسة, و غير المحسوسة, التي تكتنف ممارسته مهنة الطب. ان الدراسة الطبية تقتضي مجهوداً علمياً و اكاديمياً و مستوى من الذكاء و المقدرة الاستثنائية, التي تمَكّن الطبيب من اتخاذ القرارات الصائبة و السليمة والمؤثرة في زمن قد يكون قصيراً . ان ارواح الناس تعتمد على حكمة و دراية و علم و خبرة الطبيب و مقدرته, لهذا يجب ان يكون الدافع كبيراً متناسباً مع

خطورة القرارات التي يتخذها الطبيب.

الطرف الرابع في العلاقة الطبية هي الحكومة, ان للحكومة و السلطة مصلحة حيوية في الخدمات العلاجية. انها السلطة التنفيذية, التي تطبق ارادة المجتمع.

ان الحكومه هي المشرف الرئيسي, للكثير من الفعاليات العلاجية, مثل المستشفيات و غيرها. وهي الجهة التي اناط بها المجتمع, مهمة تنظيم تلك الخدمات. وهي ملتزمة امام شعبها, في توفير افضل الخدمات له. و لان الحكومة هي المؤتمنه على اموال الشعب, و القائمة على انفاقها, فان الحرص على الحصول على افضل الخدمات باقل التكالف, هي واحدة من اهدافها عن طريق تقليل اسباب الامراض, من خلال تجنبها, او الوقاية منها و علاجها او منع انتشارها. ان توفير العلاج بسرعة للمواطنين و تقليل تكلفته كلها تصب في هذا المسعى.

من ناحية اخرى, ان الحكومة العراقية موقعة على الاعلان العالمي لحقوق الانسان, و هي جزء من المنظومة العالمية للصحه. لهذا فهي ملتزمة بتقديم مستوى محدد, من الخدمات الصحية للعراقيين. يقع ضمن هذا الالتزام, واجب معالجة كافة الامراض المعدية, و منع حدوثها, و الاخبار عنها, و التعامل معها بشكل مقبول, قبل انتقالها, الى مجتمعات مجاورة للعراق و دول العالم الاخرى, بالاضافة الى تنفيذ لائحة حقوق الانسان.

ان للحكومة اهداف اخرى, بالاضافة الى ما تم ذكره اعلاه, قد تعتبرها اهم من تقديم الخدمات الطبية للمواطنين, مثل هدفها في البقاء على رأس السلطة, او كيفية قيامها باخضاع شعبها, او الحفاظ على سلامة العراق, او تطبيق القانون و النظام, او غيرها من الاهداف التي هي بعيدة عن الخدمات الطبية العلاجية و تقديمها, و ربما

متناقضة معها, كما سيتم التطرق اليه لاحقاً .

الطرف الخامس للعلاقة الطبية هو العلم و التقدم العلمي و التحصيل العلمي و الاكاديمي. ان مقدار التزام الطبيب, و المجتمع, بالضوابط و الاسس العلمية و الحرص, على متابعة التطورات العلمية و التقنية في التعامل مع المرض و المريض يحدد بشكل كبير العلاقة الطبية. ادرك العراقيون, منذ قديم الزمان بان ذلك التحصيل هو ضروري جداً في ممارسة الطب, لهذا فان المشرع العراقي, زمن حام رابي وضع قوانين و انظمة خاصة بهذا الشان كما سيلي ذكره.

من الضروري, ان يحصل الطبيب, على افضل المعرفة الطبية, لكي يكون كفؤاً في تأدية المهمة المناطة به. هذا يقتضي حصول الطبيب على الوقت الكافي, و على السبل التي تسهل عليه و تدفعه على تطوير نفسه و كفاءته المهنة و العلمية بشكل مستمر و متنامي, من ضمنها توفير مستلزمات وصول المعرفة الطبية المتطورة له بشكل سلس و مستمر, من خلال المنشورات الطبية العالمية او حضور المؤتمرات الطبية العالمية و المشاركة بها, و منها عقد المؤتمرات و الاجتماعات الطبية او الصحية المحلية.

كذلك يستوجب تطوير العلم الخاص بالعراق و العراقيين من خلال الابحاث و الدراسات, التي من شأنها معرفة السبل الافضل التي يمكن بها تقديم تلك الخدمات باقل التكاليف. يمكن لتلك الابحاث ان تطور علم الطب بشكل عام, و الطب العراقي بشكل خاص. يساعد ذلك ايضاً الى ايجاد السبل الخاصة بالعراق و العراقيين في التعامل مع المشاكل الصحية العراقية, بشكل يزيد من فعالية تلك الخدمات, و يقلل من تكاليفها. تلك المشاكل التي قد لا يوجد شبيه لها في اماكن اخرى من العالم.

ان المنشورات و الصحف العلمية و التثقيفية الخاصة, العراقية و العالمية,

تصب في النهاية, الى هدف تحسين مستوى معيشة العراقيين, و الثقافة الطبية لديهم, و اشاعة الممارسات الصحية, التي تقلل احتمالية اصابتهم بالامراض المختلفة, و تقليل نفقات الخدمات الطبية. تعمل المنشورات الطبية التخصصية العراقية, على نشر التجارب الطبية الخاصة بالعراق بين الاطباء العراقيين, لكي يستفيد منها مجموع الاطباء. انها تزيد من المستوى العلمي للاطباء العراقيين و تعزز الخبرة المتراكمة لديهم.

تلتقي المصالح الخمسة, التي تم ذكرها, و تتطابق في بعض نواحي تقديم الخدمات الطبية, لكنها تتنافر و تتصارع في جوانب اخرى. لهذا لا يمكننا اختصار او حذف احداها او دمجها. فمثلاً رغم ائتمان الحكومة لمصالح الشعب في المجتمعات الديمقراطية, لكن هدفها يتنافر مع مصالح الشعب, فيما يتعلق بالخدمات الطبية و كيفية تطبيقها. حيث تبحث الحكومات على افضل الخدمات قياساً الى كمية الاموال التي تخصصها للخدمات الطبية. لكن هذا يؤدي بالنتيجة الى استثناء بعض الخدمات عالية الكلفة, من التي يستفيد منها قلة من ابناء الشعب, في حين ان الشعب يريد من جهة اخرى افضل الخدمات, بدون مراعاة التكلفة, كون الاموال هي في الواقع اموال الشعب.

يمكن اجراء نفس المقارنات, من ناحية وجود تطابق او تنافر, عند التطرق لاي اثنتين من المصالح الخمسة التي تم التطرق اليها.

لقد تباين تاثير اي من المصالح المذكورة اعلاه, مقارنةً مع المصالح الاخرى, على الخدمات الطبية العلاجية خلال الفترات التاريخية المختلفة التي مرت على العراق كما سيكون واضحاً, خلال الكتاب

40

## القسم الطبي

ان كتابة اي وثيقة عن الخدمات الصحية او العلاجية, لا يصبح شاملاً, بدون التطرق الى واحدة من اهم الوثائق الطبية العالمية وهي القَسَم الطبي. يقوم الاطباء في معظم انحاء العالم باداء قَسَم, يوم التخرج, يسمى القَسَم الطبي او قسم ابقراط. نسبةً الى اسم ابقراط الذي ولد سنة 465ق م في جزيرة كوس اليونانية (**هو ابقراط اقليدس ابقراط**)[1]. اصبح لهذا الشخص دور مهم في تاريخ الطب بسبب هذا القَسَم, الذي يسمى باسمه لانه كان من اقترحه. انه القسم الذي اصبح احد متطلبات التخرج كطبيب في الكليات الطبية في معظم انحاء العالم ومنها كليات الطب العراقية, حيث يؤديها اطباء العراق. يقسم كل طبيب عراقي هذا القسم قبل تخرجه.

إن المفهوم العام لقسم ابقراط هو " لا ضرر و لا ضرار" بمعنى ان الطبيب يقسم ان لا يكون سبباً لاحداث الضرر لمريضه او لاي شخص آخر باي شكل كان. يتناول القسم الطبي لابقراط عدة نقاط. يمكن اجمال نقاط القسم بما يلي:

- الوفاء لمعلمي المهنة.
- تعليم المهنة للاجيال القادمة بقدر تقدم العلم و استطاعة الطبيب.
- تعليم ابناء المعلمين و ذريته بدون مقابل.
- الامانة العلمية في الممارسة الطبية. ( تطبيق المعرفة بحيادية و باخلاص).
- تقاسم وارد المهنة مع المعلم.
- الهدف الاساس لممارسة المهنة هو مصلحة المريض.
- الابتعاد عن اي تصرف مؤذ او منحرف مع المريض او غيره.
- عدم اعطاء علاج مميت لمريض, حتى عند طلب المريض, او غيره ذلك.

---

[1] Hippocrates

- عدم التوصية بقتل مريض[1].
- عدم اعطاء دواء للحامل لغرض الاجهاض.
- عدم تجاوز حدود الصلاحية الطبية, و المعرفة الطبية التي لدى الطبيب.
- تجنب الافعال المضرة, خارج الممارسة الطبية.
- تجنب اغراء الآخرين و اغواءهم ( سواءاً النساء او الرجال).
- عدم افشاء اسرار المريض الطبية او غيرها مما يطلع عليه الطبيب خلال ممارسته مهنته.

تبنى المجتمع الطبي و الاكاديمي, فكرة اداء القَسَم الطبي لابقراط, حيث ادخلوها موضع التنفيذ, لغرض وضع حدود اخلاقية, و قانونية للمهنة, و لتعزيز ثقة المرضى بالاطباء[2].

كان إداء القسم الطبي بنظر الكثيرين هو الاساس الاخلاقي و القانوني الذي يتخذه الطبيب طواعية, لتحديد افعاله خلال ممارسته لمهنته, قبل تشريع القوانين المدنية المعاصرة, و تكوين الدول و مؤسسات الدولة. ان اداء هذا القسم, حينها, كان ضرورياً لكي يتمتع الطبيب بالصلاحيات اللازمة لغرض ادائه واجبه و مهنته في خدمة مرضاه و المجتمع على افضل صورة.

ان صلاحيات الطبيب خلال تعامله مع مرضاه, و المجتمع هي كثيرة و متنوعة. هي صلاحيات تتجاوز صلاحيات الكثير من اصحاب المهن الاخرى في المجتمع. حيث يمكن للطبيب ان يجرح المريض بسكين, بدون ان تطاله يد القضاء, او ان ينتقم منه المريض باي شكل كان. و كذلك يستطيع الطبيب تحديد حرية حركة بعض المرضى, او منع دخولهم لبعض الابنية او حتى غلق بعض الاعمال و المصالح و المعامل, هذا بالاضافة الى سلطته في اتلاف المواد الغذائية المعروضة للبيع, او منع

---

1 كانت توجد عادة قتل جرحى المعارك عند فقدان الامل في شفائهم لتجنيبهم الالم, كما سيلي ذكره.
2 توفي ابقراط سنة 370 ق م.

بعض الناس من العمل, و غيرها من الصلاحيات المختلفة.

يتمتع الطبيب ببعض او كل هذه الصلاحيات, منذ القدم, بسبب قناعة المجتمع و المريض نفسه, بضرورة تمتع الطبيب, بتلك الصلاحيات, من اجل تامين سلامته, و سلامة عامة الناس, هذا بالاضافة الى عمله على شفاء الناس من الامراض و العلل. كان اداء القسم الطبي, منذ القدم, هو ضمان يقدمه الطبيب, بشكل طوعي, للمجتمع, لكي يثق به الناس, ليستطيع القيام بعمله.

في حين ان اداء هذا القسم, بالاضافة الى موافقة المريض, هما اساس اي فعل يقوم به الطبيب في التعامل مع مريضة و ما يعاني منه حتى في الوقت الحاضر. إلا ان الزمن و تعقد الحياة الاجتماعية و القانونية, تسبب في تطور القسم الاصلي و تم اختصاره و فقد الكثير من خواصه مع تطور المجتمعات و زيادة الضوابط القانونية على افعال الاطباء. في السابق, كانت كلمة الطبيب و قسمه هي الاساس, اما في المجتمعات المعاصرة فان هذا الامر لم يعد كافياً. خصوصاً ان القسم الطبي, هو التزام شخصي, و ليس له اي تبعات قانونية, ملزمة اتجاه الطبيب و افعاله في المحاكم سوى نكث القسم (اذا كان هناك تناقض بين قسم الطبيب و افعاله), فتم اضافة شرط موافقة المريض على اي فعل جراحي يقوم به الطبيب الجراح, توسع هذا الامر ليشمل بعد ذلك, الكثير من الفعاليات التي يقوم بها الطبيب اتجاه مريضه.

لجأت المجتمعات الحديثة, الى ايجاد ضوابط محددة, و مكتوبه, على شكل انظمة او قوانين ملزمه, تحدد تصرفات الاطباء, بشكل عام, او بشكل خاص, اتجاه اي نوع من الامراض, او المرضى. اسوةً بتحديد تصرفات اي فرد آخر من افراد

---

المجتمع. هي قوانين تحدد تصرفات اصحاب المهن المختلفة اتجاه من يتعاملون معهم.

قامت كليات الطب, في الدول المختلفة, بتحوير القسم ليتخذ عدة اشكال, و مضامين حسب الدولة, من حيث المعتقدات الاجتماعية التي تؤمن بها, لكنها ابقت على الفكرة الاساسية في القسم, التي تتلخص بجملة, لا ضرر و لا ضرار, اي عدم التسبب بالضرر. على سبيل المثال, في الدول التي اصبح فيها الاجهاض قانونياً , تم حذف فقرة الاجهاض. تم كذلك حذف الالتزام المذكور في القسم, فيما يخص مدرسي المهنة, كونهم موظفين لدى الجامعة, او الدولة, و يتلقون عائداً مالياً مقابل تلقينهم الطبيب مهنته.

استمرت الامور الاساسية في الممارسة الطبية كما هي, في زمن ابقراط[1], لكن النظرة المعاصرة للطب و اهدافه اختلفت. إن اهداف ممارسة الطب, المعاصرة, تطورت كثيراً عن وقت ابقراط. حيث ان تعريف الصحة حسب منظمة الصحة العالمية اليوم, اصبح اوسع. و اصبحت الصحة, هي تمتع الشخص بكامل القدرات الجسدية و النفسية و ليست فقط الخلو من الامراض او الضعف النفسي او الجسدي. و بهذا فانه اضيفت الى مهمة الطبيب, قضية ضمان تمتع الاشخاص بالصحة النفسية و الجسدية, و منع اصابتهم بالامراض, و التعامل معهم حتى قبل اصابتهم بالمرض, هذا

[1] يقول النص الاصلي للقسم مايلي " اقسم بابولو الطبيب, و باسكليبيوس, و الصحة, و كل التطبيب, و جميع الآلهة, بانني ساحافظ على هذا العهد و شروطه هذه, على قدر مقدرتي و حكمتي. ان اعامل من علمني المهنة كوالدي, و اتقاسم معه ملكيتي, و تلبية متطلباته الاساسية عند الحاجة, و ان اعامل ذريته مثل اخوتي, و ان اعلمهم اصول هذا الفن, اذا شاؤا تعلمه, بدون مقابل او شروط. و ان انقل هذه المعرفة الى ابني او ابناء معلمي بواسطة التلقين او اي وسيلة اخرى. و ان انفذ هذه الروابط و القسم, حسب الاعتبارات الطبية و ليست اي اعتبارات اخرى. انني ساتبع الاساليب التي تعلمتها حسب مقدرتي و حكمتي, لمصلحة مرضاي, و ابتعد عن اي تصرف مؤذي او منحرف. لن اعطي اي دواء مميت لاي شخص حتى لو طلب مني, و لن اقترح مثل هذا الشئ. كذلك لن اعطي اي حامل دواءاً بقصد الاجهاض. انني سامارس مهنتي بطهارة و قدسية. انني لن استخرج حصاة بسكين, بل ساترك ذلك للمتمرس. سادخل البيوت لفائدة المرضى فقط و سابتعد عن اي تصرف مسئ او فاسد, و ابتعد عن اغراء امرأة او رجل, من الاحرار او العبيد. ان ما اطلع عليه من الاسرار, سواءاً كانت لها علاقة بمهنتي ام لا سوف لن اعلنها. انني ساستمر بالتمتع بالحياة و ممارسة مهنتي و احظى باحترام الناس مادمت محافظاً على قسمي, و ان اخلت به, فاني اتوقع العكس ان يحدث.

بالاضافة الى ما ذكرها الدكتور هنري سيكرست في بعض محاضراته[1] :

ليس هدف الطب هو علاج الامراض فقط, لكنه في الحقيقة ابقاء الشخص منسجماً مع محيطه, كعضو نافع في المجتمع, او لاعادة تاهيلهم في حالة تاثرهم بالمرض. ان استعادة القابلية الجسدية, لا يعتبر تحقيقاً لهدف الطب, و لكن يجب ان يستمر عمل الطبيب الى ان يستطيع الشخص ايجاد مكانه في المجتمع, سواءاً كان ذلك المكان, مكانه السابق ان كان ذلك ممكناً, او مكان آخر عند الضرورة. لهذا فان اساس علم الطب هو علم اجتماعي.

ان القسم الطبي الذي يؤديه الاطباء العراقيون هو كالآتي:

أقسم بالله العظيم وبمقدساتي, أن أكون وفيا" لمن علمني هذه المهنة, عطوفا على المرضى, مؤثرا" مصلحتهم, وأن لا افشي سرا" لمريض, ولا أعطي دواء بقصد الاضرار, وأن أكون حسن السيرة مع زملائي, متفانيا" في تحقيق أمال أمتي[2].

ان عناصر القسم الذي يؤديه الطبيب العراقي حالياً هي كما يلي:

- الوفاء لمعلمي المهنة.
- العطف على المرضى.
- ايثار مصلحة المريض.
- عدم افشاء اسرار المرضى.
- عدم اعطاء دواء بقصد الاضرار.
- التعامل الجيد مع زملاء المهنة.
- التضحية بالنفس من اجل آمال الامة.

ان القسم الطبي العراقي يتناول اربعة جوانب من قسم ابقراط. وهي كما يلي:

- الوفاء لمعلمي المهنة.

---

[1] Sigerist, Henry E., Civilization and Disease, Ethaca, New York, 1945, p66.

[2] من محاضرة بعنوان "الاخلاق الطبية", القيت في جامعة النهرين بتاريخ 27 تشرين الثاني 2014م.

- إيثار مصلحة المريض.
- عدم اعطاء علاج مميت او مضر.
- عدم افشاء اسرار المريض.

رغم ان النقاط التي يتناولها قسم الاطباء العراقيين, يقلد ماجاء في قسم ابقراط ظاهرياً , لكن القسم الطبي العراقي يختلف من حيث الجوهر, مع ذلك القسم, في عدة نواحي. منها على سبيل المثال لا الحصر, ان القسم لا يلزم الطبيب العراقي بتبادل المعرفة الطبية مع زملائه, او حتى المشاركة في تعليمهم. كذلك لا يوجد اي التزام من قبل الطبيب نحو العلوم الطبية و تطبيقها بشكل حيادي او باخلاص خلال عمله. لا يوجد في القسم العراقي اي ذكر للوارد المالي, تحولت مصلحة المريض في القسم العراقي من الهدف الاساسي للطبيب, كما في نص قسم ابقراط, الى ايثار مصلحة المريض على المصالح الاخرى.

من اهم الاختلافات بين القسم الذي يؤديه الطبيب العراقي عن القسم الطبي لابقراط, هو ان القسم العراقي يحدد وسيلة الاضرار بالمريض, بوسيلة اعطاء الادوية المضرة بشكل مقصود, دون الوسائل الاخرى التي من الممكن ان تكون تصرفات الطبيب فيها مضرة بالمريض, و منها الاهمال في اعطاء الدواء الصحيح, او التماهل في معالجة المريض الذي تستدعي حالته تصرفاً آنياً , او عدم تطبيق العلوم الطبيبة بحيادية, او عدم محاولة الحصول على أخر التطورات العلمية في معالجة المرض, او جرح المريض او اصابته بعوق نتيجة لخطأ او لسبب آخر, الى اخره من الاضرار الجسدية او النفسية البعيدة عن اعطاء الادوية.

لا يوجد اي نص في القسم الطبي العراقي يلزم الطبيب بتجنب الاعمال المضرة

خارج اطار الممارسة الطبية. كاغواء المرضى او اغرائهم مادياً او معنوياً او اقامة اي نوع من العلاقات البعيدة, عن علاقة الطبيب مع المريض لغرض المعالجة.

يلاحظ بان القسم العراقي جعل سر المريض غير معرفاً, مما يعطيه طابعاً عمومياً, اي ان الطبيب يقسم بان لا يفشي اي سر للمريض مهما كان و ليس فقط الاسرار التي يفصح عنها المريض او التي يطلب فيها المريض من الطبيب عدم الافصاح عنها. يشمل هذا طريقة مشي المريض و طبيعة ملابسه و هيئته او شكله و لونه او رائحته و الكثير من الانطباعات الاخرى, من التي يمكن ان يلاحظها الطبيب. هذا بالاضافة الى شكواه و مرضه و طريقة علاجه و غيرها.

استبدل القسم الطبي العراقي تبادل المعرفة الطبية و تقاسمها بين الاطباء, التي نص عليها قسم ابقراط و ما بعده, بحسن المعاملة مع زملاء المهنة, مما حول العلاقات المهنية بين الاطباء, الى علاقات اجتماعية اكثر من كونها علاقات طبية. كذلك اضاف نصاً مبهماً لا يمت الى قسم ابقراط بصلة, عندما يقسم الطبيب بان يكون "متفانيا في تحقيق أمال أمتي", بدون اي توضيح بشأن ذلك, من ناحية علاقة هذه الفقرة, بقسم ابقراط او بمهنة الطب او تحديد لكلمة "آمال" و الجهة التي تحددها, او كلمة "امة"[1].

ان اضافة بعض الفقرات السياسية او غيرها, الى القسم المهني الذي يؤديه الاطباء عند تخرجهم, هو اضعاف لذلك القسم. انه يجعل اداء القسم و الالتزام به عرضة للآراء الشخصية و الافكار السياسية و المعتقدات الدينية, خارج نطاق الممارسة الطبية. قد يتردد بعض الاطباء من اداء القسم, لتناقض ما يؤمنون به, او يحملونه من افكار, مع تلك الاضافة الغير طبية.

---

[1] يبدوا بان النص هو عبارة عن زج امور خارجة عن نطاق الطب و الممارسات الطبية في القسم الطبي, الذي يؤديه الطالب العراقي عند تخرجه.

ان اضافة فقرة " متفانيا في تحقيق أمال أمتي" (اضيفت في الربع الاخير من القرن العشرين), ضمن قسم يؤديه الاطباء حول مهنتهم, يجعل القسم متناقضاً مع نفسه من حيث المضمون. ان واجب الطبيب الاساسي و هو اتجاه مريضه مهما كانت امة ذلك المريض, عند اضافة هدف آخر للطبيب خلال ادائه مهنته, يجعل الامر مشوشاً ان لم يكن متناقضاً. مثلاً, كيف ينفذ الطبيب قسمه عندما يكون المريض معارضاً ل "امته", او من اعداء "امته"؟ او يعتقد هو بان تعريف فقرة "آمال امته" مختلف عن اعتقاد شخص اخر, او طبيب آخر او المريض؟

قام عميد كلية الطب في جامعة توفتس[1], الواقعة في الولايات المتحدة الاميركية, لويس لاساگنا[2] (ولد في شباط 1923م و توفى في آب 2003م), بكتابة نص معاصر لقسم ابقراط في سنة 1964م. ادرج لويس لاساكنا في النص الحديث للقسم[3], التفكير المعاصر للخدمة الطبية, مع الابقاء على الاسس التي وضعها ابقراط. استثنى الطبيب لويس لاساكنا في قسمه, المواضيع الجنائية التي تناولتها القوانين العامة التي تحدد الحياة في المجتمعات المعاصرة. اخذت العديد من جامعات العالم بهذا القسم. يمكن تلخيص الاسس التي وضعهاالاستاذ الطبيب لويس لاساكنا في قسمه

---

1 Tufts University

2 Louis Lasagna

3 ينص القسم الذي وضعه لويس لاسكانا على مايلي: " اقسم بان انفذ هذا الميثاق باقصى ما استطيع من مقدرة و حكمه. انني ساتبع خطى الاسس العلمية التي وضعها الاطباء قبلي بجهود شاقة, و ساتقاسمها بسرور مع من ياتي بعدي. ساطبق لصالح المريض كل الاجراءات المطلوبة, متجنباً مصيدة العلاج الزائد, او الاهمال. ساتذكر بان مهنة الطب هي فن بالاضافة الى العلم, و ان الدفئ و التعاطف و التفهم قد يكون اكثر اهمية من سكين الجراح او دواء الصيدلي. لن اخجل بان اقول " لا اعرف", و لن اتردد في استدعاء زميل عند الحاجة الى خبرته لشفاء المرضى. ساحترم خصوصية مرضاي, لانني لم اطلع على مشاكلهم لكي يعرفها العالم. يجب ان اتعامل بدقة مع موضعات الحياة و الموت, اكون شاكراً اذا كان بامكاني انقاذ حياة, لكن قد يكون باستطاعتي سلب الحياة. يجب ان اتعامل مع هذه المسؤولية الجسيمة بقدر عظيم من التواضع و الادرك بعدم كمالي. في كل الاحوال لن اكون من يقرر. ساتذكر بانني لا اعالج جارت الحرارة, او الورم السرطاني, بل اعالج انساناً يمكن ان يؤثر مرضه على عائلته و على استقرار واردها. من ضمن مسؤوليتي, اذا كانت اعتني بالمريض, ان التعامل مع هذه المشاكل ذات العلاقة. سامنع حدوث المرض متى استطعت, لان الوقاية خير من العلاج. ساتذكر بانني فرد من المجتمع, لدي مسؤوليات خاصة اتجاه جميع البشر, من الذين يتمتعون بالصحة العقلية و الجسدية و كذلك العاجزون. ساتمتع بحياتي و خبرتي طوال حياتي و يتم ذكري بالطيب, طالماً حافظت على قسمي. ساتصرف دائماً للحفاظ على التقاليد العظيمة لمهنتي و اتمتع بشفاء الذين يطلبون مساعدتي."

بما يلي:

- اتبـــّاع الاسس العلمية الطبية الموضوعة.
- مشاركة المعرفة مع الاطباء الآخرين.
- العمل لصالح المريض بدون زيادة او نقصان.
- التعامل مع المرضى بشكل انساني ( ليس فقط بالادوية و الجراحة).
- عدم تجاوز المعرفة الطبية
- الاستعانة بالاطباء الآخرين لصالح المريض.
- احترام خصوصية المرضى, و اسرارهم و عدم نشرها.
- في الحالات المستعصية او المميته يجب استشارة الآخرين و المريض.
- معالجة المرضى و ليس نتائج التحليل و مقياس الحرارة.
- معالجة الوضع الاجتماعي للمريض اسوةً بالمرض.
- من واجب الطبيب الوقاية من المرض.
- مسؤولية الطبيب هي اتجاه جميع البشر, الاصحاء منهم و المرضى سواءاً كان مرضهم عقلي او جسدي.

ان القسم الذي كتب في الولايات المتحدة يعكس طبيعة المجتمع الامريكي و المشاكل, و الصعوبات, التي يلاقيها الطبيب الامريكي, و ربما الغربي ايضاً. لقد تم تجريد قسم ابقراط, من موضوعة, الوفاء لمعلمي المهنة, رغم ابقاءه على ضرورة تعليم المهنة للآخرين, و تقاسم المعرفة معهم. كذلك تم تجريد القسم من اي قضايا تتعلق بالمال, (الفقرة 5 من قسم ابقراط), لكنه شدد على العمل على مصلحة المريض, و توسع في ذلك, من خلال القسم, بالتعامل مع الحالة العائلية, و الاجتماعية, و المادية للمريض.

تجنب القسم الجديد, التطرق الى اعطاء الدواء بقصد الاضرار, و اكتفى بقسم الطبيب, بان يحرص على اعطاء الدواء بشكل كامل, بدون زيادة او نقصان. ربما ان

سبب ذلك هو بروز, حالات قانونية, تسمح بتلبية رغبة المريض في قتل الرحمة, وفق شروط قانونية خاصة, ركز عليها القسم الجديد, بذكر, بان القرار ليس للطبيب وحده, حول موضوع الوفاة. كذلك فان موضوع الاضرار بالمريض, يدخل ضمن مفهوم

اوسع, و هو عدم جواز التسبب بالضرر لاي شخص في المجتمع من قبل شخص آخر, مهما كانت وظيفة الشخص الاول او الثاني. تتناول هذا الموضوع, قوانين العقوبات في الدول. حيث يعتبر هذا الفعل (التسبب بالضرر) جريمة وفق القوانين, و انه من اختصاص الشرطة و الدولة و المحاكم, التي من واجبها تحقيق الامن, و الامان لشعبها, و وضع حد, لاي تصرف مضر, سواءاً أكان الشخص المتضرر مريضاً ام لا. يجوز ان يكون سبب تجنب ذكر قضية اعطاء دواء بقصد الاضرار في القسم الامريكي, هو حقيقة لجوء بعض الولايات الامريكية الى تنفيذ قرارات الاعدام في المحاكم الامريكية بواسطة حق المريض بالادوية المميته.

توسع القسم الجديد في موضوعة تجنب التجريب على المريض, و تجنب تجاوز حدود المعرفة , و ادرج فقرة ضرورة اتخاذ مشورة الزملاء الاطباء لغرض تحقيق مصلحة المريض. يتعامل القسم الجديد مع الانسان بشكل عام و المريض بشك خاص على انه كيان اجتماعي ضمن مجتمع صغير, و كبير, يؤثر ذلك المجتمع على المريض و يتاثر به. لهذا يدرج القسم موضوعة الوقاية الصحية و العمل على وقاية الناس من الامراض, و منع انتشار الامراض من المرضى الى الاصحاء.

مصلحة المريض. يتعامل القسم الجديد مع الانسان بشكل عام و المريض بشك خاص على انه كيان اجتماعي ضمن مجتمع صغير, و كبير, يؤثر ذلك المجتمع على

---

المريض و يتاثر به. لهذا يدرج القسم موضوعة الوقاية الصحية و العمل على وقاية الناس من الامراض, و منع انتشار الامراض من المرضى الى الاصحاء.

يمكن القول بان جميع الاطباء العراقيين قد ادوا القَسَم الطبي لابقراط, كما تم وضعه في كليات الطب العراقية. سيتم التطرق في متن الكتاب الى التطبيق العملي لذلك القَسَم, في الجامعات العراقية و في الحياة العملية للاطباء في العراق. والامور المحيطة بذلك التطبيق في مختلف النواحي.

---

# الفصل الثاني

## الطب في بلاد بين النهرين

تمتع سكان بلاد بين النهرين, خلال فترة ليست بقصيرة, تزيد عن عدة آلاف من السنين, بافضل الخدمات الطبية في العالم. كان خلالها العراقيون القدماء يتمتعون بمعرفة و خبرة اطبائهم التي ربما كانت افضل و اعرق ما هو موجود في كافة انحاء العالم في حينها.

اكتُشفت في العراق اولى الوصفات الطبية الدوائية في العالم. كانت الوصفة الدوائية المكتشفة, و المكتوبة بالكتابة المسمارية السومرية, خالية من الخيال او الدجل. تعود تلك الوثيقة ( الوصفة الدوائية), الى الاف الثالث قبل الميلاد, في سنة 2500 ق م تحديداً. تم التعرف عليها, و ترجمتها سنة 1960م[1]. إن وجود وصفة طبية لعلاج مرض ما, في ذلك الزمن, يدل بحد ذاته, بان ممارسة الطب, هي مهنة قديمة جداً في العراق. مارسها العراقيون منذ اكثر من اربعة آلاف و خمسمائة سنة.

---

1 Kramer, Samuel Noah, The Sumerians, Their History, Culture, and Character, Chicago, 1971, p 93-99.

وهي تدل, بان العراقيين كانوا محتاجين في ذلك الوقت, الى تلك الخدمات. و انهم كانوا من التنظيم و التخصص, بحيث يقوم شخص محدد, بذلك العمل ( اي كتابة وصفات طبية) و معالجة الناس. تدل الوثيقة كذلك, بان سكان بلاد بين النهرين حينها, كانوا متمرسين في هذه المهنةً . حيث يدل مضمون الوثيقة بان كاتبها, كان على دراية كافية, بما كان يعمل, بشكل يتجاوز التجريب, او المحاولة.

كانت الوثيقة تتناول اسلوب التعامل مع جروح. توصف الوثيقة, غسل الجرح بالماء و من ثم وضع بعض المراهم مكانه, و من ثم تضميده. كان ذلك يتم على يد طبيب يسمونه عزو (A Zu )[1]. هذا الاسلوب في التعامل مع الجرح الملوث لا زال مستعملاً لحد اليوم. ان اسلوب اعداد المرهم المذكور بالوثيقة, هو مشابه للطريقة المعاصرة لتحضير الصابون[2]. كان السومريون القدماء يستعملون الصابون لتطهير و تنظيف الجروح لغرض الاسراع في التئامها.

مارس الاطباء المعالجون من ابناء النهرين, اولى معارف و خبرات الطب الاساسية, من ملاحظة, و تشخيص و علاج و معرفة نتيجة الامراض المختلفة. تراكمت لديهم خلال السنين, كم هائل من المعلومات الطبية, التي لم تكن لدى اي من شعوب العالم الاخرى المعاصرين لهم. لقد عرفوا الكلية و المجاري البولية و امراضها. كانوا اول من فحص الادرار لمعرفة امراض المجاري البولية. لقد وضع ابناء النهرين الاسس العلمية للطب التقليدي[3].

كان ابناء وادي النهرين يعالجون الالم المصاحب للجروح او غيرها بجذور نبات

---

1 كان السومريون يسمون الطبيب " عزو" و هذا اللقب موجود بين العراقيين لحد الان.

2 موقع جامعة انديانا الامريكية www.indiana.edu

3 Eknoyan, G, Beginnings-The Kidney and Nephrology in Ancient Mesopotamian Culture, Seminars in Dialisis, 2016 May;29(3):236-46.

مندريك[1]. كانوا يستعملون جذور ذلك النبات في تخدير المريض, قبل محاولة القيام باي علاج جراحي قد يسبب له الالم, او حتى عند الرغبة في معالجة آلامه[2].

يكتشف العالم هذه الايام, فضل الكلاب في تشخيص بعض الامراض من خلال حاسة الشم, و منها الاغماء بسبب ارتفاع السكري في الدم. هي معلومة ضمن المعلومات المملة التي تملأ الصحف هذه الايام, ولكن المثير في مثل هذا الخبر, هو معرفة بان الكلاب, كانت هي المرافق الدائم للطبيب ايام السومريين. في الحقيقة ان رمز الطبيب السومري هو شخص جالس و بجانبه كلبه. ان الطبيب السومري كان يستعمل الكلب لمساعدته في تشخيص الامراض, كما يستعمل الاطباء المعاصرون, المختبرات الطبية.

وجد العلماء ادلة مكتوبة باللغة المسمارية توحي بوجود العديد من الامراض المعروفة لدى ابناء سومر, اذكر منها, مرض الجذام, و التراخوما, و البلهارزيا, و الملاريا, و اليرقان, و الجدري, و التدرن [3], و داء الكلب[4].

كانت الممارسة الطبية شائعة و متطورة في بلاد بين النهرين, الى الحد الذي دفع المشرعين العراقيين القدماء, الى تقييدها بقوانين. لهذا ظهرت العديد من المواد القانونية في قوانين بلاد بين النهرين, تتناول الممارسات الطبية العلاجية. تقول شريعة حمورابي 2200 سنة ق. م. على سبيل المثال[5], بشأن الممارسة الطبية مايلي[6]:

---

1 Solanaceae Mandragora.
2 Rovinson, Victor, Pathfinders in Medicine, New York, Medical Review of Reviews, 1912, P241.
3 Byrne, Joseph P., Encyclopedia of Pestilence, Pandemics, and Plagues, vol. 1, Greenwood Press, London, 1984
4 Hilde Kruse, Anne-Mette Kirkemo, Kjell Handeland, Wildlife as Source of Zoonotic Infections, Emerging Infectious Diseases, Vol. 10, No. 12, December 2004
5 شريعة حمورابي هي ليست الوحيدة التي تتناول الموضوع الطبي, في قوانين بين النهرين, و هي ليست الاولى ايضا.
6 Neuburger, Max, History of Medicine, London, Henry Frowde, Oxford Unifersity Press, 1910, P18

- يستحق الطبيب الذي يستعمل سكيناً برونزيا[1], في شق جرح كبير لمريض بشكل ادى الى شفاءه, او الطبيب الذي يفتح ورماً بسكين برونزي ليشفى عين المريض, عشرة قطع فضية[2].
- اذا كان المريض (الذي يطلب معالجة الطبيب) حراً فخمسة قطع من الفضة[3].
- اذا كان المريض عبداً , فان صاحبه يعطي الطبيب قطعتان من الفضة[4].
- اذا عمل الطبيب جرحاً عميقاً في مريض بواسطة سكين برونزي و مات المريض, او استعمل الطبيب سكيناً برونزياً لفتح ورم و فقد المريض عينه, تقطع يد الطبيب[5].
- اذا عمل الطبيب جرحاً عميقاً لمريضٍ عبد لشخص آخر, و تسبب في موت ذلك العبد, فعليه تعويض صاحب العبد بعبد بدله[6].
- اذا فتح الطبيب ورماً و فقع عين العبد فيدفع نصف ثمنه[7].
- اذا اشفى طبيب عظماً مكسوراً او التهاباً في الامعاء, فانه يستحق خمسة قطع من الفضة[8].
- اذا كان المريض حراُ يدفع 3 قطع فضة[9].
- اذا كان المريض عبداً يدفع صاحبه قطعتان فضة[10].

وصلنا من مدونات بلاد بين النهرين, اول وصف في تاريخ العالم, لاعراض الاصابة بحصاة المجاري البولية و طريقة اذابتها[11]. كذلك وجدت كتابات مسمارية في وادي النهرين, تصف حدوث وباء في بلاد بين النهرين, قبل اكثر من 1500 سنة قبل الميلاد, يعتقد الكثير من العلماء بانه الجدري. رغم ان بعض العلماء يشككون

1 الجراح

2 قطع الفضة, هي العملة العراقية القديمة. يعادل وزنها وزن 180 حبة شعير اي حوالي 11 غم فضة. المادة 215 من قانون حام رابي.

3 المادة 216 من قانون حام رابي.

4 المادة 217 من قانون حام رابي.

5 المادة 218 من قانون حمو رابي.

6 المادة 219 من قانون حمو رابي.

7 المادة 220 من قانون حمو رابي.

8 المادة 221 من قانون حمو رابي.

9 المادة 222 من قانون حمو رابي.

10 المادة 223 من قانون حمو رابي.

11 J. Shah and H. N. Whitfield, Urolithiasis through the ages, BJU International, Vol. 89, no. 8, pp. 801-810, 2002.

بان الوصف ينطبق على الجدري, لان المخطوط يصف انتشار المرض من الحيوانات ليصيب الانسان. سبب ذلك الشك هو ان مرض الجدري كان خلال تلك الفترة قد تطور ليصبح خاصاً بالانسان فقط اي لا يصاب به اي حيوان[1].

كانت الكتابات الطبية في بلاد بين النهرين تتالف من نوعين من الكتابات. النوع الاول يصف احد الاعراض التي يشكوا منها المريض. يلي ذلك ذكر الاعشاب و المواد التي يتم استعمالها لغرض معالجة ذلك المريض. يتم في معرض ذلك ذكر طريقة تحضير العلاج و يلي ذلك طريقة اعطاءها للمريض. بعد ذلك يتم ذكر عبارة "سيشفى المريض". في بعض الاحيان يوجد تحذير من العلاج او حدوث بعض المضاعفات للمريض[2]. ادناه ما هو مكتوب في رقم طيني من بلاد بين النهرين كمثال على ذلك:

> اذا تورم لسان الشخص بحيث ملأ فمه, جفف اوراق شجرة الطرفاء (الكركم)[3], و اوراق نبات الآدر[4], و اوراق عنب الثعلب[5], و نبات لسان الكلب[6]. اطحنها ناعماً, ثم انخلها. اعجنها مع عصير الكمت[7]. امسح سطح اللسان بالزبدة و ضع العلاج على لسانه. سيشفى[8].

النوع الثاني من الكتابات الطبية هي العلاج بالسحر. الكتابات كانت تحتوي بعض العلاجات التي تختلف في تكوينها و مكوناتها و طريقة استعمالها. مثلاً يتم اخذ

---

1 Byrne, Joseph P., Encyclopedia of Pestilence, Pandemics, and Plagues, vol. 1, Greenwood Press, London, 1984

2 Biggs, Robert D, Medicine, Surgery, and Public Health, in Ancient Mesopotamia, Civilizations of the Ancient Near East, New York: Charles Scribner's Sons, 1995

3 tamarisk

4 adāru

5 Fox-grape, (*Vitis labrusca)*

6 *dog' stongue*, (Cynoglossum officinale)

7 Kasū يبدوا بانها ماء السماق

8 Hunger, Spätbabylonische Texte aus Uruk, no. 46,lines 1-5

النبات (اسم النبات) الذي ينموا على قبر. يتم قطفه قبل شروق الشمس, او " خلال الليل تحت النجوم المضيئة". يتم ذكر الحاوية التي توضع فيها النباتات, وهي على الغالب متكونة من جلد. تحتوي الوصفة في بعض الاحيان, شعر كلب اسود, او قطع ملابس ملوثة بالحيض, او خراء خنزير. يتم لبسها حول العنق[1].

وصف سكان بلاد بين النهرين من البابليين الامراض النفسية و العصبية في كتاباتهم, التي يعود معظمها الى بديات الالف الثاني قبل الميلاد. لقد وصفوا الصرع, و الشلل النصفي, و الامراض النفسية مثل الاختلال الاستحواذي الملزم[2], و الرهاب, و التصرفات غير السوية[3], و الكآبة, و القلق. كان البابليون دقيقي الملاحظة, و موضوعيين في ملاحظاتهم حول التصرفات البشرية. ان الاوصاف التي ثبتوها في وثائقهم متشابهة بشكل مدهش, مع ما كتبه العلماء المتاخرون, في مؤلفاتهم, خلال القرن التاسع عشر و القرن العشرين بعد البابليين بحوالي الثلاثة آلاف و خمسمائة سنة.

كان ينقص كتابات البابليين, ذكرهم اسلوب تفكير المريض و شعوره. ان البابليين كانوا موضوعيين في ملاحظاتهم للمريض النفسي بدون اي ذكر للافكار الذاتيه للمريض. ان وصف الافكار و الصفات الذاتية للمريض ظهرت في فترة متاخرة من تاريخ الطب النفسي و العصبي في العالم. كانت معرفة الدماغ و السلوك النفسي المرتبط بالامراض العضوية للدماغ, تنقصهم ايضاً في ذلك الوقت.

كان ابناء بلاد بين النهرين القدماء, يعتبرون بعض الامراض العصبية مثل الشلل

---

1 Biggs, Robert D, Medicine, Surgery, and Public Health, in Ancient Mesopotamia, Civilizations of the Ancient Near East, New York: Charles Scribner's Sons, 1995. يشبه هذا الحرز الذي لازال يستعمله البعض.

2 obsessive compulsive disorder

3 psychopathic behaviour

النصفي او شلل بيل[1], هي امراض عضوية تحتاج الى علاج بالاعشاب او المعادن. في حين كانوا يعتبرون بعض الامراض الاخرى مثل الصرع, او الذهان[2], او الكآبة, او القلق, امراضاً خارقة بسبب قوى الظلام, او بسبب غضب الآلهة. لهذا كانوا يلجأون الى خدام المعابد لتخليصهم منها[3], و كانوا يعتبرون الاختلال الاستحواذي الملزم, وتصرفات الهذيان, مجهولة السبب. ان البابليين هم اول من وضع اسس الامراض النفسية و العصبية في العالم[4].

التهبت عينا كورش[5] (ولد سنة 576 ق م و توفى سنة 530 ق م), بعد دخوله مدينة بابل[6] سنة 539 ق م بعد انتصاره في معركة تل المجالي[7]. اضطر الى ان يرسل طلباً الى فرعون مصر لكي يبعث له طبيباً, يستطيع تخليصه من الداء الذي اصاب عيونه[8] لانه لم يستطع معالجة مرضه في بابل. يعتبر البعض هذا الامر, دليلاً على انتشار امراض العيون, بين العراقيين, بشكل يفوق الموجود في بلدان اخرى, او ربما ان اطباء بين النهرين لم يرغبوا في معالجة كورش المحتل.

انتشر مرض الطاعون[9] في بلاد بين النهرين, خلال سيطرة الرومان على البلاد. ظهر الوباء في البداية بين الجنود الرومانيين المعسكرين في سلمان باك, استعداداً للحرب, سنة 165م, و استمر المرض الى سنة 166م. مات جراء هذا الوباء, واحد

---

1 (Bells Palsy) facial palsy

2 psychoses

3 يشابه هذا الفعل ما كان ملا جواد, كاتب الدعا و السحر يفعله في بدايات القرن العشرين في بغداد. حيث كان يحيل من يعتقد بانه مصاب بمرض فعلي, الى طبيب لغرض معالجته.(المميز, امين, بغداد كما عرفتها).

4 Reynolds, Edward H. Wilson, James V Kinnier, Neurology and psychiatry in Babylon, London, UK, 2014

5 معووف باسم كورش الكبير, وهو كورش كمبوجية كورش جيشبيش حاخامنش. Cyrus the great.

6 بعد احتلاله المدينة كتب اسطوانة, بالخط المسماري, تعتبر اقدم وثيقة لضمان حقوق الانسان في العالم. حيث يضمن فيها حرية العبادة, و كذلك عودة المهجرين الى مناطق سكناهم.

7 تل المجالي هو تل تاريخي كان الاكديون يسمونه اوبس, يقع شرق دجلة جنوب مصب نهر ديالى.

8 Shimkin, N. I., Blindness, Eye Diseases and their causes in the Land of Canaan, The British Journal of Opthalmology, Oct. 19, 1935, P562.

9 يسمي الغربيون هذا الوباء ' طاعون انطونين' (Antonine Plague). نسبة الى الامبراطور الروماني الذي مات من ذلك الوباء.

من كل عشرة اشخاص من ابناء النهرين[1].

تاسست المدارس الطبية في بلاد بين النهرين في وقت متقدم, منذ ايام السومريين. لكن يبدوا ان كثرة الاوبئة و الحروب و المحتلين, ادت الى عدم استمرارها. تذكر الكتب بعدها بانه جلب الملك الساساني سابور هرمز نرسي (المولود سنة 309م و المتوفي سنة 379م) [2], والذي يعتبر اصغر ملك حكم العراق[3], طبيباً من الهند, الى مدينة گوندشابور (سلمان باك), لمعالجته و معالجة شعبه. بعد وفاة ذلك الطبيب انتشرت ممارسة الطب في مدينة گوندشابور [4] التي كانت العاصمة الشتوية للدولة, لتصبح ارقى مدرسة طب في الدولة الساسانية[5]. يبدوا, إنها نفس المدرسة التي تعلم فيها حارث كلدة الثقفي, و تعلم بعده في نفس المدرسة حنين اسحاق العبيدي, بعد انتهاء حكم الدولة الساسانية في العراق, باكثر من مائة و خمسين سنة, كما سيلي ذكره.

حدث خلاف في منطقة بعيدة عن بلاد بين النهرين, اثرّت فيها و في مستقبلها و مستقبل الخدمات الطبية فيها. كان ذلك الخلاف في مدينة القسطنطينية (اسطنبول الحالية), بين اساقفة تلك المدينة, خلال العصور الوسطى. رفض المجمع الكنسي (مجمع افسس) في 22 حزيران سنة 431 م, الآراء الدينية التي كان يدعوا لها نسطوريوس (مولود سنة 386م و متوفي سنة 450م)[6], الشخص الآرامي الذي

---

[1] Byrne, Joseph P., Encyclopedia of Pestilence, Pandemics, and Plagues, vol. 1, Greenwood Press, London, 1984

[2] المعروف باسم شابور الثاني او سابور ذو الاكتاف, Shapur II.

[3] يقول البعض بانه اصغر ملك تم تتويجه في العالم. حيث تم تتويجه في بطن امه.

[4] اعلب الضن بانها مدينة سلمان باك التي كانت العاصمة الشتوية, رغم ان احمد سوسة يقول بانها مدينة الشوش الواقعة شرق مدينة العمارة.و التي كانت العاصمة الصيفية له.

[5] الطبري, محمد جرير, تاريخ الرسل و الملوك.

[6] Nestorius. المسيحيون من اتباعه هم اعضاء الكنيسة النسطورية, و يعتقد بان اسم النصارى هي اشارة اليهم.

اصبح رئيس اساقفة القسطنطينية سنة 428م, و الذي كان طبيباً ايضاً[1].

أمر الامبراطور الروماني فلافس ثيودورس ( مولود في 10 نيسان 401م و متوفي في 28 تموز 450م)[2], بعد قرار المجمع الكنسي المذكور, بطرد نسطوريوس من القسطنطينية. خرج نسطوريوس من القسطنطينية و استقر في بادئ الامر في مدينة اوديسّه (اورفة الحالية), و معه كتبه, التي من ضمنها الكتب الطبية, التي تحتوي المعارف من التي كان الاطباء الرومان يؤمنون بها وقتئذ. اقام نسطوريوس في اوديسّه مدرسة لتعليم العلوم التي نقلها معه. لكن استقراره لم يدم طويلاً. حيث استطاع قس مدينة الاسكندرية المسمى كايرل (المولود سنة 376م و المتوفي سنة 444م)[3], الذي كان رئيس مجمع افسس سنة 431م, في اقناع الامبراطور الروماني تاراسيكوديسّا فلاڤيوس (المولود سنة 425م و المتوفي سنة 9 نيسان 491م)[4], بتهديم مدرسة نسطوريوس في اوديسيه سنة 488م.

قام تاراسيكوديسّا (زينون) بتهديم مدرسة نسطوريوس في السنة التالية, و امر بنفي نسطوريوس و القائمين على المدرسة, خارج الدولة الرومانية. لجأ نسطوريوس بعدها الى الدولة الساسانية, حيث انتشرت علومه و استفاد منها ابناء بلاد بين النهرين[5].

لقد كنت الكتب التي جلبها نسطوريوس تحتوي خلاصة ما يؤمن به كالين الفيلسوف, بالاضافة الى تعاليمه. ساهمت هذه الكتب, مساهمة كبيرة و ذات قيمة فائقة في حفظ التراث العالمي فيما بعد.

---

1 لا علاقة لهذا الخلاف بالخدمات الصحية, بل كان الخلاف حول اسس الديانة, حيث ان نسطوريوس لم يكن يؤمن بان مريم هي ام الله, و لم يكن يعتقد بان المسيح هو تجسيد الاهي.

2 معروف باسم ثيودور الثاني, وهو فلافيوس ثودوروس لينيور اوكستس, Flavius Theodosius Iunior Augustus

3 Cyril

4 معروف باسم الامبراطور زينون, وهو تاراسيكوديسّا فلافيوس زينو اعسطس, Tarasicodissa Flavius Zeno.

5 Wipple, Allen O., Role of the Nestorians as the Connecting Link between Greek and Arabic Medicine, Bulletin of the New York Academy of Medicine, 1936, P. 446.

بعد وصول نسطوريوس الى بلاد بين النهرين, قام شخص من مواليد ارض النهرين, بتاليف اول كتاب طبي معروف في العالم[1]. كان المؤلف من مواليد مدينة العمادية التابعة لمحافظة دهوك حالياً, اسمه ' حيتو '[2]. كان مسيحياً, ولد في نهاية القرن الخامس الميلادي (اي قبل انتشار الاسلام), و توفى بدايات القرن السادس[3]. درس الطب في الاسكندرية و عاش في القسطنطينية (اسطنبول). اصبح رئيس محكمة هناك ايام حكم الرومان. وكان الطبيب الرسمي للامبراطور الروماني بلافز بطرس (المولود سنة 482م و المتوفي يوم السبت 14 تشرين الثاني 565م)[4].

يتكون كتاب الطبيب 'حيتو ' من ستة عشر جزءاً في اربعة مجلدات و منظم حسب الحروف الابجدية لاسماء مناطق الجسم. كل جزء عبارة عن دليل طبيعي جراحي كامل ولكن بدون معلومات تشريحية. تم وقتئذ طباعة ثمانية اجزاء فقط, من الكتاب, باللغة اليونانية. لكن تم ترجمة الكتاب بكامله الى اللاتينية فيما بعد, و طبع في مدينة باسل[5] (سنة 1533م الى 1535م)[6]. كان هذا الطبيب يعالج الكسور و المفاصل بدون تداخل جراحي ( من فوق الجلد), و يوصي بمعالجات خارجية مثل المراهم و اللواصق و الكوي. لم يكن الكتاب يتكلم عن صفات المواد المستعملة, ولكنه كان يصف تاثيراتها العلاجية.[7]

من الامور التي ذكرها حيتو في كتابه, و جديرة بدرجها هنا,

- انه شرح طريقة الربط و الضغط لغرض وقف النزيف

---

1 موضوع الكتاب ( Libri medicinales sedecim ).

2 و يسميه الغرب ايتيوس ' Aetius '

3 Joh. Hermann BAAS. M. D.,Outlines of the History of Medicine and The Medical Profession, p201

4 معروف باسم جستنيون الاول ( Justinian I ), وهو بلافز بطرس سباتيوس جستنيانوس اوكستوس

5 مدينة سويسرية قرب الحدود الالمانية, الفرنسية

6 Published by Cornarious and Montanus (Basel 1533-335)

7 Renouard, P. V., History of Medicine from its origin to the Nineteenth Century, Cincinnati: Moore, Wilstach, Keys & Co., 1856, P240.

- اوصى بغسل الجروح بماء بارد[1].
- اوصى بان على المريض, الذي وقف عظم في البلعومه, بلع قطعة من اللحم التي المربوطة بقطعة من الخيط, و بعد ذلك, استرجاع قطعة اللحم, من بطن المريض بواسطة الخيط.
- اوصى باستعمال سكين داخل انبوب لازالة الحصى في المجاري البولية, لكي يمنع ضرر اعضاء الجسم الاخرى التي قد تؤدي الى فقدان القابلية على الانتصاب.
- اوصى بوضع قصبة في انف المريض, في حالة احتقان الدماغ, لكي يتاكد من ازالة كل الدم الذي قد يكون قد تجمع هناك.
- اوصى باستعمال زهرة كزبرة الثعلب[2] لعلاج داء الكلب.
- استعمال الرمان لعلاج الديدان.
- اوصى باخصاء مرضى الجذام, لمنع انتشار المرض.
- كان يضع ثمر الجوز على الجرح ثم يعطيها للدجاج, لمعرفة وجود السموم في الجرح. اذا اكلها الدجاج فانه يستنتج بان الجرح خال من السموم.[3]
- وكان يمارس الحجامة في حالة الاصابة ببعض الامراض.

كان الاطباء في العراق القديم, يستعملون المعابد و دور العبادة كأماكن للتطبيب, و رقود المريض. ابرز مثال على ذلك, هو وضع الاسكندر فيليب (المولود سنة 356 ق م و المتوفي سنة 323 ق م)[4], عند مرضه الاخير في مدينة الاسكندرية العراقية, في معبد تحت اشراف الاطباء في بلاد بين النهرين. ولكن ذلك لم يسعفه و مات هناك[5].

وصل بلاد بين النهرين مرض الطاعون, الذي يعتبر اول وباء معروف انتشر في كافة انحاء العالم, سنة 557م, و سبب وفيات كثيرة. عاد نفس الوباء مرة اخرى الى

---

1 يبدوا بان السبب هو كون الماء البارد ينظف الجرح و يسبب تقلص في الاوعية الدموية و هذا يؤدي الى سرعة توقف اي نزيف دموي.

2 Anagallis phenicea (Pimpernil)

3 Hermann, Joh. BAAS. M. D.,Outlines of the History of Medicine and The Medical Profession, p202

4 معروف باسم اسكندر المقدوني او اسكندر الكبير.

5 لهذا سرت اشاعات بين الجيش المقدوني حينها بان المشرفين على علاجه من العراقيين سقوه السم. لكن في دراسة اكاديمية نشرها كل من John S. Marr و Charles H. Calisher من جامعة Colorado State University حاولوا فيها اثبات نظرية موت اسكندر بحمى الوادي المتصدع (West Nile Virus Encephalitis ). نشرت الدراسة في ( Alexander the Great and West Nile Virus Encephalitis, Emerging Infectious Diseases • Vol. 9, No. 12, December 2003, P1599 ).

بلاد بين النهرين بعد ذلك بحوالي سبعين سنة بعد ان جاب دول العالم المختلفة في سنة 627م و سنة 628م, اعقبتها الحروب التي تسببت في انتهاء حكم الدولة الساسانية في العراق سنة 636م. دخل وباء الطاعون الى بلاد بين النهرين, بعدها مرة اخرى سنة 639م[1]. كرر نفس الوباء عودته الى بلاد بين النهرين بعد ان جاب بلاد العالم سنة 700م, ثم سنة 706م, ثم سنة 718م و 719م, ثم سنة 725م و سنة 726م, ثم كرر عودته سنة 732م لغاية 736م, و بعدها سنة 744م و 745م. و كررها سنة 747م لغاية 750م[2]. اختفى الوباء بعدها ليعود في فترة اخرى على شكل "الموت الاسود" كما سماه اهالي اوربا, و سيلي ذكره.

كان الاطباء في بلاد بين النهرين, خلال هذه الفترة و بعدها, يتبعون الاساس العام للممارسة الطبية, حيث ان تواجد المريض لدى الطبيب, كان يعتبر بحد ذاته, موافقة من المريض, لكي يعالجه الطبيب. بكلام آخر لم تكن هناك اي وثائق رسمية, يتم التعامل معها, تدل بان الطبيب اخذ موافقة مريضه قبل اجراء اي فعل علاجي, خصوصاً عند اجراء العمليات الجراحية. كان اساس عمل الجراحين و الاطباء هو القاعدة الرابعة التي وضعها بلاتو, و التي تقول " في حالة المرض يجب التركيز على هدفين, هو لتحسين الحالة, و لتجنب التسبب باي ضرر"[3].

حدث انقطاع في نقل الخبرة, خلال بعض فترات تاريخ اهالي بين النهرين, بسبب الموت المبكر نتيجةً للاوبئة او ربما الحروب او غيرها. ان المعلومات السابقة للكتابة على الصفائح, كانت عرضة للتلف, سواءاً بسبب الانواء الجوية كالامطار او

---

[1] حدثت المعركة التي دخل فيها اهالي الحجاز بلاد بين النهرين في تشرين الثاني سنة 636م, وهي المعركة التي تم تسميتها " القادسية".

[2] Byrne, Joseph P., Encyclopedia of Pestilence, Pandemics, and Plagues, vol. 1, Greenwood Press, London, 1984

[3] Mallardi, V., Acta Otorhinolaryngol, Italy. 2005 Oct;25(5):312-27

الفيضانات او بسبب الحروب و الدمار الذي يصحبها, لانها كانت مكتوبة على رقم طينية. ادى ذلك الى هيمنة الشعوذه و الادعياء على المهنة.

استمرت ممارسة الطب و التطبيب بعد ذلك, بين افراد معينين, يتناقلون خفاياها في اسرهم, او في مدارس خاصة, كان اغلبها في المعابد, خلال العصور المختلفة التي مرت بالعراق.

لعل اول طبيب تم ذكره في المؤلفات العربية, و له علاقة ببلاد بين النهرين, هو حارث كلدة الثقفي من اهل الطائف و المتزوج من اخت آمنة بنت وهب. يقول ابن ابي اصيبعة بان حارث تعلم الطب في بلاد فارس ( كانت العرب تسمي بلاد بين النهرين, حينها بلاد فارس). عاش حارث الى زمن حكم معاوية بن ابي سفيان في الشام[1].

بدأت هيمنة الجيوش المسلمة على بلاد بين النهرين يوم السبت المصادف 16 تشرين الثاني 636م. لم تصبح حينها بلاد بين النهرين مركزاً للخلافة او الحكم, او مركز عناية الخلفاء. كان العراقيون يستعينون خلال هذه الفترة, بخدمة اطباء توارثوا المهنة اباً عن جد, او تعلموها في مدينة گوندشابور كما تم ذكره, او قاموا بالسفر الى ديار خارج ارض النهرين مثل نيسابور[2] او الاسكندرية, للتزود بالمعرفة الطبية و الخبرة لكي يمارسوا المهنة في بلاد بين النهرين.

بعد سيطرة اهالي الجزيرة العربية, على بلاد بين النهرين, و انتشار الاسلام, اصبحت النظافة احدى السمات الاساسية للخدمات الطبية, حيث اصبحت عادة

---

[1] ابن ابي اصيبعه, عيون الانباء في طبقات الاطباء.
[2] تسمى حالياً مدينة نيشابور شرق ايران غرب مدينة مشهد.

الغسل, و خصوصاً غسل اليدين, منتشرة بشكل واضح [1]. لم يكن تاثير الاسلام في هذه الناحية فقط. حيث ادى تحريم الدم في الشرع الاسلامي, الى تجنب الاطباء الاعمال الجراحية, لعلاج مرضاهم. لهذا لجأ الاطباء المسلمون الى وسيلة الكي لقطع النزيف, او للتعامل مع بعض الامراض الجراحية الاخرى. لكن في الكثير من الاحيان كانت ندبة الكي, تلتهب و تؤدي الى موت المريض, حيث كانت اسباب التهاب الجروح و تقيّحها مجهولاً في ذلك الوقت. كذلك قل اهتمام العراقيين بعلم التشريح وتطويره بسبب تحريم الاسلام للتشريح. يجب ان نذكر هنا بان الجراحين المعاصرين, يستعملون لحد الان, طريقة الكي, في وقف النزيف من الاوعية الدمويه خلال العمليات الجراحية.

توفى في مدينة واسط, حوالي سنة 708م الطبيب العراقي تيادور[2] المشهور زمن حكم الامويين. كان طبيباً مشهوراً حاز على ثقة الناس و الحكم الاموي في العراق.

من اقواله التي وصلتنا مايلي:

**" لا تاكل الثمار في غير اوقات نضوجها"**

**" امضغ الطعام جيداً لكي لا ترهق المعدة"**

**" تمشى بعد العشاء قبل النوم"**[3].

توفى و كان كبير السن, مما يدل بانه ولد اواسط القرن السابع الميلادي. يقال بانه كتب كتباً في الطب لكي يستفيد منها ابنه في الصنعة. لكن للاسف لم يصلنا من كتبه شئ[4].

---

1 كانت شكوى الشرق من اهالي اوربا خلال القرن السابع عشر, هي بان رائحتهم كانت نتنة. حيث كان ملك فرنسا حينها يغتسل مرة واحدة في السنة.

2 تذكره بعض المصادر باسم تياذوق تصحيفاً كما يبدوا.

3 " اتعشى و اتمشى" كما يقول التراث العراقي.

4 ابن ابي اصيبيعه, عيون الانباء في طبقات الاطباء.

كان يوجد طبيب عراقي اسمه شقير كان مولى بني رؤاس , في فترة حكم الخليفة هشام عبدالملك مروان في دمشق, عالج ذلك الطبيب, زيد علي حسين علي[1]. كان ذلك شباط سنة 739م[2], و هو الطبيب الذي انتزع السهم من جانب رأس زيد, بعد اصابة زيد بسهم في جانب جبهته خلال المعارك قرب الكوفة. مات زيد اثر تلك الاصابة عن عمر يناهز الاثنان و الاربعين عاماً .

تمرض الخليفة العباسي الثاني, عبد الله محمد علي عبد الله[3] (استلم الخلافة في 754م لغاية 775م) سنة 765م, بعد نقل بيت المال الى بغداد, و قبل اكتمال بناء مدينة بغداد المدورة, عندما ضعفت شهيته, و رفضت نفسه الطعام. جمع الاطباء في المناطق التي حوله, لغرض الشفاء من علته, و لكن لم يستطع احد منهم مداواته بالشكل الذي يرضيه. ادرك الخليفة حاجته الى طبيب اكثر خبرة, فارسل, رسوله الى مدينة نيسابور [4] حيث كانت توجد مارستان[5]. كان الطبيب القائم على ذلك المارستان هو جرجيس جبرائيل. طلب الرسول من جرجيس المجئ معه الى بغداد لمعالجة الخليفة. رفض جرجيس مصاحبه الرسول الى بغداد, فعمد الرسول الى القاء القبض عليه و على معيته و كبار المدينة. اجتمع رؤساء مدينة نيسابور بالطبيب, وهم في السجن, و طلبوا منه مصاحبة الرسول لمعالجة الخليفة المريض.

لبى جرجيس طلبهم, و سافر مع الرسول الى بغداد, بعد ان سلم امور المستشفى الى ابنه بختيوشع, ليتولى علاج المرضى فيها. اصطحب جرجيس معه اثنين من طلبته الذين يتعلمون الطب بين يديه و هما ابراهيم و عيسى شهلا. افلح جرجيس في علاج

---

[1] معروف باسم زيد ابن علي الامام الخامس.

[2] الطبري, محمد جرير, تاريخ الرسل و الملوك. كان شقير من اهالي بلاد بين النهرين. درج المؤرخون العرب على استعمال الكنى في الاشارة الى الاشخاص غير المسلمين و صيغة التصغير في الاشارة الى اصحاب الديانات السماوية,( انظر المغني في فقه الامام احمد بن حنبل الشيباني, لمؤلفه عبدالله احمد قدامه المقدسي, دار الفكر, بيرةت)

[3] معروف باسم "ابو جعفر المنصور", وهو عبدالله محمد علي عبدالله العباس عبدالمطلب, و امه اسمها "ربطه".

[4] تسمى الان مدينة بيشاور الواقعة في جنوب شرق ايران.

[5] مستشفى حسب تسمية ذلك الزمان.

الخليفة عبدالله (المنصور), فشفى من علته, لكن ابقى الخليفة جرجيس, بجانبه في بغداد, مانعاً اياه من مغادرة المدينة, عسى ان يحتاج لخدماته مرة اخرى. وثق الخليفة (المنصور), بجرجيس خلال هذه الفترة, و سمح بعرض حرمه عليه للمعالجة. حدث ذلك بعد ان رفض جرجيس, قيام ثلاث جواري, بخدمته في بيته, و اعادهن الى الخليفة, قائلاً , بانه متزوج, و زواجه هو من امرأة واحدة فقط, و هي لازالت على قيد الحياة, في نيسابور.

بقي جرجيس في بغداد يعالج الخليفة و حرمه لمدة اربعة سنوات. مات خلال تلك الفترة, ابن الخليفة الاكبر, الذي كان اسمه جعفر ودفن في قرطبل بالجانب الغربي من دجلة. كذلك مات الامام نعمان ثابت زوطى ماه[1], في السجن, و دفن في الجانب الشرقي من دجلة.

توعك جرجيس الطبيب بعد ذلك, و اصبح طريح الفراش, و طلب العودة الى مدينته سنة 769م, لكي يموت فيها 'كما قال', بعد ان تبين له, كما يبدوا, بانه ليس في نية الخليفة, قبول عودته الى مدينته نيسابور, حيث تسكن عائلته[2]. عرض عليه الخليفة ان يصبح مسلماً , لكي تضمن له الجنه, فكان جوابه, انا على دين ابائي و اجدادي, و اريد ان اكون معهم حيث يكونون بعد الممات, سواءاً كانت الجنة او النار. فطالبه الخليفة بان يستدعي ابنه ليحل محله, عندها عرض عليه جرجيس احد الطالبين من الذين قدما معه. تم اختيار عيسى شهلا, لكي يكون طبيب الخليفة, بعد عودة جرجيس الى مدينته.

اعاد الخليفة جرجيس الى مدينته, و اصبح عيسى شهلا طبيبه. لكن هذا الطبيب

1 معروف باسم الامام ابو حنيفة النعمان.

2 يبدوا انه تظاهر بالمرض. حيث انه اصبح سالماً بعد وصوله نيسابور.

لم يلتزم باصول المهنة, حيث قام باستغلال مهنته و قربه من الخليفة, في ابتزاز الناس و رجال الكنيسة[1]. عرف الخليفة بذلك, فقام بتجريد عيسى شهلا من امواله و طرده.

بعث الخليفة (المنصور) على اثر طرد عيسى, رسلاً الى نيسابور يطلب من جرجيس (الذي كان لايزال حياً), القدوم مرة اخرى الى بغداد, لكن جرجيس كان مصاباً بوعكة كما يبدوا[2], فارسل طالبه الثاني, ابراهيم الى بغداد. بقى ابراهيم في مدينة بغداد لمدة خمس سنوات الى سنة 775م[3], يقوم خلالها بتطبيب الخليفة لحين وفاة المنصور.

عندما مرض الخليفة العباسي الرابع موسى محمد عبدالله[4] ( استلم الخلافة في 786م لغاية 787م) مرضه المميت, في سنة 787م. كان في بغداد ثلاثة اطباء, وهم كل من عيسى [5], و عبدالله الطيفوري, و داؤد سرابيون. لم يستطع الاطباء الثلاثة علاجه. لم يقتنع الخليفة بالتبرير الذي قدمه عيسى الطبيب, عندما قال "علينا الاجتهاد و الله يجلب السلامه"[6], فامر حاجبه بان يقطع عنق الاطباء الثلاثه. بعث الخليفة على اثرها رسولاً الى نيسابور لاستدعاء الطبيب العامل هناك, و كان رئيس الاطباء هناك في ذلك الوقت بختيوشع ابن جرجيس كما تقدم ذكره. ادرك الخليفة موسى (الهادي), سوء حالته و انها لا تحتمل الانتظار لحين قدوم طبيب من نيسابور, لبعد

---

1 ذكر ابن ابي اصيبعة, في كتابه, بان عيسى بعث رسالة الى مطران نصيبين يطلب منه مواد غالية الثمن و يتهدده في حالة عدم تلبية الطلب بقوله" الست تعلم أن أمر الملك بيدي إن شئت أمرضته وإن شئت عافيته"

2 حيث انه سقط من على سطح منزل.

3 يجدر بالذكر هنا بان ابن ابي اصيبعه ليس من الموثوق برواياتهم. حيث انه ذكر في احدى كتبه, رسوم الحروف التي كان ابناء النهرين يستعملونها قبل شيوع اللغة العربية, و تاكد العلماء بانها من عندياته و لا اساس لها. كذلك يذكر الطبري في كتابه تاريخ الرسل و الملوك رواية زمن ابو جعفر المنصور, يذكر فيها اسم بختيوشع بانه الذي كان يعالج عيسى موسى ابن ابو العباس السفاح الذي اوصى بان يلي ابو جعفر المنصور في الخلافة.

4 المعروف باسم موسى الهادي, وهو موسى محمد عبدالله علي عبدالله, و امه اسمها "الخيزران".

5 المكنى ' ابو قريش', وهو على الاغلب نفس عيسى شهلا الذي سبق ذكره.

6 هذه المقولة مشابهة بشكل كبير مع المقولة التي اشتهر بها الطبيب الجراح امبروس باري بعد 749 سنة عندما قال " انا ضمدت جراحه و الله اشفاه". كما سيلي ذكره.

المسافة, لهذا امر حاجبه, ان يستدعي طبيباً من قرية قريبة من نهر صرصر[1].

جاء الطبيب من صرصر. ادرك ذلك الطبيب, بانه لن يستطيع شفاء او علاج مرض الخليفة. لكن واجهته مشكلة امر الخليفة بقطع رؤوس الاطباء, كما تم ذكره, لهذا جلب قارورة و اراها للخليفة و اخبره بانه في سبيل صنع دواء له. جمع الاطباء السابق ذكرهم, في غرف قريبة من غرفة الخليفة و طلب منهم الدق على الهاون, ليسمع الخليفة و يقتنع بانه يصنع الدواء له, استمر الحال على هذا المنوال الى موت الخليفة[2]. هكذا استطاع طبيب صرصر انقاذ ارواح زملاءه, الاطباء الثلاثة.

بنت الكنيسة الشرقية, مارستاناً تابعاً لها في مدينة سلمان باك سنة 790م خلال حكم الخليفة العباسي هارون محمد عبدالله [3] ( استلم الخلافة في 787م لغاية 809م). حيث بعث بطريارك الكنيسة الشرقية طيماثاوس[4] رسالة الى طبيب اسمه سركيس في تلك السنة ذكر فيها:

> بنينا سندريكان, اي بمارستان في المدينة الملكية (سلمان باك). و صرفنا حوالي 20000 عليها. لقد تم اكمال التسقيف و انتهى البناء. صلي بان يجعلها شفاءاً للمرضى و الذين يعانون من خلل في جسدهم او نفسهم[5].

لم يكن الخليفة هارون (الرشيد), يثق ببراعة عيسى شهلا في الطب, رغم كونه طبيب العائلة, من زمن جده الخليفة عبدالله (المنصور), و لم يكن مقتنعاً باطباء بغداد

[1] نهر صرصر هي احدى الانهر التي كانت تتفرع من نهر الفرات نحو دجلة. و قرية صرصر كانت تبعد عن بغداد المدورة حوالي خمسة كيلومترات من ناحية الجنوب الغربي.

[2] ابن ابي اصيبعه, عيون الانباء في طبقات الاطباء. يذكر الكتاب بان اسم حاجب الخليفة هو الربيع, في حين نحن نعلم بان الربيع ابن انس توفى سنة 785 قبل وفاة الخليفة بسنتين. و الربيع هو ابو الفضل, الذي اصبح حاجباً لهارون الرشيد, و المدفون في جامع الفضل في محلة الفضل في الرصافة في بغداد.

[3] معروف باسم هارون الرشيد وهو هارون محمد عبدالله محمد علي عبدالله. امه اسمها "الخيزران".

[4] هو البطريك الجاثليق طيماثاوس الاول الكبير ( 780م لغاية 823م). Timothy

[5] النص منقول و مترجم من: Micheal, W. Wols, Majnun: The Madman, in Medieval Islamic Society, Oxford: Claredon Press, 1992. يوحي نص الرسالة بان المارستان كان يستعمل ايضاً للتبشير الديني.

الاخرين. لهذا استدعى بختيوشع[1] جرجيس من مدينة نيسابور, لكي يقوم بعلاجه بعد ان استلم الحكم في بغداد باربعة سنين.

يبدوا بان اطباء نيسابور, من عائلة الطبيب جرجيس لم يكونوا, في البداية يحبذون العيش في مدينة بغداد, رغم المغريات. قد يكون سبب ذلك هو انعدام اي مستشفى مناسب فيها, او بسبب اضطرارهم الابتعاد عن عوائلهم و اهلهم, او لسبب آخر. لهذا, عندما مرض يحي جعفر خالد البرمكي[2], و ارسل في طلب طبيب من نيسابور, اقترح بختيوشع, على رسول يحيى, ان يقوم ابنه جبرائيل, بالسفر لبغداد ليقوم بعلاج يحيى بدلاً عنه. حضر جبرائيل الى بغداد و استطاع معالجة يحى و شفاءه. قام جبرائيل ايضاُ بعلاج جارية لهارون اصيبت, كما يبدوا, بخلع في كتفها, عجز اطباء بغداد,حينها في معالجتها. بقى جبرائيل بعدها في بغداد, و استمر في تطبيب الخليفة هارون (الرشيد), و قادته طوال فترة دامت خمسة عشر سنة[3].

تذكر بعض كتب التاريخ بان الطبيب بختيوشع كان مع جعفر البرمكي عندما حضر مسرور خادم الخليفة هارون, لالقاء القبض عليه, في كانون الثاني سنة 803م وهي الحادثة التي تم قتل جعفر بعدها[4]. بهذا يكون الطبيب بختيوشع اخر شخص شاهد جعفر حيا و حراً.

تم اتهام شماخ الطبيب, الذي كان مولى المهدي, في نفس الفترة, بتسميم محمد موسى, بتوجيه من الخليفة هارون (الرشيد). خاف الطبيب على حياته بسبب هذا الاتهام, و هرب الى مصر[5]. تقول الرواية, ان سبب التهمة هو ان الطبيب شماخ وضع

---

[1] بختيوشع باللغة الآرامية. و معناها باللغة العربية " عبدالمسيح".
[2] معروف باسم يحى البرمكي
[3] يلاحظ بانه, رغم الحاجة المتكرره لجلب اطباء من ديار بعيدة لمعالجة الخلفاء و قادتهم في بغداد, لم يحاول اي منهم فتح اي مستشفى (مارستان) في المدينة.
[4] ابن خلكان, وفيات الاعيان و اخبار اهل الزمان, موضوع جعفر البرمكي.
[5] الاصبهاني, ابو الفرج, مقاتل الطالبيين. يلفضها البعض "الاصفهاني".

السم في سنان, و اهداها الى محمد موسى, و عند استعمال محمد موسى السنان, تسبب السم في جعل اللحم ينتثر[1].

لابد لي هنا, ان انقل مقولة الحكيم منكه, التي ذكرها الطبري في كتابه. انه الطبيب الهندي, الذي استدعاه الخليفة العباسي الخامس, هارون (الرشيد)[2] لعلاجه من علة, عجز عنها اطبائه[3]. كان اطباء بغداد في ذلك الوقت هم عيسى, و عبدالله الطيفوري, و داؤد سرابيون, و جرجيس[4]. عند مغادرة منكه بغداد, شاهد رجلاً من شمال بلاد بين النهرين, افترش الارض, يبيع بعض الدواء, و يدعي بانها تشفي كافة انواع الامراض, ابتداءاً من انواع الحمى, الى كافة انواع الآلام, و انحباس البول و الرعاش و غيرها. فقال الحكيم منكه بعد ان ترجم له ترجمانه ما يقوله البائع حول دواءه مايلي:

" على كل حال ملك العرب جاهل, وذاك اذا كان الأمر على ما قال هذا، فلم حملني من بلادي، وقطعني عن أهلي، وتكلف الفيض من مؤنتي، وهو يجد هذا نصب عينيه وبإزائه؟ وإن كان الأمر ليس كما يقول هذا فلم لا يقتله؟ فإن الشريعة قد أباحت دمه ودم من أشبهه, لأنه إن قتل، فإنما هي نفس يحيا بقتلها خلق كثير, وإن ترك هذا الجاهل, قتل في كل يوم نفسا، وبالحري أن يقتل اثنين وثلاثا وأربعا في كل يوم, وهذا فساد في التدبير، ووهن في المملكة."[5]

---

[1] يبدوا بان هذا هو الادعاء ليس له مصداقية. اغلب الضن هو بان حالة اسنان و لثة محمد موسى كانت متهرئة نتيجة اهماله تنظيفها, لهذا احتاج الى السنان في المقام الاول.

[2] معروف باسم هارون الرشيد وهو هارون محمد المهدي من زوجته الخيزران.

[3] لم يذكر ابن ابي اصيبعه قيام هارون الرشيد باستدعاء طبيب من الهند لعلاجه بدلاً من جبرائيل الذي سبق التطرق اليه. الاحتمال الاخر هو ان يكون لقب من القاب جبرائيل, او يوجد تصحيف وان اسم الطبيب هو ملكا (ابو البركات ملكا), الذي ولد سنة 1064م.

[4] ابن ابي اصيبعه, عيون الانباء في طبقات الاطباء, الاسم في النص هو سرجس.

[5] الطبري, محمد جرير, تاريخ الرسل و الملوك. يبدوا بان المؤلف وضع افكاره على لسان شخص وضع له اسماً. حيث لم تذكر كتب اخرى موضوع احتياج هارون الى اطباء من الهند.

قام جبرائيل بمعالجة الخليفة محمد هارون محمد (استلم الخلافة في 809م لغاية 813م)[1], عندما اصبح خليفة في سنة 809م. تسبب علاج جبرائيل للخليفة محمد (الامين), في غضب اخوه عبدالله هارون محمد ( استلم الخلافة في 813م لغاية 833م)[2] بسبب صراعهما على الخلافة. لهذا فعندما استلم عبدالله (المأمون) الخلافة في سنة 813م, امر وزيره في بغداد بسجن جبرائيل[3]. بقي جبرائيل في السجن لمدة خمس سنوات. مرض خلال هذه الفترة, حسن السهل[4], الوزير على بغداد, في سنة 818م. لم يستطع اي من الاطباء شفاءه مما دفع حسن السهل, الى الاستعانة بجبرائيل في سجنه. عمل جبرائيل من السجن على علاج حسن و شفاءه. دفع حسن السهل مكافئة لجبرائيل مقابل عمله. لكنه لم يكتف بذلك, حيث ذكر حسن السهل, هذا الامر للخليفة, طالباً منه ان يعفوا عن جبرائيل.

قرر الخليفة عبدالله (المأمون) الاستجابة لطلب حسن السهل, و العفوا عن جبرائيل, و الامر باطلاق سراحه. لكن, عندما جاء الخليفة الى بغداد في آذار سنة 819م[5], وجد, بان جبرائيل له محل يعالج فيه الناس. امره ان يتوقف عن معالجة الناس, و ان يبقى في بيته, و صادر امواله. كذلك قرر بان يكون الطبيب ميخائيل (هو صهر جبرائيل), طبيباً له و حاشيته.

تمرض عبدالله (المأمون), بعد ذلك بست سنوات. كان ذلك في بدايات سنة 825م, التي تزوج في نهايتها من بوران ابنة حسن السهل[6]. عجز ميخائيل, عن

---

1 معروف باسم الامين, وهو محمد هارون محمد عبدالله و امه هي زبيدة جعفر.
2 معروف باسم المأمون, وهو عبدالله هارون محمد عبدلله و امه هي مراجل.
3 ابن ابي اصيبعه, عيون الانباء في طبقات الاطباء
4 هو الحسن ابن سهل. كان احد عمال المأمون و وزراءه الذين ساعدوه في صراعه مع اخوه. هو من عائلة تعتبر من رؤساء القوم, اسلم هو و اخوه الفضل و ابوه نهايات القرن الثامن الميلادي. تزوج المأمون من ابنته ميران ( يسميها البعض خديجه) نهاية سنة 825م.
5 اليافعي, مرآة الجنان و عبرة اليقضان في معرفة ما يعتبر من حوادث الزمان.
6 عبدالله المأمون بوران و عمرها 11 سنة. اصبح عمرها 25سنة عند وفاة المأمون. و عاشت 80 سنة. (اليافعي, عبدالله اسعد علي, مرآة الجنان و عبرة اليقضان في معرفة ما يعتبر من حوادث الزمان ).

معالجة مرض الخليفة, فطلب عبدالله (المأمون) منه جمع الاطباء و مشاورتهم لايجاد طريقة لمعالجته. لم يفلح هذا الامر في الوصول الى علاج يشفيه. استمرت صحة الخليفة عبدالله بالتدهور, فذكروا له امر استدعاء جبرائيل, لكي يقوم بالمعالجة, فامر بذلك. قام جبرائيل بمعالجة الخليفة فشفي من مرضه. بهذا اكرمه الخليفة و اعاد له امواله. لكن هذا قلل من اهمية صهره ميخائيل.

يوجد ذكر لطبيب آخر كان في بغداد خلال تلك السنين, حيث يذكر لنا القرطبي في كتابه[1], معالجة الشاعر العراقي المعروف حسن هاني عبدالاول صباح[2] من قبل طبيب نصراني اسمه سعيد في بغداد سنة 813م.

من حِكَـــم جبرائيل التي اوردتها الكتب مايلي:

**لا يوجد طعام سيئ و طعام جيد, حيث يجب على الانسان ان يتنوع في طعامه, و ان اقتصار الاكل على نوع واحد, او تجنب اكل صنف واحد يسبب اضطراب طبيعة الجسد و يؤدي الى الامراض[3].**

ولد في مدينة الحيرة سنة 809م, واحد من اشهر اطباء العيون في العالم خلال تلك الفترة. انه طبيب العيون حنين اسحاق العبيدي,. كان حنين, ابن عشاب[4] نسطوري من بلاد بين النهرين. درس الطب في مدينة گوندشابور [5]. رحل بعدها للبصرة و تعلم العربية هناك. اصبح الطبيب الخاص للخليفة عبدالله (المأمون). عينه الخليفة مشرفاً عاماً على دار الحكمة. من اشهر كتبه, العشر مقالات في العين.

---

1 القرطبي, ابن عبدالبر, بهجة المجالس و انس المجالس, ج1.

2 معروف باسم ابو نؤاس.

3 عن ابن ابي اصيبعه, عيون الانباء في طبقات الاطباء

4 صيدلي في اللغة المعاصرة.

5 مدرسة الطب في گوندشابور ( Gundishapur) شرق دجلة, ربما هي مدينة سلمان باك. و قد قال الطبري بان مدرسة الطب فيها هي ارقى مدارس الطب في الدولة الساسانية, حيث يقال بانه سابور جلب طبيباً من الهند لتعليم الطب فيها. تكتبها بعض المصادر العربية جندشابور بسبب عدم استعمالهم حرف گ.

رغم ان العلماء الغربيين يعتقدون بان آراء حنين, هي ترجمة لآراء ابقراط, و كالين[1], إلا ان امراض العيون, كانت سائدة في بلاد بين النهرين, بشكل ملحوظ منذ زمن حام رابي الذي تناول اصابة العين بشكل محدد في الشريعة التي كتبها. وكذلك اصابة عيون كورش بالمرض بعد سيطرته على بابل سنة 539ق م كما تم ذكره سابقاً , هو دليل على شيوع امراض العيون في بلاد بين النهرين حينها لهذا ليس غريباً ان يبرع احد ابناء المنطقة في علاجها. يبدوا ان علة مرض العيون, كانت مستعصية العلاج الى حد كبير, ربما بسبب العدوى و انتشار الذباب و غيرها, بحيث ان حالة الاصابة بامراض العيون بقيت شائعة الى القرن العشرين, حيث كانت نسبة اصابة عيون العراقيين بمرض التراخوما, مائة بالمائة في بدايات القرن العشرين, كما سيلي ذكره.

ساهم حنين, في ترجمة الصحائف و الكتب الطبية و الفلسفية الاغريقية الى العربية, في موقع عمله في بغداد, وهي الكتب و الصحائف التي جلبها نسطوريوس معه من القسطنطينية. قام حنين, ايضاً , خلال فترة حكم الخلفاء العباسيين الذين جاءوا بعد الخليفة عبدالله (المأمون), بجولة في المناطق غرب بلاد بين النهرين, الى ان وصل الى مصر, لغرض جمع الكتب الاغريقية, المتوفرة, لترجمتها الى العربية.

من مآثر حنين, التي يجب ذكرها, انه رفض اعداد سم, بامر من الخليفة عبدالله (المأمون), لقتل احد الاشخاص, مما دفع الخليفة الى سجن حنين لمدة سنة كاملة. عندما سأله الخليفة عن سبب رفضه تنفيذ الطلب, رغم علمه, انه مهدد بالموت بسبب ذلك الرفض, كانت اجابة حنين كالآتي:

---

[1] من الطريف الذكر بان قسطنطين افريكانس (Constantinus Africanus) ترجم كتاب حنين, و طبعه باللغة اللاتينية في ليون سنة 1515 م و ذكر بان الكتاب من تاليفه. و كذلك تم طبع نسخة في البندقية بين سنة 1541 و 1625, عزاها ديمرتيوس الصقللي (Demetrius) لنفسه.

**لسببين, ديني و مهني, الديني هو لان الدين يامرنا بفعل الخير حتى لاعدائنا, فما بال اذا كان الشخص من اصدقائنا. و المهني, هو لان مهنتي تمنعني من الاضرار باي انسان, حيث ان مهنتي موجودة لخير و رفاهية الجنس البشري, و ان الله فرض على الاطباء القسم, بعدم اعداد ادوية سامة.[1]**

اشتكى البعض لدى الخليفة العباسي عبدالله (المأمون) من الدكتور حنين, بعد عمله في دار الحكمة بسنوات, معتبرين تصرفاته من الهرطقة. الامر الذي ادى الى قرار الخليفة العباسي مصادرة امواله و كتبه و تسليمة الى رئاسة الكنيسة النسطورية في بغداد لغرض معاقبته. تم سجنه و كان يتم جَـــلده بين فترة و اخرى. لم يؤثر هذا عليه, كما صرح هو بنفسه, بقدر تاثره بموضوع مصادرة كتبه, حيث ان تلك المصادرة اثرت على نفسيته بشكل كبير, اكثر من اي شئ آخر.

تم اعادة الاعتبار الى حنين بعد سجنه لمدة اربعة اشهر, و اعادة امواله اليه, و طرد اعدائه الذين كانوا السبب في ما حدث له. استمر حنين بعدها لمدة عشرين سنة يترجم الكتب, يساعده حبيش ابن اخوه في عمله. توفى حنين سنة 872م[2].

بنى خلال هذه الفترة الخليفة محمد هارون محمد [3] ( استلم الخلافة في 833م لغاية 842م) مدينة سَرَّ من رأى ( سامراء) و نقل مركز الخلافة و حاشيته اليها.

يبدوا ان قلة الحاجة الى خدمات بختيوشع في نيسابور, او بذخ عيش ابنه و نسيبه في خدمة الخلفاء و الاهالي في بلاد بين النهرين, اضافة الى وجود حاجة في مدينة سر من رأى لخدماته, او لسبب آخر, اقنعه بان ينتقل الى بلاد بين النهرين.

---

1 Maccallan, A. F., C. B. E., Mediaeval Ophthalmology In Mesopotamia, The British Journal of Ophthalmology, 506, 1927. يبدوا انه يشير هنا الى قسم ابقراط ( انظر القسم الطبي).

2 اليافعي, عبدالله اسعد علي, مرآة الجنان و عبرة اليقضان في معرفة ما يعتبر من حوادث الزمان .

3 معروف باسم المعتصم بالله, وهو محمد هارون محمد عبدالله و امه اسمها مارده.

حيث ذكر ابن ابي اصيبعة[1] بان محمد عبدالملك الزيات و ابن ابو داؤد يعاديان بختيوشع, و يحسدانه. فقاما بتحريض الخليفة العباسي هارون محمد هارون[2] (استلم الخلافة في 842م لغاية 847م) عليه. لهذا قام الخليفة بمصادر اموال الطبيب و نفاه الى مدينة گوندشابور[3] سنة 844م. لكن بعدها عندما احتاج الخليفة اليه بعد ان اصابه الاستسقاء و اشتداد عليه المرض, ارسل من يحضر بختيوشع لعلاجه, لكنه مات قبل وصول الطبيب, كان ذلك بعد ثلاثة سنوات من نفيه, اي في سنة 847م.

احتاج الخليفة جعفر محمد هارون[4] ( استلم الخلافة في 847م لغاية 862م), للطبيب بختيوشع الطبيب, فقرّبه و جاد له الاموال. بهذا صلح حال بختيوشع مرةً اخرى. لكن غضب الخليفة عليه, سنة 858م لاسباب لم يذكرها ابن الاثير في كتابه, فصادر الخليفة جعفر (المتوكل) امواله و نفاه الى البحرين[5]. ذكر ابن ابي اصيبعة نفس الحادثة, لكنه اوضح بان السبب كان افراط بختيوشع ادلاله على الخليفة, فنفاه الى مدينة بغداد[6]. ادناه نص ما كتبه ابن ابي اصيبعه عن سبب غضب الخليفة جعفر (المتوكل) على الطبيب بختيوشع:

**أن المتوكل قال يوماً لبختيشوع ادعني، فقال السمع والطاعة فقال أريد أن يكون ذلك غداً، قال نعم وكرامة، وكان الوقت صائفاً، وحره شديداً، فقال بختيشوع لأعوانه وأصحابه أمرنا كله مستقيم إلا الخيش فإنه ليس لنا منه ما يكفي، فأحضر وكلاءه وأمرهم بابتياع**

---

1 ابن ابي اصيبعه, عيون الانباء في طبقات الاطباء.

2 معروف باسم الواثق بالله, وهو هارون محمد هارون عبدالله و امه هي قراطيس

3 مدينة گوندشابور في الكتاب, كون المدينة المعاصرة التي كان اسمها گندسابور غير معلومة بشكل اكيد, لكن يجوز انها سلمان باك.

4 معروف باسم المتوكل على الله وهو جعفر محمد هارون محمد عبدالله و امه هي شجاع. يقال بان سلطة الاتراك سادت خلال حكمه.

5 ابن الاثير, الكامل في التاريخ. يذكر ابن ابي اصيبعة ان نفيه كان الى البصرة.

6 كان مقر الخلافة حينها في سامراء.

كل ما يوجد، من الخيش بسر من رأى، ففعلوا ذلك وأحضروا كل من وجدوه من النجادين والصناع، فقطع لداره كلها صونها، وحجرها ومجالسها وبيوتها ومستراحاتها، خيشا حتى لا يجتاز الخليفة في موضع غير مخيش، وأنه فكر في روائحه التي لا تزول إلا بعد استعماله مدة، فأمر بابتياع كل ما يقدر عليه بسر من رأى من البطيخ، وأحضر أكثر حشمه وغلمانه وأجلسهم يدلكون الخيش بذلك البطيخ ليلتهم كلها، وأصبح وقد انقطعت روائحه، فتقدم إلى فراشيه فعلقوا جميعه في المواضع المكورة، وأمر طباخيه بأن يعملوا خمسة آلاف جونة في كل جونة باب خبز سميد، دست رقاق وزن الجميع عشرون رطلاً؛ وحمل مشوي وجدي بارد، وفائقة ودجاجتان مصدرتان، وفرخان ومصوصان، وثلاثة ألوان وجام حلواء، فلما وافاه المتوكل رأى كثرة الخيش وجدته فقال أي شيء ذهب برائحته؟ فأعاد عليه حديث البطيخ فعجب من ذلك، وأكل هو وبنو عمه والفتح بن خاقان على مائدة واحدة، وأجلس الأمراء والحجاب على سماطين عظيمين لم ير مثلهما لأمثاله، وفرقت الجون على الغلمان والخدم والنقباء والركابية والفراشين والملاحين وغيرهم من الحاشية لكل واحد جونة، وقال قد أمنت ذمهم لأنني ما كنت آمن لو أطعموا على موائد أن يرضى هذا ويغضب الآخر، ويقول واحد شبعت ويقول آخر لم أشبع، فإذا أعطى كل إنسان جونة من هذه الجون كفته، واستشرف المتوكل على الطعام فاستعظمه جداً، وأراد النوم، فقال لبختيشوع أريد أن تنومني في موضع مضيء لا ذباب فيه وظن أنه يتعنته بذلك، وقد كان بختيشوع تقدم بان تجعل أجاجين السيلان في

سطوح الدار ليجتمع الذباب عليه، فلم يقرب أسافل الدور ذبابة واحدة، ثم أدخل المتوكل إلى مربع كبير سقفه كله بكواء فيها جامات يضيء البيت منها، وهو مخيش مظهر بعد الخيش بالدبقي المصبوغ بماء الورد والصندل والكافور.

فلما اضطجع للنوم أقبل يشم روائح في نهاية الطيب لا يدري ما هي لأنه لم ير في البيت شيئاً من الروائح والفاكهة والأنوار؛ ولا خلف الخيش لا طاقات ولا موضع يجعل فيه شيء من ذلك، فتعجب وأمر الفتح بن خاقان أن يتتبع حال تلك الروائح حتى يعرف صورتها،

فخرج يطوف فوجد حول البيت من خارجه ومن سائر نواحيه وجوانبه أبواباً صغاراً لطافاً كالطاقات محشوة بصنوف الرياحين والفواكه واللخالخ، والمشام التي فيها اللفاح، والبطيخ المستخرج ما فيها المحشوة بالنمام والحماحم اليماني المعمول بماء الورد والخلوق والكافور والشراب العتيق والزعفران الشعر، ورأى الفتح غلماناً قد وكلوا بتلك الطاقات مع كل غلام مجمرة فيها ند يسجره ويبخر به، والبيت من داخله أزار من اسفيداج مخرم خروماً صغاراً لا تبين تخرج منها تلك الروائح الطيبة العجيبة إلى البيت، فلما عاد الفتح وشرح للمتوكل صورة ما شاهده كثر تعجبه منه، وحسد بختيشوع على ما رآه من نعمته، وكمال مروءته، وانصرف من داره قبل أن يستتم يومه، وأدعى شيئاً وجده من التياث بدنه، وحقد عليه ذلك فنكبه بعد أيام يسيرة[1].

اصيب بعدها جعفر (المتوكل), بالقولنج فاستحضر بختيوشع لغرض معالجته, فعالجه بختيوشع فشفى. فاكرمه بعدها, لكن, لم يعد له امواله التي تم بيع بعضها.

---

1 ابن ابي اصيبعه, عيون الانباء في طبقات الاطباء.

حدثت لبختيوشع بعد ذلك نكبة اخرى, حيث صادر الخليفة جعفر (المتوكل) امواله مرة اخرى, و نفاه هذه المرة الى البصرة, بمكيدة من المنتصر الحصيني.

تكرر تكريم بختيوشع زمن الخليفة احمد محمد هارون[1] ( استلم الخلافة في 862م لغاية 866م), اذ اعاد الخليفة احمد, الطبيب بختيوشع الى خدمته, و أكرمه. فعل الامر نفسه, الخليفة محمد هارون محمد[2] ( استلم الخلافة في 869م لغاية 870م), الذي قام باعادة اموال بختيوشع التي صادرها منه عمه الخليفة جعفر (المتوكل), من التي بقيت في بيت المال و لم يتم بيعها, قبل مقتل الخليفة.

يذكر الطبري بان ابن سرجويه, كان طبيب بغا الشرابي, قائد عسكر الخليفة جعفر (المتوكل), في سامراء[3].

كان الطيفور و ابن الابرش هما الطبيبان المشهوران في دار الخلافة العباسية في سامراء, ايام الخليفة هارون محمد هارون (الواثق), في فترة حكمه الممتدة بين سنة 842م لغاية 847م.

تم اتهام الطبيب المعالج للخليفة محمد جعفر محمد[4] ( استلم الخلافة في 862م و حكم اقل من سنة) بانه قتل الخليفة. كان سبب هذا الاتهام هو مرض الخليفة محمد (المنتصر), بالحمى لمدة ثلاثة ايام لم يستطع فيها ان يبتلع طعاماً و اصيب بالاختناق[5], فحاول طبيبه ابن طيفور فتح قصبته[6] كما يبدوا و لكن ذلك لم يفده,

---

[1] معروف باسم المستعين بالله. هو احمد محمد هارون محمد عبدالله و امه اسمها "مخارق"

[2] معروف باسم المهتدي بالله. هو محمد هارون محمد هارون و امه اسمها ورده.

[3] الطبري, محمد جرير, تاريخ الرسل و الملوك.

[4] معروف باسم المنتصر بالله, وهو محمد جعفرمحمد هارون, و امه اسمها حبشية.

[5] يبدوا بانه اصيب بداء الخناق diphthera. من خواص المرض بث البكتريا المسببه له, ( Corynebacterium bacterium diphtheriae) لسموم في الجسم تسبب شلل العضلات التي تقوم بعملية البلع و التنفس. يتم الان تلقيح الاطفال ضد المرض ضمن التلقيح الثلاثي للاطفال.

[6] الطبري, محمد جرير, تاريخ الرسل و الملوك.

فمات سنة 862م. تم اتهام الطبيب المعالج بانه استعمل اداةً مسمومة في عمله, و قال البعض الاخر بانه وضع السم في اذنه.[1] توفى الخليفة في عمر الخامسة و العشرين.

تعرض احد الاطباء الى اعمال النهب. فقد نهبت اموال الطبيب ابن زيدويه في سنة 875م. كان ذلك زمن حكم الخليفة العباسي احمد جعفر محمد (استلم الخلافة في 870م لغاية 892م)[2]. لم يستطع الاطباء, خلال حكم هذا الخليفة من علاج اخوه و ولي عهده, الموفق الذي اصابه داء الفيل, و تورمت قدماه و تقرحت و تسببت في وفاته سنة 891م[3].

جاء الطبيب سنان ثابت سنان الى بغداد و عمل فيها, حوالي سنة 910م, زمن الخليفة جعفر احمد طلحه[4] ( استلم الخلافة في 908م لغاية 932م). كان والده ثابت سنان قره[5] طبيباً مشهوراً في مدينة حران ( اورفة التركية الان)[6]. جاء ثابت قره الى بغداد بعد خلاف له مع ابناء ديانته استنكروها منه و منعوه من دخول هيكلهم. توفى في بغداد سنة 900م[7].

حاول سنان ثابت معالجة الخليفة محمد جعفر احمد (استلم الخلافة في 934م لغاية 940م) [8], في اواسط كانون الاول سنة 940م, من مرض الاستسقاء الذي اصابه, بدون نجاح. علماً ان مرضه هو في الغالب نتيجة لخلل في عمل الكبد, و اسبابه متنوعة و مختلفة و اغلبها معند يصعب شفاء المريض منها[9].

---

1 ابن الاثير, الكامل في التاريخ.
2 معروف باسم المعتمد على الله, وهو احمد جعفر محمد هارون. امه اسمها "فتيان".
3 اليافعي, عبدالله اسعد علي, مرآة الجنان و عبرة اليقضان في معرفة ما يعتبر من حوادث الزمان .
4 معروف باسم المقتدر بالله, وهو جعفر احمد طلحه جعفر محمد هارون و امه اسمها "غريب".
5 مشهور باسم ثابت قره سنان الصابئي
6 هي نفس المدينة التي فتح فيها نسطوريوس مدرسته في القرن الخامس الميلادي, كما تم ذكره.
7 اليافعي, عبدالله اسعد علي, مرآة الجنان و عبرة اليقضان في معرفة ما يعتبر من حوادث الزمان .
8 معروف باسم الراضي بالله, وهو محمد جعفر احمد طلحه جعفر و امه اسمها "ظلوم".
9 ان اغلب الامراض المسببة للاستسقاء, هي معندة للعلاج, حتى مع بدايات القرن الواحد و العشرين.

من مزايا الطبيب سنان التي ذكرها ابنه ثابت,

- انه استصدر امراً من الخليفة جعفر (المقتدر), بقيام الاطباء بجولة في ارض السواد[1] لغرض معالجة الاهالي هناك من الذين لا يستطيعون السفر الى بغداد لغرض المعالجة.
- يذكر ابنه بانه لم يستطع اقناع الخليفة بمعالجة الجميع على قدم المساواة, حيث امر الخليفة بان العلاج من بيت المال, يكون للمسلمين و عند شفاءهم جميعاً عندها يتم توجيه جهود الاطباء لغيرهم.
- كذلك عمل باعتباره المسؤول على بيمارستانات بغداد, على اصدار اوامر لغرض
- قيام الاطباء بزيارات دورية للمساجين في السجون لغرض علاجهم.

يمكن اعتبار سنان ثابت, بانه اول من اوجد اختبار ممارسة الطب في بغداد, و تحديد صلاحيات كل طبيب. حيث تذكر الكتب بانه توفى مريض من العامة سنة 931م, نتيجة لخطأ ارتكبه طبيب. عرض سنان الامر على الخليفة جعفر(المقتدر), فامر الخليفة عامله ابراهيم محمد بطحا, بمنع اي شخص من ممارسة الطب بدون الحصول على موافقة من الطبيب سنان الذي يقوم باختبار الطبيب و منحه الاجازه في ممارسة المهنة وفق مقدرته. توفى الطبيب سنان ثابت في بغداد ليلة الجمعة المصادف السابع من تموز سنة 943م[2]. يقال بان سبب موته هو اصابته بمرض الذرب[3].

لم يكن محمد يحيى زكريا الرزاي ( المولود في الري (طهران الحالية) سنة 865م و المتوفي فيها سنة 932م) من اهالي بلاد بين النهرين. لكنه مارس مهنة الطب في بغداد[4], حيث تذكر الكتب بان الخليفة جعفر (المقتدر), كان قد بنى فيها مارستاناً[5] باسم مارستان المقتدري سنة 918م, و انه قام بتعمير البيمارستانات

---

[1] اراض خصبة تربتها كانت سوداء نتيجة جفاف الاهوار و ترسب الكائنات النهرية فيها, تقع في منطقة الفرات الاوسط في العراق.

[2] ابن ابي اصيبعه, عيون الانباء في طبقات الاطباء.

[3] Celiec disease. على الاغلب ان سبب وفاته قد تكون باحدى التهابات الامعاء المزمنة منثل ulcerative colitis أو chron's disease لان مرض الذرب ليس مميتاً.

[4] Renouard, P. V., History of Medicine from its origin to the Nineteenth Century, Cincinnati: Moore, Wilstach, Keys & Co., 1856, P257

[5] ابن الاثير, الكامل في التاريخ, ج5, حوادث سنة 306هجرية.

(المستشفيات) الموجودة و تزويدها بالاطباء و الادوية و جراية الاموال سنة 911م[1].
و ان امه كانت قد اقامت بيمارستاناً باسمها ايضاً. كانت هذه البيمارستانات عبارة
عن اماكن لتجميع المجانين و المجروبين لغرض منع اختلاطهم بالناس, و لتوفير
المأوى و الطعام لهم[2] من اموال الاوقاف و التبرعات التي يقوم بها الخيرون من
الميسورين من اهالي البلد.

يعتبر الرازي اول طبيب يؤلف كتاباً عن الطب باللغة العربية. لقد كان فيلسوفاً
برع في الموسيقى و التنجيم و الرياضيات و الكيمياء و الطب. عندما كان في الثلاثين
من عمره كانت شهرته قد انتشرت بشكل كبير. لقد اصبح حينها من اشهر فلاسفة
الطب, حيث كان الطلبة يفدون من مسافات بعيدة لكي يستمعوا الى دروسه. كان
اندفاعه منقطع النظير في التزامه بمهنته, حتى في سنوات كبره. كان شديد الملاحظة و
اكتسب خبرة عميقة في الطب, خلال فترة عمله الطويلة.

كتب الرازي الكثير من الكتب عن الفلسفة و الطب و الكيمياء, لكن للاسف لم
تصلنا كل اعماله. ذكر الرازي في احدى كتبه التي كتبها الى منصور اسحاق[3],
توصيته حول اختيار الطبيب الجيد. حيث قال[4]:

ادرس من البداية و بعناية الشخص الذي سوف تستأمنه على اعز
مالديك في العالم, صحتك و حياتك, و صحة و حياة زوجتك و
اطفالك. اذا كان الرجل يبدد وقته في ملذاته, او اذا كان منغمساً بوله
شديد نحو اعمال بعيدة عن مهنته مثل الموسيقى او الشعر, او

---

[1] ابن الاثير, الكامل في التاريخ, ج5, حوادث سنة 299هجرية.
[2] Amester, Ellen J., Medicine And The Saints, university of texas press, 2013.
[3] منصور اسحاق حاكم الري.
[4] تم ترجمة النص عن الانكليزية

اذا كان مدمناً على الكحول و الفسق, ابتعد عن تسليمه امانتك الثمينه.

الشخص الذي يستحق ثقتك, هو الذي كرس نفسه بشكل واضح لدراسة الطب. الذي بحث عن مرشد ذو باع طويل في معالجة الامراض. الذي اجتهد في قراءة المؤلفين الجيدين, و تعمق في ملاحظاتهم, لانه من المستحيل على الشخص الواحد ملاحظة جميع الامراض في حياته. الشخص الذي يستلهم العلم و الخبرة من كل الناس و من مختلف الاجيال, مثل غدير ماء يرتوي من نهر عظيم.

من ابرز كتب الرازي عن الطب التي وصلتنا, هو كتابه " الحاوي" الذي يحتوي تجميعاً قام به, لكل المؤلفين في الطب المعروفين لديه, بالاضافة الى ملاحظاته الشخصية. يبدوا بانه كتب الكتاب لغرض استعماله الخاص, و اليومي. لانه يحتوي مختصرات, و ملاحظات, و اقتباسات, غير مرتبة بشكل منسق واضحة المعالم. لكنه كتاب غني بالملاحظات و المعلومات الطبية.

ينقسم الكتاب الى قسمين. مجموع القسمين يصل الى سبعة و ثلاثين كتاباً . يعتبر الكتاب اختصاراً لجميع العلوم الطبية و الجراحية المعروفة زمنه. يتناول القسم الاول الامراض التي تصيب اعضاء الجسم المختلفة ابتداءاً من الرأس و انتهاءاً بالقدم. بينما يتناول القسم الثاني الامراض التي تصيب جزءاً محدداً من الجسم و ثم تنتقل الى جزء آخر, مثل البلغم, او الحمرة الجلدية, او الجروح او غيرها. وكذلك الامراض التي تصيب او يبدوا انها تصيب كامل البدن كالحمى و الطاعون و غيرها.

تم ذكر معظم محتوى كتاب الحاوي في مؤلفات الاطباء سابقين له. لكن الرازي

كان السباق في ذكر بعض الحالات المرضية التي لم تكن معروفة او مكتوب عنها, قبله.

كان الرازي رائداً عندما ذكر تفاصيل حول الحمى التي تسبب الطفح الجلدي و التي سماها الحصبة. لقد كان الاول الذي وصف مثل هذه الامراض[1] و فصلها و فرق بينها اعتماداً على طبيعة الطفح الجلدي الناتج عنها.

من الجدير بالذكر بان جميع الاطباء الذين كتبوا بالعربية, من الذين جاءوا بعد الرازي, اخذوا من كتابه الحاوي, و جل ما فعلوه هو تنظميه و ترتيبه و عرضة بشكل اكثر منطقية و اكثر قبولاً من قبل القارئ[2].

كانت الجيوش, تصطحب الاطباء معهم خلال هذه الفترة, لغرض معالجة جرحاهم. يذكر ابن الاثير بان القائد ابو طاهر القرمطي, كلف طبيباً بمعالجة قائد جيش الخليفة يوسف ابو الساج, المجروح, عندما اخذه اسيراً في في تشرين الثاني سنة 927م[3] قرب الكوفة.

تم استعمال الاطباء كوسيلة للضغط السياسي ايضاً, في زمن حكم الخلفاء العباسيين. ففي سنة 932م. تم القاء القبض على عيسى طبيب الخليفة محمد احمد طلحه (استلم الخلافة في 932م لغاية 934م)[4], و تم نفيه الى مدينة الموصل, كوسيلة للضغط على الخليفة محمد (القاهر) و منع اتصاله بمؤيديه[5], كونهم كانوا يعتقدون بان الطبيب كان وسيلة الاتصال بينهم. فقد الطبيب عيسى النظر[6]

---

1 أسباب الطفح الجلدي المصحوب بالحمى عديدة, و لها صفات مختلفة, تعتبر الان الحصبة واحدة فقط من تلك الامراض.

2 Renouard, P. V., History of Medicine from its origin to the Nineteenth Century, Cincinnati: Moore, Wilstach, Keys & Co., 1856, P259

3 ابن الاثير, الكامل في التاريخ.

4 معروف باسم القاهر بالله, وهو محمد احمد طلحة جعفر و امه اسمها فتنه.

5 ابن الاثير, الكامل في التاريخ.

6 ربما تم سمل عينيه عقوبة له.

سنة 966م و مات[1] بعدها بسنتين عن عمر يناهز الاربعة و الثمانين عاماً. حيث انه كان من مواليد 884م.

تم انشاء اول مستشفى في بغداد سنة 981م[2]. سمى العراقيون المستشفى, مارستان[3] العضدي [4]. تم انشاءه على شاكلة مارستان نيسابور, بحيث كان يتم فيها معالجة الناس و محاولة اشفاءهم من امراضهم. تم ذلك زمن الخليفة العباسي عبدالكريم الفضل جعفر(الطائع) (استلم الخلافة في 974م لغاية 991م) [5], في العصر العباسي الثاني.

تم اهمال المستشفى بعد حين, بحيث ان الشيخ ابو منصور بن عبدالملك يوسف المتوفي سنة 1067م اشتهر, لانه اعاد اعمار المارستان, و زوده بثمانية و عشرين طبيباً و ثلاثة خزائن و اوقاف تابعة لغرض تامين مصاريفها[6]. وذلك زمن حكم السلاجقة.

يعتبر علي عباس المجوسي[7] (مجهول مكان الولادة و زمانها لكن يعتقد بانها قرب مدينة الاهواز, و توفى في بغداد سنة 994م), من اشهر من كتب عن الطب بالعربية, بعد محمد يحيى زكريا الرازي, حيث انه عمل في بغداد فترة طويلة في مستشفى العضدي. كان قد تعلم الطب على يد احد اشهر اطباء زمانه, وهو الدكتور موسى سيار. بدأ علي عباس المجوسي عمله في بغداد سنة 981م بعد انشاء اول المستشفى فيها.

---

[1] ابن الاثير, الكامل في التاريخ.

[2] ابن الاثير, الكامل في التاريخ, ج5, حوادث سنة 371هجرية.

[3] اختصار كلمة بيمارستان

[4] مارستان العضدي (كما كان اهل بغداد يسمونها), نسبة ً الى عضد الدولة البويهي. تم بناء المستشفى سنة 981م و تهدمت سنة 1258م.

[5] معروف بلقب 'الطائع لله' وهو عبدالكريم الفضل جعفر احمد طلحه, امه اسمها "هَزّار", يسميها البعض (عتب).

[6] ابن الاثير, الكامل في التاريخ.

[7] هكذا كان يلقبة اهالي بغداد في زمنه, رغم انه كان مسلماً. لكن ابوه كان مجوسياً. لهذا بدل المتاخرون اللقب ليصبح ' ابن المجوسي, و لم يستسغ بعض الكتاب العرب اللقب الاخير ايضاً فبدلوا لقبه عند الاشارة اليه فلقبوه ' الاهوازي' نسبة الى المدينة التي ولد فيها.

كتب الرابي اليهودي الرحال بنيامين التطيلي[1] وصفاً لمارستان العضدي في النصف الثاني من القرن الثاني عشر, خلال مروره بمدينة بغداد ادرجه ادناه:

> يقوم على الجانب الغربي من بغداد بين نهر دجلة ونهر آخر يأتي من الفرات. بناء المارستان هو مجموعة من البنايات الواسعة ، يأوي إليها المعوزون من المرضى رغبة في الشفاء ، لهذا المارستان قوامون من الأطباء يبلغ عددهم الستين طبيبًا يعالجون المرضى ويطبخون لهم الأدوية ، والخليفة يجهزهم بما يحتاجون إليه من بيت المال ، وفيها أيضًا بناية تدعى " دار المارستان " يأوي إليها المجانين المغلوبين على عقولهم بتأثير حر القيظ الشديد والأطباء يقيدونهم بالأغلال حتى يؤبوا إلى سابق رشدهم ويعيشون مدة مكوثهم فيها بنفقة الخليفة.ويقوم أطباء الخليفة بتفقدهم مرة كل شهر ، فيسرحون من عاد إليه الصواب منهم ، وتشمل خيرات الخليفة كل من أم بغداد من المرضى والمجاذيب ، فالخليفة جزيل الإحسان همه عمل الخير.

اتخذ هولاكو بناية المارستان معسكراً لجيشه عند دخوله بغداد سنة 1257م[2] و لم تعد تصلح كمستشفى في السنة التالية.

كان علي عباس المجوسي هو من اشهر الاطباء الذين عملوا في المستشفى في بداية افتتاحها. سمي المستشفى باسم العضدي نسبة الى عضدالدولة البويهي الوزير او الحاكم المدني الفعلي على بغداد[3]. كان موقع مستشفى العضدي في جانب الكرخ من بغداد[4].

1 التطيلي, بنيامين, رحلة بنيامين التطيلي.

2 الهمذاني, رشيد الدين فضل الله, جامع التواريخ ، دار النهضة ، بيروت ، ١٩٨٣م.

3 كان الخليفة العباسي في تلك الفترة, يمتلك السلطة الدينية, و الوزير او الحاكم يتولى السلطة المدنية في فصل للدين, عن حكم الدولة.

4 يجدر الاشارة هنا بان ابن الاثير ذكر في حوادث سنة 299هجرية ( 911م) بان الخليفة ( المقتدر) امر باصلاح البيمارستانات و توفير الاطباء و الادوية و الاموال لها. بكلام آخر انها كانت موجودة قبل ذلك التاريخ و ساء حالها.

رغم ان كتاب علي عباس كان تبويباً و ترتيباً لما احتواه كتاب الرازي, كما تم ذكره, لكنه كان يحتوي بعض المعلومات المثيرة, من التي يتناولها علم الطب الحديث. لعل واحدة من هذه الجوانب المثيرة التي تدل على دقة الملاحظة و سعة الادراك, هو ما كتبه عن الكحول و تناوله و التداوي به[1]. حيث انه كتب في الجزء الثاني من كتابه 'كامل الصناعة الطبية ', المعروف اختصاراً ب " الملَكي", في الباب الثامن من المقالة الاولى, التي عنوانها " في تدبير حفظ الصحة بشرب الشراب اعني النبيذ" مايلي[2]:

فأما الشراب اعني النبيذ العنبي, فقد قلنا في غير هذا الموضع, انه من اوفق الاشياء لمن اراد حفظ الصحة, اذا استعمل منه بمقدار معتدل في وقت الحاجة, لانه يقوي الحرارة الغريزية و ينشرها في جميع البدن, و يعدل الاخلاط المرارية و يستفرغها بالعرق و البول, و يلين الطبيعة و يرطب الاعضاء الاصلية التي عرض لها اليبس بسبب التعب المفرط او غيره, و يشهي الطعام و يعين على استمرائه, و ينفذه الى سائر الاعضاء و يوصل الماء اليها و يحلل الرياح و النفخ و يفتح السدد و يعدل المرارة السوداء بتسخينه و ترطيبه و يقوي النفس و يحدث لها سروراً و نشاطاً و مرحاً, و غير ذلك مما بينا عند ذكر طبائع الاشربة و أكثر ما يفعل ذلك في اصحاب الابدان المعتدله و التي هي مائلة الى البرد, اذا استعمل منه بالمقدار المعتدل, و يفعل ذلك ايضاً بسائر الامزجة, اذا كان مايستعمل منه ماكان موافقاً في كيفيته و كميته و مقدار ما يمازجه

---

[1] المثير في الموضوع بان المجلة الامريكية (Circulation) نشرت بحثاً حول الموضوع سنة 2007 ووصلت الى نتائج مشابهة فيما يخص فائدته للدورة الدموية, بشكل عام و القلب بشكل خاص. Kloner, Robert A., To Drink or Not to Drink? That Is the Question, Circulation. 2007;116:1306-1317.)

[2] ملاحظة: يتم هذا السرد لغرض الدلاله و الاستدلال و ليس لانه من الحقائق العلمية الثابته. اذليس كل المذكور في المقالة ثابت علمياً, او يمكن الاسترشاد به.

من الماء. و يضر من كان مزاجه مفرط الحرارة و من كان يعتاده حمى في الكبد او كان يعرض لصداع و من كان عصبه ضعيفاً ضرة مضرةً شديدة. و ينبغي ان يتجنبة من كان به شئ مما ذكرنا. و من كان مزاجه بارداً و لابد من شربه, فليشرب منه الابيض الرقيق او المورد الممزوج بالمزاج الكثير و يتجنب الانبذة الحارة العتيقة, فان دفع الى شرب شئ منها فليمزحه بالماء العذب قبل شربه اياه بست ساعات و يشبه بالثلج من كان محروراً.

ان اتهام الطبيب بالتسبب بالاذى للمريض ظاهرة قديمة, بدأت بالظهور بعد اختفاء التزام الاطباء بالقسم الطبي, و ظهور الشك في دوافعهم و اعمالهم خصوصاً بين ذي السلطة ممن حاز عليها بسبب القوة. يستند هذا الاتهام في العادة على ناحيتين, اما اعطاء علاج يتسبب بالاذى بشكل مقصود, او اتهامه بالاهمال الذي قد يسبب الضرر. فقد تم اتهام الطبيب محمد صالح, بالتسبب بموت آخر امراء الامارة المزيدية في الحلة, وهو علي دبيس الاسدي سنة 1150م بسبب ما اعتقدوه, بانه تقصير في امر معالجته. وهكذا توفى طبيبه بعد ذلك بفترة قصيرة[1], فيما يبدوا بانه انتقام لهذا الاهمال المنسوب للطبيب.

جرى قتل طبيب آخر قبل محمد صالح, وهو الطبيب ابو نعيم ابن ساوة الواسطي الحاذق, الذي تم قتله سنة 1014م, زمن الخليفة العباسي احمد اسحاق جعفر (استلم الخلافة في 991م لغاية 1031م)[2].

خلال تلك الفترة سيطر طغرلبك سلجوق على مدينة نيسابور سنة 1037م

---

1 كركوش, يوسف, تاريخ الحلة.
2 معروف باسم القادر بالله, وهو احمد اسحاق جعفر احمد طلحة جعفر, و امه اسمها تمني.

و اسس الدولة السلجوقية. اتجه طغرلبك غرباً الى ان احتل مدينة حلوان[1] و اتجه منها الى بغداد. دخل طغرلبك بغداد في يوم الاثنين 18 كانون الاول سنة 1055م. القى طغرلبك القبض على آخر الامراء البويهيين و على قادتهم و ارسلهم مسجونين الى مدينة الري حيث توفى الامير البويهي خسرو فيروز[2] هناك سنة 1058م.

صادر طغرلبك اموال جميع الاتراك و القادة و اهالي بغداد, و حاول الاستيلاء على اموال الخليفة. لكن الخليفة عبدالله احمد اسحاق (استلم الخلافة سنة 1031م لغاية 1075م)[3] تزوج, من ارسلان خديجة داود ابنة اخو طغرلبك, و اعطى ابنته الى اخوه الب ارسلان ليتزوجها, فحافظ على امواله.

اراد طفل يهودي من اهالي بغداد, ان يتعلم مهنة الطب في عمر السادسة عشرة, خلال فترة حكم السلاجقة حوالي سنة 1080م. ذهب الى احد اطباء بغداد المشهورين, وهو ابو العلاء سعيد[4] الطبيب النصراني. رفض ابو العلاء تعليمه, رغم الالحاح و الطلب المتكرر, لانه يرفض ان يعلم يهودياً. لم ييأس ابو البركات ملكا (هكذا لقّبه المؤرخون) المولود في بغداد سنة 1064م, فقام بخدمة البواب القائم على المكان الذي يقوم ابو العلاء سعيد بتدريس طلابه فيه. كان هدفه هو ان يستمع الى الدروس عبر الحائط او اثناء خدمتهم خلال الدروس. مضت سنة وهو على هذا الحال, الى ان سأل ابو سعيد يوماً طلابه سؤالاً لم يعرف اي من تلامذته الجواب. فدخل عليهم ابو البركات بدعوى خدمتهم و استأذن خلالها بان يجيب. كان جوابه صائباً, و مدعوماً باليوم الذي قاله المعلم فيه. تراجع بعدها المعلم ابو العلاء سعيد عن

---

[1] تسمى الان مدينة اربيل.
[2] معروف باسم الملك الرحيم, وهو ابو نصر خسرو فيروز.
[3] معروف باسم القائم بامر الله, وهو عبدالله احمد اسحاق جعفر و امه اسمها "بدر الدجى" ( او قطر الندى).
[4] كتبت في بعض الاماكن " صاعد".

قراره و قبله تلميذا لديه. هكذا تعلم ابو البركات, الذي لقب بعد ذلك ب" اوحد الزمان", الطب. كان معه في الدراسة ابن ابو العلاء, الذي اشتهر كقس طبيب, لقبه "ابن التلميذ" زمن الخليفة محمد احمد عبدالله (استلم الخلافة في 1136م لغاية 1160م)[1].

كان هبةالله صاعد هبةالله ابراهيم[2] المعروف ب امين الدولة, ابن التلميذ[3] رئيس القسس في بغداد, و مقرباً من دار الخلافة. توفى سنة 1164م, عن عمر يقارب المائة عام[4]. كان ابن التلميذ و ابو البركات الملقب " اوحد الزمان" يعملون كاطباء زمن الخليفة العباسي يوسف محمد احمد عبدالله (استلم الخلافة في 1160م لغاية 1170م)[5]. كانت بينهما منافسة و نوادر كما يذكر لنا ابي الفداء في كتابه. لقد كان الطبيب القس, ابن التلميذ متواضعاً, بعكس الطبيب ابو البركات الذي كان متكبراً.

اصبح امين الدولة ابن التلميذ رئيساً لاطباء بغداد. لكنه لم يكن بحزم و حرفية الطبيب سنان ثابت, الذي تم التطرق اليه سابقاً. فعند قيام ابن التلميذ بفحص مقدرة الاشخاص الذين يدعون معرفتهم الطب, من الذين عليه اعطائهم الموافقة بممارسة المهنة, جاءه شيخ مهيب ذو وقار, لكن عند سؤاله عن ما يعرفه من اصول الطب, تبين بان معرفته ضعيفة و ضحلة بمهنة الطب و اسرارها, لكن ابن التلميذ وافق[6] ان يستمر ذلك الشيخ, بممارسة مهنته كطبيب, مع اعطاءه نصيحة بان لا يتجاوز حدود

---

1 معروف باسم المقتفي لامر الله, وهو محمد احمد عبدالله محمد عبدالله و امه اسمها حبشية.

2 كلمة " هبةالله" هي ليست اسم, و لكنه كنية وضعها كاتب للدلالة بوجود اسم لايريد ذكره. (انظر المغني).

3 يبدوا ان اسمه كان علاء, لان لقب والده هو ابو علاء. لم يكن المسلمون يطلقون الاسم الصحيح على الموالي من غير المسلمين بل يلجأون الى استعمال الكنى. (انظر المغني).

4 ابي الفداء, الملك اسماعيل علي,تاريخ ابي الفداء (المختصر في تاريخ البشر), ج2

5 معروف باسم المستنجد بالله, وهو يوسف محمد احمد عبدالله. امه اسمها "طاووس".

6 ابي الفداء, الملك اسماعيل علي,تاريخ ابي الفداء (المختصر في تاريخ البشر), ج2

ما يعرف. رغم ذلك, و ربما بسبب ذلك, كانت له شعبية كبيرة, و حضرت اعداد كبيرة من اهالي بغداد جنازته عند وفاته.

اصبح الطالب اليهودي الشاب ابو البركات, طبيباً و فيلسوفاً مشهوراً, باسم ابو بركات ملكا البغدادي[1]. وصلنا من اعماله الجزء الاول من كتابه 'المعتبر في الحكمة'. هو كتاب قيم في المنطق و اصول التفكير و التعبير. يتطرق ابو البركات في كتابه الى العديد من الوصفات الطبية المقتبسة من اقليدس.

لعل عظمة هذا المفكر العراقي الكبير, تظهر عندما نعلم بانه الذي قال بان سرعة الاجسام تزداد بشكل مستمر عندما نسلط عليها قوة ثابته مستمرة. كان فخر الدين الرازي طالباً لديه. كانت اعمال ابوالبركات ملكا البغدادي و طالبه الرازي, هي الاساس الذي استند اليه ابن سينا في كتابه القانون في الطب. للاسف ان مجموع عدد ماوصلنا من وصفات ابو البركات الطبية, كان قليلاً. وهي متفرقةٌ بين الصفحات و الوثائق, و لم يصلنا كتاب يجمعها.

تذكر لنا كتب التاريخ بانه كان يوجد في نفس فترة حياة ابو البركات طبيب آخر في بغداد, اسمه يحيى نبجزاله, كان طبيباً نصرانياً اسلم بعدها و هو الذي صنف كتاب " المنهاج"[2].

يمكن الاستنتاج, من ما تم ذكره, بانه خلال القرن الثاني عشر, اصبحت للاطباء في بلاد بين النهرين, اهتمامات اخرى, بالاضافة الى ممارسة الطب. بدات هذه الظاهرة واضحة منذ حوالي سنة 1150م. حيث تفرع اهتمام ابو البركات ملكا, يشاركه في ذلك معظم الاطباء المشهورين, من الذين جاءوا بعده. اصبح اهتمام هؤلاء الاطباء,

1 كان يهودياً اعتنق الاسلام اواخر حياته, و توفى سنة 1164 او 1165م.

2 ابن الاثير, الكامل في التاريخ.

يشمل الفلسفة و الفقه و المنطق و علم اللغة و غيره, اكثر من اهتمامهم بتطوير علم الطب و الطبابة و شفاء الامراض, من خلال كتابة الملاحظات الطبية السريرية, و تجريب الادوية المختلفة, و محاولة وصف و ايجاء علاجات للامراض المستعصية.

لعل سبب ذلك هو, ان واردهم من الممارسات الجديدة كان يفوق واردهم من ممارسة مهنة الطب لوحدها, لقلة المردود المادي من ممارسة الطب, او ضعف السيطرة على ممارسي مهنة الطب, و انعدام الضوابط على مدعي الطب و المعالجة, بحيث كثر عددهم, على حساب اجادتهم المهنة. يجوز ايضاً ان يكون السبب هو عدم اهتمام المؤرخين بالاطباء المهنيين, الذين لا يقيمون اعتباراً للقيم الاخرى كالتقرب من ذوي السلطة و القرار, رغم وجودهم و كفائتهم, خصوصاً و ان اغلب المؤرخين كانوا مقربين من السلطة. و يمكن ان يكون السبب هو اعتقادهم بمذهب او دين آخر غير الاسلام او مذهب الحكام فتجاهلهم المؤرخون بسبب عدم حضوتهم لدى الخلفاء و المتنفذين.

كان الاطباء في ذلك الزمان يجهلون وجود غاز اول اوكسيد الكاربون كونه عديم اللون و الطعم و الرائحة. لعل هذا الغاز كان السبب في وفاة الخليفة العباسي يوسف محمد احمد (المستنجد) وصف له طبيبه ابن صفية ابو غالب النصراني, ان يستحم في حمام تم ايقادة لمدة ثلاثة ايام بلياليها. مات الخليفة يوسف (المستنجد) فور دخوله الحمام و اغلاق الباب عليه[1]. حيث يبدوا, من الوصف, بانه مات اختناقاً بغاز اول اوكسيد الكاربون.

خلت كتب تاريخ الطب من اسماء اطباء مختصين بامراض النساء. لكن يذكر لنا

---

1 ابن ابي اصيبعه, عيون الأنباء في طبقات الاطباء.

ابن العبري في كتابه ' مختصر تاريخ الدول' اسم طبيب كان مختصاً بمعالجة نساء القصر و المحظيات, وهو الطبيب المسيحي ابي البقاء النيلي (ابن العطار) المتوفي سنة 1211م[1].

ذكرت كتب التاريخ اسماء العديد من الاطباء خلال هذه الفترة, لكن اضافاتهم الى مهنة الطب, كانت محدودة, ان لم تكن معدومة بالاساس. حيث يتم ذكرهم للاشادة بمدى اجادتهم اللغة او المنطق او الادب بالاضافة الى الطب.

اذكر ادناه بعضهم, كامثلة لاغير, من امثال الموفق, و مهذب الدين, و الرشيد, و بهرزور.

توفى سنة 1204م في الموصل الطبيب العلامة علي احمد علي البغدادي (مهذب الدين,). كان من الأذكياء الموصوفين له عدة تصانيف وجماعة تلامذة[2].

ولد في بغداد سنة 1161م الطبيب الفيلسوف عبداللطيف يوسف (الموفق). تعلم على ايدي جماعة كبيرة. شرح احاديث ابن ماجة في الطب. قال عنه الذهبي انه كان احد البارعين في اللغة و الآداب و الطب. كان يتنقل بين حلب و بغداد. توفى في بغداد في 24 كانون الثاني 1224م. من اقواله الجديرة بالذكر

" من لم يحتمل ألم التعلم لم يذق لذة العلم, ومن لم يكدح لم يفلح"[3].

كانت الاوبئة و الامراض منتشرة و لا احد يعرف اسبابها. وكانت تلك الاوبئة تاتي على شكل موجات. تعلــّم العراقيون بالتجربة, طرقاً للوقاية منها, مثلاً منع مغادرة شخص من المدينة المصابة او دخول شخص اليها لحين زوال الوباء[4]. فرض

---

1 ابن العبري, مختصر تاريخ الدول , ص 419.
2 الدمشقي, عبدالحي احمد العكري, شذرات الذهب في اخبار من ذهب.
3 الدمشقي, عبدالحي احمد العكري, شذرات الذهب في اخبار من ذهب.
4 الطبري, محمد جرير, تاريخ الرسل و الملوك, ج2, 486

المجتمع على الاشخاص المصابين بمرض الجذام لبس ما يدل على اصابتهم لكي يتجنب الناس لمسهم او الاختلاط بهم[1].

يَعتقد الاوربيون بان روجر باكون (المولود في انكلترا سنة 1214م و المتوفي سنة 1294م)[2]. هو الذي حاول تطبيق النظريات العلمية على الحياة العملية بالوسائل و الاساليب العلمية. حيث انه كان الذي اوحى بامكانية صناعة التلسكوبات و الماكروسكوبات بواسطة جمع انواع مختلفة من العدسات. و هو الذي اقترح تغيير التقويم الغربي الميلادي, بعد ان ادرك ان الاعتدال الربيعي يحين متاخراً عن موعده[3]. تم طبع مؤلفاته وتطبيق مقترحاته بعد عدة قرون من موته[4]. كان مصير روجر السجن بسبب آراءه التي لم يتقبلها معاصروه.

بقيت الافكار الطبية التي كانت سائدة في القرن الثالث الميلادي[5] هي التي يتم العمل بها سواءاً من قِبَل الاطباء في العراق, او في اوربا, الى القرن الخامس عشر. كان يجري الدفاع المستميت عن الاخطاء الطبية التي كانت تحدث نتيجة التمسك بافكار ابقراط و كالين[6] من قِبَل المؤسسات الدينية او المدنية الاوربية[7].

لابد هنا من ذكر الطبيب العراقي فضل الله ابي الخير الهمذاني الملقب (الرشيد).

---

1 Sigerist, Henry E., Civilization and Disease, Ethaca, New York, 1945, p28.

2 Roger Bacon

3 عندما نقل الغرب التقويم العراقي كانوا يتشائمون من العدد 13 الذي كان يمثل عدد الاشهر في التقويم العراقي, و الذي كان دقيقاً في تحديد تبدل المواسم خلال السنة, عمد الاوربيون الى تغيير عدد ايام الاشهر لكي يصبح مجموع الاشهر اثنا عشرة, و انتهى بهم الامر الى جعل شهر شباط 28 يوماً. ادى ذلك الى تباين في التاريخ و الاحوال الجوية المصاحبة له. مما نبه باكون الى ادراك تلك الحقيقة, بعد ان اصبح الفرق بين بدأ موسم الربيع الطبيعي و ما يقابلها في التقويم, حوالي 13 يوماً.

4 Renouard, P. V., History of Medicine from its origin to the Nineteenth Century, Cincinnati: Moore, Wilstach, Keys & Co., 1856, P281

5 افكار ابقراط و كالين (جالينوس).

6 Galen, المعروف بالوثائق العربية باسم جالينوس.

7 مما يجدر ملاحظته و ذكره ان المؤسسة الدينية العراقية لم تتدخل في مجريات الخدمات الطبية المقدمة للعراقيين او بعمل الاطباء الذين كانوا بشكل عام احراراً, عدا ما تم ذكره بشأن الدم, و تحريم بعض اللقاحات, عكس ما كان يجري في اوربا.

كان الرشيد ابن عطار يهودي, عظم شأنه في دولة خربندا و كان طبيباً لرئيس الدولة. لكن اتهمه وزير خربندا علي شاه, بانه كان السبب في موت رئيس الدولة, لانه اعطاه مسهلاً اثناء اصابته بالهيضة, فتقيأ و مات. لهذا قتل الوزير, الطبيب فضل الله مع ابنه سنة 1311م. كان يوصف الهمذاني, بحلم ولطف وسخاء ودهاء. اصبح احد ابناءه, الوزير المعظم زمن التتار و كان اسمه محمد[1].

كان محمد مسعود بهرزور طبيباً يعمل في احدى مارستانات بغداد سنة 1327م. ذكر ابن بطوطة اسمه, عندما كان يتكلم عن الجانب الشرقي لبغداد (الرصافة) في كتاب رحلاته[2].

استمر المغامرون الاوربيين من الاطباء في مغامراتهم, رغم اصرار المتحفظين و المتدينيين. حيث قام البروفسور مودينو دي لويزي (المولود في مدينة بولونيا الايطالية سنة 1270م و المتوفي سنة 1326م)[3], بتشريح جثة رجلين بشكل علني لاول مرة سنة 1315م[4]. و قام بكتابة اول كتاب تشريح معاصر للبشر[5]. كان ذلك تقدماً واضحاً في علم التشريح, حيث رغم وجود مؤلفات عربية فيها رسوم تخطيطية لتشريح بنية الانسان او الحيوان, إلا ان كتاب مودينو كان متميزاً بدقته في تحديد اماكن ارتباط العضلات و مسار الاعصاب و الاوعية بينها, و واقعيتة و تفصيل شرحة, التي منها تسمية كل جزء من اجزاء العظام و كافة الاوعية و العضلات مع اماكن مرورها و

---

1 الدمشقي, عبدالحي احمد العكري, شذرات الذهب في اخبار من ذهب.

2 ابن بطوطه, رحلة ابن بطوطه.

3 Mondino de Luzziالمعروف ب Mundinus

4 كان العراق حينها تحت حكم المغول.

5 Peaslee, E. R., An Anniversary Discourse, delivered before the New York Academy of Medicine, Nov, 28, 1858, New Yok 1859. P 42

ارتباطها ببعض, الامر الذي لم يكن موجوداً في الكتابات العربية التي سبقته, من التي وصلت الينا. قد تكون المؤلفات التشريحية المفصلة موجودة في العراق حينها و لكنها لم تصمد امام الزمن. حيث تلفت او تم حرقها او اتلافها خلال الفترات المختلفة التي مرت على العراق و العراقيين. الامر الذي ادى الى تجريد العراقيين و العلم, من الكثير من الارث الثقافي و الحضاري. لكن يحسب للعراقيين بانهم حفظوا للغرب نسخ من مؤلفات كتابهم, التي بقيت رغم ما يرويه التاريخ عن حوادث حرق و اتلاف الكتب, بالاضافة للاعدامات بتهم التجديف و الكفر هناك كما تم ذكره سابقاً.

مات حوالي 60 مليون شخص حول العالم بوباء الطاعون اواسط القرن الرابع عشر, ( يختلف العلماء حول تشخيص المرض, حيث يعتقد البعض بانه لم يكن طاعوناً ) كانت هذه الفترة عبارة عن فترة قحط اعقبها الوباء. لقد قتل الوباء حوالي 25 مليون شخص من الصينيين لوحدها, قبل ان ينتشر في انحاء العالم و منها بلاد بين النهرين. يبدوا بان الوباء بدأ في الصين بعد القحط الذي حصل سنة 1331م. انتشر هذا الوباء في كافة انحاء العالم ليصل الى اوربا في منتصف ذلك القرن. سمى الاروبيون هذا الوباء 'الموت الاسود'. وصل ذلك الوباء الى بلاد بين النهرين سنة 1339م[1] و عبرها الى سوريا و مصر و اوربا. امتلأت الاراضي في بلاد بين النهرين بالجثث اسوةً بالعديد من بلدان المنطقة[2]. لابد من ان نذكر هنا بان الاطباء في اوربا خلال هذا الوباء لبسوا القناع او الوشاح, لمنع وصول الوباء اليهم, مما جعلهم عرضة لسخرية الناس و موضوعاً للرسوم الفكاهية. لكن استمر الاطباء في ممارستهم, رغم سخرية الناس, الى ان ثبت فعالية لبس القناع, في الوقاية من العدوى, بعد ذلك,

---

1 ترافق هذا الوباء مع احتلال الجلائريين الاراضي التي كان المغول يسيطرون عليها و منها بغداد. حيث اصبحت بغداد تحت الحكم الجلائري سنة 1336م بعد وفاة السلطان ابو سعيد خربنده ارغون ابغا هلاوون بلا خلف سنة 1333م ( يبدوا بانه اصيب بذلك الداء).

2 Hecker 1859, p. 21 cited by Ziegler, p15, كذا Black Death

اثناء وباء الطاعون الذي انتشر في منشوريا سنة 1910م, و وباء الانفلونزا الذي انتشر في السنين 1918-1919م[1].

ادركت الدول الاوربية بان الاوبئة, و خصوصاً وباء الطاعون, يدخل البلاد من بلاد الشرق, من خلال السفن و المسافرين القادمين اليها من تلك البقاع. لذلك قرر مجلس بلدية راگوسا[2], المدينة الايطالية الواقعة جنوب جزيرة صقلية, في 27 تموز 1377م, منع دخول جميع المسافرين القادمين من البلدان التي فيها مرض الطاعون. اشترط القرار على اولئك المسافرين, ان يقضوا فترة شهر على الاقل, على ارض اخرى قبل دخولهم المدينة. قامت مدينة البندقية باتباع نفس الطريقة, و طلبت من المسافرين اليها و القادمين من الخارج, بالبقاء شهراً على جزيرة سان لازارو[3]. كانت هذه هي اولى حالات فرض الحجر الصحي[4]. ازدادت فترة الحجر الصحي فيما بعد لتصبح اربعين يوماً و منها جاءت كلمة "كرنتين"[5] الاجنبية.

خلال فترة نهاية القرن الخامس عشر و بداية القرن السادس عشر, شخص الاطباء الاوربيون الامراض الجنسية و مرض السفلس بالذات. كان ذلك متزامناً مع اكتشاف كريستوف كولومبس (ولد في 31 تشرين الاول 1451م و توفى في 20 آيار 1506م)[6] لقارة امريكا[7]. كان الطور الحاد للمرض عاماً و يمكن تشخيصه, عكس المرض في القرن العشرين و بعدها, حيث طغى الطور المزمن على صفات المرض.

---

[1] Sigerist, Henry E., Civilization and Disease, Ethaca, New York, 1945, p28.

[2] Ragusa

[3] San Lazarro

[4] Sigerist, Henry E., Civilization and Disease, Ethaca, New York, 1945, p89.

[5] Quarantine

[6] Christophorus Columbus

[7] وصل كريستوف كولومبس الى اسبانيا, عائداً من رحلته الاولى التي اكتشف فيها جزر الباهاما و كوبا في امريكا بتاريخ 15 آذار 1493م. استغرقت رحلة العودة ثلاثة اشهر.

تم اعتبار مرض السفلس مرضاً جديداً[1] و تمت مناقشته في العديد من المطبوعات الطبية. كان الاطباء يعالجون الصفات الجلدية للمرض بمرهم الزئبق, الذي يعتبره بعض الاطباء تعذيباً[2]. تطور العلاج كثيراً و اصبح اقل الماً عندما ظهرت حبوب الزئبق بدلاً من المراهم (الزئبق مادة سامة تبقى في الجسم و تؤثر على فعاليات الجسم و تتركز في الدماغ و تؤدي في النهاية الى الموت)[3].

عرف الاطباء بان مرض السفلس ينتقل بواسطة الاتصال الجنسي, خلال الفترة التي سبقت هيمنة العثمانيين على مدينة بغداد, و قبل سنة 1530م. كانت احدى علامات المرض هي الصرع بسبب وصول المرض الى الدماغ. اصبحت محاولات معالجة الصرع الذي سببه السفلس, سبباً في اكتشاف بعض الوسائل الطبية المستخدمة الى يومنا هذا كما سيلي ذكره.

---

1 يعتقد البعض بان مرض السفلس هو من الامراض التي جلبها المكتشفون من العالم الجديد ( الامريكيتين) الى العالم القديم (اوربا و آسيا) لانه ظهر بعد اكتشاف الامريكيتين و عودة البحارة منها.

2 Sigerist, Henry E., Civilization and Disease, Ethaca, New York, 1945, p75.

3 للعراقيين تجربة مريرة مع الحنطة المعفرة بالزئبق, المخصصة للزراعة التي وزعتها الحكومة للفلاحين و تناولها الفلاحون و تسببت في موت الكثيرين, اواسط السبعينات من القرن العشرين. و يعتبر الزئبق من المواد الملوثة للبيئة التي من الصعب التخلص منها خصوصاً عندما تدخل جسم الانسان. انها تتجمع في دماغ الجنين اذا تناولتها الحامل مسببة مختلف الامراض العصبية. لهذا تتجنب الكثير من الدول المتقدمة وضع هذه المادة في الادوات المنزلية, و تحاول ايجاد البدائل لها, و تحسين اساليب جمعها و تحديد وسائل التخلص منها.

## خاتمة الفصل الثاني

يقسّم بعض العلماء الغربيون [1], تاريخ الطب, و الخدمات الطبية في العالم, استناداً الى السمة البارزة فيها, الى ثلاثة عصور مختلفة متعاقبة.

- عصر الخرافات, و يبدأ من بدء الكون و الانسان لغاية ابقراط حوالي 400ق م. و استمر هذا العصر لمدة تقارب حوالي 3600 سنة. يقسم هذا العصر الى فترتين:
  - الفترة البدائية[2].
  - الفترة الغامضة او المرتبطة بالارادة الالاهية. يعتبر البعض, حرب طروادة سنة 1184ق م, كفاصل بين هاتين الفترتين في اوربا.
- عصر التعلم الطبي الغير منظم. استمر هذا العصر مدة تقارب 2000 سنة. وهي الفترة الممتدة من ابقراط لغاية اكتشاف وليم هارفي[3] الدورة الدموية سنة 1620م.
  لهذا العصر اربعة فترات متباينة:
  - تبدأ الفترة الاولى وهي الفترة الفلسفية من فيثاغورس[4] الى بناء مكتبة الاسكندرية 320ق م. رغم كون فيثاغورس فيلسوفاً لا طبيباً الا انه ازال من العلوم الطبية غموضها و عدم يقينها[5].
  - الفترة الثانية التي هي الفترة التحليلية, تنتهي بوفاة كالين 200م[6]. كلا هاتين الفترتين هي فترة تعتمد على النظريات[7].
  - الفترة الثالثه, وهي الفترة الانتقالية, تنتهي مع ظهور الرسائل العلمية سنة 1400م.

---

[1] Renouard,

[2] اذا علمنا بان اللوح السومري الذي يتناول علاج الجروح هو ضمن هذه الفترة, يمكننا الاستنتاج بان العلماء الذين وضعوا هذا التقسيم كانوا يتناولون اوربا فقط.

[3] William Harve

[4] Pythagoras

[5] يرجع له الفضل في استخدام المصطلحات التالية, Aphorisms. .The Prognostic. Articulations, Luxations The Epidemics, Treatise , On Regimen, in Acute Diseases. .Fractures

[6] Galen

[7] كانت توجد ثلاثة اخطاء كبيرة حول تشريح الانسان في هذه الفترة وهي, 1- ان الشرايين كانت تنقل الدم و الهواء. ان الاخير ينتقل لها من القصبة الهوائية. 2- ان الدم في البطينين كان يختلط بواسطة فتحات تربط الاثنين. 3- ان الاورده هي التي تنقل الدم الى مختلف انحاء الجسم.

- الفترة الرابعة هي فترة الاصلاحات, التي تنتهي مع هارفي سنة 1620م[1].

- عصر التعلم العلمي المنظم, وهو عصر العلم.[2] وهي الفترة التي تلت اكتشاف الدورة الدموية و لحد الان. لعل اهم حدث في العالم لهذه الفترة هي الثورة الفرنسية, التي تم فيها اعادة النظر في كل الموروث الانساني للعلاقات الانسانية و منها العلاقات الطبية. حيث تم فيها او خلالها, اعادة النظر بشكل كامل بالنظام التعليمي الطبي, فاصبح ذلك التعليم يجري في المستشفيات بدلاً من قاعات المحاظرات, و تم ربط علم التشريح, بالطب و جعله جزءاً من التعليم الطبي, و ربط علم الجراحة مع التعليم الطبي, الذي يجب ان يجيده الطبيب و الذي كان منفصلاً بشكل كامل الى ذلك الوقت ( انظر النص الاصلي للقسم الطبي). تم خلال هذه الفترة ايضاً, ادخال موضوع الصحة النفسية و الامراض النفسية و العقلية الى العلوم الطبية.

يقسّم علماء آخرون, تاريخ الطب بشكل مختلف حيث يقسمونها الى اكثر من ثمانية فترات مختلفة[3]. و كما يلي:

- الفترة الاولى, هي الفترة البدائية, او فترة الغريزة, و تنتهي مع احتلال طروادة. اي حوالي 12 قرن قبل الميلاد.
- الفترة الثانية, هي الفترة المقدسة, او الجليلة. تمتد لغاية 500 سنة قبل الميلاد.
- الفترة الثالثة, هي الفترة الفلسفية, و تنتهي مع بناء مكتبة الاسكندرية سنة 320 قبل الميلاد.
- الفترة الرابعة, هي الفترة التحليلية, و تنتهي سنة 200م. و تعتبر هذه الفترات الاربع الاولى بانها المرحلة الاساسية.
- الفترة الخامسة, هي الفترة الاغريقية, و تنتهي سنة 640م عندما تم تهديم مكتبة الاسكندرية[4].
- الفترة السادسة, هي الفترة العربية, و تنتهي مع القرن الرابع عشر. و تعتبر الفترتين

---

1 معروف بان الفيلسوف ارسطو قد ذكر وجود دورة دموية كاملة و لكنها كانت افكار فلسفية غير قائمة على تجارب عملية و تحليل علمي.

2 ( E. R. Peaslee, The Progress and the Spirit of Medical Science, New York, 1859, ).

3 Renouard, P. V., History of Medicine from its origin to the Nineteenth Century, New York, 1856.

4 ان العلماء الغربيين يهتمون بما فقده الغرب من تراث اثر حرق مكتبة الاسكندرية, كونها كانت تحوي الارث الحضاري الغربي, و لكن لا احد يشير الى حرق مكتبة مدينة اصفهان التي كانت تحوي خلاصة الارث الحضاري الاسيوي و الشرقي.

الخامسة و السادسة على انها المرحلة الانتقالية.

- الفترة السابعة, هي فترة المعرفة الواسعة, و تشمل القرن الخامس عشر و القرن السادس عشر.
- الفترة الثامنة, هي فترة اعادة التشكيل, و تشمل القرن السابع عشر و القرن الثامن عشر. و تعتبر الفترة السابعة و الثامنة على انها مرحلة الاصلاحات.

كانت الخدمات الطبية في بلاد بين النهرين خلال الفترة السومرية و ما تبعها متقدمة عن مثيلاتها في بقية انحاء العالم بشكل ملحوظ. ربما كان ذلك هو احد اسباب او احد نتائج تنظيم الحياة الاجتماعية و مؤسسات الدولة بشكل عام. رغم ان الوثائق التي تنظم ضوابط ممارسة الاطباء لمهنتهم في بلاد بين النهرين لم يتم العثور عليها لحد الان, و لكن تعقيد المجتمع في ذلك الزمان يوحي بوجود هذه الضوابط و الاسس. بالتاكيد سيؤدي التوسع في البحث و التنقيب الى اكتشاف مثل هذه الاسس و على الاغلب ستكون مشابهة لما افاد به ابقراط في قسمه.

كان تطور الحياة الاجتماعية هو احد اسباب سن القوانين, اذ يقال بان الحاجة ام الاختراع. تدرجت القوانين العراقية من ناحية تعقيدها, حسب تعقيد و حاجة المجتمع في بلاد بين النهرين. نلاحظ وجود تشريع لقانون اشنونا[1] الذي تم قبل حوالي الاربعة آلاف سنة, و الذي يتطرق فيما يتطرق اليه, الى عقوبة صاحب الكلب الذي يعض الناس, و قانون حام رابي الذي تلاه بحوالي ثلاثمائة سنة, والذي فاق قانون اشنونا في بحثه في المسائل الطبية و تنظيمها و اجورها.

من المعروف بان مواد قانون حام رابي قائمة على مبدأ العين بالعين و السن بالسن, و حاول تطبيق ذلك المبدأ على ممارسة الطب. لكن يلاحظ بان عقوبة الطبيب الذي يتوفى مريضه اثناء او بعد, ان يجري له الطبيب عملية جراحية, في قانون

---

[1] Ashnuna Law

حام رابي هي عقوبة قطع يد الطبيب و ليس قتله, حسب المادة 218. ان القانون لم يساوي بين المريض و الطبيب في هذه الحالة. بل ساوى بين المريض و قابلية الطبيب في ممارسة عمله, و تطبيق خبرته (خصوصاً الجراحية منها), و قابليته على الاستمرار في ذلك العمل. ربما لان السبب هو, ان المريض جاء للطبيب بارادته, و انه اعرب عن رضاه بقيام الطبيب بالعمل الجراحي له, بل و مستعد ان يدفع ثمناً للطبيب لقاء تلك العملية. ان عقوبة قطع اليد هي تحديد من واضع القانون بان ذلك الطبيب, ليس مؤهلاً للقيام بمثل هذا العمل, فثبّت تلك العقوبة لغرض منع الطبيب من ممارستها مستقبلاً . و ربما لردع الآخرين من الذين تنقصهم الخبرة, من القيام بمثل هذا العمل, خوفاً من العقوبة الجسدية الشديده.

يحدد قانون حمو رابي اجرة الطبيب بشكل عام بقطعتين من الفضة[1]. اذا علمنا ان اجرة العامل الماهر في وقت حمو رابي لقاء بناء جدار كامل للدار, او لقاء صنع قارب (بَلَم) هو قطعتين من الفضة[2], ندرك بان تحديد اجرة الطبيب لقاء عمله الجراحي الذي قد يستغرق اقل من ساعة, هو اكثر من عمل العامل الفني العادي لفترة يومين كاملين, و ربما اكثر بالنسبة للعامل الغير فني. يوضّح هذا بان واضع القانون ثمّن عمل الطبيب, رغم وضع عقوبة قطع اليد عند الخطأ. و انه اعترف بالخبرة التي اكتسبها الطبيب لتؤهله للقيام بما يقوم به. يبدوا ان تحديد هذا الثمن المرتفع لقاء الخدمة المثبّته هو لايجاد دافع لدى المواطنين الآخرين لامتهان تلك المهنة ذات المردود المادي العالي, و اتقانها. لابد من الاشارة هنا الى دور الملك العاشوري[3]"

---

[1] المواد 215 و 216 و 217 و 221 و 222 و 223 من قانون حمو رابي.
[2] المواد 228 و 234 من قانون حمو رابي.
[3] يكتبها البعض, الملك الآشوري.

عاشور باني بعل, (المولود سنة 668 ق م و المتوفي سنة 627ق م)[1], في الحفاظ على تراث بلاد بين النهرين الخالد من الضياع. حيث قام هذا الملك الذي كان يحكم اجزاءاً من بلاد بين النهرين, في عاصمة دولته "عاشور"[2] بالحفاظ على التراث التاريخي للبلاد في مكتبة عظيمة انشأها لهذا الغرض, و قام بتوظيف العاملين عليها. كذلك ارسل الكتاب و العاملين الى مختلف انحاء بلاد بين النهرين لجمع مؤلفاتهم و كتاباتهم و الواحهم, او استنساخها لكي يتم حفظها في تلك المكتبه. كان لهذا الملك العظيم الفضل الكبير في الحفاظ على الكثير من الارث الحضاري للبلاد. قام الخليفة العباسي السابع عبدالله هارون محمد عبدلله (المأمون), الذي كانت والدته, من اهالي بلاد بين النهرين, بتكرار نفس الامر و في نفس البلاد, بعد اكثر من الف سنة.

بعد حرق مكتبة الاسكندرية حوالي سنة 640م, لم تبقى كتب يمكن الرجوع اليها, لمؤلفين عالميين و اوربيين, تتناول الفلسفة و المعارف الطبية, في متناول الاطباء و المعالجين. كانت اوربا تمر حينها بالفترة المظلمة من تاريخها حيث شاعت الشعوذه و القتل و حرق الكتب و الناس, استناداً الى الشك و الخرافات. كان الاطباء في بلاد بين النهرين, و من كان على اتصال بهم, خلال هذه الفترة, هم الوحيدون الذين كانوا يتمتعون بوجود تراث تاريخي من المعرفة الطبية, مقارنةً بالاوربيين, بفضل الكتب التي جلبها نسطوريوس.

قام ابناء النهرين, بعد ذلك, و خلال القرن التاسع, بترجمة الكتب و الوثائق الطبية التي وصلتهم عن طريق نسطوريوس, و غيره الى العربية, ليستفيد منها كل قراء العربية من الاطباء. كانت هذه الكتب هي الوسيلة التي استخدمها الغرب و الدول

1 يكتبها البعض آشوربانيبال.
2 قضاء الشرقاط في النصف الثاني من القرن العشرين

الاوربية في اعادة احياء تراثهم من خلال اعادة ترجمتها, من العربية الى اللاتينية, و لغاتهم الاخرى, في عصر النهضة, التي بدأت في القرن الرابع عشر. وهي الفترة الثالثة و الرابعة من عصر التعلم الطبي الغير منظم (انظر بداية الخاتمة). بقي الحال على هذا المنوال لغاية سنة 1400م[1]. كانت الكتب التي جلبها نسطوريوس الى بلاد بين النهرين, مكتوبة بشكل يمكن للمترجمين العرب ترجمتها, بالاضافة الى الكتابات المسمارية التي كان ابناء النهرين يكتبون بها في ذلك العصر. بهذا استفاد العراقيون من المجتمع المتفتح الذي كانوا يعيشون فيه, و الذي اتاح للمطرودين من امثال نسطوريوس ان يلجأ اليهم و يعيش بحرية.

ان ما تم تطويره من العلوم الطبية مقارنة بالافكار السائدة في الممارسات الطبية خلال هذه الفترة, كان محدوداً. رغم انه لايمكن انكاره. يعتبر وصف الرازي لموضوعة الطفح الجلدي و كيفية تشخيص انواعها, رائداً في هذا المجال, و لم يسبقه اليها احد. استمر اطباء بلاد بين النهرين, و من كان يعمل فيها, رغم ما تم ذكره عن ملاحظات الرازي, يسترشدون بالتعاليم المترجمة, التي اوجدها كالين و ابقراط, في مؤلفاتهم و ممارساتهم, مضيفين اليها بعض المعلومات الاضافية استناداً الى ملاحظاتهم الشخصية.

بعد مرور مئات السنين من تمتع ابناء النهرين بافضل الخدمات الطبية و الصحية المعروفة في العالم, حدث تدهور مستمر في الخدمات الصحية خلال فترة احتلال بلاد بين النهرين من قبل جيوش الدول المختلفة و المتعاقبة. توجد العديد من الشواهد بان تعرض بلاد بين النهرين الى الغزوات المختلفة و المتعاقبة ادت الى تدهور الخدمات,

---

[1] Peaslee, E. R., An Anniversary Discourse delivered before the New York Academy of Medicine 25 Nov. 1858, New York, 1859.

و انقطاع تعاقب المعرفة, او ادامتها, بين الاجيال المختلفة, خصوصاً و ان سبل الطباعة كانت بدائية في البداية, و لم يلجأ اليها الاطباء, او ان استنساخ الكتب كان باليد بنسخ محدودة, مما جعلها نادرة, او لوجود اعتقاد لدى البعض, بمخالفتها للتعاليم الدينية المختلفة. لهذا, لم تصل ليد الباحثين, الكثير من المؤلفات الطبية التي ذكرت كتب التاريخ بان بعض الاطباء كتبها. ادت الحروب, و ربما الاهمال كذلك, الى اتلاف الكثير من الكتب و المؤلفات التي قد يكون بعضها يبحث في الشؤون الطبية و العلاجية. ربما انعدمت الرغبة في توثيق المعلومات الطبية او طباعتها او نقل التجربة الطبية, خلال هذه الفترة, للعديد من الاسباب. كذلك لعبت الاوبئة المميته المختلفة, و المتتابعة, التي لم يكن سببها معروفاً, دوراً كبيراً في انقطاع سبل نقل المعرفة, و الخبرة الطبية بين الاجيال المختلفة.

لعبت الاوبئة و انتشارها في بلاد بين النهرين, كذلك دوراً كبيراً في تاريخ البلاد, اذ انتشر وباء الطاعون بشكل متكرر في البلاد, خلال فترات متقاربة متكرره قبل ان يستطيع ابناء الجزيرة العربية, الهيمنة عليها, في تشرين الثاني سنة 636م. حيث انتشر وباء الطاعون في بلاد بين النهرين خلال السنين 627م, و السنة التالية لها, حيث مات في السنة الاولى نتيجة هذا الوباء اكثر من مائة الف مواطن من سكان مدينة سلمان باك لوحدها[1].

كان للاوبئة دورها ايضاً في انتصار الجيش العباسي على الجيش الاموي على ارض النهرين. كان ذلك على ضفاف الزاب الاعلى بين اربيل و الموصل في 25 كانون الثاني سنة 750م. حيث انتشر وباء الطاعون في البلاد, خلال السنين التي

---

[1] Shahraki, Abdolrazagh Hashemi , et al, Plague in Iran: its history and current status, Epidemiology and Health, Vol.38 , 24 (July) 2016.

سبقت هذه المعركة طوال ثلاث سنوات متتالية ابتداءاً من سنة 747م[1].

لعبت الاوبئة دورها ايضاً في انهاء حكم المغول. حيث انتشر وباء قاتل, يعتقد البعض بانه الطاعون, خلال القرن الرابع عشر الميلادي في مناطق سيطرتهم. بدأ الوباء من الصين سنة 1330م و انتشر شرقاً. استمر هذا الوباء (المسمى الموت الاسود) بالانتشار طوال حوالي عشرين سنة. توفى خلال هذه الفترة, نتيجةً لهذا الوباء, حوالي 60 مليون شخص. كان منهم كما يبدوا السلطان ابو سعيد خربنده ارغون ابغا هلاوون, الذي توفى سنة 1335م, نتيجة اصابته بهذا الوباء. كان عمره حينها في اواسط الثلاثينات, ولم يكن له خلف من صلبه. كانت وفاته مؤشر لانتهاء حكم المغول. بدأ بعدها حكم الجلائريين على بغداد سنة 1337م.

---

[1] ابن الجزري, غاية النهاية في طبقات القراء ج1 ص255. كذلك Byrne, Joseph P., Encyclopedia of Pestilence, Pandemics, and Plagues, vol. 1, Greenwood Press, London, 1984

# الفصل الثالث

## بلاد بين النهرين خلال حكم العثمانيين

دخل سليمان سليم بايزيد محمد ( المولود في مدينة طرابزون التركية في السادس من تشرين الثاني سنة 1494م) [1], مدينة بغداد في يوم الاثنين المصادف الثلاثين من تشرين الثاني سنة 1534م. كان ذلك بداية احتلال العثمانيين البلد. لم تتغير الخدمات الطبية في العراق بشكل مباشر نتيجة لذلك الاحتلال. اذ استمرت 'المارستانات' او ما نسميها الان مستشفيات والتي كانت خانات, يمكن وصفها بالبدائية, تدار من قبل الاوقاف الدينية مع تمويل حكومي قليل, وكانت ماليتها في اغلب الاحيان تاتي على شكل هبات او تبرعات الميسورين او من اموال الاوقاف او اعمال الخير. وكان اهم اعمالها هو توفير الطعام للراقدين فيها, و منعهم من الاختلاط بالعامة. لهذا كانت ملجأً للفقراء و المعوزين و المجانين. ولم تكن الحال في الانحاء الاخرى من الدولة العثمانية احسن.

---

[1] المعروف باسم ' سليمان القانوني, او سليمان خان الاول'

109

لم تكن هناك اي سيطرة على الادوية بل كان التعامل معها هو نفس التعامل مع بقية المواد الغذائية و الاطعمة. كذلك لم تكن هناك اي اجراءات وقائية صحية, سوى العقوبات المعروفة للغش في الاطعمة او التسبب بالامراض. كان يوجد اشخاص يدّعون معرفة الطب و اصوله و معرفة مهنة التعشيب و استعمالاتها. لم يكن هناك ضوابط على هؤلاء الاشخاص سوى السمعة الشعبية, التي كانت تصيب او تخطئ وفق براعة اي واحد منهم في مهنته او معرفته او لباقته في اقناع الناس بموهبته. كان معظم هؤلاء يتلقون معرفتهم الطبية من احد اقرباءهم او معارفهم, او من اطلاعهم على بعض المخطوطات الطبية القديمة, او من خلال سفراتهم الى اوربا او قراءة بعضهم ممن يحسن قراءة اللغة اللاتينية, لبعض المؤلفات الغربية. كانت قيمة تلك المعرفة, تتناقص و تضمحل مع الاجيال بنسيان بعضها, او من خلال موت البعض من ذوي المعرفة الفريدة ببعض العلاجات. كانت اي معرفة جديدة تضيع بموت صاحبها بسبب عدم ادراجها في كتاب يمكن الرجوع اليه.

هاجم الفرنسيون مدينة ميلان في اوربا, بعد دخول السلطان العثماني سليمان سليم بغداد بسنتين, وذلك في سنة 1536م. شارك في تلك المعركة حلاق (جراح فيما بعد) اسمة أمبروس پاري (مولود سنة 1510م و توفى في 20 كانون الاول سنة 1590م) [1]. كان ذلك الحلاق (الطبيب) دقيق الملاحظه. اكتسب أمبروس خبرةً كبيرةً نتيجة مشاركته في هذه المعركة و دقة ملاحظاته. بحيث اصبح بعد مشاركته في تلك المعارك, احسن طبيب معروف في العالم يعالج جروح الطلقات النارية, في ذلك العصر.

لم يتقيد أمبروس باري بالمعتقدات السائدة في ذلك الزمان, بل كان يفضّل

[1] Ambroise Pare

الاعتماد على الملاحظة, و العمل وفق ما يلاحظه هو, بدلاً من اتباع المعتقدات السائدة, كان يقارن و بتفحص نتائج العلاجات المختلفة على المرضى و الجروح. قارن أمروس حينها بين جروح الاغنياء, القادرين على دفع مبالغ نقدية كبيرة, لقاء تلقيهم العلاج,

مع جروح الفقراء من الجنود. كان يتم علاج الاغنياء بعلاج باهض الثمن, وهو عبارة عن كي جروحهم بالدهن الساخن, في حين كان علاج الفقراء يتكون من مزيج من بياض البيض و دهن الورد و التربنتين. لاحظ أمبروس شيئاً أثار دهشته. لقد لاحظ بان جروح الفقراء, تلتئم و تشفى بسرعة اكبر من جروح الاغنياء الذين كانوا يعانون لفترة اطول بسبب عدم شفاء جروحهم. اخذ أمبروس يطبق نتيجة ملاحظاته على الجرحى و بهذا اكتسب شهرة كبيرة نتيجة تلك الملاحظة.

ان السبب الرئيس الذي جعل امبروس باري يبدأ بمعالجة الجرحى, في تلك المعركة, بدلاً من ممارسة مهنة الحلاقة, هو ان الجنود كانوا يذبحون جرحاهم, الذين لا يجدون املاً في الشفائهم, لكي يقللوا من معاناتهم. حدث ان اثنين من المحروقين بدخان البارود كانوا امامه, و جاء صديقهم لذبحهم, فمنعه امبروس, و قرر العمل على شفاءهم. كانت هذه الحادثة هي اول تعامل له مع المرضى و الجروح.

يعتبر, الاوربيون و التاريخ الطبي العالمي, أمبروس پاري ابو الجراحة (رغم ان عمل الجراحة و اجرته مثبته في شريعة حمورابي الفي سنة قبل امبروس, و رغم ان عملية ازالة الحصى من المجاري البولية مذكورة في قـَسـَم ابقراط !). ان امبروس معروف بجملته المشهورة التي تقول

**' انا ضمـّدت جراحه و الله اشفاه'**

الف أمبروس باري اول كتاب في الجراحه و اسمه ( Journiys in Diverse Places).

نشر العالم اندرياس ڤاسيليوس (المولود في براباتيا[1] نهاية سنة 1514م, و المتوفي تشرين الاول سنة 1584م)[2], بعد دخول العثمانيين بغداد بتسع سنوات و في اوربا ايضاً, كتابه عن تركيب جسم الانسان سنة 1543م[3]. و في نفس السنة نشر عالم الرياضيات و الفلك, البروسي نيقولاس كوبرنيكس ( المولود شباط سنة 1473م, و المتوفي في آيار سنة 1543م)[4], قبل وفاته بقليل, كتابه المسمى 'حول ثورة علاقة كواكب السماء'[5], و الذي حدد فيه اماكن كواكب المجموعة الشمسية ووضع الشمس في وسطها بدلاً من الارض لاول مرة. الكتاب الذي قلب حينها, مفاهيم العالم حول الكون. كونها الفكرة التي حاربتها المؤسسة الدينية في اوربا لفترة طويلة [6], حرص كوبرنيكس على نشر الكتاب قبل وفاته بفترة وجيزه, كونه كان على ثقة من انتقام رجال الدين منه. حيث يقال بانه مات بعد مشاهدة النسخة الاولى المطبوعة من كتابه مباشرةً[7].

كانت الكنيسة الاوربية تفرض على الاطباء ما تفرضه على القسس من العفة و وجوب عدم الزواج, وكانوا يعاقبون الطبيب الذي يتزوج بمنعه من ممارسة مهنته.

---

[1] Duchy of Brabant دوقية براباتيا التي هي هولندا حالياً.
[2] Andreas Vesalius
[3] De humani corporis fabrica
[4] Nicolaus Copernicus
[5] De revolutionibus orbium coelestium
[6] كانت هذه الفترة مليئة بالاكتشافات التي لعبت دوراً كبيراً في حياة الانسانية. 1410م بدأ رسم اللوحات على الجنفاص, 1442م الطباعة (رغم ان استعمال الورق بدأ في 1312م), دوائر البريد 1464م, ساعة الجيب 1500م, الاقفال 1540م, استعمال الدنابيس 1543م, الختم بالشمع الاحمر 1550م, عربات النقل الجماعي ( الكاري) 1571م, المتفجرات و المدفعية و التلسكوب 1588م, صنع الزجاج في فرنسا 1608م, التلسكوب 1610م, الباروميتر ( لقياس الضغط الجوي) , المكرسكوب 1621م (لكن اكتشاف الشعيرات الدموية حدث في 1661م), المحرار 1620م, البندول 1636م.
[7] قام معروف الرصافي, الشاعر العراقي, بفعل مشابه في القرن العشرين عندما طلب طبع كتابه "الشخصية المحمدية او حل اللغز المقدس" بعد وفاته, بسنوات, لكي يتلافى نتائج موقف المؤسسة الدينية العراقية, و العربية من كتابه, مبرراً ذلك بقوله ".. اني لأعلم انهم سيغضبون و يصخبون و يسبون و يشتمون فإن كنت في قيد الحياة فسيؤذيني ذلك منهم,... و إن كنت ميتاً فلا ينالني من سبابهم خير كما لا ينالهم منه خير".

الا ان المؤسسة الدينية في اوربا, فقدت في نهاية القرن السادس عشر, سيطرتها على
ممارسة الطب هناك, و لم يعد الاطباء الفرنسيين ملتزمين او مُجبـَرين على العفـّة (عدم الزواج)[1]. لهذا, حرمت الكنيسة الاوربية, الاطباء المتزوجين, من بركتها[2].

لابد من ذكر تطورات كبيرة آخرى في الطب حدثت في القرن الثامن عشر. منها ان القس المتعطش للعلم اسطيفان هيلز (المولود في اقليم كنت في انكلترا سنة 1677م و المتوفي سنة 1761م)[3], قاس لاول مرة ضغط الدم. نشر اسطيفان تجربته على الفرس في الجزء الثاني من كتابه ' Vegetable Staticks', الذي نشره سنة 1733. القى فرساً على الارض وهو حي. استخرج شرياناً من رقبته ووضع فيه انبوباً برونزياً و وضع على الانبوب البرونزي انبوباً زجاجياً بشكل عامودي للاعلى. لاحظ ارتفاع الدم في الانبوب الى ارتفاع حوالي 250 سم و كان يرتفع و ينخفض مع ضربات القلب حوالي خمسة سم. يعتبر هذا اول قياس لضغط الدم في العالم.

استمرت الجراحة هي الوسيلة الوحيدة لقياس ضغط الدم لغاية 1855م, عندما اقترح الطبيب الالماني كارل فون فيراردت (المولود في بادن, المانيا سنة 1818م و المتوفي سنة 1884م)[4] جهازاً يشبه القبان, لقياس مقدار الضغط الواجب تسليطه على الرسخ لقياس النبض. استعمل الاطباء هذه الطريقة لمعرفة مدى قوة القلب و ضرباته, و ربما توقفه عن الخفقان. من الطريف الذكر بان موقف المجلة الطبية البريطانية من استعمال جهاز قياس الضغط, هو بانه يؤدي الى تقليل حواسنا

---

1 كانت المؤسسة الدينية المسيحية تفرض على القسسة و الاطباء العفة (عدم الممارسة الجنسية او الزواج).

2 Peaslee, E. R., An Anniversary Discourse, delivered before the New York Academy of Medicine, Nov, 28, 1858, New Yok 1859. P 43

3 Stephen Hales

4 Karl von Vierordt

و تضعف الدقة الطبية للطبيب.

توالت, بعد ذلك, التطويرات و التحسينات على اجهزة قياس ضغط الدم. ان تقنية استخدام جهاز قياس ضغط الدم الزئبقي, اقترحها الطبيب الايطالي سبيوني ريفاروكي (المولود في الميس شمال غرب ايطاليا سنة 1863م و المتوفي سنة 1937م)[1]. حيث نشر بحثين حول تطوير جهاز قياس ضغط الدم في مجلة ' Gazetta Medical di Torino ' النقص الوحيد في طريقة سيبوني كان عرض المطاط الذي استعمله لاحاطة العضد. لقد استعمل سبيوني مطاطاً يبلغ عرضه 5 سم, مما تسبب في اعطاء قراءات خاطئة. تعرّف عالم آخر اسمه ايج فون روكنهاوزن [2] على الخلل, و زود الجهاز بكف مطاطي عرضه 12 سم لاحاطة العضد سنة 1901م, بهذا استطاع ان يقيس ضغط الدم لدى البشر بدقة اكبر. يمكن الاستنتاج مما سبق ذكره, بان الانسان, احتاج الى فترة حوالي 170 سنة, من الابحاث و التجارب و الدراسات و المنشورات, لكي يطور طريقة مناسبة لقياس ضغط الدم البشري, هي الفترة الممتدة من معرفة امر ضغط الدم, لغاية استعماله بشكل مناسب في فحص الانسان.

من الانجازات الطبية الاخرى في تلك الفترة و الجديرة بالذكر, هو نشر العالم الانكليزي في البايولوجي ادوارد انطوني جنير[3] دراسة في جمعية لندن الطبية بعنوان 'جدري البقر و قابليته في منع مرض الجدري' في سنة 1765م. يتناول موضوع استعمال اجزاء من البقر المصاب بجدري البقر في تطعيم جسم الانسان لمنعه من الاصابة بالمرض البشري. تبع ذلك قيام العديد من الاطباء في بريطانيا و المانيا بفحص قابلية ذلك القاح على منع مرض الجدري. استغرق الامر حوالي العشرين سنة قبل ان

---

[1] Scipione Riva-Rocci.

[2] H. Von Recklinghausen

[3] Edward Anthony Jenner

يصبح امر اللقاح مفهوماً و ناجحاً. نحن نعيش الان في عالم خالي من مرض الجدري, بفضل ذلك العالم دقيق الملاحظة. الذي لم يتوانى عن نشر ملاحظاته.

وصل لقاح الجدري السابق ذكره الى بغداد لاول مرة في 30 آذار سنة 1802م[1], عندما قام الدكتور جوفالير جين دي كارو[2] بارسال مصل التلقيح الى بغداد, بطلب من اللورد الگن[3]. كان ذلك زمن خدمة جيمس شورت, طبيب المقيمية البريطانية في بغداد. وصل اللقاح الى بغداد و تم تلقيح طفل في بغداد (يبدوا انه طفل احد العاملين في المقيمية البريطانية). تم ارسال مصل اللقاح بعدها الى البصرة, حيث تم تلقيح طفل آخر هناك. نقل المصل بعدها الى الهند و سيلان[4]. كان هذا الامر انجازاً للدكتور كارو, حيث اثبت بهذا الفعل, امكانية نقل المصل بشكل سليم الى مناطق العالم المختلفة.

جدير بالذكر بان بعض ائمة المسلمين حرّموا تلقيح الاطفال باللقاح, و سبب ذلك هو ان الدكتور جوفاكير استعمل سمن الخنزير في احاطة الشريحة التي تنقل المصل لكي يمنع تبخر السائل فيها و جفافها, بدلاً من استعمال الشمع[5], كونه ارخص و اكثر توفراً في اوربا. للاسف استمر بعض الائمة بتقليد ذلك التحريم, و منع تلقيح الاطفال, بعد ظهور اللقاحات الاخرى, من التي تقي الاطفال العراقيين من الامراض السائدة, رغم عدم وجود اي علاقة للخنزير في انتاجها, او نقلها.

ترافق احتلال العثمانيين للولايات التي اصبحت دولة العراق فيما بعد, مع بداية

---

1 لوريمر, ج. ج., دليل الخليج القسم التاريخي, ج4 1912

2 Dr. Chevalier Jean De Carro

3 Lord Elgin

4 The Late Chevalier Jean De Carro, MD, British Medical Journal, (Jun. 13), 1857, P504.

5 The Abstract of the Sanitary Reports, Marine Hospital Bureau, 26 Sep., 1890, No.39.

تدني التجارة عبر العراق و المنطقة و من ضمنها ميناء العراق الشهير 'البصرة'. كان لاستمرار ذلك الانخفاض التدريجي في التجارة, اثّره على واردات الضرائب و الاتاوات و دخل السكان العام. كان ذلك التاثير تدريجياً و متنامياً بشكل ادى في بداية القرن التاسع عشر الى قلة ملحوظة في واردات الضرائب منها و انتشار الفقر و العوز فيها. لهذا كان حدوث اي وباء او عارض صحي عام, ينال من حياة الناس, يؤثر بشكل كبير على الاقتصاد الهش من الاساس.

كان لزيادة النقل البحري و الانتقال السريع بين الدول, بواسطة البواخر تاثيرة الكبير, على سرعة انتشار الاوبئة و الامراض, بحيث اصبحت الاوبئة اكثر شيوعاً, و اعظم تاثيراً. ادرك رجل اوربا المريض (كنايةً بالدولة العثمانية)[1] إثر ذلك, اهمية الخدمات الصحية, لتاسيس حكومة قوية من خلال ضمان صحة افراد قواتها المسلحة و سكانها. لهذا افتتح الجيش في الدولة العثمانية اول مدرسة طبية سنة 1827م في مدينة اسطنبول, و تم اعادة تنظيمها سنة 1839م. كان عميدها طبيب نمساوي, و كان نظامها مشابه للانظمة الاوربية. تم تدريس الصيدلة في نفس المدرسة. اصدرت تلك المدرسة اول دليل عثماني للادوية ' The Pharmacopee Militaire Ottomane ' و كانت التعليمات فيها مكتوبة باللغة الفرنسية لغاية 1870م. كذلك قامت الكلية بترجمة الكتب الطبية الى اللغة التركية.

خلال الفترة الممتدة من اواسط القرن الرابع عشر و لغاية بداية القرن التاسع عشر, كان الاوربيون القادمون الى بلدان الشرق, يعتمدون على الاطباء المحليين في معالجة امراضهم. كانت لديهم قناعة شبه كاملة بان معرفة هؤلاء الاطباء المحليين[2],

---

1 اول من وصف الدولة العثمانية بهذا الوصف هو امبراطور روسيا تسار نيكولاس الاول (Tsar Nicholas 1 ) في 1853م.

2 ارنولد, ديفد, الطب الامبريالي و المجتمعات المحلية, الكويت, عالم المعرفة العدد 236, آب 1998

بالامراض المنتشرة في مناطقهم, هي اكثر بكثير, من معرفة الاطباء الاوربيين, هذا بالاضافة الى قلة الاطباء الاوربيين بشكل عام. تضائلت هذه القناعة بعد ذلك تدريجياً .

إستشارت فتاة شابة, طبيباً فرنسياً اسمه ريني لينّيك (مولود في 17 شباط سنة 1781م و توفى 13 آب 1826م) [1], سنة 1816م. قام الطبيب ريني, بالفحوصات التقليدية التي كانت شائعة حينها, و احتاج الاستماع الى قلبها. لم يكن مقبولاً في ذلك الوقت (و حتى الان) وضع الاذن على صدر مريضة شابة, و لم تكن هناك اي وسيلة اخرى يمكنه بواسطتها الاستماع الى قلبها. فقام بطوى ورقة على شكل انبوب. وضع طرف الانبوب على صدرها و الطرف الآخر على اذنه. بهذا استطاع سماع اصوات قلبها. نشر الطبيب بحثاً حول هذا الموضوع سنة 1819م. كانت هذه اول سماعة طبية يتم استعمالها لاغراض الفحص الطبي, تم توثيق استعمالها لهذا الغرض في مطبوع, ويعود الفضل باختراعها الى هذا الطبيب[2].

كانت الحالة الصحية و البيئية في بغداد سيئة بشكل ملحوظ خلال تلك الفترة بحيث كانت المدينة عرضة للكثير من الاوبئة و الامراض المعدية. ظهر وباء الهيضة (الكوليرا) سنة 1817م في منطقة قرب كلكتا في الهند, و بدأ بالانتشار سريعاً , ليشمل كل القارة الهندية خلال السنين التالية. كان هذا الوباء, هو اول وباء عالمي للكوليرا الآسيويه تم تسجيله[3]. كان الوباء يختفي خلال اشهر الشتاء و يظهر ثانية بعدها في الربيع. وصل الوباء الى ميناء البصرة سنة 1821م. تسبب الوباء بوفاة ما

---

[1] Rene Laennec

[2] Rovinson, Victor, Pathfinders in Medicine, New York, Medical Review of Reviews, 1912, P227

[3] حدثت بعده الى نهاية القرن العشرين ستة اوبئة عالمية اخرى للكوليرا. كان وباء الكوليرا العالمي (1817م-1821م) هو اول وباء عالمي مسجل, ثم (1829م-1851م) بدأ في الهند ووصل الى اوربا و امريكا, ثم (1852م-1860م) الذي حدث بشكل رئيسي في روسيا مع وفيات كبيرة, ثم (1863م-1875م) في معظم مناطق الشرق الاوسط, ثم (1881م-1896م) بدأ في الهند ووصل اوربا, ثم 1899م-1923م) قتلت اكثر من 800000 شخص في الهند لوحدها و انتشر الى اوربا و شمال افريقيا, ثم (1961م-السبعينات) بدأ في اندونوسيا و الهند الى روسيا و شمال افريقيا.

بين 15000 الى 18000 شخص في مدينة البصرة خلال فترة ثلاثة اسابيع فقط.

انتقل الوباء شمالاً في بلاد بين النهرين ليصل بغداد زمن ولاية داود باشا, مسبباً المزيد من الضحايا البشرية[1] التي يقدرها البعض بالآلاف. ساد الرعب حينها بغداد و غادر الوالي المدينة الى ضواحيها, اسوةً بالكثير من سكانها. كان من ضمن ضحايا الوباء تلك السنة المعتمد البريطاني في بغداد كلوديوس جيمس رچ[2] الذي كان على خلاف مع الوالي[3] و هرب من محاصرة الوالي لمكان اقامته في بغداد, الى البصرة و من ثم الى شيراز حيث توفى هناك متاثراً بالمرض[4]. استلم اعمال المقيمية البريطانية في العراق اثر وفاة رجي احد ابناء بغداد العاملين في المقيمية و هو خوجه[5] يوحنا و كان وكيل رجي هناك. لكن لم يدم يوحنا في منصبه طويلاً, حيث توفى في نفس السنة[6].

اتخذت الدولة العثمانية اجراءات اصلاحية عديدة في عام 1830م و بعدها, سماها العثمانيون ' تنظيمات'. كان الهدف منها تعزيز سيطرة مركز الدولة, و تحديث اساليب العمل, و ابعاد الدولة عن الدين, و استخدام الاساليب الغربية في عمل الحكومة. طالت تلك التحسينات النظام القضائي, و الجيش, و الضرائب, و التعليم[7]. تم بعدها و في سنة 1854م الغاء نظام المحتسب و تم استحداث منصب 'شار اميني' بديلاً عنه. ادى ذلك الى زيادة التنظيم في تسجيل الاشخاص الذين يسمح لهم بممارسة الطب ووضع ضوابط عليها, كما سيلي ذكره.

انتشر وباء الكوليرا بين الحجاج في مكة سنة 1831م. نقل الحجاج من بلاد بين

---

1 Pollitzer, R. Cholera Studies, Bulletin. Wld Hlth Org., 1954, Oct., P421-461.

2 Claudius James Rich

3 سبب الخلاف هو زيادة الوالي الرسوم على التجار البريطانيين.

4 J. G. Lorimer لوريمر, دليل الخليج القسم التاريخي, ج4 ص1938

5 يسمي العراقيون صاحب الخان او العلوة " خوجه".

6 راتب خوجه يوحنا الذي تم تعيينه في منصبة سنة 1819م هو 200 ربية.

7 Mantnan, Robert: Hisba, Encyclopedia of Islam, part 3, 485 b

النهرين, المرض معهم الى بلدهم. توفى في تلك السنة, حوالي 3000 حاج من مختلف بلدان العالم بسبب المرض, بعد عودتهم لبلدانهم. تكررت هذه الحالة في العديد من السنين طوال القرن التاسع عشر.

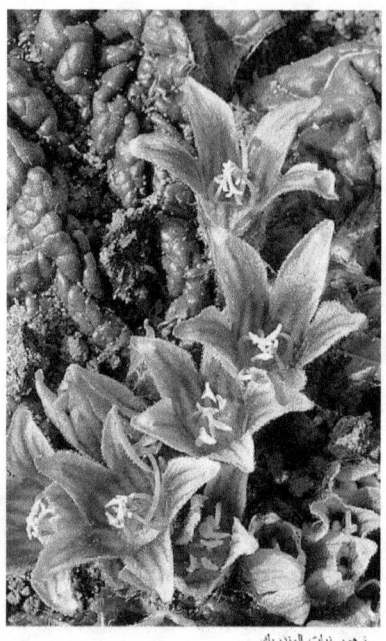

زهور نبات المندريك

كان الاطباء, على مدى التاريخ, يواجهون مشكلة الالم, خصوصاً عند حاجة المريض الى عمل جراحي. كان الجراحون يحتاجون الى مادة تسهّل عليهم اجراء العمليات الجراحية, بدون تعريض المريض للآلام المبرحه. استعمل العراقيون القدماء المندريك[1], لهذا الغرض, كما تم ذكره. لكنه لم يكن بالفعالية المطلوبة لتسكين المريض خلال العمليات الجراحية التي ازدادت تعقيداً مع الزمن. لهذا لجأ الاطباء و الجراحون الى مواد اخرى او جمع مجموعة من الادوية و استعمالها معا, كتطوير في

---

Solanaceae Mandragora [1]

استخدام المواد. لكن استمر البحث عن مواد اكثر فعالية و اقل ضرراً لهذا الغرض, من خلال محاولة ايجاد ادوية جديدة او جعل الادوية المستعملة المتوفرة اسهل استعمالاً و اكثر تاثيراً.

استعمل الاطباء في القرون الوسطى في اوربا ما كانوا يسمونه 'اسفنجة النوم'. كانت تحتوي على الافيون, و عصير فطر الموريل[1] , و نبات سيلوسيمنتس[2], و المندريك و النبات المتسلق ايفي[3], و هملوك[4], و الخَس[5]. يتم وضع اسفنجة جديدة في عصير هذه النباتات الى ان تتشرب بها و يتم تجفيفها بعد ذلك. يتم وضع الاسفنجة التي تم تجفيفها, في الماء الدافئ, عند الحاجة, ثم توضع تحت انف المريض الى ان ينام لكي يتم اجراء العملية له بعد ذلك.

بقى الحال على هذا المنوال, الى ان قام طبيب مع زملاء له, بمحاولة ايجاد مادة مخدرة اكثر فعالية من اسفنجة النوم و اكثر عملية. وضعوا قائمة بالمواد المقترحة و قاموا بتجربة تلك المواد على انفسهم بحثاً عن بديل افضل, لانهم لم يكونوا مقتنعين بما هو متوفر لديهم. كان ذلك الطبيب هو جيمس يونك سمبسون[6] ابن الخباز, الذي ضحى والده لغرض جمع تكاليف دراسته.

في يوم الخميس المصادف الرابع من تشرين الثاني سنة 1847م استعمل جيمس و اصدقاءه, مادة كانوا قد اهملوها سابقاً, و تدعى الكلوروفورم. بعد استنشاقها بدقائق نام الاصدقاء و لم يستيقضوا سوى في اليوم التالي. هكذا اكتشف الابن السابع لذلك الخباز, اول مادة مخدرة. بدأ الاطباء باستعمال هذه المادة, بعد ان نشر

---

[1] Morchellaceae Morchella
[2] Solanaceae Hyoscyamus
[3] Araliaceae Hedera
[4] Apiaceae Canium
[5] Asteraceae Lactuca
[6] James Young Simpson

جيمس و اصدقائه اكتشافهم في المجلات المتخصصه و علم الاطباء الاخرين بها و اقتنعوا باستعمالها[1].

بدأ وباء عالمي لمرض الكوليرا في خليج البنغال سنة 1845م و انتشر في كافة انحاء العالم منطلقاً من هناك. وصل الوباء الى بغداد في ايلول سنة 1846م. انتشر بعدها شمالاً على طول نهري دجلة و الفرات. تسبب الوباء في وفيات كثيرة في بلاد النهرين.

تسبب نفس الوباء في موت 15000 حاج في مكة و حولها خلال شهر تشرين الثاني تلك السنة, فيما يبدوا ان الوباء وصلها من خلال ميناء جده[2]. استمر هذا الوباء في انتشاره في بلدان العالم المختلفة لغاية 1859م.

حاول احد العلماء الايطاليين, وهو فليبو پاسيني ( المولود في مدينة بستويا الايطالية في 25 آيار سنة 1812م و المتوفي في 9 تموز 1883م)[3], خلال انتشار الوباء في اوربا, معرفة اسباب هذا الوباء المميت الذي انتشر في الكثير من بقاع العالم. قام العالم باخذ عينة من امعاء مريض مات تواً جراء مرض الكوليرا. استخدم فليبو مكرسكوبه القوي (الذي اشتراه دوق تاسكونيا, لجامعة تاسكونيا, التي يعمل فيها فليبو تشجيعاً له بسبب اكتشافه ووصفة النهايات العصبية في جسم الانسان)[4], لاحظ فليبو اجساماً تشبه الضمة[5] في امعاء ذلك المريض. قام فليبو بنشر ملاحظاته, و علاقة هذه الجسيمات, بمرض الكوليرا سنة 1854م[6]. اتبعها بالكثير من الابحاث

---

1 Byrne, Joseph P., Encyclopedia of Pestilence, Pandemics, and Plagues, vol. 1, Greenwood Press, London, 1984

2 .Pollitzer, R. Cholera Studies, Bulletin. Wld Hlth Org., 1954, Oct., P421-461

3 Filippo Pacini

4 Pacinian corpuscles

5 سماها vebrio

6 Bentivoglio M, Pacini P. Filippo Pacini: a determined observer. Brain Research Bulletin 38(2), 161-165, 1995.

الاخرى حول طبيعة هذه الجسيمات و طبيعة مرض الكوليرا, نشرها في السنين 1865م, و 1866م, و 1871م, و 1877م, و 1880م.

كانت ابحاثة منشورة باللغة الايطالية, و لم تكن ترجمة المجلات الطبية تجري بشكل واسع الانتشار في ذلك الوقت. لهذا نسبت الاوساط العلمية, اكتشاف ضميمات الكوليرا, الى روبرت كوخ, الذي وصف مسببات المرض, خلال وباء عالمي اخر لمرض الهيضة حدث في الثمانينات من القرن التاسع عشر, بعد فليبو باسيني بحوالي ثلاثين سنة, بسبب عدم اطلاع العلماء من الدول الاخرى حينها, على الابحاث التي نشرها فليبو كما سيلي ذكره. لكن, اعترف المجتمع الطبي العالمي باكتشاف فليبو سنة 1965م حيث تم وضع اسمه مكتشفاً للبكتريا المسببة لمرض الكوليرا[1].

خلال انتشار مرض الكوليرا المذكور اعلاه في البلدان الاوربية, اجتمع ممثلوا اثناعشرة دولة اوربية في باريس سنة 1851م لغرض تنسيق الجهود في الحجر الصحي البحري. لكن لم يسفر الاجتماع الى ايجاد منظمة ثابته ذات قدرة على التعامل مع مثل هذه الاوبئة. تلى ذلك, انعقاد مؤتمر آخر في واشنطن بسبب انتشار وباء الحمى الصفراء سنة 1881م لكن, لم يتوصل المجتمعون ايضاً الى ايجاء اي منظمة ثابته للتعامل مع الاوبئة. بعد ذلك جاء تشكيل مكتب الصحة العالمي في باريس سنة 1909م بمشاركة خمسين دولة كما سيلي ذكره[2], حيث اصبحت اول منظمة عالمية تعنى بمراقبة و تسجيل و محاولة منع انتشار الاوبئة في العالم[3].

ادى توسع مدينة لندن خلال القرن التاسع عشر, الى تكوين احياء جديدة, لم

---

[1] Vibrio cholerae Pacini الذي هو الاسم الرسمي الان للبكتريا المسببة لمرض الكوليرا.

[2] Sigerist, Henry E., Civilization and Disease, Ethaca, New York, 1945, p90.

[3] بدأت المنظمة في جمع و نشر المعلومات الخاصة عن الاوبئة حول العالم بعد تشكيلها.

يكن نظام الصرف الصحي قد وصلها. لهذا قررت بلدية المدينة توجيه المياه الثقيلة من المنازل في تلك المناطق, بصورة سطحية, الى نهر التايمس المار وسط المدينة. وصل الوباء العالمي للكوليراً الذي تم ذكره, الى مدينة لندن في 31 آب سنة 1854م. حدثت 616 حالة وفاة بسبب الوباء في المدينة تلك السنة.

نشر طبيب بريطاني اسمه جون سنو (المولود في 15 آذار 1813م و المتوفي في 16 حزيران 1858م) [1] دراسة حول هذا الوباء, ظهرت في المجلة الطبية البريطانية في 17 تشرين الاول 1857م[2] كتب فيها بان الاصابات بوباء الكوليرا ظهرت فقط في جانب مدينة لندن, الذي ياخذ مياه الشرب من منطقة في النهر تقع بعد منطقة رمي المياه السطحية التي تم ذكرها, في حين لم تتاثر المناطق التي كانت نقطة اخذ مياه الشرب فيها, قبل منطقة رمي المياه السطحية.

كان هذا يمثل تحولاً كبيراً في طبيعة فهم الاصابة بوباء الكوليرا, حيث كان المعتقد السائد الى ذلك الوقت, بان الهواء 'الردئ' هو السبب في انتشار هذا المرض. لقد اثبت جون سنو, بهذه الملاحظة, بان الماء او ما فيه قد يكون السبب في هذا الوباء.

ارسل العالم الفرنسي البكتريولوجي و الكيمياوي لويس پاستور (المولود في 27 كانون الاول 1822م و المتوفي في 28 ايلول 1895م) رسالة الى اي جي بي دوماس[3] عضو الاكاديمية الفرنسية للعلوم, في 11 شباط سنة 1861م يطلب منه الحضور الى مختبره مع بعض العلماء الاخرين[4] لمشاهدة تجربته بشان ملوثات الهواء,

---

[1] John Snow

[2] Snow, John, Cholera and the Water Supply in the South Districts of London, British Medical Journal, (Oct. 17), 1857, P864.

[3] A. J.-B. Dumas

[4] وهما M. Balard و M. Bernard

و وجود الحياة بدون هواء. كانت هذه هي بداية ابحاثة المتتابعة التي نتج عنها اكتشافه البكتريا[1], و اكتشاف مسبب مرض الحمى القرمزية (اقترح لمعالجتها حامض البوريك), و التخمير, و اقتراحه طريقة تعقيم الحليب للتخلص من البكتريا المرضية, و هي الطريقة المسماة باسمه, و اكتشافه لقاح داء الكلب و الجمرة الخبيثة.

كان العلماء قبل سنة 1965م, ينسبون فضل اكتشاف ضميمات الكوليرا الى العالم الالماني روبرت كوخ (المولود في 11 كانون الاول 1843م و المتوفي في 27 آيار 1910م)[2], الذي اكتشف عصيات كوخ المسببة لمرض السل سنة 1882م, و ضميمات الكوليرا سنة 1884م. و الذي استلم جائزة نوبل للطب سنة 1905م لمساهماته و اكتشافاته الطبية.

سافر كوخ مع بعض العلماء الالمان سنة 1883م, الى مدينة الاسكندرية في مصر حيث اصاب المدينة وباء الكوليرا. استطاع رؤية ميكروبات في امعاء الاشخاص المتوفين نتيجة المرض, لكنه لم يستطع ايجاد رابط مباشر بين ما لاحظه و بين المرض. حاول زراعة الميكروب بطريقة صناعية نقية لكنه فشل. حاول نقل الميكروبات الى بعض الحيوانات لكي تصاب بالكوليرا لكنه فشل ايضاً.

اصبحت بعدها, الاصابات في مصر قليله, لكن الوباء كان نشطاً في كلكتا في الهند. طلب كوخ من الجهات التي تمول سفرته و ابحاثه, الذهاب هناك. نجح كوخ في كلكتا بزراعة الميكروبات التي وصفها بانها تشبه الضمة في كانون الثاني 1884م. اصبحت منشوراته معروفة في الوسط العلمي, حيث كان يرسل كل اكتشاف او ملاحظة له للنشر. لاحظ كوخ بان هذه الضميمات كان توجد فقط في

---

[1] Porter, J. R., Louis Pasteur Achievments and Disappointments1861 Bacteriol Rev. 1961 December; 25(4): 389–403

[2] Robert Koch

امعاء المصابين بالاسهال بسبب الكوليرا و ليس الاسهال لاسباب اخرى. كذلك لاحظ بان هذه الضميمات تتكاثر في التراب و الاقمشة و الارض الرطبة, لكنها تموت بالجفاف او المحاليل الحامضية حتى لو كانت حموضتها قليله. فشل كوخ في اصابة الحيوانات بالميكروبات التي استطاع زراعتها بشكل نقي, فاستنتج ( وكان صائباً ) بان لهذه الحيوانات مناعة طبيعية ضد المرض. عاد بعدها كوخ الى المانيا حيث تم استقباله استقبال الابطال[1].

بدأت الدولة العثمانية تضع الضوابط على الاعمال سنة 1859م, و منها بائعي الادوية ( الصيدليات), و توجد دلائل بان الدولة حاولت وضع ضوابط خصوصاً على محلات القصابة محاولةً منها لمنع انتشار الامراض, كونها كانت سبباً محتملاً لانتشار الاوبئة. حيث بدأت بتسجيل تلك الاعمال و كذلك محاولة وضع ضوابط على القبالة و الختان و التمريض و منع الاجهاض الذي كان يجري بدون اي ضوابط. و كانت حينها المستشفيات مملوءة بالمرضى و تكاليف العناية فيها مرتفعة[2], رغم مستوى الخدمة المنخفض.

تم تاسيس كلية طب مدنية, في مدينة اسطنبول سنة 1867م. اقام بعدها عبدالحميد عبدالمجيد محمود عبدالحميد (المولود في اسطنبول يوم الاربعاء 21 من ايلول سنة 1827 م)[3], معهد پاستور سنة 1887م[4] لغرض تشخيص و انتاج اللقاحات و نقلها, و اجراء عمليات التعقيم. تم بعد ذلك, في سنة 1893م, استقدام

1 Howard-Jones N. Robert Koch and the cholera vibrio: a centenary. British Medical Journal 288, 379-381, 1984.

2 Murphey, Rhoads, Ottoman Medicine & Transculturalism from the Sixteenth through the Eighteenth Century, Bulletin of history of medicine 66 (1992), 379, P387-388

3 المعروف باسم ( السلطان عبدالحميد الثاني).

4 Dolen, Emre, 'Tanzimat'tan Cumhuriyet'e Bilim'. ' Intanzimat'tan Cumhuriyet'e Turkiye Ansiklopedisi, editedby Murat Belge, Vol1 Istambul: Iletisim Yayinlari, 1985, p168-170.

مجموعة من الاخصائيين الاوربيين للاشراف على المختبرات البكتريولوجية في مدينة اسطنبول و المسماة 'Basteriyologihance Osmmani'[1].

شكّل الاطباء العاملين في الدولة العثمانية, اول نقابة طبية لهم في مدينة اسطنبول سنة 1856م. تم تشكيلها بواسطة طبيب انكليزي شارك مع القوات التركية في حرب القرم ضد روسيا و آثر البقاء هناك بعد الحرب. نشر الاطباء هناك صحفاً طبيةً ايضاً. شكّل الصيادلة نقابتهم بعد ذلك في سنة 1861م. نشطت هذه النقابة في تطبيق القانون و تنظيم عمل الصيادلة و تثبيت اسعار الادوية, و تحديد عدد الصيدليات, و منع بيع الادوية خارج الصيدليات. ساهمت هذه النقابات في تطوير الصحة العامة في انحاء الامبراطورية العثمانية و منها طبعاً بلاد بين النهرين[2].

انعكست التطورات التي حدثت في اسطنبول, على الولايات التابعة للسلطة العثمانية و منها الولايات التي شكلت العراق فيما بعد. حيث افتتح الوالي العثماني في الموصل محمد ينجة بيرقدار ( حكم من 1835م لغاية 1843م) مستشفى القشلة العسكري في الموصل, و ذلك لخدمة الفرقة العسكرية العثمانية 12 المتواجدة هناك. يمكن اعتبار هذا المستشفى العسكري, بانه اول مستشفى يقام في بلاد بين النهرين خلال حكم السلطة العثمانية. كان يعمل في هذه المستشفى سنة 1892م مجموعة من الاطباء العسكريين, منهم المقدم ديمتري و الرائد عيسى و الجراح اسماعيل افندي, مع صيدلانيين. عمل بعدها في نفس المستشفى المقدم الطبيب حسن بدري, و محمد أمين[3].

---

1 Idirum, Nuranyi, 'Tanzimat'tan Cumhuriyet'e Bilim'. ' Intanzimat'tan Cumhuriyet'e Turkiye Ansiklopedisi, editedby Murat Belge, Vol1 Istambul: Iletisim Yayinlari, 1985, P 1335-1336.

2 Ekmeleddin, Ihsan oglu," Genesis of Learned Societies and Proffessional Associations in Ottoman Turkey" 174

3 عبدالعزيز, لمى, الخدمات الصحية العامة في العراق 1869- 1914, ملحق ذاكرة عراقية, جريدة المدى, 2252, 19 أيلول 2011 ص6.

اقيم بعدها بفتره اول مركز للحجر الصحي في البصرة سنة 1865م, لغرض منع دخول الاوبئة التي يمكن ان تنتقل بواسطة المسافرين القادمين من الهند او غيرها. كان المسافرون يبقون في تلك المراكز لعدة ايام لحين التاكد من خلوهم من اي امراض معدية. لم يكن بقاء المسافرين في هذه المراكز مجاناً حيث كان الحكومة تتلقى اجوراً مقابل كل يوم يبقى فيه المسافر في مركز الحجر. و عند اخراج المسافر من المركز كان يتم تزويده بشهادة تفيد خلوه من الامراض المعدية.

وصف الطبيب السويسري, و المختص بالقواقع جوان رادولف البيرت ماوسن (المولود في آب 1805م و المتوفي في سولوتام السويسرية سنة 1890م) [1], في سنة 1874م , قوقعة بوليناس[2] على شواطئ نهر الفرات. هي القوقعه التي عرف العلماء بعد ذلك, بانها الوسيط لدورة استحالة دودة البلهارزيا لكي تصبح معدية للانسان في بلاد بين النهرين.

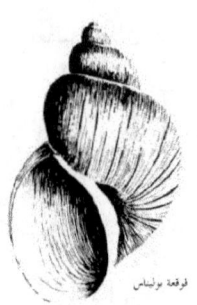

قوقعة بوليناس

يعتبر مرض البلهارزيا متوطناً في بلاد بين النهرين, حيث تم ذكره في بعض الكتابات المسمارية العراقية[3]. يعتبر الانسان مصاباً بالبلهارزيا عندما تدخل بعض مراحل دورة استحالة دودة المرض الى الجسم. تعيش الدودة البالغة للبلهارزيا داخل

---

1 Johann Rudolf Albert Mousson

2 Bulinus shells, انظر Abdel Azim, M., Bilhariziasis syrvey in south-western Asia, Bulletin. World Health Organization, 1956, 14 P403-456.

3 انظر الفصل الثاني

الاوعية الدموية لجسم الانسان. تخرج اغلب بيوض دودة البلهارزيا المنتشرة في بلاد بين النهرين, من جسم الانسان مع البول. يؤدي ذلك الى البول الدموي. تبقى بقية البيوض في اجزاء مختلفة من الجسم و خصوصاً في المجاري البولية مسببةً مختلف الامراض و منها سرطان المثانة[1].

كان علاج البلهارزيا[2] في العراق سنة 1885م, يتالف من اعطاء المقويات و الحديد, لتعويض المريض عن ما يفقده من دم مع البول, و كان يلجأ بعض الاطباء الى زرق المرضى بمحلول بارا كلوريد الزئبق[3], او غيرها من الادوية عن طريق الزرق. اما بشان الوقاية فان الاسلوب الموصى به حينها هو ترشيح الماء قبل شربه[4] رغم ان هذه الطريقة غير كافية في الوقت الحاضر للتخلص من الاصابة. لم تكن دورة حياة طفيلي البلهارزيا معروفة حينذاك.

صدر القانون الاساسي (الدستور) للدولة العثمانية يوم الاحد المصادف 24 من كانون الاول سنة 1876م. تم تعطيل ذلك الدستور بعد سنتين من صدوره. اعيد العمل بالدستور سنة 1908م بعد سيطرة حزب الاتحاد و الترقي على شؤون الدولة. لم يتطرق ذلك القانون للخدمات الطبية او الصحية و لم يشر اليها. لكن ضمن القانون الاساس لمواطني الدولة, الحرية الشخصية, في مادته العاشرة. و جعل التعليم الابتدائي اجبارياً , في كافة ارجائها في المادة 114[5].

---

[1] كان مرض سرطان المثانة هو اكثر الاورام السرطانية شيوعاً في العراق لغاية السبعينات, قبل القضاء على مرض البلهارزيا في العراق.

[2] Bilharzia او schistosomiasis الذي يسببه في العراق طفيلي اسمه Schistosoma haematobium. تم معرفة الطفيلي المسبب له لاول مرة سنة 1851م.

[3] تعتبر منظمة الصحة العالمية, يشاركها في ذلك كل الجهات الصحية العالمية في اعتبار الزئبق من المواد السامة للانسان و البيئة و يجب التعامل معها بحذر لان تلوثها او وصولها الى داخل جسم الانسان هو سمي و يصعب التخلص منه. و هو سام بشكل خاص للحوامل و الاجنة مسببة مختلف امراض التخلف و العوق لديهم.

[4] Sonsino, P., The Treatment of Bilharzia disease, British Medical Journal, (June 13), 1885, P1197.

[5] تم فتح 24 مدرسة ابتدائية للذكور و ثلاثة مدارس للاناث في بلاد بين النهرين بتاريخ 14 تموز 1908م بعد 11 يوم من تاريخ اعادة العمل بالدستور. انظر, العزاوي, عباس المحامي, تاريخ العراق بين احتلالين, ج8, ص156.

ظهرت اصابات الكوليرا بشكل مبكر في بلاد بين النهرين على غير العادة سنة 1889م ( تظهر الاصابات في العادة خلال شهر تموز). حيث تم تسجيل وفاتين و عدة اصابات في شهر نيسان بسبب المرض. لم يتم الاعلان عن اي اصابات اخرى في البلاد لحين شهر آيار من تلك السنة, حيث بدأت الاصابات و الوفيات تظهر في منطقة بلد و سامراء. حدثت ست وفيات بسبب المرض خلال مدة خمسة ايام. اكد الاصابات طبيبين عسكريين تم ارسالهما من بغداد. اتخذت السلطات الصحية في الدجيل الاجراءات اللازمة في عزل مناطق الاصابة و تم تعزيز تلك الاجراءات بالعسكر[1]. ظهر وباء شديد بعدها, في شهر تموز تلك السنة, في مدينة الشطرة. تسبب الوباء بوفاة 200 شخص خلال اربعة ايام. انتشر هذا الوباء بسرعة في الفرات الاوسط و بعدها الى كافة انحاء العراق حيث بلغ عدد حالات الوفاة بسبب ذلك الوباء, خلال الفترة من اواسط تموز الى 18 تشرين الثاني 7142 حالة وفاة[2].

ادرج نص ما كتبه التقريرالصحي الاسبوعي الصادر عن واشنطن في 8 تشرين الثاني 1889م حول انتشار الكوليرا في بلاد بين النهرين, وهو الترجمة الانكليزيه للتقرير الاصلي المنشور في 31 آب تلك السنة, في 'التقرير الطبي الدوائي' الصادر[3] باللغة الفرنسية في اسطنبول, لكي تكون طبيعة المرض و الاجراءات الطبية المتخذة في بلاد بين النهرين حينها, اتجاه وباء الكوليرا واضحه:

استلمت الادارة الصحية التركية, برقية من المفتش في بغداد,

1 The Abstract of the Sanitary Reports, Marine Hospital Bureau, 20 Jun., 1890, No.25.

2 Office Supervising Surgeion-General, Weekly Abstract of Sanitary Reports., Washington, D. C., December 20, 1889. , vol. 4, No.51, p453

3 Revue Medlico-Pharaenceutique, Constantinople

الدكتور لوبيز[1] في الاول من آب. كانت البرقية تحمل معلومات عن مرض مميت, ادى الى الكثير من الوفيات في الناصرية, التي يسكنها حوالي 8000 شخص. تقع المدينة على ضفاف الفرات عند اتصالها بشط الحي. و ان الدكتور غزالة[2] الطبيب الصحي في الحلة الواقعة في بلاد بين النهرين, ذهب هناك للتحقق من طبيعة ذلك المرض. تم استلام برقية ثانية في اليوم الثاني من الدكتور لوبيز ايضاً, توضح وجود كوليرا ( مرض الهيضة) في مدينة الشطرة, المدينة التي يسكنها 4000 شخص, و الواقعة شمال الناصرية. ظهر هذا المرض منذ 27 تموز بشكل متقطع لغاية الثاني من آب, مسبباً وفاة حوالي 200 شخص[3].

تم اتخاذ اكثر الاجراءات صرامة, من قبل السلطات الصحية, عند استلام هذه الانباء. تم الطلب من السلطات في بلاد بين النهرين حصار, المناطق الضرورية بهدف عزل المناطق المصابة, و البدء باقصى عمليات تعقيم او تهديم المنازل المصابة[4], و غيرها من الاجراءات. غادر الدكتور لوبيز بغداد, لمساعدة خطوط العزل و في المناطق المصابة. لغرض تنفيذ اوامر العزل تم قطع الاتصال على نهر دجلة في منطقة الكوت ( كوت العمارة في التقرير), لغرض حماية بغداد, و على نهر الفرات في السماوة.

حدث وباء الكوليرا بين الحجاج سنة 1882م, و الذي صادف نهاية تشرين الاول, حيث مات بعضهم هناك نتيجة الوباء. لكن الاجراءات الوقائية على الارض وفي المرافئ التي تستقبل السفن التي نقلت

---

[1] Dr. Lubicz

[2] Dr. Gazala هو الدكتور سامي عبدالاحد سليمان جرجيس يوسف غزالة, مواليد الموصل 1935م.اصبح مدرس في مدرسة الياس الاهلية 1873م. تخرج من احدى مدارس الطب الفرنسية سنة 1886م. انتقل الى اسطنبول سنة 1983م. توفي في 18 تشرين الاول 1929م.

[3] مات في الشطرة خلال سبعة ايام شخص من كل 20 شخصاً من اهالي المدينة.

[4] تهديم الصرائف.

الحجاج الى البصرة, كانت فعالة بحيث منعت وصول الوباء الى بلاد بين النهرين[1]. لحماية المناطق الواقعة شمالها. تم في نفس الوقت, اتخاذ اجراءات شديدة لغرض تعقيم المناطق المصابة.

تعرف الدكتور غزالة في الناصرية على مرض الكوليرا الاسيوية. كان لدى جميع المصابين نفس الاعراض, وهي تقيئ, مع اسهال حاد, مع غائط يشبه ماء التمن بالشكل, و حرارة منخفضة, و اطراف باهتة باردة, و نقط شاحبة, و تقلصات في اعلى البطن و العضلات, و نبض ضعيف يصعب قياسه, و لسان ابيض جاف مع اصفرار في الجوانب, و توقف التبول. حدثت الوفيات خلال فترة ستة الى ثمان و اربعين ساعة من الاصابة.

كانت اصابات الكوليرا في الناصرية خلال الفترة الممتدة من الاول لغاية السادس من آب, في تزايد مستمر , 2, ثم 7, ثم 13, ثم 21, ثم 32, ثم 37. كانت مناطق الاصابة لغاية السادس من آب محصورة في الناصرية و الشطرة, و لكن كان واضحاً لدى جميع المراقبين العارفين بوباء الكوليرا, بان المرض سيتجاوز الموانع الموضوعة, و ينتقل الى المناطق الاخرى من جنوب بلاد بين النهرين, التي هي من المناطق التي يستوطن فيها مرض الكوليرا.

ظهر المرض في البصرة بشكل فريد. لقد جاءت امرأة عمرها عشرين سنة الى المدينة, بعد قضاءها عدة ايام في منطقة فيليه قرب المحمرة, تم حجرها. في يوم الخامس من آب ظهرت عليها علامات الكوليرا من التقيئ و الاسهال و توفيت في اليوم التالي. قيل لنا بان هذه اول حالة اصابة. لكن تم الاعلان عن وفاة اخرى في يوم السابع من آب. عندها, و في اليوم التالي بدأت الاصابات بالتصاعد.

---

[1] British Medical Journal, 25 Aug. 1883, p382.

ساءت الحالة في الناصرية في الوقت الذي بدأت فيه الوفيات في الشطرة تقل. بلغت الوفيات في الناصرية ذروتها في الثامن من آب عندما بلغ عدد الوفيات فيها 85 حالة وفاة. بلغ عدد الوفيات الاكيدة بالانخفاض في اليوم التالي ليكون 48. تم اتخاذ اقصى الاجراءات الفعالة في المكافحة, حيث تم حرق اكواخ المصابين في الناصرية[1], و تم تعقيم البيوت المبنية بالطابوق او الحجارة. خرج السكان الى مخيمات قرب القرى, و تم استعمال مساكنهم من قبل السلطات المحلية لتنفيذ واجباتهم[2].

تم وصف الاجراءات التالية من قبل المجلس الاعلى للصحة في اجتماعهم المنعقد في الثامن من آب:

( تم حجر المنتجات القادمة من البصرة لمدة عشرة ايام, بالنسبة للبضائع التي خرجت منها في الخامس من آب و ما بعدها, في واحدة من موانئ الحجر على الساحل التركي. كذلك تم اجراء عزل صحي للمناطق المصابة في بلاد بين النهرين و تم قطع مشروط للروابط[3] على دجلة بين البصرة و بغداد, لحين وضع محاجر على الضفاف, حيث يتم مراقبة المواد المرسلة الى بغداد لمدة عشرة ايام مع البواخر.)

انتشر الوباء في الفترة بين الثامن و الثالث عشر من آب غير متاثر بمحطات العزل التي تم انشاءها في الكوت[4]. ظهرت الكوليرا في الرميثة في الثامن من آب, وهي قرية للتسوق تقع على الفرات و تسكنها 300 عائلة, تبعد مسافة خمس ساعات عن

---

[1] حرق الصرائف. يبدوا بان هذا الامر كان احد الاسباب التي كانت تدفع بالعراقيين على عدم الابلاغ عن وجود اصابة بين افراد عائلتهم و دفنهم في حالة الوفاة داخل المنزل.

[2] تم الدخول الى الدور المبنية بالطابوق, التي تركها سكانها خوفاً, و تم استعمالها كمراكز ادارة و سيطرة.

[3] كانت سفن الشحن الصاعدة الى بغداد من البصرة, و النازلة منها, تتوقف من مناطق محددة ( الروابط) لغرض التزود بالوقود و الحطب.

[4] يسميها التقرير, كوت العمارة.

السماوة. وصل المرض الى سوق الشيوخ في 12 آب, و تقع على نهر الفرات ايضاً نحو الجنوب الشرقي. وصل الوباء الى الحمار و القرنة في يوم 13 آب. وهو نقطة الاتصال بين النهرين. فقد اهالي الرميثة خلال الفترة بين 10 لغاية 15 آب 76 نفساً. كذلك توفى في سوق الشيوخ في يوم 13 آب 31 شخصاً.

صرح الدكتور لوبيز الذي وصل مع الدكتور غزالة الى الناصرية حيث ظهرت اول اصابه, بوجود اصابات كوليرا بين القبائل المتواجدة شمال غرب دجلة قرب الشطرة[1], فامر باحراق 700 كوخ[2] مصاب هناك.

انتشر الوباء الى مناطق شاسعة خلال فترة اسبوعين. حيث انتشر على ضفاف نهر الفرات و شط العرب, من الرميثة الى القرنة و حتى البصرة. انتشر الوباء ايضاً في المناطق حول شط الحي. كان حظ مدينة بغداد سيئاً في 14 آب, حيث ظهر الوباء فيها لاول مرة, متجاوزاً آخر منطقة حجر صحي في الكوت. اعلن ذلك الدكتور ادلر[3], الذي حل محل الدكتور لوبيز بشكل مؤقت, في الادارة الصحية. كان المصاب هو جندي يتمتع بصحة جيدة لغاية 12 آب. تم نقله الى المستشفى بسبب التقيؤ و الاسهال في 13 آب, و توفى بعد ست ساعات.

تم تقوية الاجراءات الوقائية الصحية, بعد ظهور الحالة الاخيرة, فتم انشاء نقطة حجز في منطقة اكثر بعداً عن مناطق الاصابة,

---

[1] كتبت Detcha في التقرير.
[2] صريفة.
[3] Dr. Adlar

لغرض ابقاء المناطق الموبوئة في عزل تام. تم الاستعانة بكل وسائل التنظيف و الصحة العامة يمكن التفكير بها خلال هذه النكبة العامة. انتشر الخراب في كل مكان مع تزايد الوفيات يوماً بعد يوم. بقيت نسبة الوفيات بين مجموع السكان كما هي, رغم ملاحظة وجود انخفاض في عدد الوفيات في مناطق معينة.

كان الرعب في مدينة البصرة على اشده, حيث غادرت الجموع مركز المدينة. تنقل الدكتور لوبيز و الدكتور غزالة في كافة المناطق واضعين نقاط حجز للوقاية في كافة انحاء بلاد بين النهرين. حيث وضعوا محطات في منطقة الكوت على نهر دجلة و في المسيب و المحاويل[1] على نهر الفرات. وافق المجلس الاعلى للصحة على جميع الاجراءات التي تم اتخاذها, خلال اجتماع المجلس في 15 آب. تم تعزيز الحجر الصحي ليصبح من عشرة الى خمسة عشر يوماً في الروابط الواقعة على الانهار و على طرق المواصلات. تم وضع نقاط مراقبة الى الشمال من مدينة بغداد, من مدينة تكريت الى الصقلاوية.

انتشر وباء الكوليرا في النصف الثاني من شهر آب, بصورة اكثر حدة و اكثر سرعة, على طول مجرى الانهار. لقد انتشرت الاصابات في بغداد مسببةً وفاة 537 شخص خلال الفترة بين 17 لغاية 26 من آب. لقد كان الوباء هو المنتصر في كل المناطق التي وصلها لغاية ذلك الوقت. لقد وصل الوباء الى الفاو حيث توفى الضابط الصحي اوجين كويدان[2] خلال الواجب بسبب الوباء. وصل المرض الى مدينة الكوت في 18 آب,

---

[1] Mahava

[2] Eugene Coidan

التي يوجد مركز للعزل فيها. كان في مركز العزل حوالي 800 شخص, عندما ظهر مرض الكوليرا هناك.

من جانب آخر انتشر الوباء شمالاً على نهر الفرات باتجاه مدينة الحلة. وصل الدكتور غزالة الى مدينة السماوة في 19 آب, حيث وجد اصابات بين سكان الاكواخ المحيطة بمدينة الرميثة.

تم نصب مراكز منع في شمال و غرب مدينة بغداد في 18 آب, و في كفري (الصلاحية), و تكريت, و الصقلاوية. كذلك تم نصب ثكنات عسكرية على نهر ديالى, احد روافد دجلة, على بعد ثلاث ساعات من بغداد, لكي تكون مستشفى.

قرر المجلس الاعلى للصحة, في جلسته المنعقدة يوم 20 آب, ان يتم تعزيز و تقوية نقاط المنع على محور الصقلاوية تكريت كفري. تم اتخاذ اجراءات متشددة لغرض تعزيز حصانة مناطق النجف و الديوانية و الحلة و كربلاء من المرض. تم وضع منطقة حجر جنوب البصرة باتجاه الفاو لمنتجات البصرة. و تم الغاء منطقة الحجر الصحي في الكوت. تم تطبيق قوانين الحجر على منتجات الخليج التي يتم تسويقها للبصرة ايضاً.

استمر الوباء في انتشاره المشؤوم خلال الفترة الممتدة من 20 لغاية 27 آب. حيث استمر بالانتشار شمالاً من ناحية الشرق و الغرب. كان هناك انخفاض طفيف في عدد الاصابات في جنوب بلاد بين النهرين. كان الوباء خارج السيطرة في انتشاره على ضفاف الفرات و دجلة و نهر ديالى, احد روافد دجلة.

تم اعلان الوباء في المسيب الواقعة على نهر الفرات شمال الحلة في العشرين من آب. و في اليومين 23 و 24 آب شمل الوباء كل

135

المنطقة الممتدة على نهر ديالى من الكاظمية و بعقوبة و قزلرباط[1] الى ان تصل الى خانقين. اصبحت مدينة بغداد مهجورة بعد ان عم الرعب بين اهاليها, فغادروها. ذهب بعض سكان بغداد الى مخيمات حول المدينة, بينما لجاً الاخرون الى مناطق نحو الشمال. حدثت مائة وفاة في بغداد يوم 25 آب. كان وباء الكوليرا هو سبب وفاة 93 منهم.

بدات الوفيات في مدينة البصرة بالانخفاض, حيث انها اصبحت 8 وفيات في 26 آب. لكن يجوز ان يكون السبب هو ترك اهالي البصرة مدينتهم[2].

يبدوا ان تنظيم ووضع مناطق حجر, و نقاط سيطرة و تعقيم, لمنع انتشار المرض لم تكن تواكب انتشار المرض السريع. حيث كان الوباء يتخطى منطقة الحجر في انتشاره, في بعض الاوقات قبل اكمال الترتيبات الادارية لوضع منطقة سيطرة و حجر. لهذا كان وضع اي منطقة سيطرة على طول نهر ديالى عديم الفائدة كون الوباء كان قد وصل الى خانقين. عند الكلام عن انتشار المرض يمكن القول ان الوباء قد وصل الى ميناء بوشهر الايراني في 31 آب, وكان قد امتد على طول شط العرب, و نهر دجلة من القرنة الى بغداد, و ضفتي نهر ديالى. امتد الوباء على طول نهر الفرات من القرنة الى الصقلاوية, و اصبح يهدد مدينة الرمادي.

كان اقصى غرب خط الحصار الموضوع لمنع انتشار المرض في الموضع بين الصقلاوية الى هيت على نهر الفرات. تم تحوير امتداد ذلك الخط لتكوين خط دائري يصل الى الحدود بين الدولة العثمانية

---

[1] ناحية السعدية في نهايات القرن العشرين.

[2] او بسبب دفن موتاهم داخل بيوتهم تجنباً للاعلان عن اصابتهم و تخريب منازلهم.

و الفارسية على نهر ديالى ماراً بمدينة كفري و طوزخورماتو و تكريت. تم وضع خط مراقبة و فحص اخر الى شمال المنطقة المذكورة, عبر الحقول شمال مدينة السليمانية شاملة كل منطقة التون كوبري و الزاب الصغير (احد روافد دجلة), و ينتهي في منطقة الدير على نهر الفرات.

تم نشر تقرير آخر بعد التقرير المذكور اعلاه, من نفس المصدر, صدر في الثلاثين من ايلول سنة 1889م. يستمر ذلك التقرير في وصف حالة وباء الكوليرا في بلاد بين النهرين ادرجه ادناه:

تابعنا في تقريرنا السابق, مراحل انتشار الكوليرا من اول ظهوره حوالي 27 تموز الى نهايات آب. حيث لاحظنا انتشاره المستمر من الشطرة و الناصرية, و البصرة, و الفاو, الى بغداد و ما بعدها من ناحية نهر الفرات الى الصقلاوية, و الفلوجة, و من ناحية الحدود الفارسية نحو الكاظمية, و مندلي, و خانقين. كذلك ذكرنا اجراءات الوقاية التي العمل بها:

- خط حجر قرب كبيسه, و هيت, و تكريت, و طوز, و طوزخورماتو, و كفري (صلاحية), و الحدود الفارسية.
- خط مراقبة قرب الدير على نهر الفرات, و الحمار على دجلة, و التون كوبري, و كويسنجق, و دربنديخان (على مسار الزاب الصغير).

لكن استمر الوباء في تقدمه:

امتد الوباء على نهر الفرات نحو الشمال الغربي باتجاه الرمادي في 7 ايلول. ثم الى منطقة الحجر الصحي في كبيسة و هيت في 20 من

---

ايلول. كان الوباء متركزاً في المناطق ذات الكثافة السكانية على ضفاف نهر الفرات نحو الشمال الغربي بين خط عرض 31 و خط عرض 32 شمال خط الاستواء. حيث كانت السماوة, و الشنافية, و النجف, و الهندية, و الحلة ( بابل), و كربلاء, و المسيب, هي اقصى جنوب تلك المنطقة.

للاسف الشديد صادفت زوار شهر محرم ظهور الكوليرا. حيث انتشر الوباء بشكل خطير في تلك المناطق, ليشمل ليس فقط المدن و القصبات,[1]و لكن ايضاً مناطق القبائل, كما في حالة الشامية و غيرها. حيث يعيشون في مناطق مكتضة بسكان, يعيشون في الاكواخ. اشارت المعلومات التي وصلت الى اسطنبول الى حدوث اكثر من 1400 حالة وفاة في المنطقة في الفترة الممتدة من 10 آب لغاية 20 ايلول.

وصلت الوفيات نتيجة الوباء اقصاها في بغداد يوم 26 آب, عندما حدثت 93 حالة وفاة. ذكر التقرير الذي يغطي الفترة من 17 لغاية 26 ايلول بان معدل الوفيات كان مستقراً بين حالتين و ثلاث حالات في اليوم الواحد. لكن اذا جمعنا الارقام اليومية للوفيات نتيجة الوباء, و الواصلة من بغداد للفترة بين 14 آب عندما ظهرت اول اصابة للوباء في المدينة, لغاية 26 ايلول, نصل الى رقم يقارب 1000 حالة وفاة.

ظهرت الكوليرا شمال بغداد, في منطقة اصنام عزام التي هي من ضواحي بغداد في 29 آب, و بعدها في مركز الحجر الصحي في تكريت بتاريخ 16 ايلول حيث تم تسجيل وفاتان.

على الرغم من خط الحصار الذي تم فرضه نهاية شهر آب قرب

---

تكريت و كفري الى الحدود, امتد الوباء في المسافة بين نهر دجلة و الحدود الفارسية. على سواحل نهر ديالى, و العظيم, و الزاب الصغير و الزاب الكبير بالتدريج. ظهر الوباء يوم الثاني من أيلول, في تسينر[1] الواقعة في ضواحي كركوك, المدينة المهمة التي تتفرع منها العديد من الطرق. ظهر الوباء بعد ذلك بيومين اي في الرابع من ايلول, في كفري حيث يوجد مركز حجر صحي, توفى فيه 143 مصاب خلال الفترة من 4 لغاية 24 ايلول. ان تواجد الوباء في منطقة مروية بشكل جيد مع كثافة سكانية عالية, ساعدا على انتشار الوباء. هكذا امتد وباء الكوليرا في كافة الاتجاهات, واصلاً الى القرى و مراكز الحجر الصحي.

ظهر الوباء في كركوك في 7 أيلول. حيث توفى هناك نتيجة الوباء 385 فرداً خلال فترة قصيرة, هي ثمانية عشر يوماً. كذلك تم تسجيل اصابات في ترجيل[2], و زنگين[3], و لاوگ[4], وفي محطة لرزخورماتي[5], و ينجي آلتن كوبري[6], و جمجمال[7], و في النهاية بتاريخ 16 ايلول في ضواحي رشفان[8] الواقعة على الزاب الاعلى, وعلى مسافة قصيرة من شرق الموصل. وصل الوباء الى السليمانية المركز الآخر المهم, في 20 ايلول, رغم كل محاولات الحماية.

بقى وباء الكوليرا يصيب الناس, ولكن بمعدلات اقل بشكل واضح, في النهاية الجنوبية من نهر دجلة و على شط العرب, و من القرنة الى بغداد, و سواحل نهر ديالى. كانت مدينة الكاظمية هي واحدة

---

[1] Tissyner, للاسف لم استطع معرفة الاسم المحلي المعاصر لها. يجوز انها مدينة دبس.

[2] Terdjil

[3] Zenghiné,

[4] Laouk

[5] Laerz Khourmati

[6] Yenidge Altin Keupru ترجمته الحرفية "الجسر الذهب الجديد"

[7] Tchmetchémal

[8] Rechvan

من الاماكن التي بقي فيها الوباء. حيث تم احصاء 218 حالة وفاة بسبب الكوليرا هناك خلال الفترة من 23 أب لغاية 26 أيلول. كذلك استمر الوباء في مدينة العمارة على نهر دجلة, التي حدثت فيها 230 حالة وفاة خلال فترة 24 يوماً ( في الفترة بين 2 أيلول لغاية 25 منه). بقيت حالات اصابة متفرقة في الناصرية و البصرة. يبدوا ان الوباء انتهى في مدينة الشطرة بتاريخ 16 آب.

اصبح الوضع الحالي كما يلي و باختصار, حدث انحسار واضح للوباء على ضفاف شط العرب, و السواحل الجنوبية من نهر دجلة, و سواحل نهر ديالى. ان حالة بغداد هي جيدة. توجد منطقتان ينشط فيهما الوباء وهما

- مجموعة البلدات غرب نهر الفرات في المنطقة الجنوبية, من مدينة السماوة الى المسيب.
- سواحل نهر العظيم و الزاب الصغير قرب الحدود مع كركوك التي هي المركز الرئيسي التي ظهرت فيه اصابات الكوليرا. كذلك في السليمانية و منطقة رشوان.

بلغ عدد الوفيات بسبب وباء الكوليرا التي تم احصائها منذ بداية الوباء الى 26 ايلول, 6173 حالة.

اما بشان اجراءات الحماية, فان خط الحجز الموضوع, عند التون كوبري, و بوباو[1], و كفري[2], و جمجمال, و الحدود الدولية, لحماية السليمانية, تم اختراقه, في نهاية الفترة التي يغطيها هذا التقرير. تجري الان محاولات لحصر الكوليرا بخط حجز موسع يمتد بالدير, على نهر الفرات, و الشدادية على نهر الخابور, و تل كوكوب,

---

[1] Bubau
[2] Kafar

و سنجار, و تلعفر في الاراضي شمال بلاد بين النهرين, و علي حمان[1] على نهر دجلة, و كلك, و حرير, و على مجرى الزاب الاعلى. تم وضع مراكز اضافية في العمادية, و زاخو شمال الموصل, و خط منع ثالث و اخير للحلقة تم وضعه في الجزيرة و ميدات و ماردين. هدف هذه الخطوط هو لحماية الموصل, و عند فشل ذلك فحماية دياربكر.

يستمر التقرير بالحديث عن المناطق الموبوءة الاخرى في المنطقة خارج حدود العراق... الى ان يقول:

في نهاية تقريرنا الثاني عن الكوليرا, يسرنا ان نذكر الجهود الجبارة لجميع الجهات في محاولتها وئد تقدم الوباء. لقد تنافست السلطات, مع المنفذين في تنفيذ اوامر السلطات السنية. لابد لنا من ان نذكر بشكل خاص المجلس الصحي الاعلى و الادارة الصحية, من الذين جرت الاجراءات نتيجة توجيهاتهم السديدة. ان تصرفات اطباء الصحة تستحق اعلى التقدير. نامل ان يتضمن تقريرنا في الشهر القادم انباءاً افضل.

نشرت مجلة الصحة الفرنسية[2] في 24 تشرين الاول رسالة من الدكتور غبوزي[3] مؤرخة بتاريخ 16 تشرين الاول, حول وباء الكوليرا في بلاد بين النهرين. نشر في التقرير الصحي الاسبوعي الصادر في واشنطن بتاريخ 8 تشرين الثاني[4], و تضمن مايلي:

تم التاكد من تلاشي الكوليرا في بلاد بين النهرين. تضمن التقرير

---

[1] Ali Hamman يبدوا بانها حمام العليل.
[2] Journal d'Hyqiene
[3] Dr. Gabuzzi.
[4] Office Supervising Surgion-General, Weekly Abstract of Sanitary Reports, Washington, D. C., November 8, 1889. , vol. 4, No.49, p379

141

الاسبوعي الاخير حدوث 148 حالة وفاة, بدون حدوث اي اصابة خارج المنطقة الموبوءة. لكن الحالة في الدولة الفارسية مقلقة.

يستمر التقرير الى نهايته في شرح حالة الوباء في بلاد فارس.

من الجدير بالذكر هنا, بان عبدالله ابراهيم سوميخ رئيس حاخامات اليهود, توفى نتيجة للوباء في بغداد في نهاية تلك السنة[1], و كذلك توفى مساعد الوكيل السياسي البريطاني في البصرة مع طفليه في آب[2].

نشرت ادارة المجلة الطبية البريطانية مقالاً وصفت فيه الوباء و كيفية التعامل معه[3], بعد انتهاء وباء الكوليرا سنة 1889م في العراق, قالت فيه مايلي:

بالرغم من كل المعارف التي علمتنا اياها اوبئة الكوليرا السابقة, تم تطبيق الحصار و الحجر بهدف حماية بغداد, و منع انتشار المرض على طول نهري دجلة و الفرات.

تم ضخ الرسائل بالمعقمات ايضاً بصورة بدائية و ربما بصورة تساهم في نشر الوباء. حيث تم شق الرسائل و الطرود لغرض العمل على وصول بخار المعقم الى اوراقه, بشكل لم يكن ليحدث لو تم التعامل معها بشكل قانوني. اثبت هذا الحجر بانه اسوأ من عديم الفائدة, حيث ادى الرعب الذي اصطحب اقامة مواقعه, مع عادات و تقاليد الناس, و الفساد المتفشي بين المسؤولين, الى جعل هذا الحجر عديم الفائدة.... بعد ان وصل الوباء الى بغداد ساهمت القاذورات و سوء الادارة الصحية فيها على انتشار الوباء. لم تكن هناك مصادر موثوق بها حول عدد الوفيات, لكن تم الاعلان عن وفاة 290 شخصاً خلال اسبوع من آب في بغداد وحدها نتيجة للكوليرا.

---

[1] عزيز, اسماء, قدري باشا والي بغداد مابين عامي 1877 إلى عام 1878, ذاكرة عراقية من ملاحق جريدة المدى
[2] لوريمر ج4 2340
[3] British Medical Journal, (Feb., 1), 1890, P254.

نشرت السلطات الصحية الروسية في 21 شباط سنة 1890م, تقريراً عن وباء الكوليرا الذي حدث خلال الفترة بين تموز و كانون الاول سنة 1889م, في بلاد بين النهرين استناداً الى قنصلها في بغداد, و نشرته المجلة الطبية البريطانية في آذار 1890م. يقول تقريرها بان مجموع حالات الوفاة بسبب وباء الكوليرا في بلاد بين النهرين بلغ 7261 حالة وفاة. منها 1018 حالة في بغداد. 577 في البصرة, 529 في كركوك, 402 في كربلاء, 228 في الكاظمية, 193 في السليمانية, 109 في مندلي, 103 في خانقين, 149 في الموصل. كان انطباع القنصل هو, رغم اختفاء الوباء مع بلوغ نهاية السنة و لكن عودته محتملة في اي لحظة بسبب فضاعة حالة الصحة في تلك المناطق[1].

انتشر وباء الكوليرا بين الحجاج اثناء حجهم, في تموز السنة التالية لوباء بلاد بين النهرين, اي في سنة 1890م. كان وباءاً كبيراً ادى الى قيام الدولة العثمانية بحجز الحجاج الخارجين من الحجاز الى بلادهم لمدة عشرين يوماً في المناطق المحاذية للولايات الاخرى. و عشرة ايام اضافية قبل دخولهم الى الولايات العثمانية التي يسكنوها. ظهرت الاصابات المميتة بشكل واضح في مدينة اربيل التابعة لولاية الموصل, مما دفع السلطات العثمانية الى ارسال طبيب خاص الى اربيل للتعامل مع الوباء[2].

كان اهالي بغداد يعالجون الاسهال في ذلك الوقت بواسطة محلول حبة حلوه. حيث كانوا يغلون الحبوب بالماء لفترة طويلة لحين تبخر معظم الماء و يعطون الطفل المريض جرعات من السائل المتبقي[3], و كانوا يمسحون المنطقة الملتهبة من الجلد قرب المقعد بمادة الزيرقون[4].

---

[1] British Medical Journal, (Mar. 15), 1890, P623.

[2] The Abstract of the Sanitary Reports, Marine Hospital Bureau, 26 Sep., 1890, No.39.

[3] الحجية, عزيز, بغداديات, الادوية و معالجة الامراض, 1968.

[4] المصدر السابق, و المادة هي Gentian Violate

قرر شاه ايران ناصرالدين شاه القاجاري, زيارة العراق و البقاء خلال شهر رمضان, زمن والي بغداد احمد شفيق مدحت (مواليد اسطنبول 1822م و توفى في الطائف 1884م)[1]. تقرر انشاء بناء مناسب لاقامتهم في بساتين منطقة النجيبية شمال بغداد خارج سور المدينة, في المنطقة التي اسمها كشك جديد بسبب عدد مرافقي الشاه و حاشيته الكبير[2]. بعد مغادرة الشاه [3] قرر الوالي تحويل المنطقة الى حديقة تم تسميتها حدائق البلدية و سماها الاهالي حدائق النجيبية. صدرت الاوامر من نظارة الداخلية العثمانية, في يوم 17 من تشرين الاول سنة 1895م, لتسليم حدائق النجيبية, للجهات العسكرية, لغرض اقامة مستشفى عسكري عليها[4]. تم استعمال الابنية الموجودة على تلك الحديقة كمستشفى عسكري, بعد ادامتها و تحويرها[5], وتجهيزها بالمعدات و الاثاث اللازمة, و بناء الناقص منها, لتصبح صالحة لاستعمالها كمستشفى.

تم افتتاح المستشفى في الثالث من آيار سنة 1896م[6]. كان ذلك المستشفى اول مستشفى رسمي في بغداد. تم افتتاحها زمن السلطان العثماني عبدالحميد. سميت

---

1 معروف باسم الوالي مدحت باشا.

2 كان موكب الشاه, يتألف من كل من, والدة الشاه و جميع زوجاته و ست من بناته و تابعيهن. الحسام السلطاني و خدمه ( مشرف على المعسكر). وزير الخارجية و خدمه. معاير الملك و ابنه و زوجته و حريمه الخاص. زهير الدولة رئيس التشريفات و خدمه. يحي خان و زوجته و خدمه. باشا خان امير الملك و خدمه. اغا علي امين الهوزار و خدمه. علي رضا خان حامل اختام الملك. حاجي حسين خان امير اوتمان و معه مائة و خمسون من فرسانه. جامير علي خان و معه مائة فارس. الفرقة القزوينية مؤلفة من الف و مائة محارب. مائتين و خمسين جندياً من فرقة النورست. مائتين و خمسين جندياً من فرقة الديمافند. اثنا عشر مدفعاً. كل الباشخدم و التابعين الشخصيين للشاه. الحرس الملكي. محمد مهدي خان رئيس الحرس الملكي و زوجته. امير الخلفت. ستون من رجال المدفعية. يقدّر الجميع بحوالي العشرين الفاً من بينهم ستة آلاف من حاشية الملك شخصياً (لوريمر ج4 2094).

3 وصل الشاه بغداد بعد ظهر يوم الثلاثاء المصادف 22 تشرين الثاني سنة 1870, و غادر ارض النهرين في يوم الاثنين المصادف 9 كانون الثاني 1871.

4 جريدة الزوراء 1644 في 27 ربيع الأخر, 1313 هجري.

5 اتخذها الوالي تقي الدين باشا سنة1879 مقرا لاقامته, ثم مقرا لسكن المشير نصرت باشا سنة 1891م, وهو أحد مربي السلطان عبدالحميد الذي غضب عليه فنفاه الى بغداد.

6 العزاوي, عباس, تاريخ العراق بين احتلالين, ج8, ص124

144

بالمجيدية تيمناً باسم السلطان عبدالمجيد والد السلطان العثماني[1].

نشر العالم الالماني روبرت كوخ[2] في سنة 1890م بديهيته المعروفة التي تقول, للتاكد من ان جرثومة محددة هي سبب المرض المعين, يجب ان

- تكون الجرثومة موجودة في كل حالات المرض.
- يمكن عزل الجرثومة من المضيف و ابقائها في بيئة صناعية مناسبة.
- يمكنها التسبب بنفس الاتهاب رغم مرور احيال منها في البيئة الصناعية.
- يمكن عزلها من المصاب التجريبي.

منعت السلطات الصحية العثمانية في اسطنبول, دخول الزوار الشيعة الزائرين للعراق من الهند, الى بلاد بين النهرين, اعتباراً من الخامس من كانون الثاني سنة 1897م بسبب انتشار وباء الطاعون في الهند. كذلك فرضت حجراً للزوار القادمين من مسقط و البحرين لمدة عشرة ايام خلال الفترة من الخامس و لغاية السابع و العشرين من كانون الثاني نفس السنة[3]. منعت السلطات ايضاً دخول اي جثث, من خارج البلاد, لغرض دفنها في النجف, منعاً من انتشار المرض في بلاد بين النهرين[4].

كانت السلطات الصحية العثمانية قلقة بشأن الاجراءات الصحية المتخذه في البصرة, والهادفة الى منع انتقال وباء مرض الطاعون المنتشر في الهند, الى البصرة. كان في كل ولاية البصرة عام 1897م طبيب واحد, حسب برقية ارسلها والي البصرة الى اسطنبول. اوصى بونكوسكي باشا[5] المراقب العام للصحة العامة في الدولة

---

1 استعمل الانكليز تلك المستشفى كمستشفى عسكري عند سيطرتهم على بغداد, و تم تغيير اسمها الى " المستشفى الملكي التعليمي" ايام الملكية, بعد ان سلمها الانكليز للادارة المدنية العراقية, لغرض تدريب الاطباء فيها على مهنة الطب. تغير الاسم مرةً اخرى ليصبح اسمها "المستشفى الجمهوري" بعد 14 تموز 1958م. تم تطوير المستشفى و تحديثها بعد ذلك ليتغير اسمها مجدداً الى "مدينة الطب". كان عبدالمجيد سلطاناً عثمانياً لمدة تصل الى 22 سنة, الفترة 1839م لغاية 1861م.

2 Robert Koch حصل على جازة نوبل في الطب سنة 1905م بسبب اكتشافاته حول التدرن الرئوي.

3 The Plague, British Medical Journal (Feb. 13), 1897, p422.

4 Public Health Reports, Washington D. C. VOL 12, March 5, 1897 NO. 10

5 Brig. Gen. Bonkowski Pasha

العثمانية في 30 كانون الثاني 1897م, ان يتم ارسال الاطباء العسكريين المتواجدين في بغداد الى البصرة, على وجه السرعة مع عدد كاف من الجنود, لغرض حماية المحجر الموجود في جنوب المدينة, لغرض منع اي تسلل منها الى البلاد, حيث تعتبر مدينة البصرة احدى المداخل الرئيسه التي يمكن للوباء المنتشر في الهند الانتقال منها الى اراضي الامبراطورية العثمانية[1].

عقد مؤتمر عالمي للصحة بمبادرة من بروسيا, لغرض تنسيق التعامل مع وباء الطاعون المنتشر في الهند. تم عقد المؤتمر في مدينة البندقية[2]. يعتبر هذا المؤتمر تكملة للمؤتمرات الصحية التي عقدت سنة 1892م في البندقية نفسها و سنة 1893م في مدينة درسدن و الآخر الذي تم عقده في باريس. كانت تلك المؤتمرات قد اتخذت قرارت حول اسلوب تطبيق الحجر الصحي, في مناطق محددة, لغرض منع وصول وباء الكوليرا الى تلك الدول. ناقش مؤتمر البندقية[3] الاخير امكانية تطبيق نفس الاجراءات في الوقاية من وصول وباء الطاعون الى الدول المجتمعة. كذلك ناقش توصيات و اجراءات محددة اتجاه الحجاج المسافرين الى مكة, و زوار بلاد بين

[1] Public Health Reports, Washington D. C. VOL 12, March 12, 1897 NO. 11

[2] كان الحاضرون الى المؤتمر هم ممثلين عن كل الدول الرئيسه في قارة اوربا, و الولايات المتحدة الامريكية, و مصر, و الدولة الفارسية, ترأس المؤتمر الكونت بونين لونكارت وكيل وزير الخارجية الايطالي. كان برنامج المؤتمر يتكون من ثلاث فقرات.
الفقرة الاولى: ما هي مواصفات مرض الطاعون وفق آخر المعطيات, أ- مكان نشوء. ب- انتشاره عن طريق البر و البحر. ج- طول فترة الحضانة. تطبيق تلك المعطيات على توصيات مؤتمر درسدن.

الفقرة الثانية: الاجراءات المتخذه لغرض منع انتشار المرض. أ- من المناطق التي بدأ منها المرض. 1 بواسطة البحر من الموانئ الموبوءة الى موانئ الوصول. 2 بواسطة الحجاج الى مكه او زوار المراقد المقدسة في بلاد بين النهرين. 3 تاسيس دائرة استخبار و موانئ صحية بادارة الدول الاوربية, و اعادة تاهيل القنصلية الصحية في طهران. ب- في الموانئ الموبوءة. 1 البواخر التي تنقل المسافرين, و البواخر التي تنقل البضائع, و البواخر التي تنقل الحجاج, و بقية انواع البواخر. 2 عند سفر البواخر التي تنقل المسافرين, و البواخر التي تنقل البضائع, و البواخر التي تنقل الحجاج, و بقية انواع السفن. لمناقشة الشروط الصحية التي يجب توفرها في موانئ الترانسيت, او موانئ الوصول لبواخر المسافرين و بواخر البضائع و بواخر الحجاج و الانواع الاخرى من السفن. لوضع الضوابط الضرورية و التغييرات الواجبه حول الضوابط الموضوعة في مؤتمر درسدن بشأن المحاجر الصحية. و يناقش المؤتمر العقوبات التي يتم فرضها و الاصلاحات الواجب وضعها على مقررات مؤتمر باريس.

الفقرة الثالثة: الاجراءات الواجب اتخاذها فيما اذا ظهرت اصابات لمرض الطاعون في اوربا. و التغييرات الواجب اجراءها على مقررات مؤتمر درسدن حول هذا الشأن.

[3] Public Health Reports, Washington D. C. VOL 12, May 7, 1897 NO. 19

النهرين. انتهى المؤتمر بتاريخ 19 آذار 1897م. وقعت تركيا على نص مقررات المؤتمر.

ارسل قنصل الولايات المتحدة الامريكية في بغداد[1] برقية الى حكومته بتاريخ 20 كانون الاول سنة 1898م, يذكر فيها استناداً الى التقارير الرسمية في ولاية بغداد بحدوث 96 حالة اصابة بمرض الجدري, شفي منها 66 شخصاً و توفى عشرون, خلال الفترة بين 22 تشرين الاول و 27 تشرين الثاني. حسب تقرير وضعه الدكتور كافالاكي[2], المراقب الصحي.

حدثت زيادة ملحوظة في اصابات مرض الجدري في مدينة خانقين بداية سنة 1899م. نقل المفوض الصحي للولايات المتحدة[3] ملاحظاته عنها في تقريره لحكومته و نشرتها دورية الصحة العامة. انقل نص[4] ملاحظاته للدلاله:

يستفحل مرض الجدري في مدينة خانقين على الحدود التركية الفارسية و الواقعة قرب بغداد. لا توجد في المدينة لقاحات ليتم تلقيح الناس و تمنع الحرارة و بعد المسافة نقل اللقاح من العاصمة. اقترحت في الاجتماع الاخير لمفوضية الصحة العالمية, ان يتم توصية الحكومة العثمانية بضرورة انشاء مؤسسة في بغداد يمكن تزويدها بلقاح الجدري [5]. اقترحت كذلك حينها بضرورة ان يتم تزويد كل المراكز الصحية بالاجهزة العملية التالية, جهاز قياس الضغط الجوي و جهاز قياس الرطوبة النسبية و محرار, لغرض معرفة التغييرات الجوية في انحاء

---

[1] Hon.Rud Hurner ,Consul of the United State Baghdad
[2] Dr. Cavallakie,
[3] Spiridion C. Zavitziano.
[4] Public Health Reports, Washington D. C. VOL 14, May 19, 1899 NO. 20
[5] كان اسم اللقاح المستعمل "Calf Lymph".

الامبراطورية. تم اتخاذ قرار بتزويد المراكز الصحية بمحارير.

وصف الطبيب البريطاني ستوروك بي اس[1], سنة 1899م, لاول مرة في المنشورات الطبية الحديثة, ملاحظته بانتشار مرض البلهارزيا في بلاد بين النهرين بشكل واسع من مناطق الموصل و اعالي الفرات الى الجنوب حيث يلتقي النهران دجلة و الفرات لتكوين شط العرب.

افادت التقارير الصحية بانتشار مرض الكوليرا بين البدو في المناطق المحيطة بالبصرة في تشرين الثاني 1899م. انتشر الوباء بسرعة في البصرة و مناطق اخرى بحيث كان واضحاً في الشطرة. بلغت الوفيات في منطقة الجوادر 380 حالة وفاة لغاية الاول من تشرين الثاني[2]. قامت شركة باير الالمانية في نفس السنة بتوزيع حبوب الاسبرين (استيل سلسلك أسد) على الاطباء لغرض معالجة مرض الروماتيزم. بعد ان قام الكيمياوي في المعمل فلكس هوفمان باستعمالها لعلاج والده.

وصلت برقيتان الى واشنطن من مساعد القنصل الامريكي في بغداد, في نهاية آيار سنة 1900م, تفيد بانتشار مرض الطاعون الرئوي, في ثمانية قرى من قرى كوردستان خلال شهر نيسان. ذكر التقرير اصابة 153 شخصاً بالمرض توفى منهم 122 مريضاً. تم على اثرها منع اي انتقال للاشخاص من ايران الى اراضي النهرين, في المناطق بين راوندوز و زرباطيه, لكن سمح لهم بالانتقال في مناطق بنجوين و هنكوين[3] حيث توجد محاجر صحية للتعامل معهم. تم منع الزوار الشيعة الى المراقد المقدسة في بلاد بين النهرين لنفس السبب[4]. بلغ مجموع الوفيات المسجلة في مناطق السليمانية بسبب الطاعون[5]

---

1 Sturrock, P. S. (1899) Brit. med. J. 2, 1543

2 Public Health Reports, Washington D. C. VOL 15, January 5, 1900 NO. 1

3 Haneguine

4 Public Health Reports, Washington D. C., VOL 15, June 8, 1900 NO. 23

5 Public Health Reports, Washington D. C.,1899-1900

خلال الفترة بين اواسط شباط الى نهاية نيسان 260 حالة وفاة.

تم الغاء قرار غلق الحدود, و الحجر على المنتجات المستوردة من اقليم فارس الى بلاد بين النهرين, في منطقة راوندوز, بتاريخ 22 تموز 1900م بعد التاكد من زوال خطر الطاعون في تلك البلاد. بهذا تم السماح باستيراد الصوف و المواد الاخرى عبر ذلك الطريق. تم الابقاء على تبخير المواد المستوردة لغاية 22 آب تلك السنة رغم فتح الحدود امام المسافرين و البضائع[1].

إن الاجراءات التي تقوم بها السلطات الصحية عند اكتشاف اصابة او وفاة بسبب الطاعون كما تم ذكرها في التقرير الدوري للسلطات الصحية العثمانية في القسطنطينية في تقريرها المرقم 221 في 22 حزيران 1899م, بعد ظهور اصابات الطاعون الرئوي في مدينة الاسكندرية المصرية, هي كما يلي:

الخطوات الصحية لمنع انتشار الوباء قررت الحكومة التركية حجر كل المسافرين القادمين من مصر لمدة عشرة ايام. تم اتخاذ هذا القرار عند بداية وجود وباء الطاعون في مصر. لكن و بما ان اهالي الاسكندرية يهربون من المدينة كما تم ذكره سابقاً, فان السلطات التركية في بيروت و كذلك سكان بلدة سعيد حيث يوجد المحجر الصحي, يشعرون بالخوف من ان يؤدي تراكم الاشخاص القادمين من مصر في محجر سعيد الى ان يكونوا مصدر خطر عليهم, و سيعملون على انتشار الوباء بينهم. لهذا فان السلطات التركية في بيروت و المستشارين في بلدة سعيد طلبوا اتخاذ اجراءات ليس فقط في منع انتشار الوباء, و لكن توفير الطمأنينة للسكان. ادت التقارير

---

1 في برقية مرسلة من مساعد قنصل الولايات المتحدة الامريكية في بغداد, الى حكومته, برقم 153 و بتاريخ 26 تموز 1900م.

149

القادمة من سعيد بالسلطات المركزية و المفوضية الصحية الوطنية التركية, بان تتحسب للخطر و ان تتخذ خطوات اضافية في دفاعها عن البلد.

تم الطلب على سبيل المثال بان تكون الخطوة التالي هي اعطاء اوامر و تعليمات الى المديرين الصحيين باستعمال الفورمالين, لغرض تطهير المناطق التي لايمكن تطهيرها بواسطة البخار. نشر المفوض الدكتور الهولندي الذي كان يعمل مع السلطات الصحية التركية ستيكولس[1], طريقة عملية يمكن للسلطات في حالة انتشار الطاعون الرئوي في تركيا, اتباعها. لقد اقترح العزل الكامل للمنزل الذي ظهر فيه وباء الطاعون. وان يتم عزل المريض و يتم علاجه بابر محلول يرسين[2], مع منع مغادرة الشخص المعالج غرفة المريض قبل ان يتعرض للتطهير.يجب تلقيح كافة الاشخاص المتواجدين في محجر سعيد, و يتم تطهير كل ملابسهم مع الاثاث بدون اي استثناءات, و هذا لا يعني عدم حرقها. يتم رش الماء المغلي على ارضية الغرف و كافة المنازل لغرض التخلص من الحشرات. يتم التعامل مع الافرازات المعدية بالمطهرات. يتم استعمال الفورمالين في تطهير بقية غرف المنزل[3].

عند العثور على جرذ ميت في المنزل, يتم طمسه بمحلول لابليس[4].

عند تحسن حالة المريض, و كون القيح الخارج من الانتفاخات و

---

[1] Dr. Stekoulis
[2] الكسندر يرسن (Alexandre Yersin) هو عالم بكتريولوجي فرنسي ولد في سويسرا. كان طالباً لپاستور و اكتشف عصيات الطاعون.
[3] لا توجد اي توصية بتهديم اي منزل او صريفة.
[4] هو خليط من حامض الكبريتيك و حامض الكاربوليك

البلغم لا يشكل اي خطر في انتشار المرض, سيتم السماح له
بالاتصال ببقية الناس. في حالة الوفاة, سيتم دفن الجثة بعد اتخاذ كافة
الاجراءات الوقائية. عند انتهاء المرض, سيتم تعقيم الغرفة و
الادوات و الملابس مع اثاث البيت بشكل كامل. يتم السماح للمحجوز
بالاتصال بالناس الآخرين بعد مرور خمسة ايام من التعقيم الاخير.
يتم السماح للاطباء الذين يعالجون المرضى في محجر سعيد
بالاتصال بالناس بعد ان يطهروا انفسهم بشكل كامل. يتم الفحص
البكتريولوجي في غرف المرضى[1].

تم افتتاح مستشفى الغرباء[2], بعد مستشفى المجيدية, في جانب الكرخ يوم
الخامس من نيسان سنة 1901م. كانت الارض عبارة عن حديقة تابعة لوقف مدرسة
سليمان باشا تم استئجارها لغرض بناء المستشفى عليها. جمعت التبرعات من الاهالي
لتغطية تكاليف بناء المستشفى, و افتتحها الوالي نامق باشا الصغير[3].

تتكون المستشفى من بنايات مرتفعه عن الارض وتحتوي كل منها على ردهه
كبيره وعدد من الغرف. كان فيها خمسين سريراً لرقود المرضى. كانت المستشفى
تشمل عدة اختصاصات وهي, الامراض الباطنيه, الامراض الجراحيه, أمراض العيون,
أمراض النسائيه والتوليد. و كان لها جناح خاص للمساجين, و المعتوهين و العواهر.
كانت المستشفى تابعة لادارة البلدية الاولى في الكرخ. لم يتم تخصيص اموال دائمة[4]
كافية لادارة المستشفى, لهذا كانت ادارة المستشفى تناشد الاهالي

---

[1] Public Health Reports, Washington D. C., VOL 14, July 21, 1899 NO. 29
[2] سميت "مستشفى الغرباء", تشبها بمستشفى بنفس الاسم في اسطنبول كانت تستقبل المرضى الغرباء من غير مواطني الدولة العثمانية.
[3] جريدة الزوراء 1897 في 20 ذي القعدة سنة 1318هجرية.
[4] عبدالعزيز, لمى, الخدمات الصحية العامة في العراق 1869- 1914, ملحق ذاكرة عراقية, جريدة المدى, 2252, 19 أيلول 2011 ص6.

لتقديم المساعدات و الهبات لغرض استمرارها في عملها.

كان مدير المستشفى في اول افتتاحها هو محمود خان, تلاه في الادارة بعد ذلك الدكتور نظام الدين الذي كان طبيب الباطنية. و كان كادر المستشفى متكوناً من الدكتور نظام الدين للباطنية, و معاونه, و الدكتور ذهني بك للجراحة, و معاونه الاسطه عباس, و الدكتور سامي سليمان الكحال ( طبيب عيون), و معاونه, و صيدلي. و من الموظفين العاملين فيها كان يوجد كاتب و محاسب و طباخ و معاون طباخ و بستاني و عشرين خادماً من كلا الجنسين. كان يصلي بالناس في المستشفى ملا خضر الذي اصبح فيما بعد مساعداً في قسم التشريح في كلية الطب بعد انشاءها.

قرر محمد شوكت باشا, بعد ان اصبح والياً على بغداد, عزل الدكتور نظام الدين و الدكتور ذهني بك من العمل في المستشفى في سنة 1909م لعدم كفائتهما كما يبدوا. تم بعدها, و في سنة 1912م, تعيين الدكتور الجراح محمد كاني مديراً للمستشفى, بالاضافة الى رئاسته لقسم الجراحة, و تم تكليف الراهبات الفرنسيات بالتمريض فيها[1].

تم الغاء هذا المستشفى فيما بعد, و اصبحت بنايتها مقراً للمجلس التاسيسي, و بعدها لمجلس النواب و الاعيان سنة 1924م[2], و تم توزيع كادرها للعمل في المستشفى الملكي, و في المستوصفات الموجودة في بغداد.

وقعت مجموعة من الدول في روما, الاتفاقية العامة للصحة في التاسع من كانون الاول سنة 1907م. استنادا الى هذه الاتفاقية تم تشكيل, المكتب العالمي للصحة

---

1 تم تكليف اولئك الممرضات الراهبات بتدريب القابلات و الممرضات العراقيات, كما سيلي ذكره.

2 الرميثي, جواد, مستشفيات بغداد في العشرينات, ذاكرة عراقية, ملحق جريدة المدى 2036 , 7 شباط 2011, ص13.

العامة[1]. اخذ هذا المكتب على عاتقة مراقبة الافات المرضية المعدية في انحاء العالم لغرض محاولة منعها من الانتشار و اتخاذ الاجراءات الكفيلة بذلك.

قرر اعضاء عصبة الامم, بعد الحرب العالمية الاولى و تشكيل عصبة الامم, في حزيران 1919م بان يصبح المكتب تحت اشراف العصبة. و تم الاقتراح بان يصبح لها ممثل لدى اللجنة العامة للعصبة خلال الاجتماع الصحي لاعضاء العصبة, في لندن نيسان 1920م. إلا ان المكتب العالمي للصحة العامة, قرر في 25 نيسان 1921م بانه لن يرسل ممثلين له الى اللجنة العامة للعصبة, لان الولايات المتحدة التي كانت عضواً في المكتب العالمي للصحة العامة, لم ترضى ان يكون لهذا المكتب اي علاقة بالعصبة[2]. حيث ان الولايات المتحدة الامريكية لم تنتم الى عصبة الامم بعد الحرب العالمية الاولى.

في هذه الاثناء كان العالم الالماني بول ايهرلخت[3] (المولود في فرانكفورت سنة 1854م و المتوفي سنة 1915م), يجرب الكثير من المركبات الكيمياوية, على مكافحة الالتهابات, الى ان استطاع اكتشاف اول علاج كيمياوي معاصر للالتهابات التي تسببها البكتريا, وهو السلفرسان[4] سنة 1909م قامت شركة الادوية هوجيست[5] بتسويقه لمعالجة مرض السفلس.

نشطت البعثات التبشيرية الاوربية و الامريكية المسيحية المختلفة, خلال القرن التاسع عشر, ايام الحكم العثماني و امتد بعضها الى اواسط القرن العشرين, في محاولتها نشر مذاهبها المسيحية المختلفة بين المذاهب المسيحية في الولايات

---

1 The office of International d'Hygiene publique
2 Myers, Denys P., Nine Years of League of Nations 1920-28, 154
3 Paul Ehrlich حاصل على جائزة نوبل في الطب سنة 1908 لاعماله حول المناعة.
4 Salvarsan
5 Hoechst

العثمانية التي اصبح اسمها العراق فيما بعد, و كذلك بين اليهود والمسلمين فيها. كانت احدى وسائلهم في التاثير على الناس هو توفير الرعاية الصحية لهم, بسبب ملاحظتهم بان مستوى الخدمات الصحية في البلاد متدني بشكل ملحوظ مقارنةً بما هو متوفر لديهم في اوربا او الولايات المتحدة الامريكية, و كذلك كثرة الامراض المنتشرة التي لا تجد من يقوم بمعالجتها, لهذا افتتحت الجمعية الإرسالية الكنسية, التي اصبح اسمها فيما بعد " الإرسالية العربية التركية" عيادة خارجية في بغداد, سنة 1886م, طورتها فيما بعد الى مستشفى صغير اصبح في 1915م يضم 33 سريرا وعيادة خارجية. على غرار هذا المستشفى, افتتحت الإرسالية في الموصل مستشفى ذات 24 سريراً. خدم فيها أطباء وصيادلة وممرضات. كان بعضهم عراقيون, بالإضافة إلى الأجانب.

من عادة المسلمين الشيعة نقل جثث اهلهم و اقرباءهم الى النجف لغرض الدفن في مقبرتها الشهيرة. كانت هذه القضية تتاثر كثيراً بالعوامل السياسية التي تحكم العلاقة بين الدولة العثمانية و الدول التي يرغب سكانها في نقل جثث اقربائهم الى ارض النهرين, ولكن, كان لهذا الموضوع جانب صحي ايضاً. ان نقل الجثث الموبوئة بالامراض المختلفة عبر الحدود الدولية, قد يكون سبباً في نشر الامراض و الاوبئة في بلاد بين النهرين. اتخذت السلطات العثمانية في اواخر القرن التاسع عشر قراراً بانه يجب ان يكون قد مضى على موت الشخص ثلاثة سنوات, قبل ان يتم السماح بنقل رفاته للدفن في مدينة النجف, لغرض تلافي انتقال الامراض و الاوبئة[1].

قررت السلطات الصحية العثمانية في القسطنطينية, بتاريخ 27 أيلول 1904م

---

[1] Public Health Reports, Washington D. C., VOL 13, December 9, 1898 NO. 49

اعتبار اي سفينة قادمة من البصرة بشكل مباشر بدون توقف في الطريق, سالمة من الامراض المعدية و السارية, و لا يحتاج ركابها او حمولتها الى وضعهم في محجر عند وصولهم الى موانئ بغداد[1]. علماً ان وباء الكوليرا كان منتشراً في بلاد بين النهرين لكن لم تحدث اصابات في مدينة البصرة بعد حزيران تلك السنة, حيث كانت اغلب الاصابات و الوفيات في بغداد, و مناطق شمال و شرق المدينة مثل السليمانية و مندلي و راوندوز. اذ بلغت عدد الوفيات في بلاد بين النهرين نتيجة لوباء الكوليرا في عام 1904م اكثر من 4400 حالة وفاة. كانت اخر مدينة تم تسجيل وفيات فيها هي مدينة راوندوز التي حدثت فيها حوالي 200 حالة وفاة نتيجة الوباء, خلال الشهرين الاخيرين من السنة. يبدوا ان هذا الوباء اختفى كلياً من بغداد مع حلول عام 1905م حيث لم تسجل اي حالة اصابة خلال الشهر الاول من السنة[2].

خلال هذه الفترة درس الطبيب الفرنسي جارلس نيكول[3] (المولود في فرنسا شهر ايلول 1866م و المتوفي في تونس شهر شباط 1936م), مرض التايفوس و استنتج في سنة 1909م عندما كان يرأس مؤسسة پاستور في تونس, بان مرض التايفوس ينتقل من شخص الى آخر بواسطة القمل. تم منحه جائزة نوبل سنة 1928م لهذا الاكتشاف. جدير بالذكر بانه, اصيب الجيش التركي بوباء التايفوس خلال الاعوام 1915م -1918م, من الحرب العالمية الاولى على جبهة البلقان و تسبب المرض بموت 7310 عسكري هناك[4].

1 Public Health Reports, December 9, 1904, P 2531.
2 Public Health Reports, May 19, 1905, P 900.
3 Charles Nicolle
4 Karatepe, M., Struggle against typhus in the Caucasian front during the 1st World War.

تم بناء مستشفى مير الياهو (الياس) من ماله الخاص, بعد افتتاح مستشفى الغرباء بعدة سنوات. كان ذلك زمن الوالي حسين ناظم و تم افتتاح بناية المستشفى خارج باب المعظم بدعوة من حاخام اليهود في بغداد داود بابو يوم السادس و العشرين من آب سنة 1910م. توفى صاحب المستشفى بعد افتتاحها بفترة وجيزه. تغير اسم هذه المستشفى التي كانت في منطقة العيواضية لتصبح 'مستشفى الشعب' و تم تفليشها في ثمانينات القرن العشرين خلال اجراء توسيعات مدينة الطب.

حدث وباء كوليرا عالمي سنة 1910م. بدأ الوباء في روسيا و ظهرت الاصابات في منطقة ارضروم في الامبراطورية العثمانية بتاريخ 10 تموز تلك السنة. انتشر الوباء بعدها واصلاً الى اسطنبول. تسبب الوباء في مقتل 4023 شخصاً لغاية كانون الثاني 1911م. عاود نفس الوباء ظهوره خلال اشهر الصيف التالية في انحاء مختلفة من الامبراطورية العثمانية و منها بلاد بين النهرين. انعدمت ارقام محددة للمصابين بالوباء خلال السنين 1911م لغاية 1913م و لكنها تقدر بحوالي 18876 حالة اصابة, و حوالي 12143 حالة وفاة في مختلف انحاء الامبراطورية[1].

انفردت الارسالية التبشيرية الامريكية, التي اتخذت اسم "الإرسالية العربية", في اعمال التبشير المسيحي في البصرة. تاسست هذه المؤسسة في ولاية نيوجرسي الأمريكية. قام بعض التبشيريين المرسلين, بتقديم الخدمات الطبية البسيطة في المدينة. لكنهم اسسوا بعد استقرارهم بفترة, في سنة 1911م مستشفى لنسنگ التذكاري. تم نقل المستشفى (التبشيري) إلى العمارة مع بدأ الحرب العالمية الاولى, حيث انشغلت هذه البعثة, بالعناية بالضباط و الجنود البريطانيين و الهنود خلال تلك الحرب,

---

[1] Unat, EK., Cholera epidemics in the Ottoman Empire during 1910-1913 and relevant events, Yeni Tip Tarihi Arastirmalari. 1995;1:55-65.

لحين انتهائها. تم تسمية المستشفى هناك ب "مستشفى راول بندي"[1]. باشرت هذه البعثة بمعالجة المرضى العراقيين مرةً اخرى في سنة 1921م. استحدثت هذه البعثة, في العمارة, منطقة معزولة لمعالجة المصابين بالجذام[2]. استمرت المستشفى التابعة لهذه البعثة التبشيرية, تستقبل مرضاها إلى أن أغلقت أبوابها في سنة 1958م.

كانت توجد في بغداد, قبل بداية الحرب العالمية الاولى, ثلاثة مستشفيات, خستخانة المجيديه التي كانت تخدم القوات المسلحة العثمانية, و خستخانة الغرباء في الكرخ, و كانت تعالج المرضى المدنيين من عراقيين و غيرهم, و خستخانة اليهودي (مير الياس سابقاً) في العلوازية (العيواضية), وهي مستشفى اهلية[3]. كذلك كان في بغداد اربعة اطباء اهليين, في البداية طبيبان, وهما الطبيب اليوناني ياقو الذي كان يطوف على مرضاه في بيوتهم على حماره الاسود, و الطبيب الايراني مرزا يعقوب, الذي كان يركب الفرس الابيض للتجوال بين بيوت مرضاه. لحق بالطبيبين بعد ذلك طبيبان تركيان هما الدكتور بلال و الدكتور نظام الدين[4]. فتح شخص الماني اسمه ماكس ماكوفسكي, عيادة له في شارع الاكمكخانة (المتنبي لاحقاً). تبين فيما بعد, عند وضع ضوابط تسجيل الاطباء, بانه دجال و لم يكن طبيباً, فاغلق عيادته و غادر العراق[5].

كان المرض الذي اسمه, عضة الكلب[6] معروفاً في العراق منذ القدم. يصاب

---

1 Rawal-Pindi Hospital, (Anonymous, With a Highland Regiment in Mesopotamia-1916-1917).

2 تسمى نهاية القرن العشرين مستعمرة الجذام (او جزيرة الجذام) التي تديرها وزارة الصحة العراقية يسكنها المصابين بالجذام حتى بعد شفائهم بسبب التشوهات التي تسبب بها المرض عليهم.

3 كان مستشفى مير الياس يأخذ مبلغ تامينات مقدارة 35 دينار لتغطية مصاريف المستشفى عند رقود المريض و ذلك سنة 1947م. يتم خصم التكاليف و اعادة الباقي للمريض.

4 المميز, امين, بغداد كما عرفتها.

5 الرميثي, جواد, مستشفيات بغداد في العشرينات, ذاكرة عراقية, ملحق جريدة المدى 2036 , 7 شباط 2011, ص13.

6 Rabies

الشخص بهذا المرض من عضة حيوان مصاب (في العراق غالباً يكون الحيوان المصاب هو كلب او ذئب اوإبن آوى), يعاني المريض المعضوض المصاب بمرض ( عضة الكلب), من الهلع من الماء و من ثم الموت.

اكتشف الاستاذ العراقي طه باقر لوحين في منطقة تل حرمل التاريخية, الواقعة في بغداد الجديدة, شرق بغداد. بعد قراءة المكتوب على هذين اللوحين, تبين بانها نص لبعض القوانين تم تسميتها قوانين اشنونا. قرر العلماء بان هذه القوانين تعود الى حوالي 1930 سنة ق م. تم اكتشاف احد اللوحين سنة 1945م و اكتشاف اللوح الاخر سنة 1947م في نفس المنطقة. يحتوي القانون الذي كان مكتوباً في فترة تسبق كتابة قوانين حامو رابي, على نص مثير يتطرق الى عقوبة صاحب الكلب الذي يعض شخصاً آخر بحيث يؤدي الى موته, بسبب كونه مصاب بداء عضة الكلب[1]. يدل هذا بان داء عضة الكلب كان معروفاً في وقت كتابه قانون اشنونه و منتشراً بصورة كبيرة بحيث تم ادراج مادة قانونية لمعاقبة صاحب مثل هذا الكلب المصاب في القوانين المطبقة في بلاد بين النهرين قبل الفي سنة قبل الميلاد.

رغم ان پاستور اقترح امكانية تلقيح الكلاب و الحيوانات الاخرى بلقاح داء الكلب لمنع اصابتها بالمرض و نقلها الى الانسان عند عضه, الا ان هذا الامر لم يصبح شائعاً سوى بعد الحرب العالمية الاولى, بسبب صعوبة نقل اللقاح و حرارة الجو. بهذا لم يكن يوجد للمرض اي علاج في بلاد بين النهرين[2] خلال الفترة التي سبقت دخول القوات العسكرية البريطانية مدينة بغداد.

---

[1] تنص المادة على مايلي " اذا عض كلب مريض شخصاً تسبب في موت ذلك الشخص فعلى صاحب ذلك الكلب دفع ما مقدارة ثلثي منة من الفضة لاهالي المتوفي. اما اذا كان الشخص المعضوض عبداً فيدفع صاحب الكلب ربع منة من الفضة لصاحب العبد.

[2] The antirabitic Institute in Baghdad, British Medical Journal (May 12,), 1923, p824.

كان تسجيل الاصابات بالاوبئة اثناء المعارك و الحروب ضعيفاً جداً في بلاد بين النهرين, و منها الحرب العالمية الاولى. حيث لم يرد ذكر انتشار مرض الطاعون في بلاد بين النهرين خلال مجريات تلك الحرب. لكن تقول المصادر بان مرض الطاعون, انتشر في سنة 1913م في منطقة اقليم كوردستان الفارسية الملاصقة لمنطقة خانقين بدون اي ذكر لاعداد الاصابات او الوفيات, و كذلك انتشر نفس الوباء في المناطق الحدودية مع بلاد بين النهرين سنة 1915م. تسبب ظهور وباء الطاعون[1] سنة 1917م في مدينة عبادان, الى وفاة اكثر من 400 شخص, بدون اي ذكر للاصابات في الجانب العراقي من الحدود.

اصيب فردريك ستانلي مود (المولود في منطقة جبل طارق في 25 حزيران سنة 1864م و المتوفي في بغداد في 18 تشرين الثاني 1917م), قائد القوات البريطانية العاملة في بلاد بين النهرين, بمرض الكوليرا من عدوى اصابته, نتيجة تناول سوائل غير معقمة. توفى بسبب المرض في بغداد في 18 تشرين الثاني سنة 1917م.

تذكر الاحصائيات بان مجموع وفيات مرض الكوليرا خلال النصف الاول من شهر تشرين الثاني, سنة 1917م, في بغداد كان 40 شخصاً[2].

---

1 Shahraki, Abdolrazagh Hashemi , et al, Plague in Iran: its history and current status, Epidemiology and Health, Vol.38 , 24 (July) 2016.

2 Public Health Reports, VOL 33, May 24, 1918 NO. 21

## خاتمة الفصل الثالث

تراجعت الخدمات الصحية التي تقدم الى اهالي بلاد بين النهرين بشكل متدرج و مستمر, على مدى السنين و الاجيال التي مرت على العراقيين. كانت الامراض و الاوبئة منتشرة, و متكرره, و بعضها مستوطن في بلاد بين النهرين, بدون اي مسعى من السلطات, لاتخاذ اجراءات ثابته كفيلة بمنعها, او الحد منها, خلال بدايات هذه الفترة. تغير الحال بشكل نسبي في نهايتها. كان عدد الاطباء المتواجدين في البلاد محدوداً و الكثير منهم يجهل لغة الاهالي. لم تكن هناك اي ضوابط على ممارسة الطب في الكثير من الاحيان, الى الحد الذي يمكن القول فيه, بان مصلحة المريض لم تكن باي حال من الاحوال محل مراعاة او اهتمام, سواءاً من قبل السلطة, او من قبل الاطباء, سوى طبعاً ما كان يفعله الاطباء من اجل الحفاظ على سمعتهم او مرضاهم في وجه المنافسة.

كان تراكم الثروة لدى ابناء النهرين بطيئاً, و محفوفاً بالمعوقات, خلال هذه الفترة. لعل سبب ذلك هو توالي المحتلين الذين كان همهم جني اقصى مقدار من الربح باقصر فترة. كذلك بسبب انعدام الامان و وجود احكام اعتباطية استبدادية متباينة مترافقة مع استبدال الحكام و المحتلين. يضاف الى كل هذا, كثرة الامراض التي كانت تفتك باهالي بين النهرين مما جعل معدل اعمارهم قصيراً بعد سيادة النقل البحري في العالم.

لم يكن اهل بلاد بين النهرين, في ظل القمع و سيادة منطق القوة, و الجور, و النهب و القتل, و التفرقة, و ضعف دور الدولة في تطبيق القانون و العدالة, و توفير

الامان, احراراً في استخدام اموالهم, لغرض زيادتها, للاعتماد عليها في تراكم الثروة, او تطوير المهارات المختلفة, دع عنك ايجاد الشركات و المصالح و المصانع التي تحتاج الى تراكم الخبرة و المعرفة, بالاضافة الى المال خلال فترات طويلة و اجيال متعاقبة. حيث يمكن ملاحظة قلة التراكم الصناعي الذي قد يساعد على زيادة الرغبة في البحث و التقصي و تحسين الذات و القدرة.

قد يكون من اسباب ذلك الضعف في التراكم المادي, تخلف الحكام و الولاة و دكتاتوريتهم, و عشوائيتهم في اتخاذ القرارات اضافة الى عدم وجود قوانين ثابتة يستطيع اصحاب الاموال الثقة بها, بالاضافة الى سيادة منطق القوة, و النهب. كان لعدم استقرار اهواء الولاة و تباين مناشئهم و توجهاتهم و اهتماماتهم دوراً في ذلك التردي. هذا بالاضافة الى كونهم اغراباً. كان جل اهتمام معظمهم, هو جمع الاموال او استحصالها بمختلف الطرق و الوسائل و الاستفادة القصوى من مناصبهم. يضاف الى ذلك ضعف وسائل النشر والتوثيق العلمي و الصحف, مما ادى الى ضعف في انتشار المعارف الخارجية, بين العراقيين و استفادتهم من تجارب العالم, في مختلف النواحي و منها النواحي الطبية. ادى ضعف التوثيق و الكتابة و الطبع, الى ضعف انتقال المعرفة الطبية بين الاجيال المختلفة ايضاً.

خلال نفس الفترة كان الدول الاوربية تستفيد من تجاربها, من خلال توثيقها لتلك التجارب و نشرها. ساهم ذلك التوثيق في تطوير الخدمات الطبية في بلدانهم و مناطقهم. ادى ذلك الى تراكم و تطور المعرفة في بلادهم, عكس ما كان يجري في بلاد بين النهرين. ظهر التباين و بدأ بالاتساع عند استقرار القوانين و الانظمة في البلدان الغربية, و عملها على حماية رؤوس الاموال المحلية, و تبني اصحاب رؤوس

الاموال الخاصة و الشركات الاوربية, الافكار المطروحة في المجلات والمطبوعات الطبية, لغرض الربح و التراكم المادي و المعرفي, من خلال تمويلهم الابحاث التي ساهمت و سارعت في زيادة معدلات ارباحهم, و زادت من قوتهم, و هيمنتهم على السوق الطبية العالمية.

ساهمت سيادة القوانين و الانظمة التي تحدد الصلاحيات و العقوبات و تضمن تمتع اصحاب الاموال باموالهم, و كيفية التصرف بها, في تسارع ذلك التطور, و منها تاسيس الشركات المساهمة و المؤسسات الكبيرة. بالتاكيد, كان للمصارف دوراً مميزاً في هذا المجال من ناحية توفير الاموال, و السيولة النقدية, اللازمة لتنفيذ المشاريع المختلفة, و منها الطبية. لابد هنا من الاشارة بان المطبوعات الطبية او الصيدلية الدورية المحلية كانت معدومة في بلاد بين النهرين خلال هذه الفترة, دع عنك اي ابحاث طبية او صيدليه.

كانت توجد بعض اماكن الرعاية الاجتماعية يلجأ اليها الناس عند الحاجة. كانت اماكن استجداء, اكثر من كونها اماكن للاستشفاء. و كانت تدام بواسطة تبرعات المحسنين و اموال الاوقاف, لهذا كانت مركزاً لتجمع الفقراء و المعوزين و المعوقين و المجانين و غيرهم ممن لا يستطيعون استحصال رزقهم, او من الذين ترتئي السلطة ابعادهم عن المجتمع بسبب الجنون, او التخلف العقلي او الامراض المشوهة.

ادى انتشار وسائل النقل البحري و التوسع في استعمالها لغرض الربط بين الدول و المناطق, الى سرعة حركة التنقل. تسبت سرعة حركة التنقل الى سهولة نقل الاوبئة و الامراض المعدية, عبر حدود الدول, و الى المناطق البعيدة, بسهولة و يسر. ادركت سلطات الدول هذا الامر و بدأت بانشاء مناطق عزل, للحد من وصول الامراض

---

و الاوبئة الى بلدانها. كانت بلاد بين النهرين هي احدى المناطق التي تم انشاء محاجر على حدودها في البصرة و الطرق الصحراوية للتعامل مع الحجاج العائدين و على الحدود الشرقية مثل خانقين و غيرها, لغرض التعامل مع الزوار للعتبات المقدسة في بلاد بين النهرين, و التجار و الحجاج, و غيرهم.

كانت ابرز مناطق الدخول الى بلاد بين النهرين هي الحدود الشرقية. كان الاجانب يدخلون البلاد لغرض القيام بزيارة الاماكن المقدسة العراقية. كذلك كان ميناء البصرة هو احد البوابات الرئيسة لدخول التجارة خصوصاً بواسطة وسائل النقل البحري, و التي كانت تعتبر من وسائل النقل السريعة نسبياً. يمكن الاستدلال بان تاثير مراكز الحجر الصحي التي تم وضعها, كان ضعيفاً من خلال معرفة عدد الاوبئة التي انتشرت في العراق قادمة من وراء الحدود, رغم وجودها[1]. لعل التفاصيل التي تم ذكرها حول انتشار مرض الكوليرا في بلاد بين النهرين هي واحدة من الامثلة على ذلك. رغم ان هذه المحاجر نجحت في منع بعض الاوبئة التي اصابت الحجاج في بعض السنين.

تم فتح المستشفيات في بلاد بين النهرين في نهايات الحكم العثماني. كان ذلك اقتداءاً بالاوربيين و لحاجة الدولة الى ادامة الجيش العثماني, و ابقاءه صالحاً للمعارك. حيث تم افتتاح مستشفيات عسكرية في انحاء بلاد بين النهرين.

ساهم اهالي البلاد في بناء المؤسسات الصحية المدنية لانفسهم, و مناطقهم من خلال التبرعات التي قدموها في بناء مستشفى الغرباء, في الكرخ من بغداد, و مستشفى ياهو الذي افتتحه الميسورون من العراقيين اليهود في منطقة الرصافة.

كانت كل مراكز التطبيب و العلاج المنتشرة في انحاء بلاد بين النهرين,

---

[1] تم البدء بانشاء المحاجر سنة 1865م و منذئذ انتشر في بلاد بين النهرين وباء الكوليرا مالايقل عن خمسة مرات, في السنين, 1866م, 1867م, 1871م, 1889م, 1899م. و انتشر مرض الطاعون مالايقل عن مرتين في السنين 1876م و 1877م.

عدا ما تم ذكره اعلاه, هي من جهود بعثات التبشير المختلفة التي كانت تعمل في نشر الديانة المسيحية في بلاد بين النهرين. بعد ان اكتشفت حاجة اهاليها الى الخدمات الطبية و ندرتها و البون الشاسع بين ما توصلت اليه دولهم من تلك المعرفة, و بين ما هو متوفر في بلاد بين النهرين.

اصبحت الدولة العثمانية جزءاً من المنظومة الدولية, التي كان هدفها منع انتشار الاوبئة حول العالم, بتوقيعها على انشاء مكتب الصحة العالمي. بهذا اصبحت تستجيب لمقترحات ذلك المكتب بعد تشكيله سنة 1909م من خلال تبليغ و احتواء و معالجة الاوبئة المختلفة التي من الممكن ان تنتشر من المقاطعات التي كانت تحت حكمها, الى مناطق اخرى من العالم. لهذا, استجابت السلطات العثمانية الى تعليمات المؤسسات الصحية العالمية.

لعبت الامراض و الاوبئة دورها في التاثير على تاريخ بلاد بين النهرين السياسي خلال هذه الفترة. حيث ساهم انتشار وباء الطاعون نهايات القرن السابع عشر, في تحرير مدينة البصرة من المحتلين. اذ هربت قوات الدولة الفارسية من مدينة البصرة سنة 1687م, بسبب انتشار وباء الطاعون فيها, بعد ان كانوا قد سيطروا على المدينة سنة 1670م. كذلك, لم تجرؤ القوات العثمانية, على دخول المدينة, بسبب الوباء, الى سنة 1695م[1].

كان لوباء التايفوس الذي انتشر بين القوات العثمانية خلال الحرب العالمية الاولى دوره في خسارتهم المعارك في اواسط اوربا. كان عدد الضحايا حينها يتجاوز السبعة آلاف حالة وفاة بين الجيش العثماني, نتيجة هذا الوباء فقط. يعتقد البعض بان كثرة اصابات القوات العثمانية في بلاد بين النهرين بالملاريا لعبت دورها في اندحارهم

---

[1] لوريمر, جه ي. ج., دليل الخليج القسم التاريخي, ج4 ص1773

من البلاد. يعزز هؤلاء رأيهم بالربط بين اندحارهم في المعارك و موسم ازدياد نسبة الاصابة بالمرض.

كانت خيارات ابناء النهرين للاطباء القائمين بمعالجتهم محدودة جداً ان لم تكن معدومة في المدن خارج بغداد. لم تكن توجد ضوابط او اسس على الممارسة الطبية او حدود ادنى للمعرفة الطبية, التي كان من المفروض ان تتوفر لدى الطبيب لكي يستطيع ممارسة مهنته, في اواخر القرن التاسع عشر. بهذا يمكن القول بان اي اعتبار لمصلحة المريض لم تكن موجودة حينها. لم تكن توجد اي مؤسسات صحية لمعالجة الامراض النسائية اولحالات الولادات العسرة في البداية, عدا المؤسسات الخيرية الاجنبية. لكن تم استخدام مستشفى الغرباء في بداية القرن العشرين لمعالجة مثل هذه الحالات بمساعدة الراهبات الفرنسيات المتطوعات في اعمال التبشير.

جرت خلال الفترة التي سبقت الحرب العالمية الاولى, في بلاد بين النهرين بعض الاصلاحات التي كانت لها بعض التاثيرات الايجابية على صحة المجتمع في البلاد. من تلك الاجراءات تسجيل القابلات الصحيات و تدريبهن و وضع الرقابة على اماكن ذبح الحيوانات, و وضع ضوابط على نقل الجثث و دفنها و الرقابة على النظافة العامة و غير ذلك. لكن هذه الاصلاحات لم تكن بالعمومية المرجوة منها و لم يكن تاثيرها كبيراً سوى في المناطق التي كانت تصلها يد السلطة و في الاماكن التي تريد السلطة تنفيذ هذه الاصلاحات فيها.

اثرت التفرقة و التمييز التي كانت تتسم به فعاليات السلطة العثمانية في تعاملها مع مختلف فئات العراقيين, على فعالية الاجراءات الصحية, وكانت في بعض الاحيان ذات تاثير سلبي على بعض فئات و طوائف العراقيين. كذلك كان لتفشي الفساد

---

و الرشوة و غيرها تاثيره الكبير على نوعية و كفائة الخدمة الصحية التي يتم تقديمها لابناء المناطق المختلفة.

رغم ان الاطباء كانوا احراراً في اختيار اماكن ممارستهم لمهنتهم مادامت تلك الممارسة مترافقة مع دفع الرسوم الواجبة عليهم, الا ان ذلك لم يكن يخلوا من استعمالهم من قبل الحكام في العصور المختلفة, و من ضمنها فترة الحكم العثماني كوسيلة لمعاقبة السكان او اكرامهم. من خلال السماح لهم بالعمل في مناطق محددة او التضييق عليهم بشتى الوسائل و الطرق, او منعهم من العمل في اماكن اخرى.

كان المستوى العلمي للاطباء العاملين في بلاد بين النهرين متدنياً مقارنة بامثالهم في بلدان العالم, مع نهاية القرن التاسع عشر و بدايات القرن العشرين. لم تكن توجد اي مدارس للطب, و لم تكن تطبع اي منشورات طبية في البلاد. لم تكن تصل الى البلاد اي منشورات طبية عالمية عدا ما يصل اطباء القنصليات الاجنبية, و لم يكن اتصال الاطباء بالاكتشافات الحديثة, من السرعة و الدقة بحيث تنعكس على اسلوب ممارستهم لمهنتهم. كان الاطباء هم الذين يقررون تكاليف معالجتهم لمرضاهم, و كانت تتباين حسب المناطق التي يعملون فيها, و ما يعتقدون بانه متناسب مع مستوى علمهم, و الخدمة التي يقدمونها, و تنافسهم مع اقرانهم. لم تكن توجد اي رقابة مركزية على الاطباء, و تصرفاتهم اتجاه مرضاهم, من قبل اقرانهم الاطباء, او من قبل السلطة. كان الرقيب الوحيد هو ضمير الطبيب و مدى التزامه بالقسم الطبي.

لم يسهم الاطباء العاملون في بلاد بين النهرين في رفد المعرفة الطبية العالمية, باي اضافة ذات اهمية, خلال فترة تمتد الى اكثر من ستمائة سنة. كانت آخر المؤلفات الطبية المتميزة التي كتبها الاطباء العاملين في بلاد بين النهرين, من التي وصلتنا

---

نسخ منها او اخبارها هي في القرن الثالث عشر الميلادي.

توجد الكثير من الاسباب, التي كان من نتيجتها عدم قيام الاطباء العاملين في بلاد بين النهرين, برفد العالم بالمعرفة العلمية المتميزة. لعل منها هو عدم الاستقرار المادي و الاجتماعي و السياسي و انتشار الامية و قلة نسبة التعليم العام لدى ابناء النهرين, او اقتصار المعرفة على الكتب الدينية و الفقهية او العسكرية. لعب انتشار الفقر و انخفاض معدل الدخل, و قلة التراكم المادي لدى عامة الشعب و الاطباء, دورة في هذا المجال, مثلما ادى الى قلة الشركات و المصالح و قلة رؤوس الاموال لديهم, مع قلة ادراك اصحاب الاموال بامكانية الاستفادة المادية من اي تقدم يتم احرازه في المجال الطبي او التقني, او اي تجربة يتم اجراءها داخل البلاد.

لهذا كان توجه اصحاب الاموال نحو تاسيس بعض المؤسسات الصحية فقط بدلاً من استثمار اموالهم في تاسيس مصانع الادوية او الصرف على اجراء بعض الابحاث الطبية العلاجية او الوقائية. كان لقلة البنوك و المؤسسات المالية[1] دوره في قله السيولة النقدية و قلة الاستثمارات بشكل عام, و منها طبعاً الاستثمارات في الخدمات الطبية و الابحاث فيها. من طبيعة الابحاث الطبية, هو تاخر مردودها الاقتصادي و عدم ادراكه خلال فترة قصير, مما ابعد المستثمرين عن الخوض في هذا المجال في ظل عدم الاستقرار السياسي و القانوني.

كانت السلطة بيد حكام جل اهتمامهم اغلبهم, هو الاستفادة القصوى من مناصبهم بدون الالتفات الى توفير الاستقرار و الامان للبلاد بالشكل الكافي. لم تكن السلطة مهتمة بالرعاية الصحية او توفير الحماية للمستثمرين فيها, او تسهيل امور

---

[1] كان يوجد في بغداد خلال القرن التاسع عشر و بداية القرن العشرين فرع البنك العثماني, الذي كان بنكاً بريطانياً.

تطبيقها. لم تكن السلطة مهتمة بالحالة الصحية لسكان بلاد بين النهرين خلال هذه الفترة سوى توفير العلاج للجيش العثماني و رجال السلطة. تم توفير المؤسسات الصحية في نهايات هذه الفترة و لكن من خلال جمع تبرعات من الاهالي, و هذه كانت تعاني من تذبذب التمويل اللازم لادامتها و استمرارها في عملها.

كانت السلطات العثمانية تنظر بعين الريبة و الخوف من سكان بلاد بين النهرين, و تفرق بينهم[1]. لهذا, كان من الممكن ان تؤدي اي ابحاث الى اضعاف مركزهم, او سلطتهم في السيطرة على الاهالي. لم يكن الاطباء مطلعين بشكل كاف على مجريات الابحاث العلمية و الطبية العالمية. فلم تكن الصحف و المجلات الطبية العالمية المعتمدة تصل الى البلاد بشكل دوري او مستمر بحيث تجد لها قراءاً او متابعين. كذلك لم تكن توجد صحف محلية متخصصة في اي مجال اكاديمي او علمي, دع عنك صحف او مجلات تعنى بالامور و الابحاث الطبية.

---

[1] قامت بتهديم بيوت سكان بلاد بين النهرين, خلال وباء الكوليرا و لم تقم بذلك, في مصر خلال وباء الطاعون.

# الفصل الرابع

## الانكليز يحكمون في بلاد بين النهرين

تم الاعلان الرسمي عن دخول بريطانيا الحرب العالمية الاولى في يوم الخميس المصادف الخامس من تشرين الثاني سنة 1914م. دخلت بريطانيا الحرب ضد الدولة العثمانية من خلال تحريك قواتها العسكرية المرابطة في البحرين باتجاه الدولة العثمانية التي كانت مسيطرة على بلاد بين النهرين.[1] تم انزال القوات البريطانية التي كانت قيادتها في الهند, ليلة السادس من نفس الشهر على سواحل شط العرب[2] و بدأت التقدم شمالاً[3].

لكن هذه القوات لم تدخل مدينة البصرة. الذي دخل المدينة هي قوات بريطانية قادمة بشكل مباشر من الهند, وهي الفرقة السادسة المسماة پونه (Poona) التي غادرت مقدمتها مدينة بومبي في الهند في 14 تشرين الاول. لم تتوقف تلك القوات

---

1 كانت توجد ثلاثة ولايات هي ولاية البصرة و بغداد و الموصل, يحكم كل منها والي, وفي بعض الاحيان تكون تحت حكم والي واحد.

2 Clark, Arthur Tillotson, To Baghdad with the British, D. Apliton and Company 1918, p 29.

3 كانت الباخرتان المقاتلتان ايسبيگل (Espiegle) و دلهوسي (Dalhousie) قد دخلتا شط العرب الى ميناء المحمرة منذ 29 ايلول تلك السنة.

التي كانت تسمى (القوة دي), في البحرين[1]. غادرت القوات العثمانية بقيادة صبحي بيك, مدينة البصرة في 21 تشرين الثاني 1914م. كان اول من وصل البصرة من القوات البريطانية, هو ثلاثة زوارق حربية يوم 22 تشرين الثاني 1914م. ووصلت القوات البرية البريطانية الى المدينة ظهر ذلك اليوم[2].

بعد معارك مدينة القرنة استسلمت القوات العثمانية. بهذا استلم پرسي كوكس و القائد البريطاني السيطرة على ولاية البصرة من القائد العثماني صبحي بيك في 9 كانون الاول 1914م.

ذكرت الاحصائيات العثمانية بانه حدثت خلال شهر كانون الثاني سنة 1915م خمسين اصابة بمرض الكوليرا في بغداد, تسببت هذه الاصابات في موت 15 فرداً. علماً ان الاحصائيات العثمانية لم تكن دقيقة[3].

تقدمت القوات البريطانية/ الهندية شرق دجلة سنة 1915م ووصلت الى مشارف سلمان باك. حدثت معركة كبيرة بين القوات البريطانية و العثمانية هناك. دامت تلك المعركة من يوم الاحد المصادف 22 تشرين الثاني الى يوم الخميس المصادف 26 من نفس الشهر. ادت هذه المعركة الى فقدان القوات البريطانية الهندية المشتركة حوالي نصف قواتهم المسلحة, التي كان مجموع عددها حوالي 8000 مقاتل. اندحر الانكليز, و تراجعوا بعد هذه المعركة نحو مدينة الكوت.

كان على القوات البريطانية, خلال هذه المعركة, نقل حوالي 3500 جريح الى شواطئ النهر لغرض اخلائهم نحو المراكز الصحية و المستشفيات. كان المسافة تقدر بحوالي العشرين كيلومتر في بعض المناطق. جرى ذلك بدون وجود عدد كافي من

---

1 كانت اغلبية افراد الفرقة من الهنود مع بعض القطعات البريطانية.

2 العمري, محمدطاهر, تاريخ مقدرات العراق السياسية, بغداد, المكتبة العصرية, 1925

3 Cholera and the Dardanelles, British Medical Journal (May 22), 1915, P899.

افراد الكادر الصحي او عربات الاسعاف او طعام او ضماد. ادى ذلك الى حدوث فوضى و تخبط في طريقة و اسلوب اخلاء الجرحى.

أدرك المسؤولون البريطانيون وجود خلل, لم يجري تشخيصه قبل هذه الحوادث, في الخدمات الصحية المقدمة للقطعات العسكرية. كان تاثير هذا الخلل كبيراً على اسلوب عمل القوات البريطانية بعد ذلك الانسحاب. علم السياسيون البريطانيون بهذا الخلل من خلال جون نكسون قائد القوات البريطانية في بلاد بين النهرين الذي ارسل برقية حول هذا الموضوع الى بلاده.

وردت البرقية الى مجلس الوزراء البريطاني, مرسلة من قائد القوات البريطانية في بلاد النهرين, حينها السير جون نكسون, حول الحالة الطبية في البصرة. حيث قام ذلك القائد, بتحويل نص برقية طبيب بريطاني يعمل على متن احدى سفن الاسعاف الطبي العسكرية, الراسية في منطقة البصرة, و المسماة ڤاريلا , بدون اي تحوير عليها. ادى اطلاع الحكومة البريطانية على هذه البرقية, الى اعادة النظر كلياً بالخدمات الطبية المقدمة للقوات البريطانية العاملة في بلاد بين النهرين[1].

كان نص البرقية كما يلي:

**كنت واقفاً في قمرة القيادة في المساء عندما وصلت 'مجيده' كان لها بارجتان حديديتان بدون اي حماية من المطر وفق ما اتذكره. عند اقتراب السفينة مع البارجتين منا رايت بانها مملوءة بالرجال بشكل كامل مع البارجتين. تم جلب 'مجيده' و دفع البارجتين الى جانب 'ڤاريلا '. عندما كانت على بعد حوالي 300 الى 400 ياردة كانت تبدوا كانها مزينة بكركيش على جانبها. عند اقترابها**

[1] يصف الميجور كارتر (I.M.S. ), المسؤول الطبي على متن السفينة المستشفى 'فاريلا '1 Varela في البصرة, عندما كان بانتظار الجرحى من سلمان باك, هنا وصول احدى المواكب النهرية:- (من الارشيف البريطاني رقم الوثيقة (HO 45/10838/331607 ).

كانت النتانه واضحه, ووجدت بان ما توهمته زينة كانت مجموع يابسة من الوجوه البشرية. تم تجميع المرضى في السفينة و التعامل معهم بشكل يمنعهم من تلبية نداء الطبيعة بعيداً عن جانب السفينة, بحيث كانت كل جوانب السفينة مغطاة بتراكمات من خراء البشر, و هذا ما استطعت ملاحظته بعد ذلك. كان العديد من الرجال واقفين او منكبين على جوانب السفينة. وجدنا بعدها مجموعة من الرجال تم التعامل معهم كيفما اتفق بعضهم ببطانيات و بعضهم بدونها. كانوا ملقين على ارض مملوئة بالاسهال على مساحة 30 قدم مربع. كانوا مغطين بشكل عام بالتقئ و بالخراء من الرأس الى القدم. وضعت يدي في بنطلون اول شخص فحصته, معتقداً بوجود نزيف لديه. كان بنطلونه مملوء الى حوالي سرته بسائل دافئ لزج. سحبت يدي معتقداً بانه دم متخثر, لكنه كان ديزانتري (سوائل الاسهال). كان الرجل مصاباً بكسر في الفخذ و فخذه كان مجروحاً في خمسة او ستة اماكن. لقد كان كما يبدوا يعاني على ظهر المركب. كانت العديد من الحالات الاخرى, تشبهها من ناحية السوء. كانت لدى بعض المرضى حالة قرحة الفراش رهيبة. اصف لكم في تقرير لي للحكومة الهندية, كيف اني لاحظت حدوث تضميد كسور اطراف بعض المرضى باخشاب من صناديق ويسكي 'جوني ولكر' او بوايرات او ماشاكلها.

هل كانوا بريطانيين ام هنود؟ الجواب هو, كانوا خليطاً من البريطانيين و الهنود.

شكل البرلمان البريطاني لجنة تحقيق برئاسة جورج هاملتون[1] اثر استلام تلك

---

[1] Hamilton Commission

البرقية المفاجئة ( لجنة هاملتون). للتحقيق حول اسباب اندحار القوات البريطانية في سلمان باك و ما تبعها من مشاكل في الاخلاء و الخدمات الطبية. شكل مجلس العموم خلال نفس الفترة لجنة تحقيق اخرى وهي (لجنة فنسنت- بنكلي) بعد اندحار القوات البريطانية في مضيق الدردنيل[1].

توسعت بريطانيا, في توفير الخدمات الطبية لقواتها المسلحة المتواجدة في منطقة, بالاضافة الى تعزيز عدد القوات المسلحة, التي تحارب في بلاد بين النهرين, بعد استلام هذه البرقية, و الاطلاع على ملاحظات اللجان المشكلة [2]. حيث افتتحوا مستشفى عسكري للجرحى في مدينة العمارة, بتحويل المستشفى التبشيري الامريكي فيها الى مستشفى لمعالجة الجرحى من العسكريين. قامت كذلك بتاسيس مجموعة من المستشفيات العسكرية المتنقلة المتكونة من الخيم, فيها. بالاضافة الى المستشفى العسكري في البصرة, و تم تخصيص سفينتين كمستشفى في منطقة البصرة, لمعالجة الجرحى في كانون الاول من نفس السنة[3]. كذلك تم ارسال احدى السفن الى ميناء كاظمة الكويتي. كان يتم نقل المرضى الى تلك السفينة او الى اماكن اخرى (الهند مثلاً ) بواسطة سفن صغيرة مصممة لهذا الغرض[4].

استخدمت القوات البريطانية مستشفى لنسنگ التذكاري (التبشيري) الموجود في العمارة, لاغراض عسكرية, و تم تسميته مستشفى راول پندي, بعد تعزيز

---

[1] Vincent-Bingley Commission

[2] تم اضافة القوات العسكرية التالية للمساعدة في احتلال بلاد بين النهرين في الاوقات المذكورة. الفرقة الهندية 12 تشكلت في بلاد بين النهرين آذار 1915م, و الفرقة 13 الغربية التي دخلت بلاد بين النهرين عن طريق مصر في شباط 1916م, و فرقة لاهور الثالثة التي قدمت من فرنسا في نسيان 1916م, و الفرقة ميروت السابعة القادمة من فرنسا في نيسان 1916م, و الفرقة الهندية 14 التي تكونت في بلاد بين النهرين في آيار 1916م, و الفرقة الهندية 15 التي تشكلت في بلاد بين النهرين في آيار 1916م, و الفرقة الهندية 17 التي تشكلت في بلاد بين النهرين في آب 1917م, و الفرقة الهندية 18 التي تشكلت في بلاد بين النهرين في كانون الاول 1917م.

[3] حسب برقية ارسلها الجنرال نكسون في السابع من كانون الاول 1915. (الارشيف البريطاني رقم الوثيقة HO 45/10838/331607)

[4] مثل سفينة ڤاريلا.

المستشفى بالمتطوعين الانكليز و تزويد المستشفى بالمعدات اللازمة لغرض توسيع المستشفى, و تم كذلك تزويده بالكوادر الطبية العسكرية, بالاضافة الى المتطوعين. استعمل المستشفى في معالجة الجنود البريطانيين مما اثّر على خدمات المستشفى نحو المدنيين. بهذا توقف مستشفى لنسنگ التبشيري في مدينة العمارة عن معالجة المدنيين لغاية سنة 1921م. كذلك انتشرت المستشفيات العسكرية المتنقلة العديدة في انحاء مختلفة من بلاد بين النهرين, لكي تستطيع تقديم الخدمات الطبية المحلية, اثناء تحرك القطعات العسكرية التي بلغ مجموع تعدادها مع العاملين تحت امرتها, الى حوالي المليون فرداً خلال فترة من الفترات.

افتتح الانكليز اول مستوصف في البصرة في بداية سنة 1915م, بعد دخولهم المدينة, و قبل تقدم جيوشهم شمالاً. تم في نفس السنة, تاسيس ادارة صحية لمدينة البصرة يرأسها بريطاني. جرى افتتاح مستوصف اخر في منطقة العشار في نيسان 1915 م. اشرف على العمل فيه مساعد الطبيب فرانسيس[1]. يزوره الطبيب المدني في البصرة ثلاثة ايام في الاسبوع. الحقت بهذا المستوصف مشرحة تشريح الجثث. تم افتتاح مستوصف ثالث في البصرة, في منطقة الزبير في تموز 1915م. كان عدد المراجعين لذلك المستوصف قليلاً استوجب غلقه لفترات و اعادة فتحه مرة اخرى في فترات اخرى. افتتحت السلطات البريطانية اول صيدلية رسمية في البصرة في حزيران من نفس السنة[2].

اصبحت حبوب الاسبرين متوفرة في الصيدليات في هذه السنة بدون وصفة طبية.

جرى توسيع المستوصف في مدينة البصرة فيما بعد احداث سلمان باك, بتحويل

---

[1] Francis

[2] عبدالعزيز, لمى, الخدمات الصحية في العراق ابان الاحتلال البريطاني 1914-1918, ذاكرة عراقية, جريدة المدى, 2601, بغداد

دائرة البرق العثمانية الى جناح تابع لها, ليصبح اسمه ' المستشفى المدني' و اصبح سنة 1918م, يستوعب 150 سريراً. كان المستشفى في الاساس يستعمل لعلاج الجيش, لكنه بدأ بعدها بمعالجة المدنيين من اهالي البصرة بعد انخفاض حاجة الجيش البريطاني لخدماته. وصل معدل عدد المرضى المدنيين, الذين يتم معالجتهم في المستشفى الى ثمانية مرضى يومياً, خلال سنة 1918م. كانت المستشفيات العسكرية البريطانية, تفرض على المراجعين العراقيين, رسوم لقاء خدماتها لهم. كانت الرسوم تتراوح بين ثمانية آنات الى روبية واحدة, عندما بدأت باستقبال المرضى العراقيين المدنيين بتاريخ 11 نيسان 1917م[1].

اضطر الانكليز الى استعمال دور سكن اهالي المنطقة, كمستشفيات لمعالجة قواتها المسلحة[2], حيث تم استعمال قصر محمود النعمة في البصرة, كمستشفى تم تخصيصة لمعالجة الضباط, باسم مستشفى بيت نعمه للضباط[3]. تم افتتاح ذلك المستشفى, الذي يقع حوالي 11 كم جنوب العشار, في حزيران سنة 1916م. استعمل المستشفى في معالجة الضباط الذين لا يستوعبهم المستشفى العسكري العام في البصرة رقم 3[4]. تم تزويد مستشفى بيت نعمة للضباط بالطاقة الكهربية, و الانارة, و المراوح الكهربية, و حمامات تحتوي الماء الحار و البارد و سديات لنقل المرضى , و مكائن لصنع الثلج و ماء الصودا, و اجهزة الاشعة المتطورة بالنسبة الى ذلك الوقت, و غرفة عمليات للحالات الجراحية[5].

---

1 قيمة الروبية الهندية (تساوي 16 أنة و كل آنه ستة بيزات) سنة 1917م تعادل حوالي 200 الف دينار عراقي في سنة 2014م (مقارنة باسعار الذهب)

2 من البيوت التي استعملها الانكليز كمستشفيات في البصرة, قصر الشيخ خزعل في محلة الرباط, حيث تم استعماله لمعالجة الجنود. و قصر محمود النعمة لمعالجة الضباط.

3 Bet Nama Hospital
, (Anonymous, With a Highland Regiment in Mesopotamia,1916-1917).

4 No. 3 British General Hospital

5 Anonymous, With a Highland Regiment in Mesopotamia, 1916-1917.

عمدت السلطات الانكليزية الى استعمال مستشفى الحميات الذي انشأته السلطات العثمانية للحجر الصحي جنوب غرب البصرة في منطقة الدويد, فوضعت فيه بعض مرضى الامراض المعدية. استعملته كمستشفى عزل الجنود, لغرض عزل المصابين بالامراض المعدية مثل الطاعون و الكوليرا و غيرها بعد ازدياد اصابه جنودها بهذه الامراض. قامت كذلك باصدار نظام الامراض المعدية السارية سنة 1915م. كان الغرض منه اجبار الاهالي على الاخبار عن الاصابات المعدية حال ظهورها.

استغلت السلطات البريطانية, مستشفى البحريه العثماني في منطقة التنومة شرق شط العرب كمحجر صحي لقواتها, لغرض فصل القوات البريطانية المسلحة عن الاهالي من المصابين بالامراض المعدية, بعد اجراء بعض التصليحات و التعديلات على المستشفى العثماني ليصلح للغرض المذكور. لكن, قررت القوة البحرية البريطانية السيطرة على المبنى و استعملته كثكنة للقوة البحرية. لهذا انتقل المحجر الصحي للقوات البريطانية بعد ذلك الى بنايات تقع جنوبها. استمر عزل المدنيين عن العسكريين من خلال استغلال بعض الاكواخ القريبة كمحجر للمدنيين. ابقت السلطات البريطانية نظام الحجر الطبي الذي كان معمولاً به زمن العثمانيين[1].

كان الطبيب المسؤول على المحجر الصحي حينها هو الدكتور آرچي لانگويل[2]. قام الطبيب المذكور باستعمال طريقة مبتكرة في علاج مرضى الهيضة (الكوليرا) الذين كانوا يرقدون في المحجر. حيث استعمل المحلول الملحي (سلاين) المخفف لاعادة إمهاء المصابين. ادى ذلك الى انخفاض ملحوظ في حالات الوفاة نتيجة

---

[1] حيث كانت تحجر ركاب كل السفن الواصلة للبصرة من الخليج لحين التاكد من خلوهم من الامراض المعدية, و كانت تستوفي اجور الحجر على ركاب اي سفينة تصل البصرة من الخليج استناداً الى مكان الاقامة,حيث كانت تتلقى مقابل الدرجة الاولى خمس روبيات يومياً, و الدرجة الثانية روبيتان يومياً, و الدرجة الثالثة روبية واحدة يومياً (عبدالعزيز, لمى, الخدمات الصحية في العراق ابان الاحتلال البريطاني 1914-1918, ذاكرة عراقية, جريدة المدى, 2601, بغداد ).

[2] Archie Langwill, M.D., F.R.C.S.ED المتوفي في 2 آذار سنة 1971م.

المرض. كان هذا هو موضوع البحث الذي قدمة لغرض الحصول على شهادة الاختصاص الطبية سنة 1922م[1].

تم تكليف الرائد الطبيب الدكتور نورمن سكوت[2] مسؤولية صحة البصرة و العشار. من الحدير بالذكر بان السلطات الانكليزية كانت تميز في توفير العلاج بين العسكر و الاهالي. حيث كانت الردهات مخصصة للجيش, و كان على الاهالي الرقود في اكواخ مجاورة.

قام الانكليز بتعمير المستشفى العسكري العثماني الذي كان البغداديون يسمونه خستخانة المجيدية, بعد دخولهم بغداد في آذار سنة 1917م, لغرض استعمال المستشفى, لمعالجة رعاياهم من البريطانيين والهنود بشكل خاص خلال الحرب العالمية الاولى. تم تسميته المستشفى العسكري البريطاني رقم 23. عمل فيها اخصائي العيون البريطاني فيليب جفري دوين[3] لمدة ثلاث سنوات خلال تلك الحرب.

نصبت القوات البريطانية بعد دخولها مدينة بغداد, مخيماً شمال ثكنات الخيالة الواقعة شمال الباب المعظم في الطريق الى الاعظمية. كان الموقع يقع غرب المستشفى الهندي رقم 70 الذي كان موقعه مقارب لموقع مقبرة الانكليز الحالية و الواقعة شمال بغداد في جانب الرصافة. خصصت هذا المخيم لغرض عزل المرضى المصابين بالامراض المعدية. اصبح اسم ذلك المخيم, مستشفى العزل (الكرنتين) و سمى البغداديون تلك المنطقة منطقة الكرنتينة. كان اطباء المستشفى العسكري المذكور هم المشرفين على المرضى. يعاونهم موظف صحي هندي وممرضتين روسيتين وعدد من الخدم. بلغ عدد مرضى المخيم سنة 1918م 488 مريضاً بينهم

---

[1] British Medical Journal, 17 APRIL 1971, P. 175

[2] Norman Scott

[3] Dr. Philip Geoff Doyne

214 مصاباً بمرض الطاعون.

بين بعد ذلك بان ارض المخيم منخفضة, و تجمعت فيها مياه الامطار, و اصبحت غير مناسبة, للمخيم او لقيام مستشفى عليها. حاولت السلطات بناء ابنية ثابته للمستشفى على مرتفع في منطقة شمالها و شرقها, لكن شركة السكك الحديد الاهلية حينها, كانت لها مصالح في تلك المنطقة, لمد خط للسكه يربط بين محطة شرقي بغداد, بالمحطة الواقعة في الكرخ, و التي اصبحت المحطة العالمية.

اختارت السلطات البريطانية بعد ذلك ارض بستان السيد ابراهيم الارضروملي[1] في جانب الكرخ قرب مقبرة الشيخ معروف[2]. تمت المباشرة بالبناء في تلك المنطقة في آب 1919م, و اصبحت مستشفى للعزل, تستوعب حوالي 120 سريراً, مع ابنية ادارية مناسبة. عهدت ادارة المستشفى الى الدكتور وايت و الكابتن كورنر مع ممرضتين[3]. كانت توجد في المنطقة قبل ذلك, بنايات طينية محاطة بالاسلاك الشائكة, يستعملها الولاة العثمانيون لعزل المجانين و ذي العاهات لمنع اختلاطهم بالعامة.

حوّلت القوات البريطانية اسم مستشفى الغرباء في بغداد الكرخ, الى المستشفى المدني, بعد اعادة ترميمه من الخراب الذي لحق به نتيجة النهب و السلب الذي اصابه بسبب المعارك, و غيرها. تم اعادة افتتاح المستشفى لاستقبال المرضى المدنيين من اهالي بغداد في 1917م, تم بعدها تزويد المستشفى بالانارة الكهربية سنة 1918م. كان المستشفى في اول الامر, بعهده الميجر كاري ايفنس لمدة قصير, ثم الدكتور[4]

1 مساحة الارض 288م طول و 207م عرض.

2 يبدوا ان اختيار الموقع كان بسبب استعمالها سابقاً لاغراض عزل المجانين. (اصبح اسمها فيما بعد مستشفى الكرامة)

3 الفتال, د. سعد, المستشفيات الاوائل في العراق, محاضره في اجتماع الجمعية الطبية العراقية في فندق راديسون لندن، 8 تموز 2012.

4 Braham, Noel اخصائي الجراحة الذي بقي في بغداد و توفى فيها في 16 تشرين الثاني سنة 1942م. ( British Medical Journal, Obituary, (May23) 1943, 650.). هو احد الاطباء الذين وقعوا على شهادة وفاة الملك غازي مع الكدتور سندرسن و الدكتور صائب شوكت.( Jawad, Ali, Sir Harry C Sinderson Pasha (1891–1974): physician, medical educator and royal confidant, J R Coll Physicians Edinb 2013; 43:82–7).

نوئيل براهام في 13 حزيران 1919م. جرى بعد ذلك في العشرينات, دمج المستشفى المدني (مستشفى الغرباء العثماني) بالمستشفى العام الجديد[1]. كان من اطبائه الدكتور ساموئيل اداتو و الدكتور تاديوس كورديان اخصائي الباطنية و الدكتور فتح الله بنا معاون المدير, و الدكتور مظفر للعيادة الخارجية. كان التمريض بعهدة الراهبات الفرنسيات[2]. يعتبر هذا المستشفى

اول مستشفى عام يقدم خدمات معالجة النساء و الاطفال في العراق[3].

دأب الجيش البريطاني على فتح مستشفيات في المناطق التي يسيطر عليها, و ذات الكثافة السكانية العالية, مثل الموصل و البصرة و بغداد, وفي المناطق التي كانت تخلوا من تلك المستشفيات. بهذا تم توفير الخدمات الطبية, في مناطق اخرى من العراق. كان يتم تاجير الخانات الموجودة في تلك المناطق و يتم تحويرها و تخصيص اطباء عسكريين لها لهذا الغرض.

جرى افتتاح مستشفى في الحلة في ايار 1918م, في خان المهدية الذي اسم صاحبه هو رضا خوجه, سماها اهالي الحلة خستخانة المهدية. اسندت ادارته إلى الطبيب كامبل بيگ[4]. اعقب ذلك افتتاح مستشفى في كربلاء. تم انشاء مستشفى الناصرية باسم الجنرال مود, من اموال تبرعات جمعها الجيش البريطاني من الاهالي بعد وفاة قائد القوات البريطانية في بلاد بين النهرين بمرض الكوليرا. كذلك تم افتتاح مستشفى في البصرة بنفس الوسيلة, لتخليد ذكرى وفاة القائد البريطاني الجنرال مود. تم تسميته مستشفى تذكار مود (هو المستشفى الذي خدم فيه طبيب العيون

---

[1] تم حينها دمج كادر هذا المستشفى مع مستشفى المجيدية. اصبحت البناية بعدها للمجلس التأسيسي ثم مجلسا للنواب ثم مدرسة للمعلمين ثم عادت الى مديرية الصحة العامة واصبحت مقرا لمستشفى الكرخ, لكن البناية اصبحت متهالكه في نهاية الخمسينات فتم نقل المستشفى الى جانب الرصافة حيث مستشفى مير الياس و اصبح اسمها مستشفى الشعب.
[2] العلوجي, عبدالحميد, تاريخ الطب العراقي, مطبعة اسعد, بغداد, 1967
[3] عبدالعزيز, لمى, الخدمات الصحية في العراق ابان الاحتلال البريطاني 1914-1918م, 2012.
[4] Campbell Begg.

الكندي فيليب مكرجي[1], عندما كان عسكرياً لغاية سنة 1919م و من ثم مدنياً حتى قبل وفاته بقليل, حيث انه توفى في 28 كانون الثاني 1931م[2], و طبيب العيون الفرنسي الياس اس شالوم[3]). تم انشاء مستشفى العمارة من قبل البعثات التبشيرية, و تم تطويره خلال الحرب, كما تم ذكره سابقاً. كان مستشفى الموصل موجوداً زمن العثمانيين, حيث تم انشاءه بواسطة البعثات التبشيرية. تم انشاء مستوصفات في اماكن اخرى, في المناطق ذات الكثافة السكانية الاقل, في كل من سوق الشيوخ, و قلعة سكر, و الكوت, و السماوة[4] الذي يرقى تاريخ افتتاحه إلى كانون الثاني سنة 1918م.

كانت الاجرة في هذه المستوصفات, هي اربعة آنات[5] للزيارة الاولى و آنتان للمراجعة الثانية. في حين, كانت اجور العلاج في المستشفيات هي روبية واحدة لكل يوم رقود[6].

عانت القوات البريطانية و المتحالفة معها كثيراً, من اصابات الملاريا في العراق, رغم كون نوع الملاريا المنتشرة في العراق, هو من النوع الحميد. ذكرت الاحصائيات العسكرية البريطانية, بان مجموع اصابات الملاريا خلال سنين الحرب, من 1914م لغاية 1918م كان 59323 اصابة. تسببت هذه الاصابات بوفاة 284 مريض خلال السنتين الاخيرتين فقط. علماً ان مجموع عدد افراد الجيش البريطاني و الجيوش

---

[1] Dr. Philip McRitchie
[2] The Canadian Medical Association Jornal, Apr., 1931, P602. يبدوا انه كان من الاطباء الاجانب المشمولين بانهاء عقودهم في سنة 1930م.
[3] Elias S. Shalom.
[4] جرى افتتاح المستوصفات مثلاً في الحلة و كربلاء و المسيب و الهندية و الديوانية و هيت, و الرمادي, و الفلوجة, و بعقوبه و خانقين, و سامراء و الكوفة.
[5] تعادل حوالي 70 الف دينار عراقي باسعار 2015 ( مقارنة باسعار الذهب).
[6] قيمة الربية الواحدة حينها, تساوي حوالي 200 الف دينار عراقي باسعار 2015 ( مقارنة باسعار الذهب).

المتحالفة معها, في بلاد بين النهرين, خلال الحرب, كانت تتراوح بين 889702 و 969388 عسكرياً[1].

ازدادت اصابات جنود الحملة البريطانية, بعد دخولهم المناطق الموبوئة نهاية سنة 1916م, و انتهاء فترة الحضانة للمرض[2]. كان عدد المرضى العسكريين البريطانيين المصابين بالملاريا الراقدين في المستشفيات, يصل اعلى نسبه, في الفترة بين تشرين الاول و تشرين الثاني من كل سنة. بلغ عدد المرضى البريطانيين الراقدين, اعلى عدد له في تشرين الثاني سنة 1918م حيث وصل عددهم الى حوالي 1800 مريضاً. بلغ عدد الراقدين المصابين بالملاريا بين العسكريين الهنود ما يقارب ذلك العدد في شهر تموز الى ايلول نفس السنة, قبل ان ينخفض. سبب ازدياد الاصابات خلال هذه الفترة, هو لان البعوض يحتاج الى درجة حرارة اكثر من 15 درجة مئوية و نصف, لكي يبدأ بالتكاثر و نقل المرض, و كذلك مرور فترة الحضانة للمرض قبل ظهور الاعراض المرضية.

يعزوا البعض استسلام القوات البريطانية في حصار الكوت, و كذلك اندحار القوات العثمانية في الحرب, الى اصابة العسكريين, بالملاريا بنسب كبيرة[3]. تذكر الاحصائيات الاسترالية, بان عدد الاستراليين, الجرحى نتيجة المعارك في بلاد بين النهرين, كان اقل من عدد المصابين بالملاريا, بنسبة جريح واحد الى 37 مصاب بالملاريا.

ادركت السلطات البريطانية مدى, سوء حال الصحة العامة في بلاد بين النهرين,

---

1 اي كان يوجد جندي مقابل كل ثلاثة من سكان بلاد بين النهرين ضمنهم النساء و الاطفال.

2 من بين الاطباء البريطانيين المتوفين في بلاد بين النهرين هذه السنة هو جراح الجملة العصبية الرائد الطبيب فكتور هارسلي ( Sir Victor Horsley, F.R.C.S., F.R.S. ) (مواليد 1885 لغاية 1916). يعتبر اول من اجرى عملية استئصال ورم من النخاع الشوكي). لم تذكر المصادر التي اطلعت عليها, سبب وفاة الطبيب.

3 Bernard J Brabin, Malaria's contribution to World War One – the unexpected adversary, Malaria Journal 2014, 13:497.

عندما اصبحت بعض اجزاء تلك البلاد تحت حكمها. لهذا عملوا على نقل طبيب الصحة العامة البريطاني الكولونيل گراهام[1] من مصر الى بلاد بين النهرين, في كانون الاول سنة 1916م. حيث اصبح يعمل بصفة المستشار الرئيسي للصحة العامة, في القوات المسلحة البريطانية المتمركزة في بلاد بين النهرين. بقي گراهام في منصبه هذا لمدة ثلاثة اعوام و نصف. اصبح بعدها المفتش العام للصحة العامة, كطبيب لدى الدولة العراقية يعمل بعقد. انتقل بعدها الى الهند سنة 1924م[2].

تم تحويل 'اوتيل عثمان' ذي الاربعين غرفة, الى مستشفى الامراض الزهرية. و تم افتتاح مستوصف صحي, في منطقة الكاظمية, اسندت ادارته إلى الدكتور علي فكري, وهو طبيب تركي سابق. من الجدير بالذكر ان معظم الاطباء في المؤسسات الصحية كانوا من الاطباء و الممرضين العسكريين البريطانيين.

لم تهتم سلطات الجيش البريطاني بالصحة النفسية او العقلية للعراقيين, ربما كان السبب هو انعدام التقدم العلمي في هذا المجال, او عدم وجود اطباء اخصائيين بهذا المجال, ضمن القطعات العسكرية التي كانت في العراق, او ربما لانها لم تهتم بهذا الموضوع في المقام الاول.

حصل تقدم محدود لكن واضح في طريقة تعامل اطباء العالم, مع الامراض العقلية و النفسية, خلال الفترة الممتدة من دخول البريطانيين بغداد سنة 1917م, لغاية قبول العراق كدولة مستقلة في عصبة الامم سنة 1932م. لكن, لم ينعكس هذا التقدم في طريقة تعامل الجهات الصحية العراقية, مع مرضى الامراض النفسية و العقلية من العراقيين خلال هذه الفترة.

---

[1] Colonel Graham

[2] British Medical Journal, (Feb. 28), 1925, P424.

تذكر الكتب بان ابقراط, هو اول من لاحظ بان اختلاجات حمى الملاريا لدى الشخص المجنون, يمكن ان تشفيه من الجنون. لاحظ بعدها, بعض اطباء العصور الوسطى, نفس الملاحظة عند حدوث الاوبئة و اصابة المجانين في المصحات العقلية بالحمى. في هذا السياق ادعى طبيب اسمه رويس بانه استطاع تحسين الحالة العقلية لمريض بعد تلقيحه بلقاح الجدري سنة 1786م. كانت هناك ملاحظة عامة تقول بان نسبة مرضى الفصام الشخصي (الشيزوفرينيا) بين المصابين بالصرع هو اقل من نسبتهم بين عامة الناس. دفعت الملاحظات المتعاقبة و المتكرره التي ذكرها, الاطباء, الى محاولة ايجاء وسائل تسبب الصرع, او الحمى, او الصدمة, لعلاج مرضى الامراض العقلية, خصوصاً بعد ان لاحظ الدكتور النمساوي جوليوس واگنر فون جوريگ (المولود في آذار 1857م و المتوفي في أيلول 1940م)[1], بان الحالة العقلية لمريض تحسنت بشكل ملحوظ بعد اصابته بحمى تايفوئيد شديدة.

قام واگنر في تموز 1917م بعلاج تسعة مرضى مصابين بالشلل بسبب اصابتهم بمرض السفلس المتقدم, بان زرقهم بدم مريض مصاب بالملاريا. شفى اربعة من مرضاه و تحسن حالة مريضين. قام بعدها بتجربة وسائل مختلفة معقدة لعلاج 275 مريضاً بالسفلس معرضين للاصابة بالشلل. فحصهم للتاكد من اصابتهم بالسفلس, و من ثم زرقهم بدم مصاب بالملاريا, اعقب ذلك باعطائهم الكنين (علاج للملاريا), مع علاج السفلس المتوفر حينها نيوسلفرسان[2] الذي تطرقنا اليه سابقاً. كانت النتائج التي حاز عليها الطبيب في تجربته مدهشه بشكل واضح. لهذا تم منحه جائزة نوبل سنة1927م[3]. لا يستعمل هذا العلاج الان بسبب توفر

---

[1] Julius Wagner VonJauregg

[2] Neosalvarsan

[3] منح الجائزة لاكتشافه القيمة العلاجية لمرض الملاريا في علاج مرض dementia paralytica. كان من المشجعين للحزب النازي رغم كون زوجته يهودية الدين.

المضادات الحيوية التي تشفي مرضى السفلس و تمنع وصول حالة المريض الى الشلل.

اكتشف الطبيب البولندي مانفريد جَي ساكل (المولود في حزيران 1900م و المتوفي في كانون الاول 1957م)[1], و في سنة 1927م, بطريق الصدفة بانه تحسنت حالة الذهان و الفصام لدى مريض عند حدوث الصدمة لديه بسبب زرقه بكمية من الانسولين. هكذا برزت طريقة ساكل لعلاج الامراض النفسية سنة 1933م. لقد ادعى ساكل بان 70% من مرضاه تحسنت حالتهم باستعمال هذه الوسيلة للعلاج. ثبت بعدها, بان هذا التحسن كان مؤقتاً, لكن رغم ذلك, استمر استعمال هذه الطريقة, في بعض الدول الى وقت متاخر من القرن العشرين[2]. تطورت بعد ذلك وسائل اخرى لعلاج الامراض العصبية و النفسية, لكن ذلك هو خارج الفترة الزمنية التي يغطيها هذا الجزء من الكتاب و سيتم التطرق اليها في الاجزاء القادمة.

بدأ الجيش البريطاني في اواسط 1918م, بتسليم مهماته الى السلطات المدنية البريطانية, بشكل تدريجي بعد ان اكمل سيطرته على بلاد بين النهرين, من القوات العثمانية. كانت الخدمات الصحية, من ضمن المهام التي بدات بتسليمها لتلك السلطات. يبدوا ان سبب هذا التسليم, هو انتهاء مهمة القوات المسلحة البريطانية بانتهاء الحرب, و لان القدرات العسكرية لا تستطيع تغطية المهام المدنية الواسعة التي تقتضيه الخدمات الصحية للمدنيين[3].

1 Manfred J. Sakel

2 يستعمل بعض الاطباء هذا العلاج في القرن الواحد و العشرين لغرض تحسين ذاكرة المصابين بمرض فقدان الذاكرة ( الزهايمر).

3 Bell, Gertrude, Review of the Civil Administration of Mesopotamia, His majesty stationary office, London 1920

قسّمت السلطة المدنية البريطانية ارض بلاد بين النهرين (العراق مستقبلاً) الى 13 منطقة ادارية (المناطق الادارية هي نفسها التي كانت زمن العثمانيين تسمى لواء او سنجق) لغرض تنظيم الادارة فيها[1]. كان يدير كل منطقة ادارية, ضابط سياسي (P.O.)[2] مسؤول بشكل مباشر, عن تلك المنطقة امام المندوب السامي, للسلطة البريطانية في بغداد. تتالف كل منطقة ادارية من اثنتين او اكثر من الادارات (كانت الادارات تسمى زمن العثمانيين قضاء), التي كان يديرها ضابط سياسي مساعد (A.P.O.)[3]. كان الضابط السياسي المساعد في البداية يتمتع بمقدار كبير من حرية التصرف في المنطقة الادارية التي هو مسؤول عنها. لكن تغير الحال تدريجياً بعد استتباب الامور و اصبحت الاجراءات الادارية امراً روتينياً, بحيث تم الاستغناء عن الضابط السياسي المساعد في الادارات (الاقضية). و تولى الضابط السياسي (P.O.) في المنطقة الادارية, السيطرة المباشرة على تلك الادارات.

كان معدل عدد سكان كل لواء, حوالي مائة الف الى مائتي الف نسمة. كان الضابط السياسي مسؤولاً , في كل لواء و بعض الاقضية على الجيش الليفي و الجندرمة فيها. كانت لهذه القوات مسؤولية محدودة امام القائد العام للجيش الليفي في بغداد, و كذلك امام المندوب السامي, السياسي. جرى تخصيص طبيب جراح في كل لواء لغرض معالجة سكان ذلك اللواء. كذلك تم تزويد كل لواء بضابط مسؤول عن التعليم, و آخر عن المحاكم و آخر عن الزراعة. تم تخصيص ضباط ذوي اختصاصات اخرى, في بعض الالوية حسب الحاجة. كانت القوات المسلحة متواجدة في مقرات

---

[1] Hay,W. R., Two Years in Kurdistan experiences of a political officer 1918-1920, London, 1921, p3.

[2] Polatical Officer

[3] Assistant Polatical Officer

كل الالوية فيما عدى واحدة او اثنتان[1].

قامت السلطات المدنية باعداد مستشفى الغرباء للعمل كمستشفى مدني. واصبح هناك مستشفى مدني او محطة طبية مرافقة مع كل وحدة عسكرية. يدير هذه المراكز طبيب مدني, او ضابط من الخدمات الطبية الهندية, يتولى الادارة المدنية بالاضافة الى واجباته العسكرية, بمساعدة مساعد طبيب او معاون طبي هندي, او من اهالي بلاد بين النهرين. كان معظم الذين تم تعيينهم, من الارمن, الذين تلقوا تدريبهم في اسطنبول, او بيروت, او معاهد طبية اخرى. و تم تعيين آخرين حسب توفر الاختصاصات, خصوصاً عند عودة بعض الاطباء الترك الى بغداد بعد وقف اطلاق النار, حيث كانوا يمارسون مهنتهم, كونهم كانوا معروفين لدى البغداديين. لاحظ الانكيز بان تدريب الاطباء المحليين, كان سيئاً بحيث لايمكن الاعتماد عليهم.

كان الاطباء المدنيون, هم المسؤولون عن الصحة العامة في المدن الكبيرة, مثل العمارة و البصرة. لكن في بغداد كان يقوم بالمهمة ضابط طبيب, بمساعدة من قسم الصحة العامة للجيش البريطاني لغاية آذار سنة 1919م.

زود الجيش البريطاني, المؤسسات الصحية, بالمستلزمات الطبية الضرورية لعملها. كان من الصعوبة التنسيق بين الفعاليات الطبية المختلفة, بسبب عدم وجود ادارة مركزية لها, لغاية آب سنة 1918م, عندما تم تعيين معاون وكيل مدني للخدمات الصحية. حيث تم تاسيس دائرة باسم مصلحة الصحة المدنية في العراق بادارة الكولونيل لين وكالة.

كان مكان عمل معاون الخدمات الصحية, هو في مكتب المسؤول الطبي

---

Hay,W. R., Two Years in Kurdistan experiences of a political officer 1918-1920, London, 1921 [1].

العسكري. اصبح هذا المعاون مديراً لمصلحة الصحة المدنية[1], في شباط 1919م. و اصبح سكرتيراً للخدمات الطبية لدى المفوضية البريطانية, في آذار نفس السنة. كان يشغل المنصب دبليو ار باتي[2], الذي كان واجبه الرئيسي, هو حفظ سجلات باسماء الاطباء, و الممرضين, و الصيادلة, و القبالة, و الامراض المعدية, و اجراء تلقيحات ضد الامراض الوبائية, و الاشراف على موضوع انتقال الجثث داخل العراق[3]. كانت تحت سلطته, حوالي خمسين مستشفى, و مستوصف مدني [4]. كانت ادارة ثلثا تلك المؤسسات الصحية المدنية, متكونة من اشخاص مدنيين. و كانت تسعة من هذه المؤسسات الصحية تدار بواسط ضباط الجيش البريطاني.

اتخذت السلطة المدنية البريطانية الاجراءات الضرورية لغرض تامين الاحتياجات الطبية من ادوية و مستلزمات الى نهاية سنة 1919م. جرى تامين, و خزن المستلزمات الطبية, التي تحتاجها المؤسسات الصحية, من خلال انشاء مخازن مركزية, في بغداد لهذا الغرض. و تم بناء مخزن آخر فيما بعد في البصرة خلال نفس السنة.

نسقت السلطة المدنية البريطانية مع الصليب الاحمر الدولي[5], لغرض اعتماد هذه المخازن المركزية في عملياتها في البلاد, ابتداءاً من آذار سنة 1919م. عمل الصليب الاحمر بعدها, على تدريب عمال المراقبة الصحية, في المدن و القصبات بتكليف من الادارة المدنية البريطانية, و على نفقتها. شملت المراقبة الصحية, السجون, و الاسواق, و المسالخ. تم العمل كذلك, على اضافة الكلور الى المياه

---

1 تم تبديل اسمها ايام الملكية الى مديرية الصحة العامة.

2 W. R. Battye

3 عبدالعزيز, لمى, الخدمات الصحية في العراق ابان الاحتلال البريطاني 1914-1918م, 2012.

4 كان احد مدراء المستشفيات هو الطبيب, پي اف چابمان (P. F. Chapman,) الذي خدم في الهند ايضاً. ( British Medical Journal, 1440, 19 Jun, 1954 ).

5 هي المنظمة التي اسسها هنري دونانت (Henri Dunant) سنة 1863 في جنيف. هدفها الاساس هو المحافظة على حياة و كرامة ضحايا الصراعات المسلحة. حاز هنري على اول جائزة نوبل للسلام في العالم سنة 1901م بسبب تاسيسه تلك المنظمة.

و مراقبتها. و العمل على ابادة القوارض و حملات القضاء على البعوض و الحشرات الاخرى.

احصت السلطات البريطانية عدد الاطباء و ذوي المهن الصحية الاخرى من المحليين المتواجدين, لغرض الاستعانة بهم في تنفيذ البرامج الصحية العاجلة, عند الحاجة, و انشاء مركز صحي في كل لواء, و مستوصف في معظم الاقضية و النواحي.

تاسست مستشفى تقوم بمهام الولادة و معالجة الاطفال في بغداد و الموصل خلال سنة 1919م. حيث تم استخدام مستشفى الغرباء بعد اعادة تاهيلها لغرض معالجة النساء و لاغراض الولادة و علاج الاطفال. و تم تعيين مجموعة من الراهبات الممرضات الفرنسيات المتواجدات في بغداد, للخدمة في تلك المستشفى.

نشر الدكتور بولنگر سي ال[1] في المجلة الطبية الهندية, دراسة قام بها في بلاد بين النهرين سنة 1919م, لمعرفة مدى انتشار مرض البلهارزيا في البلاد. قام الطبيب بفحص 174 شخصاً من الذكور, بصورة عشوائية من مختلف المناطق, لغرض معرفة مدى انتشار مرض البلهارزيا بينهم. تبين للطبيب بان معدل نسبة الاصابة بمرض البلهارزيا بين ذكور سكان بلاد بين النهرين هو حوالي 20 بالمئة. و ان اعلى نسبة اصابة كانت 85 بالمئة في مدينة القرنة[2].

واجهت القوات البريطانية مشكلة مرض عضة الكلب بين قواتها في العراق. سبب المشكلة هو ان اللقاح المستعمل لمعالجة المعضوضين كان يتلف عند تعرضه للحرارة اثناء النقل و الحفظ في بغداد. بهذا, لم يستطيعوا نقل اللقاح الى بغداد لغرض معالجة

---

1 Boulenger, C. L.

2 Abdel Azim, M., Bilhariziasis syrvey in south-western Asia, Bulletin. World Health Organization, 1956, 14 P403-456. ان عدد المفحوصين لايعطي دلالة احصائية صحيحة حول توزيع الاصابات في المناطق.

مصابيهم. كان استخلاص الفايروس المسبب لمرض عضة الكلب, لغرض انتاج اللقاح محلياً , في بلاد بين النهرين مكلفاً , نسبة الى قلة عدد المصابين, او الحاجة المحلية للمرضى. لهذا كان الاطباء البريطانيون يلجأون الى نقل المعضوضين الى العيادة الخاصة بمعالجة داء الكلب في كازولي[1] الواقعة على مرتفع في هندستان. كانت المسافة طويلة, تستغرق حوالي الاسبوع, و مات الكثير من المصابين خلال نقلهم.

هاجم ابن آوى, 46 مسجوناً في سجن بريطاني في العراق سنة 1919م. تم ارسال 28 منهم الى كازولي, لكن مات خمسة منهم بسبب بعد المسافة, كذلك مات 11 من المسجونين الذين اصابهم مرض عضة الكلب, من الذين لم يتم ارسالهم.

تم ايجاد طريقة لنقل الفايروس المسبب لمرض عضة الكلب, الى بغداد لغرض تجهيز مصل لقاح لمعالجة المرض, بعد الحادثة المذكورة اعلاه, من خلال زرق الفايروس, في ارنب و نقل الارنب المصاب الى بغداد. كان الارنب المصاب, يعيش في العادة لمدة تسع الى عشرة ايام, قبل موته في مرحلة التجارب. لكن تبين فيما بعد, بان قوة الفايروس كانت تضعف في جسم الارنب بسبب حرارة الجو في العراق, لهذا كان الارنب يعيش لمدة اطول, تمتد الى 13 يوماً[2].

استعمل الاطباء الفايروس المنقول بواسطة الارانب في انتاج مصل داء الكلب الذي كان يتم استعماله, في معالجة المعضوضين, لزيادة مناعتهم ضد المرض و لمنع تدهور صحتهم و اصابتهم بالداء و من ثم شفائهم. انشأت السلطات العسكرية البريطانية, بعد توفر هذه الامكانيات, معهد معالجة عضة الكلب (معهد پاستور) في بغداد[3] سنة 1921م للقيام باعداد المصل المضاد و معالجة المعضوضين.

---

[1] Kasauli, واقعة شمال الهند قرب اقليم البنجاب و كشمير.

[2] The antirabitic Institute in Baghdad, British Medical Journal (May 12,), 1923, p824.

[3] كان اول مدير لهذا المعهد هو أي إي هامرتن (Lieut.-Colonel A. E. Hamerton) منذ تاسيسه لغاية آيار 1922.

في نهاية 1919م كان في بغداد مستشفى لمعالجة النساء و الاطفال, و اخر لمعالجة الرجال, و مستشفى العزل[1], الواقع في محلة الارضوروملي (الدورييين), و التي اصبح اسمها مستشفى الكرامة فيما بعد. كان المستشفى في البداية مبنياً من الطين و كان محاطاً بالاسلاك الشائكة, تم خلال هذه الفترة بناء مبان مناسبة لها. كان يرقد فيها المرضى المصابين بالجذام و الامراض المعدية[2].

استلمت سلطة الادارة البريطانية المدنية, مركز الاشعة التابع للجيش ووضعته في خدمة المدنيين, و مركز معالجة الفم و الاسنان. و مستوصفين, و كان يوجد في بغداد ايضاً, مستشفى للامراض البجل, للامراض المعدية للنساء, واقع في فندق عثمان. تولت الراهبات الفرنسيات و البريطانيات مهمة تدريب النساء العراقيات على اعمال التمريض في المستشفيات و كقابلات ماذونات.

تم في الموصل, تاسيس دائرة صحة تابعة للبلديه, بعد ان احتلها الانكليز في كانون الاول 1918م. اصبح يحيى سميكة مديراً لها, تابعاً للضابط السياسي البريطاني في الموصل. كما قامت السلطات المدنية البريطانية, بتوسيع مستشفى الجمعية "الارسالية العربية التركية " في المدينة وتحويله إلى مستشفى مدني. حيث تم تخصيص قاعات للنساء واخرى للرجال وعمل فيه مجموعة من الاطباء المختصين. كان يساعد الطبيب المدني فيه, معاون طبيب انكليزي, ورئيسة ممرضات, مع ممرضين انكليز وعدد من الممرضات الارمنيات وطبيبان أو ثلاثة أطباء من العراقيين, منهم الدكتور حنا خياط الذي اصبح اول وزير صحة عراقي. كما تم افتتاح عدد

---

[1] كانت بداية مستشفى العزل خياما ضربت في ظاهر باب المعظم في بغداد خلف ثكنة الخيالة في الكرنتينة سنة 1918وكان يديرها طبيب عسكري من المستشفى العسكري المجاور يعاونه موظف صحي من الهنود وممرضتان روسيتان وطائفة من الخدم بعدها اعلنت إدارة السكك الحديد حاجتها لهذا المكان ، واختير مكان بديل للبناء في جانب الكرخ بالقرب من مقبرة الشيخ معروف وكمل البناء قبل انتهاء عام 1919 وعهدت ادارته الى الكابتن وايت والكابتن كورنر مع ممرضتين. (العلوجي, عبدالحميد, تاريخ الطب العراقي, مطبعة اسعد, بغداد, 1967)

[2] الرميثي, جواد, مستشفيات بغداد في العشرينات, ذاكرة عراقية, ملحق حريدة المدى 2036 , 7 شباط 2011, ص13.

من المستوصفات في مراكز الاقضية التابعة للموصل.

عمل في مستشفى الموصل الدكتور توماس هاوك مكلويد[1] بعد تسريحه من الخدمة العسكرية, و بعد تسليم السلطات الصحية الى الادارة المدنية البريطانية, كذلك عمل بعقود مع الحكومة العراقية, بصفة جراح مدني, في نفس المستشفى لغاية سنة 1935م[2].

تمت حملة تلقيحات في بغداد و العمارة سنة 1919م, ضد مرض الطاعون. تم خلالها تلقيح حوالي 80000 شخص.

فوجئت السلطات الصحية البريطانية بمدى انتشار مرض الملاريا في ولاية الموصل بالاضافة الى بقية انحاء العراق. كان المرض منتشراً الى الحد الذي جعل توزيع حبوب الكنين من قبل الجندرمة الاتراك و الاطباء البريطانيين, بدون فائدة. باشرت السلطات الصحية البريطانية في اخذ الاحصاءات حول اماكن تواجد المرض و مداه على امل اتخاذ اجراءات فعالة في مكافحته.

تم اعادة السماح بوصول الزوار الاجانب, الى المراقد المقدسة في كربلاء و النجف سنة 1919م, بعد فترة من المنع بسبب الحرب العالمية الاولى, و بعدها بقرار اتخذته السلطات البريطانية. ادى ذلك الى بروز مخاطر صحية غير محسوبة, بسبب ورود اعداد كبيرة من الزوار الايرانيين عبر الحدود وصلت اعدادهم الى حوالي 7000 زائر شهرياً . دفع هذا الامر السلطات الى اعادة العمل بمراكز الحجر الصحي, خصوصاً في منطقة خانقين, و اجراءات التلقيح ضد الطاعون للزوار. كذلك تم فتح[3]

---

1 Thomas Hawks McLeod, M.R.C.S., L.R.C.P.

2 British Medical Journal, 16 Nov., 1967, P. 426.

3 Bell, Gertrude, Review of the Civil Administration of Mesopotamia, His majesty stationary office, London 1920

مستشفى صغير في خانقين للزوار.

ظهر وباء في اوربا بعد الحرب العالمية الاولى, اثر على الخدمات الصحية في عموم العالم و منها العراق. حيث انتشر وباء التايفوس و الحمى الراجعة في منطقة بولندا, بعد ظهورها في روسيا و بدات بالانتقال غرباً مهددةً البلدان الاوربية[1]. لم تستطع بريطانيا و فرنسا احتوائه بقدراتهما الذاتية, لهذا طلبت الدولتان مساعدة عصبة الامم.

قرر مؤتمر الصحة العالمي, المنعقد في لندن في الفترة بين 14 الى 16 نيسان سنة 1920م, في معرض استجابة المؤتمر للطلب المذكور اعلاه, بانه يجب على عصبة الامم, العمل على قيادة الجهود المبذولة في التعامل مع هذا الوباء و الاشراف, عليها, و الامراض الوبائية المشابهة لها من التي قد تحدث مستقبلاً. طلب المؤتمر من العصبة تخصيص مندوب تنفيذي, مع مندوب مشرف. لغرض التعامل مع المشتريات و ايصالها. و مندوب صحي, لتامين اسرة المستشفيات الضرورية, و الكادر الصحي الضروري و مندوب او مندوبين يمثلون عصبة الامم في بولندا, لغرض استلام المعدات و الجهد الصحي, و توزيعها و تنظيم التعامل معها. كذلك حدد المؤتمر خمسة اسماء لاخصائيين في مجال الاوبئة و الوقاية الصحية, لغرض ابداء المشورة في اختيار المندوبين المطلوبين.

لم يتم تخصيص اموال من قبل منظمة عصبة الامم, لمحاربة ذلك الوباء. بدلاً عن ذلك, فاتح بلفور الرئيس الدوري للعصبة, خلال الاجتماع الثالث للعصبة الذي حدث في باريس بتاريخ 13 آذار, منظمة الصليب الاحمر الدولي, طالباً منها اتخاد الاجراءات الضرورية, لغرض القضاء على الاوبئة و المجاعة في وسط اوربا, ادى ذلك

---

[1] تبين فيما بعد بان المرض كان مرض الانفلونزا.

الى استقالة رئيس المكتب الدائم للصحة العالمية[1].

فاتحت منظمة الصليب الاحمر, عصبة الامم (في جلساتها الخامسة المنعقدة في روما بتاريخ 14 لغاية 19 آيار سنة 1920م), فيما اذا كان بامكان دول العصبة تامين الطعام و الملابس و النقل[2], لغرض قيامها بتكليف المتطوعين لديها, لغرض وضع الخطط و الاجراءات, لتنفيذ طلب العصبة المذكور سابقاً . وافق اجتماع العصبة على دعوة الصليب الاحمر لوضع الخطط اللازمة, بناءاً على تاكيد كل من بريطانيا و الولايات المتحدة الامريكية, على وجود المواد المطلوبة تحت اليد, و يمكن للمنظمة العمل على تنفيذ خططها.

اما بشأن مقترحات مؤتمر الصحة العالمي في لندن, فان اجتماع اللجنة التنفيذية للعصبة, قرر تنفيذ القسم الخاص بالمندوبين و تحديدهم و التعامل معهم. و تم دعوة اعضاء العصبة لغرض جمع مبلغ مليوني باون استرليني, الذي هو ادنى مبلغ مطلوب لغرض التعامل مع الوباء في بولندا. علماً ان مجموع مصاريف عصبة الامم خلال سنة 1920م لم تتجاوز مبلغ 200 الف باون استرليني. فشلت عصبة الامم في جمع المبلغ المطلوب لعملية حصر الوباء كما تم ذكره سابقا[3,4].

تسبب هذا الامر الى توجه المجتمع الطبي و العالمي, الى اتخاذ الاجراءات الضرورية للعمل على ايجاد منظمة صحية دولية ثابته, ذات مصادر جاهزة للعمل لتكون قادرة على مواجهة الاوبئة العالمية, التي من الممكن ان تحدث مستقبلاً . اتخذت تلك المنظمة

---

[1] Levermore, Dr. Charles H., What the League of Nations Has Accomplished in One Year, The Brooklyn Daily Eagle, 1921,20

[2] بدون اي اجراءات طبية علاجية او وقائية.

[3] Levermore, Dr. Charles H., What the League of Nations Has Accomplished in One Year, The Brooklyn Daily Eagle, 1921,20

[4] تم ذكر اجتماعات اللجنة التنفيذية لعصبة الامم لغرض اعطاء فكرة حول طبيعه المشاكل الصحية التي كانت المنظمة العالمية تتعامل معها و من ثم انعكاسها على الخدمات الصحية في العراق.

اجراءات محددة لاستلام تقارير دورية بشان الحالة الصحية و الامراض الوبائية في مختلف دول العالم كما سيتم ذكره لاحقاً .

## مخيم بعقوبة للاجئين[1]

دخلت اراضي بلاد بين النهرين في نهاية صيف عام 1918م مجموعات كبيرة من اللاجئين الآشوريين قادمين من ايران, طالبين الامان و الحماية البريطانية. وصل عدد الافراد الهاربين من المناطق المحصورة بين بحيرة وان التركية و بحيرة اورمية في ايران, الواصلين الى بلاد بين النهرين, عدداً يتراوح بين 40 الف الى 50 الف لاجئ. قررت القوات البريطانية إنشاء مخيم لهم لغرض حصرهم و تنظيم تقديم المساعدة لهم.

كانت القوات البريطانية, بعد فترة قصيرة من دخولها بغداد, قد مدت سكة للحديد (الخط المتري) بين بغداد و مدينة قزلرباط[2] لاسباب عسكرية, الهدف منها نقل الامدادات و الجنود لمحاربة القوات التركية. كانت سكة الحديد تعبر نهر ديالى جنوب مدينة بعقوبة بحوالي كيلومترين, على جسر تم انشاءه من هياكل خشبية. تم اختيار البقعة الواقعة شرق النهر و الخالية من الاشجار, كمكان لاقامة مخيم لايواء هؤلاء اللاجئين, بسبب خط سكة الحديد الذي يمر بتلك المنطقة, لغرض الاستفادة منه في نقل المؤن و البضائع الاخرى. في حين ان وجود نهر ديالى و النهروان في الطرف الآخر كان يساعد في توفير مياه الغسل للقاطنين في المخيم.

كان اللاجئون الداخلون الى بلاد بين النهرين, يتكونون من ثلاثة فئات.

- الارمن من المناطق المحيطة ببحيرة وان وكانوا يشكلون حوالي ثلث سكان المخيم.
- الاشوريون الذين كانوا يعيشون في المناطق الجبلية داخل الاراضي التركية ضمن وادي الزاب الاعلى و كانوا حوالي ثلث سكان المخيم.

1 Austin, Brigadier-Gen. H. H., The Baqubah Refugee Camp, The faith Press, London, 1920.

2 ناحية السعدية فيما بعد.

● الاشوريون و الارمن الذين جائوا من المناطق المحيطة ببحيرة اورمية وكانوا يشكلون حوالي الثلث الباقي.

تم افتتاح المخيم في بدايات شهر أيلول سنة 1918م. تم تقسيمه الى ثلاثة قطاعات مختلفة. يضم كل قطاع منها, واحداً من المجموعات الثلاثة التي تم ذكرها. نصبت حوالي 3000 خيمة كبيرة[1] جماعية لاسكان اللاجئين, و القوات المسلحة, و المراكز الصحية, و الادارات المختلفة المرتبطة بالمخيم.

كان من الضروري اتخاذ اجراءات صحية سريعة, في المخيم, بسبب الحالة الصحية السيئة اللاجئين القادمين. تم غسل و تعقيم كافة الواصلين الى المخيم, مع ملابسهم و اغطيتهم, لمنع و معالجة القمل, قبل اختلاطهم مع بقية القاطنين في المخيم و اعتبارهم لاجئين. تم احاطة منطقة منفصلة عن المخيم, بالاسلاك الشائكة, يمكنها احتواء حوالي 2000 لاجئ في كل دفعة. كانت المنطقة مرتبطة مع منطقة غسل قريبة يمرون عبرها, قبل ايوائهم في المخيم. كان يمر عبر هذه المنطقة لتجميع القادمين, قبل اجراءات الغسل و التعقيم, كل رجل, و امرأة, و طفل, حال وصولهم الى المخيم, او في اقصر فترة ممكنة, من وصولهم. تم انشاء مستشفى صغير, في زاوية من هذه المنطقة المحاطة بالاسلاك لغرض معالجة المرضى الواصلين للمخيم فيها, لحين احالتهم الى واحدة من المستشفيات الكبيرة الموجودة داخل المخيم.

كانت المستشفى الوحيدة الموجودة, عند افتتاح المخيم, هي جزء من وحدة الاخلاء الطبية رقم 30[2], التي كانت مؤلفة من 100 سرير. تلى ذلك افتتاح ثلاثة وحدات اخرى في الثامن من ايلول. امتلأت المستشفى بالمرضى الراقدين, حال

---

[1] خيم مصممة لغرض استعمالها في اوربا و مصنوعة في الهند اضلاعها من الداخل سبعة امتار طول و خمسة امتار عرض. ارتفاع جوانبها كان حوالي 170سم و ارتفاع الوسط حوالي اربعة امتار.

[2] No. 30 C.C.S.

افتتاحها. كان عدد الولادات يتراوح بين 50 الى 60 ولادة شهرياً. يتوفى الكثير منهم خلال الايام العشرة الاولى من الولادة, نتيجة ضعف الحالة الصحية للامهات الحوامل.

وصل المستشفى العام الهندي رقم 42, الى المخيم في يوم 14 ايلول قادماً من مدينة العمارة, و نصب خيمه في قطاع (A). بدأ المستشفى بمعالجة المرضى يوم 23 أيلول. في نفس الوقت تم اتخاذ الاجراءات لتوسيع وحدة الاخلاء الطبية رقم 30, و المستشفى العام الهندي رقم 42, ليصل عدد الاسرة فيها الى 750 سريراً, لكي يستوعبوا الاعداد الكبيرة من المرضى. تم فتح مستوصفات, في كل واحدة من القطاعات, للتعامل مع المرضى الذين لايرغبون في ارتياد المستشفى.

تم نقل وحدة الاخلاء الطبية رقم 30 من المخيم, في بداية تشرين الاول, بسبب تكليفها بواجبات عسكرية. حل محلها, المستشفى البريطاني العسكري رقم 2, القادم من مدينة العمارة. نصب المستشفى خيمه في قاطع (C) من المخيم. كان موقع المستشفى قرب ادارة المخيم, غرب نهر النهروان و الذي كان آخر القواطع التي تم افتتاحها لايواء اللاجئين. تم تسجيل 122 من المتطوعات من نساء و بنات المخيم, لغرض العمل كمساعدات تمريض في المستشفيين.

كانت المستشفيات تعمل بكامل طاقتها, بسبب كثرة المرضى, بحيث بلغ معدل الوفيات في المخيم, بين خمسين الى ستين وفاةً يومياً, في مخيم عدد القاطنين فيه حوالي 20000 لاجئ. كان القادمون الجدد يشكلون حوالي نصف الوفيات, بسبب الاسهال و الارهاق الكبير. كان في المخيم اعداد كبيرة من مرضى الجدري و الملاريا, رغم تجميعهم في مستشفى العزل. اخذت هذه الامراض, بالتناقص تدريجياً

فيما بعد. ظهرت كذلك حالات من مرض الكوليرا و التايفوس و الحصبة و الخناق. لكن تعامل معها الكادر الطبي بشكل صحيح بحيث منعها من الانتشار.

جاء المستشفى الهندي العام رقم 12 من مدينة العمارة في نهاية شهر تشرين الثاني, لكي يضيف الى القدرات العلاجية في المخيم. نصب المستشفى خيمه في قاطع (B) من المخيم. كان هذا المستشفى يعالج الرجال فقط.

حدث تناقص ملحوظ في عدد المرضى و الوفيات, خلال شهر كانون الاول سنة 1918م. حيث بلغ معدل الوفيات 30 يومياً , بين سكان المخيم الذي تضاعف عدد اللاجئين فيه خلال شهر تشرين الثاني. توفى في المخيم, خلال الفترة من ايلول الى كانون الاول, حوالي 3000 لاجئ. كانت سبب وفاة معظمهم هو الحالة الصحية الصعبة, التي مروا بها, قبل وصولهم الى بعقوبة. تناقصت حالات الوفاة بعد ذلك بشكل ملحوظ في الاشهر الستة الاولى من سنة 1919م. فلم يتجاوز, عدد الوفيات 25 وفاة اسبوعياً في مخيم يبلغ تعداد لاجئيه 45 الفاً .

تم اتخاذ إجراءات صحية اخرى تتعلق بالنظافة خلال الشهر الاول من اقامة المخيم. تم تشكيل لجنة صحة عامة, مكونه من ثمانين لاجئاً . قام القسم السيلاني للصحة العامة[1] الذي كان مقره في المخيم, بتدريب اعضاء هذه اللجنة. قرر القسم بان حرق الفضلات هو الطريق الاسلم للتعامل مع النفايات داخل المخيم. لكن كان من المستحيل ايجاد منطقة مركزية للحرق, يمكن للجميع نقل نفاياتهم اليها, بسبب كبر المخيم. لهذا تم تحديد اكثر من منطقة واحدة لغرض تجميع و حرق النفايات متوزعه في انحاء المخيم. تم توظيف بعض الشباب, و الرجال, لغرض التعامل مع النفايات و الازبال في القواطع و الاقسام و حرقها.

[1] Ceylon Sanitary Section

استغرق امر تنظيم هذا الامر, و بناء ابنية للتعامل مع النفايات, عدة اشهر, بسبب فشل محاولة فعل ذلك في الهواء الطلق, نتيجة هبوب الرياح و سقوط الامطار في بعض المواسم.

هطلت امطار غزيرة خلال الفترة بين السابع الى 14 تشرين الثاني, بحيث اصبح من المستحيل على سيارات الاسعاف, نقل المرضى للمستشفيات بسبب الوحل. لهذا تم مد سكة حديد عرضها 70 سم, تمر على طول المخيم. وضعت عليها عربة حمولة طن واحد تدفع باليد. استعملت هذه العربة في نقل المرضى و المؤن الى الانحاء المختلفة من المخيم.

تم فتح ميتم في المستشفى بشكل استثنائي. كان ذلك بالاضافة الى ايجاد اقسام لغرض الولادة و الامراض النسائية. تم فتح الميتم في الجزء الشمالي, ضمن القاطع (C) مجاور المستشفى البريطاني العسكري رقم 2. كان الميتم يضم الاطفال الذين اعمارهم اقل من 14 سنة, من الذين, فقدوا كلا والديهم. بلغ عدد سكان الميتم حوالي 1000 يتيم.

كان عدد العاملين البريطانيين و الهنود في المخيم, عندما تقرر غلقة في آب 1920م, هو 3000 موظف. كانت واجباتهم تتراوح بين الحراسة, و الادارة. اصيب خلال سنة 1918م, حوالي 800 منهم, بامراض استدعت دخولهم المستشفى. احتاجت حالة 250 مريض منهم, النقل الى مستشفيات بغداد, و الى اماكن اخرى. توفى خلال سنة 1918م حوالي 12 من العاملين, بسبب اصابتهم بمرض الجدري و الاسهال و امراض اخرى. حدثت طوال صيف 1920م لغاية آب تلك السنة عندما تم

غلق المخيم, عشر حالات مرض ضربة الشمس, توفى نتيجتها ستة مرضى. كان عدد الاشخاص اللاجئين في المخيم عند الغلق 45000 لاجئ. كان معدل الولادات بينهم حينها هو 200 ولادة في الشهر.

اغلقت بريطانيا المخيم بعد ان عملت على ايجاد حلول لتوطين القاطنين فيه, في مناطق مختلفة. حدث ذلك بعد ان وقعت بريطانيا اتفاقية سان ريمو التي تم بموجبها تقسيم الاراضي التي كانت تحت السيطرة العثمانية بين دول الحلفاء في 25 نيسان 1920م.

---

## بريطانيا و العراق

وقعت بريطانيا مع دول الحلفاء و من ضمنهم الولايات المتحدة معاهدة استسلام المانيا بعد الحرب العالمية الاولى في 29 حزيران 1919م. سميت تلك المعاهدة معاهدة ڤرساي [1]. نصت المادة 22 من تلك الوثيقة, و التي اصبحت هي نفسها ميثاق عصبة الامم, على تقسيم الدول و المناطق التي استولت عليها دول الحلفاء من المانيا و الدولة العثمانية الى ثلاثة انواع.

النوع الاول وهي الشعوب التي كانت تعيش تحت حكم العثمانيين, حيث ان التطور الثقافي و المدني فيها من النضج بحيث يجب على دول الحلفاء, استطلاع رأي سكانها, في اختيار اسم الدولة المنتدبه, لمساعدتهم في الادارة فيها, لحين قيامهم بادارة شؤونهم بانفسهم. فقد نصت الفقرات الاولى من المادة 22 من المعاهدة على مايلي:

> ( بخصوص المقاطعات و المستعمرات التي لم تعد تحت سيطرة دول ذات سيادة التي كانت تحكمهم بشكل رسمي, نتيجة للحرب الاخيرة, من التي يسكنها شعب ليس بامكانه ,البقاء لوحدة, في ظل الظروف الصعبة للعالم المعاصر, يجب تطبيق مبدأ, بان رفاهية و نمو هذه الشعوب هي امانة مقدسة لدى الحضارة, و ان مهمة التعامل مع هذه الامانة يجب وضعها ضمن هذه المعاهدة.
>
> ان افضل طريقة للتعامل العملي مع هذا المبدأ هو بوضع مثل هذه الشعوب امانه لدى الشعوب المتطورة, التي يمكنها بسبب مواردها او خبرتها او موقعها الجغرافي تولي هذه المهمة بافضل صورة,

---

[1] Versailles treaty

و من الدول التي تقبل هذه المسؤوليه[1], و ان تتم عمليه التوجيه من قبلهم باعتبارهم مفوضين نيابةً عن العصبة[2].يجب ان تختلف طبيعة هذه النيابة, استناداً الى مقدار تطور الشعوب, و الحالة الجغرافية للمقاطعة, و حالتها الاقتصادية, و الامور الاخرى ذات العلاقة.

وصلت بعض المجتمعات التي كانت ضمن سيطرة الامبراطورية العثمانية, الى مستوى من التطور بحيث يمكن الاعتراف باستقلالها المشروط بايجاد مستشارين اداريين, و مساعدة من المنتدب, الى ان يحين الوقت لوقوفهم على اقدامهم. يجب ان تكون ارادة هذه الشعوب هي الاساس في اختيار الانتداب.

...

على المنتدب في كل حالة من حالات الانتداب, ان يقدم الى المجلس تقرير سنوي حول المقاطعة التي وضعت بعهدته.

يجب على المجلس تحديد صلاحة و سلطة المنتدب, في كل حالة من حالات الانتداب, عدا الحالات التي اتفقت بشأنها دول العصبة.

يتم تشكيل لجنة دائمة لاستلام و فحص التقارير السنوية للمنتدبين, و لتقديم التوصيات للمجلس بشان كل المواضيع الخاصة بممارسات المنتدبين.)

لم يتم منح الانتداب وفق الفقرة الاولى من المادة 22 الى اي دولة خلال

---

[1] يتناقض هذا النص مع تصرف الحكومة البريطانية اتجاه الشعب العراقي, عندما قامت باعمال انتقامية لمقتل تسعة بريطانيين, و جرح سبعة صيف 1920, عندما قامت باستعمال الطائرات و العتاد الحري ضد المدنيين العراقيين و قراهم خلال الفترة من ايلول لغاية كانون الاول 1920م (ثورة العشرين), و قتلت حوالي 9000 عراقي, و تصريح السير ونستون چيرچل (Sir Winston Churchill) عند سؤاله عن استعمال السلاح الكيمياوي ضد المدنيين في العراق, حيث قال مايلي: "انا اؤيد بقوة استعمال السلاح الكيمياوي ضد القبائل الغير متحضرة"( Glancey, Jonathan, Our last occupation, Gas, chemicals, bombs: Britain has used them all before in Iraq, The Guardian(19April) 2003).

[2] عصبة الامم

1920م, التي هي السنة الاولى من عمل العصبة, ولم يتم تشكيل اللجنة الدائمة[1,2].

ان انتداب بريطانيا لبلاد بين النهرين (العراق فيما بعد) تم, في معاهدة سان ريمو[3] (المنعقد في 18 الى 25 نيسان) بعيداً عن مؤسسات عصبة الامم. قدمت بريطانيا تعهداتها بشان الانتداب على بلاد بين النهرين, سنة 1920م[4], الى مكتب أمانة عصبة الامم, مع طلب تاسيس دولة العراق. وافق المكتب في 11 تشرين الثاني سنة 1920م, على الطلب, و تم تاسيس دولة العراق. كذلك, وافق مكتب امانة عصبة الامم, على التزام بريطانيا للعصبة, بالعمل على اكمال البنية الاساسية لقيام دولة العراق, نيابةً عن المجتمع الدولي[5].

لم يتم مناقشة ذلك الانتداب في اروقة عصبة الامم, و لم تحدد العصبة صلاحية و سلطة الانتداب, و لم تفحص اللجنة الدائمة, التقارير السنوية لبريطانيا, كما ينص على ذلك ميثاق العصبة. عندما طلبت العصبة فيما بعد, من بريطانيا تقديم تقرير حول اعمالها في العراق, لدراستها, استناداً الى ميثاق عصبة الامم, قامت بريطانيا بارسال نص الاتفاقية العراقية البريطانية[6], الذي حل محل الانابة الدولية, على دولة العراق[7]. حيث قدم مندوب بريطانيا رسالة الى عصبة الامم بتاريخ 27 آيلول 1924م, يذكر فيها قرار بريطانيا, بتحمل مسؤوليتها بشكل انفرادي, في قضية

---

[1] Levermore, Dr. Charles H., What the League of Nations Has Accomplished in One Year, The Brooklyn Daily Eagle, 1921, 9

[2] تم انتداب بريطانيا و بلجيكا لتولي امور شرق افريقيا الالمانية التي كانت ضمن التوصيف الثاني للمادة, و تم انتداب اتحاد جنوب افريقيا لمنطقة جنوب غرب افريقيا, و نيوزيلندا الى ساموا الالمانية, و بريطانيا لجزر نيرو, و استراليا لجميع الجزر الالمانية في المحيط الهادي جنوب خط الاستواء, و اليابان للجزر الالمانية في المحيط الهادي شمال خط الاستواء, ضمن التوصيف الثالث.

[3] San Remo

[4] تم تقديم الطلب مع طلب فرنسا, بشأن سوريا.

[5] ما يصطلح عليه بكلمة "الانتداب".

[6] لعل هذا هو سبب ضغط بريطانيا على الحكومة العراقية, بضرورة سرعة اقرار المعاهدة في البرلمان العراقي, و التي ادت الى ارسال الشرطة الى بيوت النواب, ليلاً, لجمعهم لغرض اقرار المعاهدة.

[7] تم التوقيع على الاتفاقية في 10 تشرين الاول 1922م, و تم تسليم الاتفاقية الى عصبة الامم. ثم تم توقيع بروتكول ملحق بها في 30 نيسان 1923م, و توقيع اتفاقية ملحقة بها في 25 آذار سنة 1924م.

لانابة[1].

نصّ ميثاق عصبة الامم على مايلي, بشان الصحة و العناية الصحية :

المادة 23 الفقرة (f) تنص على:

ان الدول الاعضاء سيبذلون ما بوسعهم من اجل اتخاذ الاجراءات حول المواضيع التي تهم العالم, من ناحية الوقاية و السيطرة على الامراض.

المادة 24 تنص على:

تعلن بان جميع الهيئات العالمية تكون تحت امرة العصبة.

المادة 25 تنص على:

وافق اعضاء العصبة على تشجيع و رفع شان مؤسسات الصليب الاحمر الوطنية, الطوعية و المتواجدة فعلياً, و التي من واجبها تطوير الصحة, و منع الامراض, و تخفيف المعاناة في انحاء العالم.

تمت مناقشة شؤون الصحة في العالم خلال الجلسات الثانية و الثالثة و الرابعة لعصبة الامم. لُخصت نتائج تلك المناقشات, في مؤتمر لندن (المنعقد في 14 الى 16 نيسان 1920م). حيث تم اقتراح مؤسسة مشابهة لمنظمة العمل الدولية, او العصبة نفسها. اقترحوا ان يتشكل مؤتمر عام للدول الاعضاء في تلك المؤسسة, اي منظمة الصحة, يجتمع مرة واحدة في السنة على الاقل, و مجلس او لجنة دائمة, تجتمع كل ثلاثة اشهر, و مكتب دائم للصحة العالمية, يتم تعيينه من قبل سكرتارية عصبة الامم.[2] كذلك تم تشكيل المكتب الدائم للرقيق الابيض, و تجارة الادوية. كان من

[1] Myers, Denys P., Nine Years of League of Nations 1920-28, 154

[2] تم تشكيل مكتب الصحة العالمي في العاشر من كانون الاول 1920م, لكن رفضت العصبة اعطاءها الصفة الدائمية. و افقت عصبة الامم في اجتماعها العام الرابع في 7 تموز 1923م على تشكيل المكتب الدائم للصحة العالمية.

واجبات المكتب الدائم للصحة العالمية :

- تقديم المشورة الى العصبة بالشؤون الصحية.
- تعزيز التعاون و تطوير التنسيق بين السلطات الصحية بين الدول.
- تامين سرعة وصول المعلومات و سرعة اتخاذ الاجراءات بشان الاوبئة الخطيرة و الانتقالية.
- توفير الوسائل و مسودات بشان تطوير و اعادة النظر بالاتفاقيات الدولية التي تخص الصحة.
- التعاون مع منظمة العمل الدولية, لاتخاذ الاجراءات, لحماية العاملين, من الامراض و الاوبئة و الاصابات الناتجة عن العمل.
- التعاون مع منظمات الصليب الاحمر.
- تقديم المشورة الى المنظمات الطوعية الاخرى العاملة في الشان الصحي.
- تنظيم الارساليات الصحية, عندما تطالب بها عصبة الامم.

تتكون منظمة الصحة من:

5. قنصلية الارشاد العام للصحة, التي هي لجنة المكتب العالمي للصحة العامة.

6. اللجنة الفاعلة للصحة, وتتألف من 24 عضواً. 9 منهم ترشحهم لجنة المكتب العالمي للصحة العامة, و 6 يتم انتخابهم من قبل الجمعية العامة للعصبة, و يتم اختيار البقية من الخبراء الذين تختارهم منظمة الصحة نفسها.[1]

7. القسم الصحي من سكرتارية العصبة.

قررت منظمة الصحة, بعد وباء التايفوس في وسط اوربا[2], ان تقوم الدول الاعضاء في عصبة الامم بتزويدها بتقارير شهرية, حول واقع الامراض المعدية الموجودة فيها. لغرض اكتشاف اي امراض سارية يمكن ان تشكل خطراً على الصحة

---

[1] Myers, Denys P., Nine Years of League of Nations 1920-28, 99

[2] الذي تقول الدراسات اللاحقة, بانه كان وباء الانفلونزا.

العامة في الدول المجاورة او دول العالم الاخرى. كان الغرض هو محاولة اتخاذ الاجراءات الصحية اللازمة في وقت مبكر لمنع اي انتشار غير مرغوب به لهذه الامراض, لغرض السيطرة عليها قبل استفحالها, و انتشارها الى مستوى يصعب السيطرة عليها.

هكذا بدات الدول و من ضمنها العراق بتزويد المنظمة بواقع الامراض السارية فيها, بتقارير شهرية. اعتبر مكتب الصحة العالمي الذي مقره في باريس ان القضاء على مرض الطاعون, هو واحد من اولوياته [1]. حيث بدأت بطبع المنشورات التي تحدد الحيوانات و الحشرات التي تنقل المرض. كان الجرذ الرمادي, في العراق, هو الوسيط الذي ينقل المرض, اما الحشرة التي كانت تنقل المرض فهي نوع من ذباب الرمل, الذي يتغذى على ذلك الجرذ[2].

بعد ظهور الطائرات و استخدام بريطانيا لها في شتى المجالات في العراق, لتعويض

النقص في عدد القوات المسلحة. اصبح الاعتماد عليها في تزايد مستمر سواءاً في الحرب او غيرها.

اضطرت بريطانيا الى استعمال الطائرات في عمليات اخلاء المرضى و المصابين عندما كان القتال يقع في مناطق لاتوجد فيها طرق معبدة او وسائل بديلة. طبقت بريطانيا تجربة العراق في الصين ايضاً. بعد نجاح تلك التجربة جرى العمل على تشكيل طاقم اسعاف جوي في مناطق داخل بريطانيا, و المناطق التي تسيطر عليها[3].

قررت دول الحلفاء بعد الحرب العالمية الاولى, ان يتم التعامل بين الدول حديثة

---

[1] Plague as. an International Problem, British Medical Journal (Feb.2,), 1929, p213

[2] Xenopsylla chleopis

[3] Gibson, George, The Canadian Medical Association Journal,1930, P68

التكوين و بين الحلفاء الخمسة (الحلفاء الخمسة هم الولايات المتحدة الامريكية, بريطانيا, فرنسا, ايطاليا و اليابان) بشكل متساوي, و تثبيت حق دول الحلفاء في تساوي الحقوق و المنافسة, في البلدان المحتلة[1]. وقعت تلك الدول على هذا الاتفاق في معاهدة ڤرساي.

اسست بريطانيا, اول وزارة عراقية, بتاريخ 25 تشرين الاول سنة 1920م. قدمت بعدها بريطانيا مع فرنسا, طلباً الى عصبة الامم باعتبار العراق دولة. صدر قرار عصبة الامم, في انشاء دولة اسمها العراق, بتاريخ 11 تشرين الثاني 1920م.

عملت بريطانيا جهدها لكي تظهر للمجتمع الدولي مقدار الجهود التي قامت بها على ارض النهرين, لغرض الحصول مقابل تلك الخدمات على امتيازات اكثر على الارض, من الدول الاخرى الموقعة على معاهدة فرساي, لكون بلاد بين النهرين هي احدى الدول المشمولة بنص المعاهدة المذكورة. لهذا نشرت الادارة المدنية البريطانية, تقريراً مفصلاً عن انجازاتها في مختلف المجالات, على ارض النهرين, قبل مفاتحتها عصبة
الامم لغرض منحها سلطة الانتداب على تلك البلاد.

كانت الخدمات الطبية المقدمة الى العراقيين ضمن الامور التي اعتبرتها الادارة البريطانية من انجازاتها. بعد نشر انجازات السلطة البريطانية المدنية, في ارض النهرين, قدمت بريطانيا بتاييد من فرنسا, طلباً الى مكتب امانة عصبة الامم تطوعت بموجبه مساعدة بلاد بين النهرين, و التي اصبح اسمها العراق, لغرض تأهيلها, لتصبح دولة مستقلة. وافق المكتب بشكل مبدئي, على ذلك التطوع, على ان يعقبه ادراج بريطانيا تفاصيل ذلك التطوع بشكل رسمي و تقديمه للعصبة, و موافقة دول العصبة عليه.

---

[1] انظر مقررات مندوبي الحلفاء في باريس, فيلا ماجيستيك, بتاريخ 29 آب 1919. Villa Majestic, Paris, 29 Aug., 1919.

## خاتمة الفصل الرابع

تتميز هذه الفترة بزيادة ملحوظه, و غير مسبوقة في عدد الاطباء و المؤسسات الطبية في بلاد بين النهرين, نسبةً الى عدد السكان. كانت المصاعب التي واجهت القطعات العسكرية البريطانية و الهندية, عند محاولتها طرد الدولة العثمانية من بلاد بين النهرين, و الحلول محلها, هي من اهم الاسباب التي ادت الى هذه الزيادة الغير مسبوقة للاطباء و الجهد الصحي.

بدأت سيطرة بريطانيا العسكرية على بلاد بين النهرين خلال هذه الفترة. كانت قيادة الجيش البريطانية المهاجم على ارض النهرين, موجودة في مدينة شملا[1] في اقليم هيماگال براديش شمال الهند القريب من كشمير. هي نفس الولاية التي كان يحكمها غازي الدين حيدر ملك أوض[2] [3].

بعد هزيمة القوات البريطانية في سلمان باك, و بعدها الكوت, شكّـل البرلمان البريطاني لجنة تحقيقية حول اسباب الهزيمة, و اسباب ورود التقارير السيئة, التي وصلتهم حول سوء الخدمات الطبية المقدمة للجيش, لغرض تلافيها[4].

---

1 Shimla

2 Avadh و تلفض ايضاً اوده

3 كان لهذه المنطقة علاقة ببلاد بين النهرين. احيث ان غازي الدين حيدر هو مسلم شيعي من سلالة نواب اوض التي حكمت تلك المنطقة. كان المذكور قد اقرض اللورد امهرست عشرة ملايين روبية اثناء حرب الاخير في بورما سنة 1825م. كان القرض بفائدة خمسة بالمئة لا يتم دفعها و لكن يتم فقط دفع فوائدها التي تم التوصية بان تذهب الى زوجاته و بعد وفاتهن الى مراقد النجف و كربلاء. تولت المقيمية البريطانية في بغداد توزيع تلك الاموال. قامت قريبته بترك املاكها و المجئ الى العراق و سكنت مدينة الهندية, التي سميت عليها.

4 كانت اللجنة مؤلفة من

(Lord George Hamilton; (Chairman
Earl of Donoughmore
Lord Hugh Cecil
Archibald Williamson, 1st Baron Forres
J. Hodge
J.C. Wedgwood
(Retired Naval Admiral) Cyprian Bridge
General Rt. Hon. Sir Neville Gerald Lyttelton

و اسم التحقيق هو ( Special Commissions (Dardanelles and Mesopotamia) Act 1916 ).

استخلصت اللجنة البرلمانية, المذكورة, عدة استنتاجات. كان الجزء العاشر من تقريرها, يخص الخدمات الصحية. اذكر منه ما يخص هذا الكتاب مايلي:

ان الحملة العسكرية على بلاد بين النهرين هي عملية مبرره, و لكنها من الحملات التي كانت تحتاج خلال فترة بدياتها و تطورها متابعةً دقيقة و اعداداً مناسباً.

ان محاولة الهند السيطرة الكاملة على مجريات و متطلبات الحملة من شملا, كان خطأ ً ادارياً. كان يجب ان يكون الممثلون المباشرون و الهيئة القيادية للحملة في بومبي, حيث يتم الشحن و الرسو من و الى بلاد بين النهرين.

لقد تم الاشارة في تقرير اللجنة بان الحالة العامة للتسليح " كانت حسب المقاييس و المتطلبات الواجبه خلال الحروب الداخلية الهندية , وهي لم تكن حسب مقاييس الحروب الاوربية الحديثة, ولم تكن كافية لتلبية احتياجات الحملة العسكرية على بلاد بين النهرين."

رغم عدم اجراء اي تقليص للميرة المخصصة للحملة, حدثت حالات من عدم الراحة و العوز, خلال بعض الفترات بسبب عدم وجود وسائل نقل. تسبب ذلك في حدوث حالات مرض بسبب نقص شديد للطعام. كان يوجد نقص في القيمة الغذائية في قياسات الطعام للجنود الهنود, تسبب في ظهور وباء مرض الاسقربوط بينهم. (و اضافت اللجنة) رغم تحسين قياسات الجنود مرتين, لكنها كانت لاتزال بحاجة الى تدقيق اكثر حول كفاية قيمتها الغذائية.

حصل نقص في النقل النهري, منذ الوقت الذي غادر فيه الجيش المياه المالحة. اصبح النقص خطيراً جداً, مع ازدياد مسافة

الاتصال, و ازدياد عدد القطعات. لم تكن المحاولات لتصحيح هذا النقص كافية حتى نهاية سنة 1915م. لم يتم طلب الاحتياجات الفورية لمعدات للمستشفيات النهرية المتنقلة على الباخرات البخارية, إلا بعد فترة متاخرة جداً, و كانت الاستجابات غير كافية بشكل واضح فيما يتعلق بالطلبات المتعلقة بالبواخر النهرية, من قبل مدير البحرية الملكيه في الهند, و الدائرة الهندية في لندن.

ان الجزء الخاص بمعاملة المرضى و الجرحى طويل و ملئ بالتفاصيل التي لايمكننا ذكرها هنا, و لكن حددت اللجنة في استنتاجاتها النهائية بان الاستعدادات الطبية منذ بداية الحملة على بلاد بين النهرين لم تكن كافية, بحيث ادت الى فشل يدعوا للرثاء بعد معارك سلمان باك, و بعد المعارك في كانون الثاني سنة 1916م.

كانت هذه هي ملخص الملاحظات العامة للجنة, بشأن الخدمات الصحية. و لمزيد من التوضيح ادرج ادناه نص ورد في التقرير للفائدة.

" توجد طريقتان لتغطية الفشل. الاولى هي بمنع اي ذكر لها. الثانية هي بتسويف اهميتها بواسطة التركيز على انجاز متزامن معها. تم استعمال الطريقة الاولى كما لاحظنا, في معركة الكوت الاولى. و تم استعمال الثانية بعد معارك سلمان باك, عندما تم التركيز على نجاح الجيش في اخلاء كل الجرحى, من امام العدو المتقدم, لتحويل الانظار عن النواقص الطبية المميته التي ظهرت خلال تلك العمليات."

رغم ان تقرير اللجنة النهائي صدر بعد انتهاء الحرب العالمية, الا ان اللجنة دأبت على اعطاء البرلمان البريطاني, ملخصات حول سير اعمال اللجنة, و توصياتها

المختلفة طوال فترة عملها. ادت الملاحظات الاولية للجنة, الى تغيير كبير في اسلوب و طبيعة عمل القوات البريطانية في بلاد بين النهرين. شمل ذلك التغيير زيادة ملحوظة في عدد و مستوى, و نوعية, الخدمات الطبية المقدمة للقوات البريطانية. قرر الجيش البريطاني العمل بالقياسات الاوربية في بلاد بين النهرين بدلاً من القياسات الهندية, التي كان يتم العمل بها في البداية. ادى ذلك الى زيادة القوات المسلحة الى اعداد غير مسبوقة وصلت الى حوالي المليون في بلد مجموع كل عدد سكانه هو حوالي المليونين.

ادى اعتماد القياسات الاوربية, في الخدمات الطبية للقوات المسلحة البريطانية العاملة في بلاد بين النهرين, الى توفير اعداد لم يألفها العراقيون, من الاطباء و الوحدات الطبية في بلادهم. ادت هذه الزيادة الى وجود فائض سواءاً في عدد الاطباء الذين يخدمون القوات المسلحة البريطانية, التي كان معظمها من الهنود المعتادين على انعدام او انخفاض الخدمات الطبية من جهة, و في كمية المستلزمات و المعدات و الادوية المتوفرة من جهة اخرى. ظهر هذا جلياً بعد توقف العمليات الحربية, التي كانت تحتاج الى الكثير من الجهد الطبي. قررت قيادة الجيش البريطاني, بعد توقيع وقف العمليات العسكرية, استخدام المنشأت الطبية العسكرية, لعلاج المدنيين العراقيين في الكثير من مناطق العراق. تجلى الفائض الكبير في الاطباء و التشكيلات الطبية العسكرية البريطانية بشكل واضح, في تمركز ثلاثة مستشفيات ميدان عسكرية, في مخيم بعقوبة للاجئين, الذي لم يكن يزيد تعداد اللاجئين فيه عن 45000 لاجئ. كانت نسبة الاسرة الى عدد سكان المخيم في سنة 1918م هو رقم غير مسبوق في القياسات الطبية, او العسكرية. حيث كان يوجد سرير مستشفى, لكل 15 لاجئ.

كان امر زيادة الكادر الطبي و المستشفيات, ظاهراً للعيان في مدينة العمارة. انقل ادنا مشاهدات الطيار البريطاني جَي اي تينانت, عندما جاء لاستلام منصبة سنة 1917م, حيث مر مبحراً في نهر دجلة نحو الشمال, لكي يكون امر ضخامة الجهد الطبي البريطاني حينها واضحاً للقارئ الكريم. انه يصف ماشاهده في مدينة العمارة من الوحدات الطبية, عند انتقاله بواسطة سفينة بخارية حيث يكتب:[1]

كان جانبا مدينة العمارة مرتبطين بواسطة جسر مكون من قوارب تركها الاتراك خلفهم. ان البازار (السوق) فيها مشهور بالاعمال الفضية التي تصلها من مناطق تمتد من دمشق الى بيشاور. وهو مزدحم باليهود, و الكلدان, و العرب, و الفرس, و الكورد, و الهنود. لابد ان المكان موبوء بالجواسيس. توجد خيم للمستشفيات, ممتدة لمسافة ثلاثة كيلومترات (ميلين), و تم استغلال معظم الابنية (في المدينة), كمستشفيات. كانت خيم المستشفيات تطوق مركز المدينة. تم تحويل احد البيوت الى ناد للضباط حيث كان من الممكن الحصول على ويسكي بارد و صودا في البالكونة عند المساء. تم السيطرة على العمارة في الثالث من حزيران 1915م بواسطة 22 بحاراً و جندياً عندما رحلوا شمالاً على متن زورق حربي, و طلبوا استسلام المدينة مع القوات التركية المتواجدة فيها, و البالغ عددهم سبعمائة. كانت عملية خداع ناجحة, لان اللواء العسكري Norfolk Regiment لم يكن قد وصل المدينة حيث وصلها في اليوم التالي.

سلمت القوات المسلحة البريطانية مسؤلياتها المحلية الى السلطة المدنية البريطانية

---

Tennant, J. E.,In The Clouds Above Baghdad, London, 1920 [1]

و منها الخدمات الصحية في اواسط 1918م. بقي الكثير من الاطباء يعملون في بلاد بين النهرين مع تلك السلطة التي كانت تابعة لوزارة المستعمرات. استفادت السلطة المدنية البريطانية من فائض الكادر الصحي و الطبي الذي توفر لها, لتحسين صورتها امام رؤساءها, في وزارة المستعمرات, و حلفاءها من الدول الاعضاء في عصبة الامم, من خلال اعتبارها, انجازاً قامت به لخدمة اهالي بلاد بين النهرين. استفادة العراقيون المتواجدون في مناطق تواجد المستشفيات و المراكز الطبية, البريطانية من تلك الخدمات الطبية المتقدمة ايضاً. حيث توفرت بشكل غير متوقع, اعداد كبيرة من الجراحين و الاخصائيين لخدمتهم.

تم خلال هذه الفترة افتتاح معظم المستشفيات و المراكز الصحية المنتشرة في ارجاء بلاد بين النهرين. استفادت السلطة المدنية البريطانية من الجيش البريطاني و العمالة المتوفرة بين جنودها في هذا العمل, بالاضافة الى رخص تكاليف بناء اية بناية برزت الحاجة اليها.

تم انجاز الكثير من بناء مؤسسات الدولة العراقية خلال عمل السلطة المدنية في بلاد بين النهرين, الا انها لم تكن كافية. لهذا عملت تلك السلطة على دفع الحكومة العراقية المشكلة حديثاً على اكمال مشاريع البناء لبعض المستشفيات خلال فترة الانتداب كما سيلي ذكره.

كانت طبيعة الخدمات الطبية من ناحية علاقتها بالسلطة, و باهالي بلاد بين النهرين, هي نفسها كما كانت زمن العثمانيين, الفرق الوحيد هو التوسع في تقديم الخدمات, و صدور الاوامر و التعليمات من السلطات البريطانية, بدلاً من السلطات العثمانية. لكن

تم اتخاذ اجراءات اكثر عصرية, بوسائل تضمن النتائج, باستخدام عدد اكبر من الافراد, و توفير المباني التي يتم فيها تقديم تلك الخدمات. يضاف الى ذلك اطلاع الاطباء العسكريين الموجودين بما درسوه من علم طبي بتطبيق تلك العلوم, مقارنة بما كان موجوداً في البلاد قبلها. رغم كون اغلب الاطباء البريطانيين و الهنود هم من حديثي التخرج.

تم خلال هذه الفترة اتخاذ بعض القرارات, و الاجراءات المؤقتة, الهادفة الى السيطرة على انتشار الامراض و محاولة حل بعض الامور التي كانت تهم المواطن العادي, مثل انتقال الجثث الى مدينة النجف.

طبق البريطانيون خبرتهم التي اكتسبوها من بلادها, في ادارة الخدمات الطبية العراقية, قدر الامكان, رغم المعوقات التي هي نتيجه الظروف المتباينة. حاولوا جهدهم, احتواء الاوبئة و الامراض السارية, لوقايةً قطعاتهم العسكرية بشكل اساس, لكن استفاد العراقيون من اجراءاتهم ايضاً

حاول الانكليز الاستفادة من الخبرات المحلية, في التمريض من خلال التدريب, و لكن سرعانما ادركوا بان مستوى المعرفة الطبية للاطباء المحليين, هو محدود قياساً لمقاييسهم, مما ادى الى التردد في الاعتماد عليهم في ادارة المؤسسات الطبية المهمة.

لعل احد اسباب انخفاض مستوى المعرفة الطبية بين الاطباء المحليين, هو عدم وجود ضوابط و مقاييس محددة يجب توفرها فيهم ليتسنى لهم ممارسة العمل في بلاد النهرين, و قلة اطلاع الاطباء العاملين في العراق, على المستجدات الطبية, و قلة حرصهم على تطوير معارفهم و مهاراتهم الطبية, بسبب قلة او انعدام المتابعة في هذا الشان و كذلك

بسبب انعدام وصول المنشورات المتخصصه, بعكس زملاءهم البريطانيين الذين كانوا يتمتعون بالاطلاع على ما يستجد من المعلومات الطبية و آخر ما توصل اليه العلم من فحوصات و اجراءات طبية, بواسطة مجلاتهم المتخصصه, التي كانت ادارتهم تعمل على ضمان وصولها لهم.

رغم وفرة الخدمات الطبية التي قدمتها القوات المسلحة البريطانية في بلاد بين النهرين, و رغم اطلاعها على المشاكل الصحية, و الاوبئة, التي كانت تصيب المجتمع, خلال السنين الممتدة من دخول قواتها مدينة بغداد, لحين تسليمها الخدمات الطبية الى السلطة المدنية البريطانية , الا انها لم تقم بارسال اي احصائيات حول تلك الاوبئة, التي كانت تصيب المجتمع الى الجهات الدولية, التي كانت معنية بمراقبة الامراض الوبائية في مختلف انحاء العالم. كان جمع الاحصائيات الطبية حول المرضى المدنيين هو آخر ما كان يفكر به العسكريون البريطانيون. كانت الجهات الدولية المعنية بمراقبة الحالة الوبائية حول العالم, تعتمد على برقيات القنصليات المدنية المختلفة المتواجدة في بغداد لمعرفة الحالة الوبائية للبلد.

من الجدير بالذكر, بان النشرات الصحية الدولية التي تتطرق الى الحالة الوبائية في بغداد, كانت تضع المدينة ضمن مناطق تركيا لغاية سنة 1917م. بعد تلك السنة بدات تضع بغداد ضمن خانة بلاد بين النهرين (Mesopotamia), لم يتم استعمال اسم العراق الا بداية سنة 1923م, رغم قرار عصبة الامم باعتبارها دولة في 11 تشرين الثاني سنة 1920م.

لا يمكن القول في هذه المرحلة بان الخدمات الصحية التي كانت بريطانيا تقدمها للعراقيين تمثل مصالح المرضى العراقيين بشكل مرضٍ . كذلك لا يمكن القول بانها

كانت مصممة لتلبية الحاجات العلمية الطبية الخاصة بالعراق. لكن الاطباء الانكليز كانوا ملتزمين بالتقاليد الطبية البريطانية التي تحد بشكل كبير من حرية تصرفهم اتجاه مرضاهم. كانوا يعالجون مرضاهم من ابناء النهرين وفق معلومات طبية معتمدة لدى المجتمع الطبي, بعكس الاطباء المحليين الذين كانوا يفتقرون الى تلك المعلومات او الضوابط. يمكن القول بان ابناء العراق تمتعوا, خلال هذه الفترة, بمستوى متقدم من الخدمات الطبية لم يكونوا قد عهدوه قبلها.

كان الاطباء العاملين في بلاد بين النهرين بشكل عام, يتمتعون بفسحة واسعة من حرية التصرف اتجاه مرضاهم, في هذه المرحلة, ربما اكثر من ما تسمح به التقاليد الطبية. لم تكن توجد في هذه الفترة, اي قوانين تحد من حرية الاطباء في التصرف اتجاه مرضاهم, عدا القسم الطبي, الذي قد لا يكون بعض الاطباء قد ادوه في المقام الاول. اذا اخذنا بنظر الاعتبار قلة و ضعف المعرفة الطبية لدى بعض الاطباء العاملين, كما تم ذكره, يمكننا الاستنتاج بان تصرفات الاطباء كانت بعيدة بصورة واضحة, عن مصلحة المريض العراقي. حيث كانت افعال الاطباء, قائمة بشكل كبير على تعزيز المكاسب المادية لانفسهم و ربما يصحبها الكثير من الدجل و التصرفات الغير علمية او الاكاديمية, الامر الذي كان امتداداً لتصرفاتهم زمن سيطرة العثمانيين للبلاد. كان المجتمع بشكل عام قائم على وحدات فردية منفصلة لم يكن يجمعها سوى مركزية تسجيل الاطباء. و ربما بعض التفتيش البريطاني الذي كان يهتم ببعض الجوانب الادارية العامة و العالمية من الممارسة الطبية, مثل منع انتشار الامراض و الاوبئة و اتخاذ الاجراءات الخاصة لمنع ورودها للبلد خدمةً لسلامة قواته المسلحة اكثر من خدمتها للعراقيين. لكن يمكن القول بان المجتمع العراقي استفاد من طبيعة الخدمات

الطبية التي قدمتها السلطات البريطانية في هذه الفترة مقارنة بما كان موجوداً زمن العثمانيين.

بالاضافة الى تجاوز حدود المعرفة الطبية, فان الاطباء و خصوصاً الانكليز منهم عمدوا الى التجريب على المرضى العراقيين بدون موافقتهم و بدون اعلامهم.

تم اشراك منظمة الصليب الاحمر الدولي في الكثير من الفعاليات الصحية التي اصبحت تتم في مناطق مختلفة من العراق. اخذت تلك المنظمة على عاتقها, و بتكليف من السلطات المدنية البريطانية, تدريب الكثير من العراقيين, على اجراءات مكافحة القوارض و البعوض و اساليب الوقاية من بعض الامراض الانتقالية التي كانت معروفة السبب حينها.

لم تكن توجد صحف او مجلات مختصة بنشر الثقافة الصحية او الطبية. و بالتاكيد لم تكن توجد ابحاث طبية, يقوم بها الاطباء عراقيين محليين, باي شكل من الاشكال, لكن ظهرت حينها بعض المقالات و الابحاث التي قام بها الاطباء البريطانيون و غيرهم من الاجانب الذين كانوا يعملون بين سكان بلاد بين النهرين.

كان معظم عمل المؤسسات الصحية البريطانية يتناول علاج المرضى بالعلاجات المتوفرة و المعروفة وقتها, والحصر المناطقي لبعض الاوبئة المتميزه في بعض المناطق مثل الملاريا و الكوليرا و البلهارزيا, و ربما احصائيات بعدد الاصابات, بهذه الامراض و الامراض المعدية المشمولة بقرارات المكتب العالمي للصحة العامة.

استمر الاطباء العاملين في العراق في التمتع بالحريات التي كانوا يتمتعون بها في تعاملهم مع المرضى من ناحية طبيعة العلاج المقدم او تحديد اجورهم. لكن الاطباء العسكريين البريطانيين كانوا ملزمين بالقواعد العسكرية البريطانية,

---

و كانت السلطات البريطانية هي التي تحدد اماكن عملهم, و الادارة المدنية البريطانية بعدها وفق متطلبات العقود التي وقعوها مع تلك الادارة بعد تسلمها مهامها من القطعات العسكرية. وكانت تلك السلطات تحدد ايضاً مقدار الخدمة التي توفرها و مقدار الاجور التي تتقاضاها من السكان, مقابل الخدمات المقدمة.

# الفصل الخامس

## العراق قبل الاستقلال

تمتد هذه الفترة من تاسيس دولة العراق بقرار من مكتب امانة الجمعية العامة لعصبة الامم, و تنتهي بقرار الجمعية قبول دولة العراق, عضواً فيها. تم تحديد منطقة دولة العراق, على الاراضي التي اصبحت من حصة بريطانيا في معاهدتها مع فرنسا في سان ريمو. كانت تلك المنطقة هي الولايات العثمانية الثلاثة التي هي الموصل و البصرة و بغداد و التي تقع حول النهرين دجلة و الفرات الى الحدود مع ايران شرقاً . ك انت الحدود الشمالية للدولة, محل مفاوضات بين بريطانيا و تركيا حينها.

تنتهي هذه الفترة باعتبار العراق دولة ذات سيادة و عضوة في المجتمع الدولي, من خلال قبول عضويتها في عصبة الامم. رغم ان الانضمام الى العصبة ليست مؤشراً على استقلالية الدول, لانه لم تكن تركيا او الولايات المتحدة الامريكية عضواً في تلك العصبة, رغم كونها دولاً مستقلة.

قرر مكتب امانة عصبة الامم, تاسيس دولة باسم العراق

---

في يوم الثلاثاء المصادف 11 تشرين الثاني سنة 1920م بناءاً على طلب مشترك من بريطانيا و فرنسا[1]. قدمت بريطانيا مع ذلك الطلب, تعهداً تقدمه للعصبة بالعمل على اعداد العراق[2] لكي يدير اموره بنفسه, من خلال وثيقة ستقدمها للعصبة لاحقاً. وافقت لجنة الاستقلال[3] على طلب بريطانيا و قررت وضع العراق تحت الانتداب البريطاني, استناداً الى الفقرة الرابعة من الجزء اولاً من المادة 22 من قانون العصبة. كان ذلك بعد توقيع معاهدة سيفر[4].

بهذا اصبح العراق, دولة معترف بها دولياً. تم اعتبار هذا التاريخ, في المعاهدة العراقية البريطانية, بانه اليوم الذي يتم فيه احتساب الرواتب و المستحقات التقاعدية لكافة البريطانيين العاملين في العراق, و منهم الاطباء و الكادر الصحي الذين تعاقدوا مع الادارة المدنية البريطانية, على حساب الخزينة العراقية[5].

عملت بريطانيا بعد ذلك, على تحرير الوثيقة التي وعدت بها عصبة الامم. فوضع آرثر جيمس بلفور[6] ( المولود يوم الثلاثاء المصادف 25 تموز سنة 1848م في اسكتلندا و المتوفي سنة 1930م)[7], سكرتير الخارجية البريطاني (بمثابة وزير الخارجية), مسودة تعهد الالتزام البريطاني بمساعدة العراق و الشعب العراقي, في تاسيس مؤسساته الوطنية, و الاشراف على ذلك, لغرض اكمال الاساس القانوني و الاداري, ليصبح دولة مستقلة بذاتها.

عرضت بريطانيا مسودة التعهد على اللجنة السياسية لعصبة الامم يوم الثلاثاء

---

[1] League of Nations (1931), Longrigg (1953) and Macmillan (2003)
[2] رغم وجود اسم العراق في التاريخ, لكن لم تكن هناك دولة معاصرة بهذا الاسم قبل هذا التاريخ.
[3] Supreme Council
[4] تم توقيع معاهدة سيفر بين الحلفاء و تركيا يوم الثلاثاء العاشر من آب سنة 1920م.
[5] حسب الفقرة 4 من صندوق التقاعد المادة 13 من الجدول الثالث المتعلق باستخدام الموظفين البريطانيين في العراق, من الاتفاقية الخاصة بالموظفين البريطانيين, طبقاً للمادة 2 من الاتفاقية العراقية البريطانية و الموقعة بتاريخ 25 آذار سنة 1924م.
[6] Arthur James Balfour وهو لورد بريطاني.
[7] رئيس وزراء بريطانيا في الفترة تموز 1902م الى كانون الاول 1905م

المصادف السابع من كانون الاول سنة 1920م[1]. حصلت الموافقة المبدئية على التعهد, من قبل تلك اللجنة[2].

كانت مواد تعهد بريطانيا بالانتداب, تشمل عدة موضوعات لها علاقة بالخدمات الطبية العلاجية, بشكل او آخر و هي كما يلي:

- المادة الاولى, من نص العقد (التعهد الذي اصبح بمثابة عقد بين المنظمة الدولية و بريطانيا) تتعهد فيه الدولة المنتدبة العمل على وضع دستور لبلاد بين النهرين خلال ثلاث سنوات (آخذا بنظر الاعتبار رغبات و حقوق و مصالح سكان كل تلك المقاطعة). و يجب ان يحتوي ذلك الدستور على شروط هدفها هو التسريع بتطور بلاد بين النهرين الى الاستقلال.
- المادة الثانية, تحتفظ الدولة المنتدبة بقوات مسلحة لحماية المقاطعة لحين اقرار دستورها, و تحقيق الامن للسكان[3]. يمكن للدولة المنتدبة توظيف و ادارة قوات محلية للحفاظ على امن السكان. يجب ان تكون تلك القوات متألفة من سكان تلك المنطقة تحديداً. و يجب عدم استعمالهم لغرض آخر غير المذكور اعلاه, إلا بموافقة حكومة بلاد بين النهرين. يمكن لحكومة بين النهرين المساهمة بمصاريف تلك القوات. و للدولة المنتدبة الحق في الستعمال الطرق و سكة الحديد و المطارات لغرض تحريك قواتها, و تزويدهم بالوقود و الاحتياجات.
- المادة السادسة, من واجبات الدولة المنتدبة ان تضمن ان النظام القضائي في بلاد بين النهرين يحمي,

---

[1] كانت القوة الجوية البريطانية تقوم حينها بحملة انتقام كبيرة بدأت منذ أيلول 1920م, و استمرت لغاية اواسط كانون الثاني 1921م, ضد قرى العراقيين الذين شاركوا في ثورة العشرين و انتقاماً لمقتل تسعة بريطانيين. تم حرق بيوت العراقيين و تسويتها بالارض (Chilcot, Sir John, The Report of the Iraq Inquiry, (6 July), 2016, Annex1, IRAQ – 1583 to 1960, 24). ذهب ضحية هذه الاعمال حوالي 9000 عراقي و عراقية. شملت حملات الانتقام مدينة العمادية و مناطق شرق دجلة ايضاً. (عمادي, طارق الباشا, رحلة طالب علم من جبال كوردستان العراق الى جامعة فلوريدا الامريكية, , 2014م).

[2] من الجدير بالذكر بان الجمعية العامة لعصبة الامم رفضت عقد الانتداب الذي وافقت عليه لجنة الاستقلال المذكور, بتاريخ 18 كانون الاول 1921مم. كان ذلك بسبب الشك في التزام بريطانيا باتفاقية فرساي بين دول الحلفاء التي تضمن تكافؤ الفرص بين الدول الموقعة في التعامل مع المقاطعات المحتلة من الدولة العثمانية, بسبب اعتراض الولايات المتحدة الرسمي على ذلك. دفع هذا الامر بريطانيا من خلال رجالها في العراق, للعمل على سرعة توقيع معاهدة ثنائية مع الحكومة العراقية. صادق مجلس الوزراء العراقي على المعاهدة العراقية البريطانية بتاريخ 25 حزيران 1922م. بعد التوقيع على المعاهدة الثنائية بين العراق و بريطانيا, لم يعد لموضوع مناقشة الجمعية العامة لوثيقة الانتداب اي معنى. (The Serian Question, American Oriental Society, lecture given before American historic society, 30 Dec., 1920,).

[3] لا يمكن القول بان استخدام هذه القوات كان لصالح تحقيق الامن للسكان. حيث استخدمت في اغلب الاوقات لغرض الانتقام, و العمل على قتل و نهب العراقيين و تخريب بيوتهم. (انظر الحاشية ص 246 ).

أ- المصالح الاجنبية

ب- ان القانون يشمل ( في الحدود المعقولة) ماهو موجود من اعراف في بلاد بين النهرين (مثل قوانين الاوقاف و الاحوال الشخصية). يجب ان يوافق المنتدب بشكل خاص على سيطرة ادارة الاوقاف على الاموال وفقاً لقوانين الشريعة و طرقها في توزيع الاموال[1].

- المادة العاشرة, حماية البعثات التبشيرية و عدم منعها في بلاد بين النهرين او التفرقة بينها او ضدها.
- المادة الحادية عشر, يجب تنفيذ قرارات عصبة الامم الحالية و المستقبلية فيما يخص تجارة العبيد, و تجارة الاسلحة و العتاد, و تجارة الادوية و المخدرات, و البريد, و البرق, و الاتصالات اللاسلكية, و المُلكية الفنية و الادبية و الصناعية.
- المادة الثالثة عشر, تضمن الدولة المنتدبة, تعاون حكومة بين النهرين, بما تسمح له التقاليد الاجتماعية و الدينية و الاعتبارات الاخرى, بتنفيذ كل الاجراءات العامة التي تقرها عصبة الامم, لمنع انتشار و معالجة الامراض, و من ضمنها امراض النباتات و الحيوانات.
- المادة الرابعة عشر, وضع قانون للآثار خلال سنة واحدة يحل محل قانون الآثار العثماني, و يضمن معاملة جميع مواطني اعضاء العصبة, بشكل متساوي فيما يخص التقصي عن الآثار.

قرر المندوب السامي البريطاني في 25 تشرين الاول سنة 1920م تشكيل حكومة تتولى شكلياً ادارة العراق, على ان تكون قراراتها مشفوعة بموافقته المسبقة قبل تنفيذها. اجتمعت الوزارة, لاول مرة في يوم الثلاثاء المصادف اليوم الثاني من شهر تشرين الثاني سنة 1920م. كان مجلس الوزراء يتكون من ثمانية وزارات. كانت وزارة المعارف و الصحة هي الوزارة التي تعنى بالشؤون الطبية, بالاضافة الى شؤون التعليم. تولى عزت باشا الكركوكي[2] وزارة المعارف و الصحة, في التشكيلة

---

1 كانت الدولة خلال هذه الفترة تصدّر قانونين للموازنة كل عام وهما, قانون الموازنة العامة, و قانون موازنة الاوقاف.

2 عزت باشا صاري كهية الكركوكلي هو عسكري تركماني عراقي متزوج من كلثوم ابنة محمد فاضل الداغستاني والي الموصل السابق, وهي اخت هاجر, زوجة حكمت سليمان.

الوزارية الاولى للعراق. جرى تغيير وزاري في وزارة المعارف في 29 كانون الثاني, تولى بعدها عزت باشا الكركوكي وزارة النافعة, و تم تكليف محمد مهدي بحرالعلوم وزارة المعارف و الصحة, في 22 شباط سنة 1921م.

استطاع فيصل حسين علي محمد[1] (المولود في مدينة الطائف في الجزيرة العربية يوم الاحد المصادف العشرين من آيار سنة 1883م و المتوفي في سويسرا يوم الجمعة 8 أيلول 1933م)[2], والذي كان عضواً في البرلمان العثماني عن الحجاز, ان يقنع مسؤولين في دول الحلفاء بمساعدة اصحاب نفوذ لديهم, بانه اهل ليكون رجلهم في منطقة الشرق الاوسط. حدث ذلك خلال و بعد الحرب العالمية الاولى. قرر على اثرها, فريق المسؤولين البريطانيين, تنصيبه ممثلاً لتنفيذ مصالح بريطانيا في العراق.

كان من اهدافهم في هذا الاجراء, تخفيض نفقات ادارتهم للبلد مع الابقاء على الارباح المتاتية من سيطرتهم على العراق, بالاضافة الى تنفيذ مخططاتهم بشأن المنطقة, و السياسة النفطية, و سياسة التبشير, و التنقيب عن الآثار. كان عليهم, لغرض تحقيق هذه الاهداف ان يتجاوزوا اربعة عقبات. كان عليهم اقناع رئيس الوزراء البريطاني السير ادوارد جورج بصحة اختيارهم. كذلك اقناع حسين علي محمد[3] والد فيصل بقبول اختيارهم لابنه الثالث بدلاً من البكر لهذا المنصب. و كان عليهم تمهيد السبيل و اقناع العراقيين بقبوله ملكاً عليهم, و من ثم اقناع السياسيين الآخرين في بريطانيا و دول الحلفاء بحكمة هذا الاختيار[4].

---

1 ابن حاكم دولة الحجاز حينها.
2 تاسست دولة الحجاز التي اعترفت عصبة الامم بها سنة 1919. و كان حاكمها هو الشريف حسين الذي كان فيصل ابنه, وهو المعروف باسم الملك فيصل الاول فيما بعد.
3 المعروف بالشريف حسين.
4 التفاصيل موجودة في كتاب " العراقيون غير المطاقين " للمؤلف

تم تنصيب فيصل حسين علي محمد ( ابن حاكم دولة الحجاز)[1], ملكاً على العراق بقرار من المندوب السامي البريطاني, پرسي زكريا كوكس (مولود في 20 تشرين الثاني 1864م متوفي في 20 شباط 1937م)[2], الذي استلم السلطة في بغداد في ايلول سنة 1920م, يوم الثلاثاء المصادف 23 آب 1921م,

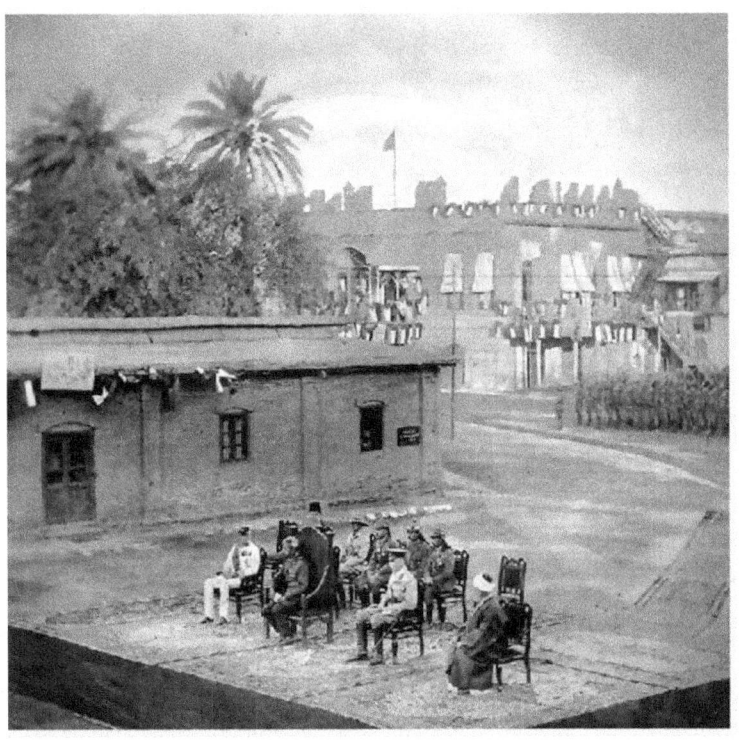

و تم تعزيز حكمه, بالقوة العسكرية البريطانية و القوة الجوية الملكية 'البريطانية' الناشئة, مع الجيش العراقي الذي انشأه المندوب السامي, في 6 كانون الثاني تلك السنة, و

---

1 المعروف باسم الملك فيصل الاول. تم ذلك في معسكر القشلة.

Percy Zachariah Cox 2,

صدور قانون التطوع في الجيش في حزيران 1921م. تم كذلك القاء القبض على المعارضين السياسيين و اغلاق الصحف العراقية المعارضة, لتيسير هذه الخطوة[1].

---

[1] تم اغلاق صحيفة "الاستقلال" و القاء القبض على صاحبها عبدالغفور البدري, و قاسم العلوي و سلمان الشيخ داود و احمد سامي و عبدالرحمن البناء و مهدي البصير و عارف حكمت و انور النقشلي و مصطفى سليم و تم ايداعهم في مركز شرطة خان دله و مصادرة كافة وثائق الجريدة. (صحيفة العراق, 12 شباط 1921م, العدد 215, بغداد).

## الجمعية الطبية البغدادية

كان على بريطانيا العمل على بناء اسس الدولة العراقية, كجزء من التزام بريطانيا امام عصبة الامم في وثيقة تعهد الانتداب. رغم كون الخدمات الطبية العلاجية جزءاً من اسس الدولة المعاصرة, ولكنه لم يكن مثبتاً في تعهد الانتداب بشكل مباشر. كان الامر الوحيد الذي تم تثبيته في تلك الوثيقة, فيما يخص الامراض, هو تنفيذ تعليمات عصبة الامم في الامور المتعلقة بمنع انتقال الامراض و القيام بمعالجتها ( المادة 13 من تعهد الانتداب).

اسس الانكليز, للاطباء العاملين في بغداد سنة 1920م, جمعية طبية باسم "الجمعية الطبية البغدادية". جرى تثبيت اسم بغداد, لان مقرها كان في المدينة. كان الاطباء الاعضاء في الجمعية متكون من خليط من اهالي بلاد بين النهرين (العراق), الذين درسوا الطب في اسطنبول, او بيروت, و بعض الاطباء الاتراك الذين بقوا في العراق بعد احتلال بغداد, و الاطباء الانكيز الذين فضلوا البقاء في العراق من خلال تحويل انفسهم الى مدنيين, و توقيع عقود مع الادارة المدنية البريطانية. تعتبر هذه الجمعية هي الفرع العراقي, من جمعية الاطباء البريطانيين.

عملت الجمعية التي تاسست يوم 14 آب, على تجميع الاطباء في حديقة مستشفى الغرباء, مرة واحدة شهرياً, لغرض الاستماع الى محاضرة يلقيها احدهم حول موضوع طبي يتناقشون حوله. كانت اجتماعاتهم تتم في الاربعاء الاخير من كل شهر. استطاعت الجمعية الحصول على مقر خاص بها, بعد الغاء مستشفى الغرباء, و تحويل بنايتها الى مقر للمجلس التاسيسي. انتقل مكان الاجتماع الى مقر الجمعية الجديد, و اصبح موعد

الاجتماع الدوري, آخر خميس من كل شهر.

نشرت الجمعية, فيما بعد مجلة طبية باسم " المجلة الطبية البغدادية " يديرها الدكتور صائب شوكت. بدأت بالصدور سنة 1925م. كانت تتناول مقالات يكتبها الاطباء حول الامراض الطبية و كيفية معالجتها, و ترجمة بعض المقالات الطبية المنشورة في بعض المجلات الطبية العالمية. بالاضافة الى اخبار الجمعية, و الاطباء, و الامراض السارية في العراق. لم تكن تلك المجلة تحتوي اي ابحاث طبية اساسية, يقوم بها او ينشرها اطباء عراقيون, او حتى بريطانيون من الذين يعملون في العراق. كانت المجلة تصدر باللغة العربية فقط.

كان عدد الاطباء العاملين في العراق ممن يجيدون اللغة العربية محدوداً جداً, منهم الدكتور الجراح صائب شوكت[1], والدكتور فائق شاكر رئيس صحة كربلاء و الذي انتخب لمجلس النواب عن مدينة الديوانية سنة 1930م, لكنه استقال و فضل البقاء في منصبه الاداري[2], والدكتور سامي شوكت مدير صحة العاصمة[3], والدكتور افلاطون والدكتور حنا خياط (الذي اصطحب فيصل عند استدعائة من قبل الانكيز للقدوم للعراق لتنصيبة ملكاً على العراق. و الذي اصبح اول وزير صحة عراقي في التشكيلة الوزارية الثانية) و الدكتور اسماعيل الصفار طبيب مستشفى الامراض الزهرية, و الدكتور سليمان غزالة الذي تم انتخابه لعضوية مجلس النواب, و الدكتور شوكت

---

1 لابد هنا من ذكر بعض التفاصيل العائلية الخاصة, لانها كما يبدوا لعبت دوراً في اختيار طلبة الكلية الطبية, و اسماء الاطباء الذين يتم ارسالهم للبعثات على حساب الدولة العراقية. ان شوكت الزهاوي هو ابن الضابط العثماني عبدالحكيم الزهاوي و متزوج من ابنة محمد فاضل الداغستاني.(الذي كان قائداً عسكرياً في العراق زمن العثمانيين و اصبح والياً بالوكالة في بغداد, و الموصل اكثر من مرة) وهو عديل حكمت سليمان (الذي اصبح وزيراً للمعارف سنة 1925م), و نجيب الراوي الذي تزوج من فضولية محمد فاضل سنة 1938م. ان غازي الداغستاني (الذي اصبح في سنة 1957م قائداً للفرقة الثالثة في الجيش العراقي) هو اخو زوجته. و ان ام صائب شوكت هي فاطمة راغب سليمان فائق طالب كهية الوالي سليمان باشا التي امها هي اخت حكمت سليمان., و ابو صائب شوكت هو شوكت باشا رفعت بيك احمد اغا (ينجري آغاسي بغداد, اي ممثل آغوات بغداد). وهو الاخ الاصغر لسامي شوكت مدير صحة العاصمة.

2 اصبح الدكتور فائق شاكر مديراً عاماً لدائرة البرق و البريد في تشرين الثاني سنة 1931م. ثم تولى منصب مدير صحة لواء كركوك في ايلول 1934م.

3 كان منزله في الوزيرية قرب البلاط الملكي و مقابل بيت محمد امين زكي. اسم زوجته هو مأرب.

الزهاوي[1], خريج المدرسة الطبية العسكرية في اسطنبول سنة 1919م, الذي تم ارساله في اول بعثة طبية رسمية الى انكلترا, و الذي عمل بعد تعيينه مساعداً لاخصائي الامراض ( Pathology) الدكتور ملز[2] سنة 1922م, و الدكتور شريف عسيران و الدكتور داؤد نسيم, و الدكتور نظام الدين, و الدكتور عبدالرحمن المفيد, و الدكتور توفيق محمود الذي كان يعمل كطبيب المركز الصحي في الكرخ و الدكتور فتح الله بنا, و الدكتور توفيق الشهابي في كربلاء و الدكتور فتحي راغب في النجف. من المشكوك فيه معرفة اي من الاطباء المذكورة اسماءهم اعلاه اللغة الكوردية, و لم تصدر عن المجلة اي منشورات باللغة الكوردية طوال سنين صدورها, رغم نشر الانكليز صحيفة باللغة الكوردية اسمها " تى كه يشتن راستي"[3]. اصدرتها القوات البريطانية خلال الحرب العالمية في العراق.

كان بين اعضاء الجمعية مجموعة من البريطانيين, الذين عملوا في الجيش البريطاني. منهم, الدكتور دبليو دنلوب ( جراح, اصبح مديراً للمستشفى المدني, الذي كان اسمه المستشفى العمومي الجديد, الذي سماه العراقيون مستشفى المجيدية, والذي اصبح اسمه المستشفى الملكي فيما بعد), و الدكتور گوردن دبليو سبنسر طبيب العيون في نفس المستشفى, و الدكتور بي هيكس (المسؤول عن الامراض السارية بمديرية الصحة العامة), و الدكتور هاري سندرسن (المولود في بريطانيا في 9 حزيران 1891م و المتوفي في

---

[1] هو شوكت عبدالكريم الزهاوي, ابن عمه خالد الزهاوي, اصبح سفيراً في افغانستان, و من اقرباء الشاعر جميل صدقي الزهاوي.

[2] Dr. Mills

[3] بمعنى" فهم الحقيقة".

بريطانيا في 20 تشرين الثاني 1974م)[1] (الطبيب, الذي اصبح طبيباً للعائلة, اي لفيصل و عائلته منذ نيسان سنة 1923م لغاية 1946م, و عميداً للكلية الطبية الملكية بعد حصوله على اختصاص من بريطانيا), والدكتور اي سي نورمن[2] رئيس قسم الاشعة في بغداد, والدكتور جي اس ودمن, و الدكتور الجراح نوئيل براهام[3] الذي اجرى عملية استئصال الزائدة الدودية من الملك فيصل في الذكرى الاولى لتنصيبه, والدكتور تي جَي هالينان ( اصبح مفتشاً عاماً للشؤون الصحية بداية شهر نيسان سنة 1922م تنفيذاً لبنود تعهد الانتداب الخاص بالحد من انتشار و انتقال الامراض المعدية, المادة 13).

كان يوجد اطباء بريطانيين آخرين في مناطق خارج بغداد, من امثال الدكتور كامبل الذي تسرح من الجيش البريطاني و اصبح طبيباً لدى الحكومة العراقية و مسؤولاً عن طبابة الميناء في البصرة في شباط 1920م[4]. و الطبيب ايج وليمسون[5] الذي التحق للعمل في مستشفى اربيل في آذار نفس السنة[6].

كان من الاطباء العرب غير العراقيين, الدكتور امين المعلوف, طبيب الملك فيصل, (غادر العراق بعد خلاف مع الاطباء البريطانيين حول تشخيص مرض فيصل, عندما

---

[1] معروف باسم د. سندرسن (Harry Chapman Sinderson) وهو هاري چاپمان سندرسن. وصل الى العراق بداية سنة 1918م على متن الباخرة HMT Minnetonika مع معدات و كادر المستشفى العسكري البريطانية 65 (500 سرير). اصبح مساعد الكولونيل باتي في الادارة الصحية. عمل بعدها في صيف 1919م في مستشفى الحلة. تزوج هناك من Elsie MunBavin في حزيران 1920م. نقل في شهر ايلول مديراً لدار التمريض الخاص في بغداد (مركز السراي الصحي) التابع للمستشفى المدني. حصل على دبلوم امراض المناطق الحارة من جامعة لندن واصبح عضو في الكلية الطبية الملكية في ادنبره MRCPE صيف 1921م. اصبح عند عودته مديراً لمستشفى العزل سنة 1922م, و بعدها في مستشفى شركة السكك الحديدية. اصبح طبيب القصر الملكي في نيسان 1923م. حصل سنة 1926م على شهادة الدكتوراه MD في الطب من ادنبره FRCPE. اصبح عميد لمدرسة الطب في بغداد و مدرس مادة الفسيولوجي في 29 تشرين الثاني 1927م.

[2] A. C. Norman

[3] Noel Braham

[4] المجلة الطبية البغداية, عدد 3 , آب 1925, ص151

[5] Captain H. Williamson

[6] Hay,W. R., Two Years in Kurdistan experiences of a political officer 1918-1920, London, 1921, p88

شعر بالم حاد في البطن في حزيران 1922م[1]). كان الاطباء الاتراك في الجمعية هم كل من الدكتور ساموئيل اداتو, والدكتور سامي سليمان, و الدكتور محمد كاني, والدكتور مظفر بك.

تم اختيار الدكتور حنا خياط رئيسا للجمعية الطبية البغدادية, و الدكتور هالينان نائبا للرئيس, والدكتور الجراح صائب شوكت سكرتيرا. حيث كان قد عاد من استانبول سنة 1920م[2].

---

[1] اعتقد د. سندرسن بان مرضه هو التهاب الزائدة الدودية, لكن خالفه امين المعلوف ,فاستشهد سندرسن بالدكتور دنلوب الذي ايد تشخيص سندرسن. خصوصاً بعد تدهور حالة فيصل. استمرت الحال لغاية 7 ايلول عندما تم تحويل غرفة من القصر الملكي الى غرفة عمليات. قام الجراحان نوئيل براهام و جي اس ودمن بعملية استئصال الزائدة الدودية. كان الدكتور سندرسن هو الطبيب المخدر حينها. اهتزت ثقة فيصل بامين المعلوف فلم يعد طبيبه الخاص بعد هذه الحادثة. استقال امين من عمله كطبيب فيصل الخاص في اليوم التالي للعملية التي حضرها هو ايضاً اسوةً بمعظم الاطباء العاملين في بغداد. غادر الدكتور امين المعلوف بغداد الى القاهرة بعد يومين, (اتصور بان الدكتور امين معلوف كان على حق. من النادر جداً ان يصاب الشخص بالتهاب الزائدة الدودية في عمر 39. ان المللك فيصل لم يشفى من ما كان يعاني منه, بعد العملية و شفاء الجروح, حيث اضطر للسفر الى اوربا لغرض المعالجة في آب 1925م. و كان يشكوا من ضيق التنفس و الم الصدر بعد المشي لمسافات بسيطة فيضطر للتوقف لغرض الراحة, و انه توفى بسبب الجلطة القلبية, كل هذه هي مؤشرات بان الملك فيصل, كان يعاني حينها من اول علامات الذبحة الصدرية.

2 عمل الدكتور صائب شوكت في عيادة طبية ملحقة بصيدلية (اجزخانة) الاعتماد في منطقة الصابونجية, صباحاً, و عمل في عيادة ملحقة بصيدلية الصباح في منطقة القاضي مساءاً. عمل بعدها, جراحا في المستشفى العمومي الجديد ( new general hospital) سنة 1923م بعد تحويله الى مستشفى مدني.

## الكلية الطبية الاولى في العراق [1]

كان على الانكليز العمل على تحسين الوضع الصحي للعراقيين باعتبارها واحدة من مستلزمات الدول المستقلة. لكنهم ادركوا بسرعة, عدم مقدرتهم في ادارة الخدمات الطبية في العراق بانفسهم, بسبب قلة عددهم, و عزوف الحكومة البريطانية عن دفع نفقات تلك الخدمات[2]. لقد كانوا يحاولون تطبيق النظام الصحي البريطاني في بلاد بين النهرين. هذا بالاضافة الى التزامهم بوجوب العمل على سرعة استقلال العراق (المادة الاولى من تعهد الانتداب).

قام الدكتور تي جي هالينان, المفتش الانكليزي في دائرة الخدمات الطبية, بجولة تفتيشية شاملة في انحاء العراق ربيع سنة 1921م. القى بعدها, محاضرة امام اعضاء الجمعية الطبية البغدادية, حول ملاحظاته خلال تلك الجولة. كانت المحاضرة, في احدى قاعات المستشفى المدني (كان اسمه مستشفى الغرباء ايام العثمانيين)[3], في الكرخ مساءً في شهر ايلول سنة 1921م. كان عدد اعضاء الجمعية حينها هم حوالي الاربعين طبيباً من الاطباء العاملين في مدينة بغداد, بينهم تسعة اطباء عراقيين فقط.

كان مجموع عدد الاطباء العاملين في العراق حينها هم حوالي 170 طبيباً. هذا يعني وجود طبيب واحد لكل حوالي 17000 عراقي. كان هذا العدد منخفضاً جداً بالمقاييس البريطانية و العالمية. لاحظ هالينان بان الوضع الصحي كان سيئاً و

---

1 السامرائي, د. كمال, قصة تأسيس الكلية الطبية في بغداد.

2 كان معدل وفيات القوات البريطانية في العراق لسنة 1921م هي 10.74 لكل الف مقاتل. كانت هذه النسبة هي اعلى نسبة موجودة للقوات البريطانية في كافة انحاء العالم. انظر ( ) The Services: The Health of the Army, British Medical Journal, Sep.13)1921, p488.

3 سمى الانكليز ذلك المستشفى بالمستشفى المدني لتفريقة عن مستشفى المجيدية الذي كان عسكرياً.

يستوجب زيادة عدد الاطباء, اذا كان الهدف هو العمل في الاتجاه نحو استقلال العراق, و اعتماده على نفسه. كان عدد سكان العراق حينها حوالي الثلاثة ملايين نسمة.[1]

اقترح الحضور بعد المحاضرة و اثناء المناقشه, جلب اطباء اجانب للمساعدة على سد النقص الموجود. لكن الدكتور بي هيكس, الطبيب المسؤول عن الامراض السارية, اقترح تاسيس مدرسة لتعليم الطب في العراق, لتزويد البلد باطباء من سكانه. استحسن بقية الاطباء الحضور ذلك المقترح [2]. نشرت الصحف المحلية تفاصيل ذلك الاجتماع مبرزةً المقترح المذكور.

اخذ الدكتور تي جي هالينان[3] موضوع اقتراح تاسيس مدرسة لتعليم الطب في العراق محمل الجد. حيث رفع تقريراً الى المندوب السامي البريطاني, بعد تلك المحاضرة بفترة, يقترح فيها, القيام بعدة اجراءات لتحقيق هذا الهدف. منها تخلي السلطات البريطانية عن " المستشفى البريطاني العسكري الثابت 23" [4]. توقع الطبيب البريطاني, في تقريره, بان تكاليف انشاء مدرسة الطب في بغداد, ستحتاج الى حوالي 700000 ربية, خلال اول سنتين من بدأ التدريس فيها. حدد الطبيب الحاجة الى 400 الف ربية, لغرض توفير الابنية المناسبة, و استيراد المواد و 300 الف ربية, لغرض المصاريف التشغيلية العادية[5].

---

[1] Parfit, Joseph T., Marvellous Mesopotamia, The world's wonderland, London, S. W. Partrige & CO. LTD, P 15.

[2] كان د. فائق شاكر مع ارسال الاطباء للخارج للتعليم. لكن د. امين المعلوف ود. سليمان غزالة و د. نظام الدين كانوا موافقين على الفكرة. (مذكرات رؤوف البحراني: لمحات عن وضع العراق منذ تأسيس الحكم الوطني عام 1920م).

[3] منحته بريطانيا وسام الامر من النوع المدني ذو المرتبة الرفيعة سنة 1923م بسبب خدمته المتميزه في العراق. ( The Edinburgh Gazette, Jun. 5, 1923, P805.)

[4] هذا هو الاسم العسكري لمستشفى المجيدية, و بدأ البريطانيون يسمونه " المستشفى العمومي الجديد" بعد ان بدأ بمعالجة المدنيين العراقيين بدل العسكريين البريطانيين. بقي العراقيون يسمونه مستشفى المجيدية.

[5] الفتال, د. سعد, الاستاذ هاشم الوتري.

استجابت السلطة العسكرية البريطانية, لطلب التخلي عن بناية المستشفى العسكري البريطاني, رغبة منها في تقليص النفقات, خصوصاً و ان القوات المسلحة البريطانية لم تعد بحاجة لتلك المستشفى.

تم تسليم المستشفى العسكري للسلطات العراقيه في سنة 1923م, عندما كان عبدالمحسن السعدون رئيساً للوزراء و ناجي السويدي وزيراً للداخلية. انتقل المستشفى العسكري البريطاني الى المستشفى العسكري الهندي في الكراده [1] في معسكري الهنيدي (معسكر الرشيد لاحقاً). اصبح مستشفى المجيدية, الذي استعمله العثمانيون و بعدهم الجيش البريطاني كمستشفى عسكري, تحت ادارة مديرية الصحة العامة, و اصبح اسمه " المستشفى العمومي الجديد" و اصبح عمل المستشفى هو معالجة المدنيين. تم استبدال اسم المستشفى مع اسم مدرسة الطب في بغداد الذي اصبح اسمها الكلية الطبية الملكية العراقية, بعد بناء بعض الابنية الخاصة و اجراء بعض التعميرات. تم تبديل اسم المستشفى مرة اخرى بعد سنة 1958م ليصبح اسمه المستشفى الجمهوري, و بعدها مدينة الطب عند اضافة اجنحة و ابنية اخرى في السبعينات لتحل محل الابنية القديمة.

اصدرت مديرية المعارف قرارها المؤرخ في 8 تشرين الثاني سنة 1924م بتاسيس مدرسة الطب في بغداد[2]. تم استغلال الردهات 10 و 11 في المستشفى العمومي الجديد, كمقر مؤقت للمدرسة.

تم عرض موضوع تشكيل كلية الطب العراقية, على الملك فيصل. لكن الملك فيصل لم يبت في الامر[3]. بقي الامر متروكاً لمدة تقارب اكثر من سنتين. ذكر بعدها

---

1 اصبح المستشفى العسكري في معسكر الرشيد بعد ذلك.

2 العلوجي, عبدالحميد, تاريخ الطب العراقي, مطبعة اسعد, بغداد, 1967

3 الفتال, د. سعد, تطورات الكلية الطبية

ممثل البلاط بان سبب عدم البت في الموضوع, هو لانه "يرغب الى حكومته ان تعمل بصورة فوق العادة على رفع مستوى التعليم الى حد يمكن التفكير في تاسيس كلية خطيرة مثل كلية الطب"[1]. علماً ان التكاليف السنوية لانشاء الكلية و عملها, كانت اقل من نصف راتب الملك فيصل السنوي[2].

قرر الملك فيصل الاول اخيراً الاستجابة لطلب افتتاح مدرسة تعليم الطب, و قرر في تشرين الثاني 1926م تكليف رئاسة الوزراء بتخصيص اموال في الميزانية العامة, لغرض انشاء مدرسة الطب في بغداد[3].

تم تخصيص مبلغ 27230 ربية في ميزانية 1927م لغرض تاسيس المدرسة (الكلية فيما بعد). كان هذا المبلغ كافياً لتوفير المستلزمات الادنى لغرض فتح المدرسة و بدأ التدريس في السنة الاولى. ازدادت تخصيصات مدرسة الطب ضمن ميزانية السنة التالية لتبلغ 65250 ربية[4]. ارتفعت التخصيصات مرة اخرى في سنة 1929م لتصبح 99990 ربية[5].

افتتحت مدرسة تعليم الطب في العراق, بداية خريف 1927م, و تحديداً في يوم الثلاثاء المصادف الرابع من تشرين الاول, حيث تم قبول عشرين طالباً[6] للدراسة فيها, من مجموع ثمانين متقدماً.

---

[1] كان عدد المدارس الثانوية في العراق هو 4 مدراس سنة 1923م. كانت موجودة في كل من بغداد, و الموصل, و البصرة, و كركوك وكلها مدارس ذكور. لم يتغير عدد هذه المدارس او المناهج التعليمية فيها خلال الفترة لغاية 1927م. لكن ازداد العدد بعد ذلك ليصبح العدد 22 مدرسة سنة 1932م بينها 3 مدارس ثانوية للعراقيات. (شمس الدين, خنساء زكي, التعليم الحديث في صفحاته الاولى كيف عرف العراق التعليم الثانوي؟, ذاكرة عراقية, ملحق جريدة المدى, 3789, (28 تشرين الثاني 2016), 2).

[2] كان مجموع الرواتب الملكية في سنة 1925م هي 84000 ربية. (قانون الميزانية لسنة 1924- 1925م). هذا المبلغ يعادل حوالي 665000000000 دينار عراقي (665 الف مليون دينار عراقي) سنة 2015م (مقارنة باسعار الذهب).

[3] كان في سوريا حينها, ثلاثة كليات طب. (الفتال, د. سعد, تطورات الكلية الطبية).

[4] قانون الميزانية العامة لسنة 1928 المالية رقم (48) لسنة 1928م.

[5] القانون 39 قانون الميزانية العامة لسنة 1929م المالية.

[6] الطلبة المقبولين للدراسة في الصف الاول للدورة الاولى للكلية هم كل من: منير عبدالنور و جاك عبودي شابي و البير الياس و يعقوب ازانجي و رؤوف داود سميح و خالد حالت و خليل اسماعيل و كامل عيسى و صيون منشي و فؤاد مراد الشيخ و البير نسيم و محمد احسان القيمقجي و كرجي ربيع و علي البير و عبد المجيد الشهربلي و بيثون رسام و عبدالحميد شلاش و يوسف شينة و يونان عبو يونان و مظفر مدحت الزهاوي. (تاريخ الطب العراقي, للعلوجي).

كان الحرص كبيراً على تاسيس الكلية, لكن رغم وجود اعداد كافية من الطلبة لتزويد الكلية بخريجي الاعدادية. لم يجري اعتماد الشهادة الاعدادية في قبول الطلبة[1]. تم اختيار عشرين طالباً للدراسة في الكلية, للسنة الاولى, استثناءاً من شرط الحصول على الشهادة الاعدادية. كان جميع المقبولين هم من الذكور[2]. حيث تم تشكيل لجنة قبول[3] تقوم بمقابلة المتقدمين للدراسة. تم اختيار الطلبة على ضوء قرارات تلك اللجنة[4].

تم قبول 21 طالباً وفق نفس الطريقة في السنة الثانية. كان من ضمن خريجي تلك الدورة عبدالرحمن الجوربه جي و مهدي فوزي[5], و خريج الثانوية المركزية عبدالامير علاوي (اصبح وزيراً للصحة سنة 1953م). كانت لجنة القبول في السنة الثانية مؤلفة من الدكتور سندرسن عميد الكلية رئيساً و الاستاذ يوسف ابو ابراهيم و رزق الله اوغسطين عن وزارة المعارف, و الاستاذ في المدرسة رايموند و المحاضر الدكتور صائب شوكت[6].

سرعانما ادرك اساتذة المدرسة الذين كان معظمهم من البريطانيين, خطأ هذا المنحى في قبول الطلبة[7]. لهذا قرروا ان يقتصر القبول على الحاصلين على الشهادة الاعدادية, في السنة الدراسية الثالثة للمدرسة. لم تتوفر شروط القبول في الكثير من

---

1 كانت توجد حينها المدرسة العسكرية الملكية في الرستمية في بغداد التي صدر قرار انشاءها في 1 نيسان 1924م, و افتتحت في 10 آيار تلك السنة و تقبل خريجي المدارس الاعدادية. حيث قبلت 75 طالباً من خريجي الاعدادية في السنة الاولى. (العلاف, ابراهيم خليل, تاريخ الجيش العراقي وتطور دوره الوطني , مدونة الدكتور ابراهيم العلاف, 5 كانون الثاني 2013م).

2 هم ثمانية مسلمين, و ثمانية يهود و اربعة مسيحيين. ترك الدراسة طالبان. تخرج عشرة طلبة. خمسة يهود و ثلاثة مسلمين و مسيحيان. وهم كل من كرجي ربيع, و بيثون رسام و رؤوف سميح و جاك عبودي شابي و علي البير و يعقوب ازانجي و عبدالمجيد الشهربلي و مير بصري (لم يرد اسمه ضمن المقبولين) و فؤاد مراد الشيخ و محمد إحسان القيمقجي. (مذكرات رؤوف البحراني: لمحات عن وضع العراق منذ تأسيس الحكم الوطني عام 1920م).

3 الطريف في لجنة القبول, هو بانه كان فيها عراقياً واحداً فقط.

4 شوكت, د. صائب, هكذا كانت البداية, مقالة بمناسبة الذكرى الخمسين لتاسيس كلية الطب.

5 شوكت, د. صائب, هكذا كانت البداية, مقالة بمناسبة الذكرى الخمسين لتاسيس كلية الطب. بينما يذكر الفتال بان قبولهما كان في الدورة الثالثة من الدراسة.

6 الفتال, د. سعد, تطورات الكلية الطبية

7 لقد تخرج تسعة طلبة فقط سنة 1932م, من مجموع العشرين طالباً المقبولين.

الطلبة الحاصلين على تلك الشهادة, في سنة 1929م. لهذا كان عدد المقبولين للدراسة في السنة الثالثة اربعة طلبة فقط[1].

استمر قبول الطلبة في "مدرسة تعليم الطب في العراق" مقتصراً على الذكور فقط لخمس دورات متتالية. تم قبول اول طالبة في الكلية الطبية الملكية العراقية في سنة 1933م, وهي مَلَــَك غنام[2]. مضت بعد ذلك خمسة سنين دراسية قبل قبول اول طالبة مسلمة في الكلية. كانت اول طبيبه مسلمة تدخل الكلية هي سانحة امين زكي, و ذلك سنة 1938م, حيث تم قبولها رغم كونها خريجة الاعدادية القسم الادبي[3].

جرى بناء بناية خاصة للمدرسة قرب المستشفى العمومي الجديد, حيث كانت الردهات المخصصة للتدريس, تم افتتاح البناية الخاصة, في 4 نيسان سنة 1930م.

تم تغيير تسمية المدرسة بعد هذا الافتتاح ليصبح الاسم" الكلية الطبية الملكية العراقية". تغير اسم الكلية مرةً اخرى بعد تموز 1958م. حيث اصبح اسمها "الكلية الطبية", و ثم كلية الطب في الثمانينات. كان اول يوم للدراسة فيها هو 29 تشرين الثاني 1927م[4]. كان من ضمن اول خريجي الكلية سنة 1932م, الدكتور علي البير[5]. و الدكتور جاك عبود الشابي ( مواليد بغداد 1908م تم تسقيط الجنسية عنه سنة 1972 كونه يهودي)[6].

---

1 هم كل من عبدالرحمن الجوربه جي, و مهدي فوزي, و صادق علاوي, و الياس شكرجي.

2 الهلالي, عبدالرزاق, معجم العراق, ج1. هي ابنة الصحفي العراقي رزوق غنام الذي كان يصدر صحيفة العراق

3 هي ابنة امين زكي سليمان, قائد الفرقة الثانية التي مقرها في كركوك حينها. تخرجت سنة 1946م و كان تسلسل انتمائها الى نقابة الاطباء 330.

4 Jawad, A. S., Sir Harry C Sinderson Pasha (1891–1974): physician, medical educator and royal confidant, J R Coll Physicians Edinb 2013; 43:82–7

5 كانت عيادته في عد النصارى وسط بغداد, وهو والد الدكتور اياد البير اختصاص المجاري البولية

6 طبيب الامراض العصبيه والعقليه -- عمل في المصلحه العامه للصحه للواء بغداد من تخرجه الى ان ابعد عن العراق. كان يعالج المرضى من الفقراء مجاناً ثلاثة ايام في الاسبوع.

كان معظم الكادر التدريسي للصف الاول من الاجانب[1]. وكان بينهم طبيب عراقي واحد هو الدكتور صائب شوكت, الذي كان يدرّس التشريح العملي ( حيث تم ارسالة الى بريطانيا للدراسة مع د. توفيق رشدي سنة 1926م)[2] كما سيلي ذكره.

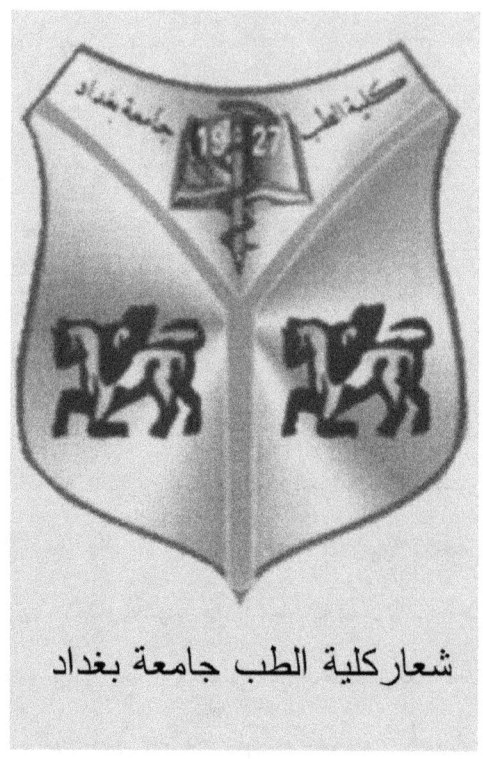

شعاركلية الطب جامعة بغداد

1 الاستاذ نورمن (A. C. Norman كان مدير معهد الاشعة في بغداد) مع الدكتور كوركيل علم الحيوان والنبات. و الاستاذ باسيت الكيمياء العضوية والفيزياء الكهرباء والمغناطيس, و الاستاذ رايموند الكيمياء غير العضوية والفيزياء, و الاستاذ ودمن التشريح النظري.

2 تم ارسال الاطباء العراقيين تباعاً بعد ذلك لغرض تاهيلهم, و زيادة معارفهم الطبية لغرض التدريس في الكلية (تقرر ان يتم ارسال طبيبين كل سنة), حيث تم ارسال د. شوكت الزهاوي سنة 1927م, و د. هاشم الوتري و د. شاكر السويدي سنة 1928م.

تقرر ان تكون سنين الدراسة في الكلية لمدة خمس سنوات, و كان في كل قسم من اقسام التدريس عراقي ضمن الكادر التعليمي رغم كون العميد و الاساتذه كلهم من البريطانيين و خريجي الجامعات البريطانية[1].

قامت زوجة الدكتور سندرسن, اول عميد لمدرسة تعليم الطب في العراق, التي كان اسمها قبل الزواج " السي مَنگاڤن"[2] بتصميم شعار المدرسة. كان الشعار يتكون من كتاب مفتوح مع عصى على شكل قلم يلتف عليها ثعبان كعلامة دولية لمهنة الطب على خلفية نهري دجلة و الفرات اللذان يلتقيان لتكوين شط العرب, و ثوران مجنحان اشوريان, وقد اضيف اليه التاج في سنة 1928م[3].

يلاحظ بان الثورين المجنحين في الشعار غير متناظران, اي لا ينظر احدهما للآخر, و لا يدير احدهما ظهره للآخر, كما جرت العادة في رسم الاوسمة و الشعارات. حيث ان كلا الثورين ينظران الى نفس الاتجاه الذي هو يسار الشعار. كذلك لم يتم نقل صورة الثورين بشكل دقيق. ان الثور المجنح العراقي في الآثار العراقية, يقف مستقيم الاقدام لكنهما في الشعار يختلفان. لقد احنى كل من الثورين قدميه الاماميتين القدم اليمنى للامام و اليسى الى الخلف, ربما كعلامة للتحية, تشبيهاً لما يقوم به الشعب البريطاني عند تحيتهم لملكتهم في العصور القديمة, و بما ان بريطانيا تقع يسار العراق في الخرائط, لهذا فانه يبدوا ان نظرهما لليسار قد يكون رمزاً للنظر نحو بريطانيا, و التبعية لها. هذا اذا اخذنا بنظر الاعتبار بان مصممة الرمز كانت

---

[1] Iraq Collage of Medicine, British Medical Journal, (Feb. 11), 1928. تم ازالة التاج من شعار الكية بعد تموز 1958م.

[2] Miss Elsie MunGavin تزوجها سندرسن في حزيران 1920م.

[3] العلوجي, عبدالحميد, تاريخ الطب العراقي, مطبعة اسعد, بغداد, 1967م.

بريطانية, و ان العراق كان تحت الاحتلال و الوصاية البريطانية. كانت عادة عدم السماح للبريطانيين ادارة ظهرهم لملكتهم هي من العادات القديمة للبريطانيين, لهذا فان الثورين ينظران الى نفس الاتجاه لتجنب ادارة الظهر عند النظر لبريطانيا او لملكتهم كما يبدوا.

لم يكن للكلية نظام داخلي يحكمها عند افتتاحها. لهذا سافر الدكتور سندرسن[1] الذي تولى امور الكلية في بداياتها, الى ادنبره حيث كلية الطب التي تخرج منها [2] في ابردين [3] (ابردين هي مدينة تقع في الشمال في اقليم اسكتلندا في بريطانيا, وعاصمة الاقليم هي ادنبره حيث كان يدرس الدكتور سندرسن), و درس للحصول على شهادة الدبلوم, و بعدها الدكتوراه, و كذلك لمعرفة طرق سير الدراسة و التدريس و اساليبها و النظام المتبع في تلك الكلية. طبق سندرسن نظام منح شهادة الطب المتبعة في ادنبرة و ربط الكلية الطبية الملكية الناشئة, بنظام منح الشهادات في ادنبرة لاغراض الاشراف على المناهج و طرق التدريس و التدريب و الامتحانات.

تم تثبيت تكاليف الدراسة في الكلية الطبية الملكية العراقية بشكل رسمي عند صدور نظام الكلية الطبية الملكية سنة 1932م. تلقى المحاضرات في المدرسة باللغة

---

1 هو Harry Chapman Sinderson من مواليد 9 حزيران 1891م و توفى سنة 1970م. خريج كلية طب ادنبرة لسنة 1914م. جاء للعراق مع القوات المسلحة البريطانية سنة 1918م. اصبح طبيباً في الحلة في 27 تموز 1919م (بعد تجديد خدمته في السلطة المدنية البريطانية في العراق, و بغداد( من ايلول 1920م).سافر لمدة ستة اشهر الى انكلترا سنة 1921م, حاز خلالها على دبلوما في امراض المناطق الحارة من لندن سافر بعدها الى ادنبره و منح زمالة كلية الطب الملكية. اصبح مدير مستشفى العزل المدني, و بعدها عمل في مستشفى شركة السكك الحديدية. حصل على شهادة الدكتوراه في الطب من ادنبره. اصبح عميداً للكلية الطبية الملكية للفترة من 1927م لغاية 1934م كان خلالها مدرساً لعلم وظائف الاعضاء (فزيولوجي) و استاذ الطب في الكلية. و بعدها خلال الحرب العالمية الثانية من الفترة 1941م لغاية 1946م. عاد بعدها متقاعداً الى بريطانيا. كان طبيب فيصل حسين و عائلته للفترة 1923م لغاية 1946م.

2 كانت شهادته هي بكالوريوس طب و جراحه عامة, اصبح عسكرياً تم نقله للعراق, بعد الحصول عليها.

3 Aberdeen School of Medicine. تاسس المعهد الملكي في مدينة ابردين في سنة 1495م. وهي ثالث اقدم جامعة في اقليم اسكتلندا و خامس اقدم كلية في كل بريطانيا. تعتبر مدرسة ابردين للطب اقدم مدرسة طبية في اقليم اسكتلندا, حتى ان البعض يعتبرها اقدم مدرسة طبية بين المتكلمين باللغة الانكليزية في العالم في سنة 1921م. تم منح خمسة جوائز نوبل لاعمال بدأت او ساهمت جامعة ابردين فيها, منها اكتشاف الانسولين ( الذي اكتشفها عالم كندي في جامعة تورنتو) و جهاز الرنين المغناطيسي. (الموقع الرسمي لجامعة ابردين).

الانكليزية, ولكن كان يسمح باستخدام اللغة العربية في الشرح او المسائل العملية[1].
صدر نظام الكلية الطبية الملكية بتاريخ 25 نيسان سنة 1932م قبل تخرج الوجبة الاولى من الاطباء صيف تلك السنة [2]. حيث كان من الواجب ربط الطلبة بعقود لغرض فرض بقائهم في العراق لممارسة الطب. حيث نص النظام بان على الطلبة دفع 4 دنانير لقاء كل سنة دراسية في الكلية مقدماً (يساوي هذا المبلغ حوالي 20 مليون دينار عراقي سنة 2015م, مقارنة باسعار الذهب). تم كذلك ربطهم بتعهد بالخدمة لدى الحكومة العراقية لمدة اربعة سنوات بعد التخرج[3]. كانت عدد سنوات الدراسة في الكلية خمس سنوات تم اضافة سنة اخرى لها في سنة 1935م لغرض التدريب, في نفس المستشفى التعليمي, فاصبحت ست سنوات. لان المستشفيات المنتشرة, في بقية انحاء العراق لم تكن مستوفية لشروط اجراء التدريب العملي الطبي الاولي للطلبة الخريجين (ستاجير) فيها.

كانت سنة 1921م سيئة بالنسبة للعسكريين البريطانيين في العراق من الناحية الصحية, حيث بلغ معدل حالات الوفاة لاسباب صحية بينهم, 10.74 لكل الف عسكري. تعتبر هذه النسبة اعلى نسبة من الوفيات بين افراد الجيش البريطاني في كافة انحاء العالم تلك السنة[4].

تم فصل وزارة المعارف عن الصحة, من خلال انشاء وزارة محددة للصحة, في التشكية الوزارية العراقية الثانية بتاريخ 12 ايلول 1921م [5]. كانت هذه التشكيلة هي اول تشكيلة وزارية بعد ان نصب المندوب السامي البريطاني, پرسي

---

[1] British Medical Journal, Iraq Collage of Medicine, 11 Feb., 1928, p229.
[2] صدر نظام الكلية في نيسان 1932. انظر الملاحق للاطلاع على نص النظام.
[3] المادة 26 من القانون
[4] The Services: The Health of the Army, British Medical Journal, ( Sep.13)1921, p488
[5] من الجدير بالذكر هنا بان منهاج هذه الوزارة كان خالياً من اي اشارة للصحة و الخدمات الصحية.

كوكس, فيصل حسين علي ملكاً على العراق. اصبح فيها الدكتور حنا خياط (الذي رافق فيصل عند قدومه العراق, و الذي كانت له خبرة في الادارة الصحية زمن الدولة العثمانية لفترة ثمانية عشر عاماً), وزيراً للصحة. بهذا اصبح هو اول طبيب وزير لوزارة الصحة العراقية. استمرت هذه الوزارة لمدة تقارب سبعة اشهر, تم قبول استقالتها بعد ذلك في الاول من نيسان سنة 1922م[1].

وصف كل من نوتر و فيرث [2] في كتابهما عن الصحة العامة, خلال سنة 1921م اكتشاف مراحل ديدان البلهارزيا في بعض مفصليات المياه العذبة ( مياه الانهار), و اوحوا بانها قد تكون احدى مراحل دورة استحالة الدودة[3]. اقترح باركس و كينوود[4] في سنة 1924م بان الاصابة قد تحدث نتيجة شرب ماء ملوث بتلك الديدان. كان قد تم التثبت بان ديدان البلهارزيا في العراق, التي اسمها, شستوزوما هيماتوبيوم[5] تحتاج الى وسيط خارجي في المياه العذبة في سنة 1915م. و ان المرحلة التي تلي خروجها من ذلك الوسيط لا تستطيع العيش في الماء, لمدة تتجاوز يوم او يومين. تبين كذلك بانها تستطيع خرق جلد الانسان لتدخل فيه, و انه من المستحيل حدوث عدوى مباشرة من انسان الى آخر. حيث يجب ان تمر دورة الحياة بوسيط, الامر الذي يستغرق فترة امدها حوالي الشهر[6].

لعل احد ادلة تاثير توسع و تنوع مصادر التجارة العالمية, على انتشار الامراض

---

[1] فترة هذه الوزارة كانت 201 يوماً. صادق البرلمان العراقي في آذار سنة 1951م على تاسيس وزارة الصحة. تم تكليف محمد حسن كبه بتسلم وزارة الصحة بعد هذه المصادقة (وثائق السفارة البريطانية في بغداد, احداث سنة 1951م.). لكن بعد استقالة تلك الوزارة, كلف مصطفى العمري عند تشكيله الوزارة العراقية السابعة و الاربعين, في 12 تموز سنة 1952م, الدكتور عبدالرحمن جودة بمنصب وزير الصحة. بهذا اصبح الموما اليه, الوزير الثالث الذي يستلم ذلك المنصب بعدالدكتور حنا الخياط و محمد حسن كبه. حيث لم يتم تشكيل وزارة صحة على مدى خمسة و اربعين تشكيلة وزارية. طوال فترة تزيد عن ثلاثين عاماً.

[2] Notter and Firth

[3] Notter, J. Lane, and, Firth, R. H. Hygiene, Longmans, Green and CO., London, 1921, p376.

[4] Parkes and Kenwood

[5] Schistosoma haematobium

[6] Helmentology in Relation to Public Health, British Medical Journal(Jul.19), 1924, p111

في مختلف ارجاء العالم, هو حدوث حالة اصابة بالجمرة الخبيثة ببغداد في كانون الاول 1921م. تبين بعد البحث عن مصدر تلك الاصابة, بان سببها هو فرشة حلاقة تم استيرادها من اليابان. كانت الفرشة محملة باعداد كبيرة من الجراثيم المسببة للمرض[1].

تم افتتاح معهد پاستور في العراق بجهود الطبيب جي دي گراهام[2] مدير الخدمات الطبية البريطاني, بتاريخ 5 كانون الاول 1921م. دعى فرع نقابة الاطباء البريطانية في العراق, الاطباء الى المختبر المركزي في بغداد بهذه المناسبة. حيث جرى تعريفهم بافتتاح المعهد. قام خلالها, الكولونيل أي اي هامرتون, الذي كان مديراً للمختبر[3], بتقديم شرح مفصل عن كيفية تشريح الدماغ لمعرفة أجسام "نكري" التي هي من علامات الاصابة بداء الكلب[4].

عقد في كانون الاول 1921م في وزراة الصحة البريطانية في لندن[5], اول كونفرنس للمصول, ضمن الفعاليات الطبية لعصبة الامم, بهدف ايجاد مقاييس ثابته للمصول و اللقاحات. اتخذ المؤتمر قراراً باجراء الدراسات اللازمة لوضع المقاييس العالمية على المصول المضادة لكل من مرض الخناق, و الگزاز, و التهاب السحايا, و ذات الرئة, و الزحار. كذلك قرر المؤتمر اجراء دراسة مقارنة حول فعالية الطرق المختلفة المستخدمة لكشف مرض السفلس. شاركت المؤسسات التالية في هذه الدراسات:

- مؤسسة التجارب المرضية في فرانكفورت

---

1 Public Health Reports, VOL 37, March 24, 1922 NO.12, P 727.

2 Lieut.-Colonel J. D. Graham, C.I.E., I.M.S

3 Colonel A. E. Hamerton

4 Supplement to British Medical Journal, (Jan. 28), 1922, P18

5 League of Nations Health Organization , Reports on Serological Investigations, the World Peace Foundation, Boston,, Massachusetts.

- معهد پاستور في باريس
- مختبرات البكتريولجي الحكومية في روما
- مختبر الصحة في واشنطن
- مؤسسة الدولة الدانماركية في كوبنهاكن التي كان يديرها الدكتور ذ مادسن.

تقرر اعتبار المؤسسة الاخيرة هي المركز الذي يتم فيه جمع نتائج جميع الدراسات. تم تقديم نتائج مقررات المؤتمر الاول في الكونفرنس الثاني لمقاييس المصول و المحاليل الذي عقد في معهد پاستور في باريس, تشرين الثاني 1922م. حيث قرر المؤتمر, بان نتائج الدراسات التي اقيمت في تلك المؤسسات كانت متشابه. و تم اتخاذ قرار باتخاذ مقياس ايهرلخ [1] لقياس المصول و اللقاحات كمقياس عالمي. لم يستطع المؤتمر قرار الاصلح بين الطرق الاربعة التي تم استخدامها لقياس فعالية لقاح الكزاز, رغم انهم كانوا يريدونه ان يكون مشابهاً لطريقة قياس مصل الخناق. لهذا قرروا محاولة اجراء المزيد من الدراسات. كذلك كان الحال بالنسبة لمصول الامراض الاخرى.

صدر في كانون الثاني سنة 1922م " قانون التلقيح ضد الجدري ". يعتبر هذا القانون, اول قانون بشأن الصحة العامة يتم تشريعه بعد تاسيس دولة العراق. كان صدور هذا القانون هو احد مقترحات الدكتور حنا خياط, اول وزيرعراقي للصحة, استجابة لتوصيات عصبة الامم في مجال مكافحة مرض الجدري في العالم. كان ذلك في التشكيلة الوزارية الثانية, برآسة عبدالرحمن النقيب, و التي تشكلت في 12 آيلول سنة 1921م.

حدثت في 11 آذار سنة 1922م, حوادث قتل بشعة, ذهب ضحيتها 694 عراقياً , تم قتلهم, مع تهديم 781 بيتاً , اثر هجوم قامت به عصابات نهب, قادمة من

---

[1] Ehrlich unit

اقليم نجد, على كربلاء و النجف[1].

اتخذ ارتباط مديرية الصحة العامة بوزارة الداخلية وضعاً قانونياً , عندما تم تشريع قانون ممارسة الطب في العراق سنة 1925م, بعد ان كان ضمن قرارات مجلس الوزراء كما تم ذكره سابقاً . لعب هذا الامر دوراً رئيساً في كيفية تبلور الخدمات الصحية العراقية, الى الحال الذي نراه الان[2].

كانت تجارة المخدرات حرة في العراق خلال هذه الفترة, و لم تجر اي محاولات للحد منها, رغم مقررات عصبة الامم[3].

تحولت ادارة مستشفى العزل في الكرخ سنة 1922م, الى مديرية صحة بغداد المركزية نظرا للعلاقة الوثيقة بين واجبات مديرية الصحة, والمستشفى, والتي تشمل الأمراض السارية. أنيطت إدارة المستشفى المباشرة, لكل من الدكتور لانزون والدكتور لوبو حتى نهاية 1922م, كانت الإدارة الداخلية ومراقبة الممرضات تحت إشراف الممرضة وايتلي, أعقبتها في 6 آيار1922م, الآنسة مكاي وإستمرت بعملها حتى نهاية السنة[4].

ذكر تقرير عسكري يتناول الحالة الصحية للقوات المسلحة البريطانية خلال سنة 1922م, بان سبب الاسهال بين تلك القوات, في العراق و الهند هو اميبي[5], بعكس

---

[1] الحسني, عبدالرزاق, تاريخ الوزارات العراقية, دار الشؤون الثقافية, بغداد, 1974م, ج1,

[2] استمرت تبعية مدير الصحة العام و المستشفيات و الدوائر الصحية الاخرى, لوزارة الداخلية, طوال هذه الفترة, لغاية صدور قرار للمحكمة العليا بتاريخ 11 ايلول سنة 1939م, بعدم جواز ذلك. عندها صدر مرسوم استحداث وزارة الشؤون الاجتماعية رقم 59 في سنة 1939م. ايد مجلسي النواب و الاعيان هذا الاستحداث و اصبح ساري المفعول في شباط سنة 1940م.( الوقائع العراقية, العدد 1772 في 8 شباط 1940م). تم اصدار نظام وزارة الشؤون الاجتماعية في آب 1941م. (نظام وزارة الشؤون الاجتماعية رقم 48 لسنة 1941م. الوقائع العراقية, العدد 1951 في 7 ايلول 1941م). اصبحت الدوائر الصحية تابعة لوزارة الشؤون الاجتماعية اعتباراً من آب 1941م. لقد تحولت تبعية المستشفيات و الدوائر الصحية العراقية بعد حوالي العشرين عاماً, التي هي الفترة من نيسان 1922م لغاية آب 1941م, من وزارة الداخلية الى وزارة الشؤون الاجتماعية.

[3] British Medical Journal( May 5), 1923, p780

[4] الفتال, د. سعد, المستشفيات الاوائل في العراق, محاضره في اجتماع الجمعية الطبية العراقية في فندق راديسون لندن، 8 تموز 2012م.

[5] The Health of the Army. Annual Report for 1922, British Medical Journal , (March 21), 1925, P563

المناطق الاخرى في العالم, التي يخدم فيها سلاح الجو البريطاني (استند هذا الاستنتاج على الفحوصات البكتريولوجية التي قام بها المستشفى العسكري في الكوت). تبين ان سبب حوالي 94 بالمائة من حالات الاسهال التي تم فحصها سنة 1918م, كان اميبياً, في حين كان سبب الاسهال بكتيريا, في بقية انحاء العالم.

انسحبت خلال سنة 1922م و 1923م, كل قطعات المشاة العسكرية البريطانية و الهندية و غيرها, من العراق, و تحولت قيادة القوات البريطانية فيها, الى القوة الجوية الملكية البريطانية. كانت اخر عملية عسكرية لتلك القوات, هي هجومها للمرة الثانية على اراضي منطقة بارزان, بمساعدة قوات آشورية غير منظمة[1]. اعقبتها بالهجوم على مدينة السليمانية.

حدث وباء من الاسهال الديزانتري بين القوات البريطانية العاملة في المناطق التي اطلق عليها قائد القوة الجوية البريطانية دي مونرو[2] كوردستان, في آيار سنة 1923م[3] في آخر عملياتها في العراق, عندما كانت تهاجم مدينة السليمانية. اضطرت القوات الى العمل على نقل 198 حالة منهم الى بغداد بواسطة الطائرات, من خلال 98 رحلة جوية. تم ذلك خلال 128 ساعة و 45 دقيقة رغم الظروف الجوية الصعبة و انعدام المطارات. كان لديهم طائرة واحدة محورة للقيام بالاخلاء الجوي. تحطمت تلك الطائرة, عند هبوطها في احدى السفرات. لهذا تم استخدام طائرات عسكرية غير محورة, يوضع المريض مكان الاسلحة الرشاشة التي تم ازالتها من الطائرة[4].

---

[1] وثائق السفارة البريطانية حول احمد بارزاني.

[2] D. Munro

[3] كانت العمليات العسكرية هي ضد الشيخ محمود الحفيد الذي اعلن نفسه ملكاً على المنطقة في 18 حزيران 1922م.

[4] The Air Ambulance in War, British Medical Journal, (Oct. 20), 1923, P726

راوندوز بمساعدة الجيش الليفي في 22 نيسان 1923م. سلمت القوات البريطانية ادارة العمليات العسكرية هناك, بعد تلك الاصابات, الى القوات الهندية مع الجيش الليفي, التي دخلت مدينة السليمانية بدون قتال[1]! حيث غادرها محمود الحفيد الى ايران و عاد اليها بعد انسحاب القوات الهندية. انخفض عدد سكان منطقة السليمانية خلال هذه الفترة, بشكل كبير, اثر هذه المعارك و غيرها[2].

اوردت وسائل الاعلام حينها, بان القوات البريطانية استعملت الاسلحة الكيمياوية في العراق خلال هذه المعارك, و غيرها[3]. حيث سالت الصحافة البريطانية وزير المستعمرات البريطاني حينها ونستون چيرچل[4] حول حقيقة استعمال الاسلحة الكيمياوية في العراق فكان جوابه " انا اؤيد بقوة استعمال الغازات السامة ضد القبائل الغير متحضرة"[5].

كان المعدل السنوي لرقود افراد الجيش البريطاني في المستشفى في العراق خلال سنة 1922م هو 600 لكل 1000 فرد ( اي 60 بالمائة) كان بينها 6.3 بالمائة من الحالات فقط, هي بسبب الامراض المحلية المتوطنه التي تسبب الحمى[6].

1 .Hay,W. R., Two Years in Kurdistan experiences of a political officer 1918-1920, London, 1921

2 يبدوا تاثير المعارك الحربية المتعددة التي حدثت في المنطقة واضحاً بشكل خاص على تعداد سكان منطقة السليمانية كونها لواء قائم بذاته, تم احصاء سكانه خلال الفترات المختلفة. كان عدد سكان اللواء سنة 1917م, هو 155000 نسمة حسب الاحصائيات الانكليزية ( Population of the Vilayet of Mosul by Religions according to an Estimate made in 1921," House " .of Commons Parliamentary Papers, Turkey 1 (1923), pp.365–66) ليصبح عدد سكان اللواء 92938 في سنة 1930م. ( Racial Statistics for Kurdish Areas according to Latest Figures February 1930," CO .(.730/157, p. 236

3 Douglas, R. M., Did Britain Use Chemical Weapons In Mandatory Iraq?, The Journal of Modern History, 81, (Dec. 2009), 859-887.

4 Winston Churchill

5 Glancey, Jonathan, Our Last Occupation, Gas, chemicals, bombs: Britain has used them all before in Iraq, The Gardian, (19th Apr. 2003), London. علماً بان الملك فيصل الاول اعطى موافقته على استعمال البريطانيين السلاح الكيمياوي ضد الشعب العراقي, بعد اسبوعين من تنصيبة ملكاً. (الملحق الاول, تقرير تشيلكوت حول مشاركة بريطانيا في الحرب على العراق سنة 2003م. الفقرة 30).

6 The Health of the Army. Annual Report for 1922, British Medical Journal, (March 21), 1925, P563.

تم تسجيل 300 حالة وفاة في بغداد لوحدها, بسبب الاصابة بمرض الطاعون خلال اشهر الربيع الثلاثة من سنة 1923م[1]. كان عدد اصابات حمى التيفوئيد المسجلة في تلك السنة هي 158 حالة[2].

عند تشكيل الوزارة العراقية الثالثه, تم اتخاذ قرار اثر على الخدمات الصحية في العراق, عندما قرر مجلس الوزراء برئاسة عبدالرحمن النقيب الغاء وزارة الصحة, و جعل مصلحة الصحة العامة تابعة لوزارة الداخلية, بدلاً من وزارة المعارف, كما كان عليه الحال في التشكيلة الوزارية الاولى. بهذا, اصبحت المستشفيات و الخدمات الطبية, تابعة الى عبدالمحسن السعدون, وزير الداخلية في التشكيلة الوزارية الثالثه, بناءاً على قرار مجلس الوزراء في 22 نيسان 1922م. لم يتطرق المنهاج الوزاري لتلك التشكيله, باي اشارة للخدمات الطبية او الصحية, حالها حال الوزارة الثانية. اصبح د. حنا خياط مدير الصحه العام, و كان يعاونه مفتش عام بريطاني للصحة [3].

اصدرت الوزارة الثالثة, كذلك قانوناً اثر على الخدمات الصحية المقدمة للعراقيين, هو قانون الطوابع العراقي لسنة 1922م. حيث صدر القانون في 15 آب تلك السنة و اصبح ساري المفعول في الاول من شهر ايلول نفس السنة. حدد القانون اسلوب جباية الضرائب من العراقيين على شكل طوابع يتم لصقها في كل المعاملات الرسمية العراقية. كانت وزارة المالية هي الجهة الوحيدة المخولة باصدار تلك الطوابع المالية. بهذه الوسيلة سيطرت الحكومة المركزية على كل واردات الدولة, مانعة بذلك بلديات الالوية من استحصال اي موارد لغرض ادامة اعمالها.

حصر هذا القانون سلطة الصرف في الدولة العراقية ببغداد مما جعل لها اليد

---

1 Public Health Reports, VOL 39, June 20, 1924 NO. 25, P 1537.

2 Vital statistics, Lancet, 2:732-733 (Oct. 3), 1925.

3 الملحق الاول من الاتفاقية العراقية البريطانية لسنة 1922م.

الطولى و القرار الحاسم في اتخاذ اي اجراء يتضمن صرف اموال رسمية. تاثرت الخدمات الصحية في الالوية كثيراً بهذا الموضوع بسبب تركيز الحكومة المركزية, التي حصرت اموال الضرائب بيدها, اهتمامها بثلاثة الوية فقط وهي بغداد و الموصل و البصرة و كما سيلي ذكره.

صدر في شباط سنة 1923م, نظام اثر بشكل كبير على الخدمات الصحية العلاجية في العراق رغم ان مضمونه لا يوحي بذلك, انه نظام التفتيش الاداري[1]. ان التعليمات و الضوابط التي صدرت بموجب هذا النظام و القانون الذي حل محله, استمرت على حالها, الى يومنا هذا و اثرت كثيراً على طبيعة الخدمات الطبية العلاجية المقدمة للعراقيين.

نص نظام التفتيش الاداري في معرض ادراجه اهداف هذا النظام, في مادته الخامسة (أ) على مايلي:

" التفتيش و رفع التقارير عن جميع الامور المتعلقة بالامن العام وتنفيذ القوانين والاسباب الداعية الى زيادة الجرائم واقتراحاتهم لاستئصال شافتها وتوزيع الشرطة وضبطها واستخدامها في الامور الخارجة عن وظائفها والحالة التي تؤدي فيها واجباتها."

كذلك نصت المادة 10 على:

للمفتشين الاداريين الحق ان يسالوا الموظفين عن اجرائهم وتشبثاتهم بشان اية مسالة كانت فاذا وجدوها مخلة بمصالح الحكومة او الاهالي يخبرون بذلك المرجع المنسوب اليه ذلك الموظف حالا فيعلم القائمقام عن اعمال المدير والمتصرف عن اعمال القائمقام ووزارة الداخلية عن اعمال المتصرف.

---

[1] الوقائع العراقية, العدد27, 1923/02/15. مجموعة القوانين والانظمة, 1923, ص14. تم الغاء هذا النظام بعد عشر سنوات و حل محله قانون التفتيش الاداري رقم 42 لسنة 1933م.

و نصت المادة 11:

> اذا شاهد مفتش داري اثناء تفتيشه اسبابا ضرورية وعاجلة تستلزم سحب يد موظف من العمل يخبر بذلك المتصرف باسرع واسطة ويطلب سحب يد ذلك الموظف مع بيان الاسباب الموجبة لذلك كتابة واذا لم يوافق المتصرف على اجابة الطلب فتعرض الكيفية حالا على وزارة الداخلية

تسبب تنفيذ هذا النظام في المؤسسات الصحية العراقية, و الصلاحيات الاستثنائية التي يتمتع بها المفتشون الاداريون, الذي هدفهم بالدرجة الاولى هو " جميع الامور المتعلقة بالامن العام" و البحث عن اي امر يخل ب " بمصالح الحكومة" الى تطورات تاثرت بها الخدمات الطبية بشكل كبير.

تم تطبيق نظام التفتيش الاداري في معظم تفرعاته, بواسطة مستشارين بريطانيين في البداية, حل محلهم بالتدريج الكادر العراقي, خلال الفترة الممتدة من صدوره, لغاية انضمام العراق الى عصبة الامم. تقلص دور اولئك المستشارين تدريجياً مع الزمن لغاية 1932م. كانت مهمة المستشارين الانكليز, تتركز حول مساعدة العراق في اكمال البنى التحتية و الادارية العراقية, الى مستويات مقبولة عالمياً , لكي تقبل الدول بعضوية العراق في مؤسساتها. حل محل المتشارين الاجانب مفتشين عراقيين, يقومون بتنفيذ اعمال التفتيش و تنفيذ نظام التفتيش الاداري.

حدث خلال سنة 1923م وباء خطير لمرض الهيضة (الكوليرا). ظهر اول الامر في عبادان و انتشر بسرعة الى البصرة, حيث تم اعلان المدينة منطقة موبوءة بالوباء في 6 آب تلك السنة. انتشر الوباء بسرعة الى بقية انحاء العراق [1]. بلغ مجموع الاصابات

[1] The Health of the Royal Air Force in 1923, British Medical Journal, (March 28), 1925, P624

المسجلة للمرض الذي استمر الى اواسط شهر تشرين الثاني 1640 مريضاً, توفى منهم جراء المرض 1097 مريضاً في كافة انحاء العراق.

افادت الانباء بحدوث 30 حالة وفاة في يوم 14 آذار 1923م في ضواحي مدينة سامراء نتيجة اصابتهم بوباء الطاعون الرئوي[1]. ظهرت الاصابات بعد الانتهاء من زيارة العسكريين التي كانت تصادف يوم 19 شباط تلك السنة. ظهرت اصابات بنفس المرض, بعدها في مختلف انحاء العراق, بحيث بلغ مجموع عدد الاصابات خلال, سنة 1923م, في العراق, 787 اصابة, توفى جرائها عراقياً في مدينة بغداد لوحدها, من ضمنها حالات الاصابة و الوفاة التي تم ذكرها في سامراء.

سجلت السلطات الصحية, كذلك, حالتين من الاصابة بالجمرة الخبيثة في بغداد خلال شهر آيار تلك السنة. كان احد المصابين هو من افراد الجيش العراقي و كان المصاب الآخر من اهالي المناطق خارج بغداد[2].

كانت معظم امراض القوة الجوية البريطانية المسجلة خارج بريطانيا في سنة 1923م, هي في العراق. من اهم اسبابها هي, الملاريا في البصرة, و الكالازار (التي تسببها ذبابة الرمل و التي تسبب حبة بغداد[3]) في الموصل و معسكر الهنيدي. لقد وصلت نسبة الرقود في المستشفى بسبب حمى الكالا ازار في معسكر الهنيدي في بغداد الى معدل 640 رقود في المستشفى لكل 1000 شخص. كان معدل رقود

---

[1] Public Health Reports, VOL 38, May 4, 1923 NO. 18.

[2] Public Health Reports, VOL 38, August 17, 1923 NO. 33.

[3] يجدر بالذكر بان علاج حبة بغداد سنة 1923م, كان بزرق الفسفور المصاحب لزيت تحت الجلد في منطقة الحبة. انظر ( Aldo Castellani C.M.G., M.D.,F.R.C.P.,Treatment of oriental sore by phosphorated oil, British Medical Journal, (Feb. 17), 1923, P283).

افراد القوة الجوية البريطانية, في المستشفيات في كافة انحاء العراق, بسبب تلك الحمى, هو 301.9 لكل 1000 شخص في السنة. كذلك كانت معظم حالات الاصابة بمرض حمى التايفوئيد, و الموت جراءها بين القوات المسلحة البريطانية في انحاء العالم, تحدث في العراق[1].

انتقل المستشفى العسكري البريطاني 23, بعد انتهاء الاعمال الحربية و انسحاب الكثير من القطعات العسكرية البريطانية و الهندية, الى المستشفى الهندي (هو المستشفى الكائن في معسكر الرشيد). سلم الانكليز مستشفى المجيدية الى السلطات العراقية سنة 1923م. كان المستشفى يخدم بعد الحرب, اهالي بغداد, بالاضافة الى البريطانيين. اصبح اسم المستشفى بعد تسليمه للسلطات العراقية, المستشفى العمومي الجديد.

كان يدير المستشفى العمومي الجديد (مستشفى المجيدية) الدكتور الجراح دبليو دنلوب[2]. استمر الدكتور دنلوب بادارة المستشفى بعد قراره البقاء في العراق, وكان الطبيب العراقي الدكتور صائب شوكت, يعمل معه. التحق للعمل في المستشفى, في السنة التالية, كل من الدكتور شاكر السويدي, و الدكتور ابراهيم عاكف الآلوسي, و الدكتور توفيق رشدي.

كانت توجد دار للتمريض الخاص, ملحقةً بالمستشفى كانت مخصصةً لمعالجة الضباط الانكليز, و عوائلهم قبل تسليمه[3]. كانت تديره ممرضة بريطانية اسمها كنگستن[4].

---

[1] Boney, Kowles, M.D., M.R.C.P., British Medical Journal, (March 27), 1926, P594.

[2] السامرائي, د. كمال, قصة تأسيس الكلية الطبية في بغداد. اصبح اسم ذلك المستشفى المستشفى الجمهوري بعد سنة 1958م, و تم بعد ذلك بناء مشروع مدينة الطب في السبعينات من القرن العشرين بقربها. ثم تم استبدال الابنية القديمة بجديدة بشكل تدريجي, ضمن مشروع مدينة الطب لتحل محل الابنية القديمة.

[3] Nursing Home

[4] Kingston

كان يوجد ايضاً قسم للامراض العصبية و النفسية, كان ممرضه سعيد ملا رجب و مساعده سيروب. لم يكن هذا القسم يقدم اي علاج لمرضاه. حيث كان شبيه بالسجن, يتم وضع المجانين و المضطربين عقلياً فيه لغرض ابعادهم عن المجتمع. كان يتم الصرف على احتياجات القسم من اموال الاوقاف, او اهالي بغداد ممن يريد ان يتصدق على الساكنين فيه.

ان اسلوب التعامل مع المجانين و المضطربين عقلياً, مشابهاً لما كان عليه التعامل منذ العصور الوسطى, سواءاً كان ذلك في بغداد او في بقية انحاء العالم, عندما كانت المارستانات تقوم بهذا العمل. كان مكان العيادة الخارجية في الجانب القريب من جدار بغداد (القلعة, وهي التي اصبحت وزارة الدفاع فيما بعد), حيث كان يتم معالجة مرضى العيادة الخارجية من اصابات العيون و الجروح و غيرها, و كان فيها مختبر و قسم اشعة[1].

عقدت الاجتماع السنوي لفرع نقابة الاطباء البريطانية في بغداد في 17 كانون الاول 1923م في المستشفى الملكي العام. تم خلال الاجتماع انتخاب الهيئة النقابية السنوية للفرع[2]. تم وضع برنامج الاجتماعات الطبية, خلال الست اشهر الاولى من السنة. عقد الاجتماع الاول في 9 كانون الثاني سنة 1924م. قام المجتمعون بزيارة مختبر الباثولوجي, حيث شاهدوا هناك اثنتان من حصاة المثانة يزيد وزن كل منهما عن نصف كغم, احتاج الطبيب الى استعمال مبضع الولادة خلال العملية الجراحية لاستخراج كل منهما[3].

1 الرميثي, جواد, مستشفيات بغداد في العشرينات, ذاكرة عراقية, ملحق حريدة المدى 2036 , 7 شباط 2011, ص13.

2 الرئيس, Group Captain H.Cooper, D.S.O.,R.A.F.M.S. ,نائب الرئيس, B.A.Playne,D.S.O.,R.A.F.M.S., الرئيس المنتخب Dr.W Dunlop O.B.E ,مدير المستشفى الملكي العام في بغداد, السكرتير و مسؤول الخزينة Dr. Gordon W. Spencer. طبيب العيون في نفس المستشفى, و الذي استمر يمارس الطب في العراق لفترة تصل الى سنة 1932.

3 Insurance Notes, Suppliment to British Medical Journal, (Feb.23), P114.

كان يوجد في المستشفى الملكي العام, قسم يهتم بامراض العيون. اصبح الدكتور البريطاني فريمان هيل رئيساً للقسم لمدة عدة شهور خلال سنة 1924م[1]. يتحدث اخصائي العيون البريطاني, فريمان, عن ملاحظاته خلالها, و يذكر فيما يذكره, بان الاصابة بمرض التراخوما[2] في بغداد كانت عامة. و يندر وجود شخص في المدينة غير مصاب بهذا المرض. و يقول عن مرضاه الذين كان يتعامل معهم, بانه

> **"رغم متطلبات الوضوء الا انهم نادراً ما يغسلون اجسامهم او اطفالهم او ملابسهم. ان العراقيين يلجأون الى وشم وجوه اطفالهم بدلاً من غسلها. و يتم صبغ عيون اطفالهم بمادة دهنية لغرض تجميل عيونهم"[3]**

لعل عدم الغسل هو احد اهم اسباب انتشار مرض التراخوما, بهذه الصورة في بغداد.

ان علاج التراخوما الطبي في زمن كتابة الدكتور فريمان ملاحظته, كان وضع مادة كبريتات النحاس على العين بواسطة مرود. كان اهالي بغداد في نفس الفترة يعالجون التهاب العيون لدى الاطفال, بواسطة وضع مسحوق ناعم في العين متكون من جوهر احمر مع شب مع نبات ماميته, و تقطر امرأة حليب ثديها في عين الطفل[4].

حدثت 523 حالة اصابة بمرض الطاعون في بغداد خلال سنة 1924م, تسببت في وفاة 114 عراقياً. ظهرت الاصابات في بغداد و البصرة و انتشرت بعد ذلك

---

1 Heal, Freeman, Excision of the Superior Tarsus and Conjunctiva in the Treatment of Trachoma, The British Journal of Opthalmology.
يجدر الاشارة هنا بان هذا الطبيب قام باجراء عمليات جراحية لخمسين عراقياً بازالة غشاء الملتحمة كوسيلة لعلاج مرض التراخوما بشكل تجريبي بدون وجود اي دليل علمي على نجاح او اسلوب اجراء هذه العملية.

2 Trachoma, هو التهاب لملتحمة العين(رمد العيون) تسببها بكتريا اسمها كلاميديا تراخوماتس Chlamydia trachomatis تسبب خشونة في داخل الجفن و الم و قد تسبب العمى, تعالج نهايات القرن العشرين بمراهم مضادات البكتريا.

3 كان هذا اعتقاد الطبيب. يدل هذا التعليق على ضعف التواصل و التخاطب بين الاطباء الانكليز العاملين في العراق و مرضاهم من العراقيين. بحيث اصبح الاطباء الانكليز يعتمدون على استنتاجات بدلاً من محاولة معرفة حقائق. لم يخطر ببال الطبيب بان العراقيين يعالجون عيون اطفالهم بهذه الطريقة.

4 الحجية, عزيز, بغداديات, الادوية و معالجة الامراض, 1968م.

بشكل متناثر في المناطق الاخرى. كان عدد اصابات الطاعون في العالم, خلال سنة 1924م هو الاعلى من اي سنة من السنين الخمس التي سبقتها. كان الموطن و المصدر الرئيسي للمرض في العالم هو شمال الهند[1].

تزايد عدد الاصابات المسجلة بمرض الجمرة الخبيثة, خلال سنة 1924م, حيث تم تسجيل اربعة اصابات, توفى منهم مريضان. بلغ عدد اصابات الجمرة الخبيثة في العراق سنة 1925م عشرة اصابات توفى منهم مريض واحد[2].

من الجدير بالذكر هنا بان الاسعاف الجوي اصبح مستعملاً في العراق على نطاق واسع لدى القوات البريطانية, حيث تم نقل 81 جريحاً بهذه الوسيلة خلال عام 1924م[3].

حدثت زيادة ملحوظة في نسبة الاصابة بمرض الحصبة في العالم في بداية سنة 1924م. كانت هناك زيادة في نسب الاصابة في بريطانيا خصوصاً في المدن لندن و كلاسكو, و كذلك في المانيا و نيويورك و في موسكو و لينينغراد. تم تسجيل 96 حالة وفاة بسبب الحصبة في مدينة بغداد فقط, خلال شهر شباط تلك السنة[4]. بلغ مجموع حالات حمى التيفوئيد المسجلة تلك السنة 124 حالة[5].

خلال سنة 1924م كان مرض حمى الروماتزم معروفاً و كان الاطباء يشخصونه و يتم رصده و تسميته بشكل مختلف عن روماتزم المفاصل. كانت علاقة حمى الروماتزم بامراض صمامات القلب معروفة ايضاً. كانت علاقة التهاب البلاعيم (اللوزتين) بحمى الروماتزم مشخصة على اسس احصائية و مراقبة سريرية. كانت

1 The World Epidemiology of 1924 , British Medical Journal, (Sep. 12), 1925, P484.
2 Public Health Reports, VOL 41, June 25, 1926 NO. 26, P. 1300.
3 The Health of the Air Force in 1924, British Medical Journal, (Dec. 29), 1925, P1239.
4 Public Health Reports, Vol. 39, May 23, 1924 NO. 21.
5 Vital statistics, Lancet, 2:732-733 (Oct. 3), 1925.

وصايا الوقاية من تلك الحمى تتلخص بمحاولة الوقاية من التهاب البلاعيم و صحة الفم و الاسنان[1].

اصدر المفتش العام للخدمات الصحية في العراق سنة 1925م تقريراً عاماً عن الحالة الصحية في العراق خلال السنوات 1923م و 1924م [2]. ذكر فيه بان تركيز الحكومة العراقية كان منصباً خلال سنة 1923م على الاهتمام بالمستشفيات العامة في بغداد و البصرة و الموصل, و مستشفيات العزل, و المؤسسات الاختصاصية, من خلال تامين احتياجاتها من الكادر الطبي و المعدات و التمويل. في حين تم الاعتماد على التبرعات, و مصادر البلديات في مدن العراق الاخرى, لغرض ادارة و تمويل المستشفيات فيها. ادى ذلك, الى تدهور الخدمات الصحية في تلك المدن و غلق بعضها و رفض البعض الآخر التعامل مع الحكومة المركزية. ظهر الخلل في هذا التقسيم و التفرقة واضحاً, عند فشل السلطات الصحية, في السيطرة على مرض الكوليرا الذي انتشر بدءاً من البصرة الى المناطق الاخرى, خلال سنة 1923م[3].

ذكر التقرير بان عدد المستشفيات العامة في العراق هو 18 مستشفى في نهاية 1923م عدا مستشفى شركة السكك الحديدية و المستشفيات العسكرية. كان يوجد مستشفيان اثنان في بغداد و اثنان في البصرة و مستشفى واحد في الموصل وهو ثاني اكبر مستشفى في العراق.(كان يعمل فيها طبيب الاطفال البريطاني, الطبيب, ليونيل بانكس پيري[4], سنة 1922م قبل انتقاله منها الى مدينة الحلة[5] لغاية 1925م حيث لم

---

1 Shaw, T. B., Remarks on the Incidence, Etiology and Prevention of Rheumatic Fever in the Navy, War Section, British Medical Journal, Dec. 8, 1924

2 Health Adminstration in Iraq, British Medical Journal, 3 Oct., 1925, p619.

3 تسبب وباء الكوليرا في سنة 1923م الى وفاة 477 عراقي, و تسبب مرض الطاعون الى وفاة 413 عراقي في نفس السنة.

4 Lionel Banks Perry

5 British Medical Journal, Oct. 2, 1926, p617

يجدد عقده و غادر العراق. توفى بعدها بفترة قصيرة في 18 تموز 1926م, علماً انه من مواليد 1884م. وكانت البريطانية اليس ماري مكلور[1] هي رئيسة الممرضات فيها.) كذلك ذكر بانه تمت الموافقة على بناء عشرة مستشفيات اخرى خلال سنة 1924م. كان عدد الاطباء العاملين في العراق, خلال تلك الفترة هو 102 طبيب. كان بينهم 42 طبيباً عراقياً, و كان الاخرون من الجنسيات السورية, و التركية, و الارمنية, و اليونانية, و الايرانية, و البريطانية. تضمن التقرير ايضاً خطط المؤسسات الصحية العراقية في القضاء على الامراض و الاوبئة التي كانت تواجهها حينذاك وهي, حسب التقرير, الكوليرا, و الطاعون, و الجمرة الخبيثة, و البلهارزيا, و الملاريا, و الجذام. كلها اما مستوطنة في العراق او قابلة لان تصبح وباءاً ينطلق منها.

كان انطباع الاطباء البريطانيين حول حالة الامراض الوبائية في العراق يتلخص بالاضافة الى ما تم ذكره اعلاه حول الطاعون, بما يلي:

- ان مرض الجدري مستوطن في العراق و خصوصاً في القرى, ينتقل احياناً الى داخل المدن. رغم وجود قانون يجبر السكان على التلقيح ضد الجدري ولكن توجد صعوبة في تطبيقه.
- تتواجد الحصبة دائماً في بعض انحاء العراق.
- امراض الاسهال منتشرة و لكنها و لحسن الحظ غير خطيرة في اغلب الاحيان. تم تسجيل 158 حالة اسهال سنة 1923م و 134 حالة في 1924م.
- تتزايد اعداد الاصابة بالتدرن المسجلة كل سنة. ربما يكون السبب هو التسجيل الافضل و تعاون الاهالي مع الجهات الصحية.
- مرض البلهارزيا هو المرض الاكثر انتشاراً في العراق. تبلغ نسبة الاصابة بالمرض في الوسط و الجنوب من 20 بالمئة الى 100 بالمئة.

---

1 Miss Alice Mary M'Clure

- تبلغ اصابات الملاريا, بشكل عام, حوالي نفس النسبة و في نفس المناطق[1].

تغير واقع حال الاطباء البريطانيين المتعاقدين مع الحكومة العراقية خلال السنين 1924م و 1925م. حيث عملت الحكومة العراقية على اعادة النظر في عقود الاطباء البريطانيين العاملين لديها. اشتكى اولئك الاطباء لدى نقابتهم في بريطانيا, بان السلطات بالبريطانية وعدتهم قبل اقرار التزامها بالانتداب على العراق, بانهم سيحظون بعقود خدمة طويلة الامد في العراق في حالة, قرروا البقاء فيه. لكن تبين

لهم, بعد قرارهم البقاء, بان الحكومة العراقية بدأت بالغاء عقودهم المؤقتة و ترفض منحهم عقود عمل طويلة الامد[2].

ارسلت النقابة البريطانية مفاوضين للتباحث مع الحكومة العراقية حول هذا الموضوع. يبدوا بانهم نجحوا, في تمديد عقود بعض الاطباء لفترة اخرى, حسب تصريح الطبيب الميجور تي جي هالينان للنقابة في آب 1925م[3]. كانت اجرة الطبيب البريطاني حسب العقود هي 1200 روبية شهرياً في بداية الخدمة في العراق, يعقبها زيادة 75 ربية, بعد كل سنة خدمة للطبيب في العراق[4].

بعد ان تم انهاء عقود العديد من الاطباء البريطانيين العاملين في العراق, اصبح مجموع عدد الاطباء, سنة 1925م هو 102 طبيباً. تم توزيع الاطباء البريطانيين, و المتعاقدين مع الحكومة العراقية على 18 مستشفى او مستوصف في انحاء العراق[5].

بعد

---

[1] Lancet, 2:732-733 (Oct. 3), 1925

[2] المادة 200 من تقرير نقابة الاطباء البريطانية حول حال الاطباء خلال السنين 1924 و 1925, المنشور في المجلة الطبية البريطانية. British Medical Association, Annual Report of Council, 1924-25, Supplement to British Medical Journal, (Apr. 11), 1925, P163.

[3] Major T. J. Hallinan, حسب المنشور في, Hospital Policy of the Association, Supplement to British Medical Journal, (Aug. 1), 1925, P63.

[4] Supplement to British Medical Journal, (Nov. 14), 1925, P175. يعادل هذا المبلغ اكثر من 830 مليون دينار عراقي باسعار سنة 2015 مقارنة باسعار الذهب.

[5] Health Adminstration in Iraq, British Medical Journal, 3 Oct., 1925, p619

الاستغناء عن خدمات حوالي ثلث الاطباء العاملين, اصبحت نسبة الاطباء الى عدد السكان هي طبيب واحد لكل ثلاثين الف من العراقيين, و طبيب عراقي واحد لكل سبعين الف من العراقيين.

## المؤسسات الصحية العراقية الرسمية سنة 1925 [1، 2]

أدرج ادناه اسماء بعض المراكز الصحية التي كانت موجودة في العراق سنة 1925م[3].

**لواء بغداد** [4]

المستشفى الملكي

مستشفى التجريد الملكي (مستشفى عزل)

المستشفى الملكي في الكاظمين

مستشفى الاعتزال (مستشفى العزل)

المستشفى الملكي في سامراء

المستوصف الملكي في المعظم

المستوصف الملكي في بلد

المستوصف الملكي في المحمودية

المستوصف الزهري [5] ( كان يجري فيه فحص المومسات مرة واحدة او مرتين في الاسبوع, و القوادات مرة كل اسبوعين, و الراقصات مرة و احدة شهرياً ).

دائرة طبابة العيون

المختبر المركزي

معهد داء الكلب

---

1 المجلة الطبية البغدادية, بغداد, مطبعة العراق, , 1925, العدد 2.

2 اصبح لواء الموصل لواءا" عراقيا بعد قرار عصبة الامم في 25 ايلول 1925 عندما كان عبدالمحسن السعدون رئيسا" للوزراء.

3 لم استطع الحصول على القائمة الكاملة للمراكز الصحيةالعاملة حينها.

4 كان يوجد مستوصف الرسالة الفنسية التبشيري الذي يقدم احصائياته لدائرة الصحة و كان يرى حوالي 6 مرضى بالمعدل يومياً. و مستشفى شركة السكك الحديدية الذي كان د. سندرسن يديره قبل انتقاله الى الميناء في البصرة في 12 ايلول 1925.

5 مخصص لفحص المومسات و الفنانات و معالجة الامراض التناسلية و كان بادارة الدكتور اسماعيل الصفار.

معهد اشعة روتنجن ( معهد الاشعه)

معهد المصل التلقيحي

المركز الصحي في الحيدرخانة [1]

المركز الصحي في الدهانة

المركز الصحي في باب الشيخ

المركز الصحي في الكرخ

توجد مستشفيات اهلية في بغداد كما تم ذكره سابقا. وهي

مستشفى مير الياس (ياهو)

مستشفى ريمه خضوري

مستشفى الدكتور طوباليان

مستوصف الرسالة الافرنجية

## لواء البصرة

مستشفى تجريد الملكي

مستشفى تذكار مود

المستشفى الملكي في القرنة

المستوصف الملكي في العشار

المستوصف الملكي في ماركيل

المستوصف الملكي في الزبير

المستوصف الملكي في ابي الخصيب

---

[1] المرشدات الصحيات هن المسؤولات عن المراكز الصحية وكان فيها مراكز معالجة العيون و اجراء التلقيحات.

المستوصف الملكي في الفاو (يديرة معاون طبيب)

**لواء الدليم**

المستوصف الملكي في الرمادي

المستوصف الملكي في عانه

المستوصف الملكي في الحديثة

المستوصف الملكي في الكبيسه

المستوصف الملكي في هيث

المستوصف الملكي في الفلوجة

**لواء الحلة**

المستشفى الملكي في الحلة

المستشفى الملكي في المسيب

المستوصف الملكي في السدة الهندية

المستوصف الملكي في طويريج

**لواء كربلاء**

المستشفى الملكي في كربلاء

مستوصف بلدية كربلاء

المستشفى الملكي في النجف

المستوصف الملكي في الكوفة

## لواء كركوك

المستشفى الملكي في كركوك

المستوصف الملكي في التون كوبري

المستوصف الملكي في كفري

المستوصف البلدي في قره تبه

المستوصف البلدي في طاووق

المستوصف البلدي في طوزخورماتو

## لواء العمارة

المستشفى الملكي في العمارة

المستوصف الملكي في قلعة صالح

## لواء الديوانية

المستشفى الملكي في الديوانية

المستشفى الملكي في الشامية

المستوصف الملكي في ابوصخير

المستوصف الملكي في السماوة

## لواء ديالى

المستشفى الملكي في خانقين

المخفر الصحي في خانقين

المستوصف الملكي في بعقوبة

المستوصف الملكي في مندلي

المستوصف الملكي في شهربان

**لواء الموصل**

المستشفى الملكي في الموصل

المستوصف الملكي في سنجار

**لواء اربيل**

المستشفى الملكي في اربيل [1]

وافق المجلس التاسيسي العراقي, على تشريع القانون الاساسي العراقي, في تموز سنة 1924م[2]. بهذا صدر القانون الاساسي العراقي بتاريخ 18 آذار سنة 1925م. خلا القانون من اي ذكر لحق للعراقيين بالصحة او الخدمات الصحية. و لم يتطرق القانون الاساسي للخدمات الصحية. لكن احتوى القانون على بعض البنود التي لها علاقة بالخدمات الصحية في العراق. اذكر منها مايلي:

- حدد القانون الاساسي, التعيين في الحكومة العراقية بالعراقيين فقط, حسب المادة 18 منه. استثنى من ذلك من يتم تعينه بقانون خاص, و الاجانب الذين يجب او يجوز استخدامهم بموجب المعاهدات والمقاولات [3].

---

1 يمكن ملاحظة بان المجلة الطبية البغدادية لم تذكر الاحصائيات المرضية في كل من لوائي الموصل و اربيل, لسنة 1925م (المجلة الطبية البغدادية, بغداد, مطبعة العراق, , 1925م, العدد 2.). يبدوا ان تلك المعلومات, لم تصل الى الوزارة نتيجة عدم التعاون مع مديرية الصحة العامة, او تم حجبها من قبل وزارة الداخلية استناداً الى صلاحيتها في ذلك حسب القانون المذكور اعلاه و بسبب شمولها بالاحكام العرفية و قصف بعض مناطقها بالطائرات البريطانية. انظر تقرير تي جي هالينان.

2 كان بين اعضاء المجلس التاسيسي, طبيب الشطرة الاهلي, ميرزا محمد حسن. (شاكر, د. مؤيد, نواب مدينة الناصرية في المجلس التاسيسي العراقي الاول, ذاكرة عراقية, جريدة المدى العدد 2015, في 17 كانون الثاني 2011م, ص10). علماً انه لم يكن يحمل اي شهادة طبية, بل كان مساعداً للاطباء البريطانيين العاملين في الشطرة. حيث تعلم من خلال ملاحظتهم كيفية التعامل مع بعض الامراض.

3 نصت المادة 18 من القانون الاساسي على مايلي" العراقيون متساوون في التمتع بحقوقهم واداء واجباتهم ويعهد اليهم وحدهم بوظائف الحكومة بدون تمييز كل حسب اقتداره واهليته ولا يستخدم في وظائف الحكومة غير العراقيين الا في الاحوال الاستثنائية التي تعين بقانون خاص. ويستثنى من ذلك الاجانب الذين يجب او يجوز استخدامهم بموجب المعاهدات والمقاولات.

- حصر القانون الاساسي,[1] موضوع وضع الضوابط اللازمة لتنفيذ اي قانون تم تشريعه, بالقصر الملكي.

- لم يحدد القانون الاساسي, الجهة التي تقترح القوانين ( اللوائح القانونية), حيث

- كان يمكن لاي شخص عراقي, او جهة عراقية, ان تقدم لائحة قانونية, (عدا اللوائح الخاصة بالاموال), لكنه حدد بانه يجب ان تقدم مقترحات القوانين الى احد المجلسين, مجلس النواب او مجلس الاعيان, و يتم عرضها على المجلس الآخر في حالة موافقة المجلس الاول عليها, و تصبح قانوناً بعد موافقة الملك عليها.[2]

- حصر القانون الاساسي صلاحية رفع اللوائح القانونية, ( مشاريع القوانين), التي تتعلق بالامور المالية و الصرفيات من خزينة الدولة, بالوزراء.[3] حدد القانون الاساسي عدد وزارات الدولة العراقية, بما لا يقل عن ستة وزارات و ما لايزيد عن تسعة.[4]

- حدد فترة بقاء الوزير في منصبه بستة أشهر, في حالة عدم انتخابه لعضوية مجلس النواب او مجلس الاعيان.

قام الطبيب العسكري البريطاني أي ايج هال, بدراسة مدى انتشار مرض البلهارزيا في بلاد بين النهرين, خلال عمله سنة 1925م. لاحظ الطبيب بان معظم حالات الاصابة متواجدة جنوب سدة الهندية, على نهر الفرات, و خصوصاً في مناطق حقول الشلب. ذكر هال, بان نسبة الاصابة تصل الى 80% بين سكان مناطق الارياف في لواء الديوانية. كانت نسبة الاصابة لدى طلاب المدارس في لواء البصرة هي 47% من 711 طالباً قام بفحصهم.[5]

---

[1] المادة 26 من القانون الاساسي.

[2] المادة 62 من القانون الاساسي.

[3] المادة 105 من القانون الاساسي.

[4] نصت المادة 64 على مايلي: لا يتجاوز عدد وزراء الدولة التسعة ولا يقل عن الستة ولا يكون وزيرا من كانت فيه احدى الموانع المبيّنة في المادة (30) والوزير الذي لم يكن عضوا في احد المجلسين لا يبقى في منصبه اكثر من ستة اشهر ما لم يعين عضوا في مجلس الاعيان او ينتخب لمجلس النواب قبل ختام المدة المذكورة والوزير الذي يتقاضى راتب الوزارة لا يستحق تخصيصات العضوية في احدى المجلسين في الوقت نفسه ولا يجوز للوزير ان يشتري او يستاجر شيئا من املاك الدولة واموالها.

[5] Hall, A. H. (1925) J. roy. Army Med. Cps, 64, 1, 92

بلغ مجموع حالات مرض الجذام المشخصة خلال الاشهر التسع الاولى من سنة 1925م في العراق 55 حالة. علماً انه تم تشخيص حالة مرضية واحدة فقط, خلال السنة التي سبقتها.[1]

حدثت اصابات بمرض الطاعون في بغداد خلال شهر كانون الاول من سنة 1925م, حيث تم تسجيل سبع اصابات في الاسبوعين الاخيرين من الشهر. توفى منهم ثلاثة اشخاص نتيجةً للمرض.

كانت نسبة الوفيات بسبب حمى التيفوئيد في العراق سنة 1925م هي 13.8 بالمئة. حدثت 325 حالة اصابة مشخصة بالمرض خلال تلك السنة توفى منهم 45 مريضاً[2].

لم يتم ذكر الخدمات الصحية, في منهاج الوزارات العراقية المتتالية. لكن صدر قانون ممارسة الطب في العراق, خلال فترة الوزارة السادسة التي ترأس فيها ياسين حلمي الهاشمي مجلس الوزراء. رغم انه لم يذكر اي شئ عن الخدمات الصحية في منهاج وزارته.

تم اول ذكر للخدمات الصحية, بشكل مبهم و عام, في المنهاج الوزاري للوزارة الثامنة, في 27 تشرين الثاني 1926م. ورد ذلك في خطاب جعفر العسكري امام مجلس النواب. حيث وعد بالاهتمام بشكل خاص بتوسيع نطاق الامن و التعليم و الصحة.

---

1 Public Health Reports, VOL 40, December 11, 1925 NO. 50, P 2704.
2 Public Health Reports, VOL 41, August 13, 1926 NO. 33, P 1711.

## تنظيم ممارسة الطب في العراق

صدر قانون ممارسة الطب في العراق بتاريخ 18 آذار سنة 1925م, و ذلك قبل افتتاح ' الكلية الطبية الملكية العراقية ' بسنتين و سبعة اشهر[1]. صادف صدور هذا القانون, مع صدور القانون الاساسي, حيث انهما صدرا في نفس اليوم. وضع القانون لغرض تنظيم مهنة الطب, ووضع الضوابط عليها, و لكي تكون سبيلاً لزيادة واردات الدولة.

يعرّف القانون مهنة الطب على انه " علم ومهنة منع استيلاء الامراض والعلل البشرية ومداواة هذه الامراض والعلل او تخفيف وطاتها." تقدم مفهوم الطب كثيراً منذئذ. ان التعريف المعاصر للطب هو: (علم تشخيص و معالجة او منع الامراض او اي اضرار اخرى تصيب البدن او العقل.). ان التعريف الجديد يضيف الى مهنة الطب واجب تشخيص المرض, و يضيف ايضاً الاضرار الجسدية الاخرى غير العلل مثل الجروح و اصابات العمل و غيرها بالاضافة الى الامراض العقلية و النفسية.

تم تحديد الطبيب, بانه الشخص, الحائز على درجة او شهادة طبية من جهة معترف بها تؤهله لممارسة الطب, و حدد القانون بان يتم نشر تلك الجهات دورياً في الجريدة الرسمية.

اصبحت وزارة الداخلية هي المسؤولة عن الخدمات الصحية في العراق بموجب هذا القانون.

---

[1] انظر نص القانون في الملحق نهاية الكتاب.

اعتبر القانون الممارسات التالية هي اساءة للمهنة:

- استخدام شخص غير مجاز بصفة مضمد او مركب اسنان او ملقح او قابلة او ممرضة.
- الاعلان بقصد الربح.
- استخدام وكلاء وعمال بقصد جلب المرضى.
- عدم امتثال للتعليمات في هذا القانون.
- كل ما من شانه ان يضر بشرف ومصلحة مهنة الطب بصورة عامة.
- التجاوزات على المهنة الوارد ذكرها في قانون العقوبات العراقي.

حدد القانون, دائرة 'مديرية الصحة العامة' الجهة الرسمية التي تحتفظ بسجلات الاطباء و تمنح حق ممارسة المهنة في العراق. حيث انها تستلم وثائق الاطباء و تتحقق منها و توثقها و تستحصل الرسوم الخاصة بها. وقد تطلب تلك الدائرة من الطبيب ان يقدم امتحانا موجزا امام هيئة المجلس الصحي العالي[1] عند اللزوم!!. (كانت المديرية نفسها, هي المسؤولة عن حفظ سجلات بجميع المهن الصحية الاخرى و من ضمنها القابلات الماذونات.).

فرض القانون رسوم تسجيل تبلغ خمسين ربية ( حوالي 34 مليون دينار عراقي باسعار 2014م مقارنة باسعار الذهب) للطبيب العراقي و خمسمائة ربية (حوالي 350 مليون دينار عراقي حسب اسعار 2014م مقارنة باسعار الذهب) للطبيب الاجنبي لغرض الحصول على رخصة ممارسة مهنة الطب و طب الاسنان في العراق.[2]

نصت المادة السادسة من القانون على مايلي:

- لمديرية الصحة العامة ان تعين من وقت الى اخر, لصالح الاطباء الحاليين المناطق التي لا يجوز للاطباء واطباء الاسنان الاجانب, غير الذي ذكروا في

---

[1] لم تصدر اي توضيحات, او انظمة او قوانين, حول تشكيلة او مهام او واجبات "هيئة المجلس الصحي العالي".

[2] General Medical Council, Medical Practice in Iraq, Suppliment to the British Medical Gournal, 19 Dec., 1925, p216.

- القانون[1] ان يمارسوا فيها, ذلك بعد موافقة وزارة الداخلية. وكل طبيب او طبيب اسنان يخالف احكام هذه الفقرة, يعد مذنبا باساءة التصرف في المهنة, ويسري عليه حكم الفقرة (2) من المادة (11) فيما يختص بالممارسة في المنطقة الممنوعة[2].
- لا يجوز للطبيب او طبيب الاسنان ان يملك صيدلية إلا بموجب احكام المادة (23) من قانون الصيدلة لعام 1923م.
- منع القانون, الاطباء, من امتلاك صيدلية او المتاجرة بالادوية. كذلك منع الطبيب من ممارسة مهنته لمدة لا تقل عن سنة, عند صدور حكم محكمة ضده بالحبس لمدة ستة الشهر او اكثر[3].

ضمن مقررات افتتاح مدرسة تعليم الطب في العراق, تم التخطيط على ارسال طبيبين عراقيين للدراسة خارج العراق, لغرض زيادة كفائة الاطباء العراقيين الموجودين و كذلك لغرض توفير كادر دراسي للمدرسة. ارسلت الحكومة العراقية اول بعثة طبية رسمية الى الخارج في النصف الثاني من سنة 1926م. كانت البعثة متكونه من طبيبين, هما الدكتور صائب شوكت و الدكتور توفيق رشدي[4]. قضى الطبيبان ستة اشهر في انكلترا للاطلاع على اساليب العلاج و الادارة. اطلع الطبيبان اللذان يعملان في المستشفى الملكي في بغداد, على سير العمل في المستشفيات البريطانية, من خلال زيارة مستشفى چيرينك كروس العريق[5]. اتبعوها بزيارة

---

[1] تنص هذه الفقرة 1 من المادة 4 على مايلي: ان يحضر الى دائرة مديرية الصحة العامة ليسجل فيها وثقته المختصة بهويته ودرجته واجازته التي حصل عليها لممارسة المهنة.

[2] تنص الفقرة 2 من المادة 11 من القانون على مايلي: لا يحق للشخص الذي يمارس المهنة بصورة غير مشروعة, المرافعة امام القضاء للحصول على اجرة يطالب بها الاشخاص, ويحق لكل شخص دفع له اجرة عن ممارسة غير مشروعة كهذه ان يسترجع الاجرة التي دفعها.

[3] عند ربط هذا الشرط مع الشرط الوارد في المادة السادسة يمكن الاستنتاج بان المشرع كان ينوي ان تكون عقوبة العمل في المناطق التي لاتريد الوزارة للاطباء العمل فيها رادعة بشكل خاص.

[4] كان اخو صائب شوكت الاكبر, ناجي شوكت متصرفاً للواء الموصل و اصبح وزيراً للداخلية سنة 1928م, و زوجته هي ابنة محمد فاضل الداغستاني, القائد العسكري زمن العثمانيين. كان اخو توفيق رشدي,هو احمد رشدي ضابطاً كبيراً في الجيش العراقي الذي اصبح آمراً للقوة النهرية سنة 1937م.

[5] Charing Cross. يعود تاريخ تاسيس المستشفى الى سنة 1818. وهو مستشفى تعليمي تابع الى مدرسة المعهد الامبريالي للطب.

مستشفى گايس[1]. جلب الطبيبان معهما عند العودة في شهر آذار سنة 1927م,بعض المنشورات الطبية و الكتب لغرض إطلاع الاطباء العراقيين على ما استجد بشان مهنتهم.

كان تسجيل القابلات المأذونات و تدريبهن من مسؤولية مديرية الصحة العامة. حيث كلفت هذه المديرية الانسة الراهبة ايموس بمهمة تدريبهن و اجراء اعمال التفتيش و المتابعة لاعمالهن. كان عدد القابلات المأذونات المسجلات لدى المديرية نهاية سنة 1926م هو 35 قابلة مأذونه.[2]

كانت توجد اربعة مراكز صحية في بغداد تقدم خدمات الرعاية الصحية الاولية, من رعاية امومة و طفوله و تلقيحات, و اعطاء العلاجات البسيطة, تدير اثنتين منها ممرضات ( قابلات مأذونات تم تدريبهن على التمريض على يد الممرضة البريطانية ايموس), وهما مركزا باب الشيخ و الحيدرخانة, و يوجد طبيب في كل من مركز الدهانة و مركز الكرخ.

من الملاحظات الواجبة الذكر, هو بان عدد البيوت في بغداد, نهاية سنة 1926م كان حوالي 31000 بيتاً , وعدد البيوت التي تم تزويدها بالمياه الصالحة للشرب عن طريق اسالة الماء هو 900 بيت فقط[3].

بدأت حالات الاصابة بمرض الطاعون تظهر في بغداد سنة 1926م, مرة اخرى بعد شبه اختفاءها في سنة 1925م. ازدات حالات الاصابة بشكل تدريجي, كان عدد الاصابات المسجلة خلال فترة الاسبوعين نهاية آذار و بداية نيسان هو 12

---

[1] Guy's. هو مستشفى لندني عريق يقع في وسط لندن. تاسس المستشفى سنة 1712, وهو ايضاً من المستشفيات التعليمية الكبيرة. كان المستشفى يعتبر, في نهاية القرن العشرين, اعلى مستشفى في العالم, حيث يتكون من 34 طابقاً. يتدرب في المستشفى طلبة مدرسة معهد الملك في لندن للطب, تعرف رسمياً ب " مدرسة جي كي تي للطب.

[2] المجلة الطبية البغدادية, بغداد, مطبعة العراق,1927 , العدد 5, 223.

[3] المجلة الطبية البغدادية, بغداد, مطبعة العراق, 1927, العدد 5.

حالة. و بلغ عدد الاصابات المسجلة خلال الفترة الممتدة بين الثامن الى 22 من آيار 83 حالة. كان مجموع عدد الاصابات المسجلة خلال الاسبوعين التي سبقتها 39 حالة لنفس المرض في مدينة بغداد وحدها. لم تسجل اي اصابة خلال تلك الفترة في مدينة البصرة[1]. بلغ مجموع اصابات الطاعون المسجلة في العراق, خلال سنة 1926م, 273 اصابة, توفى منهم 180 مريضاً[2].

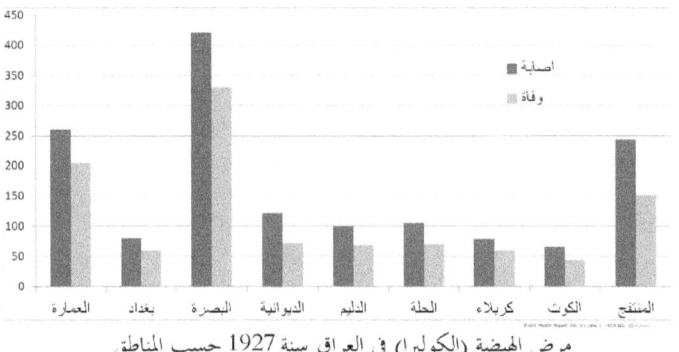

مرض الهيضة (الكوليرا) في العراق سنة 1927 حسب المناطق

حدث وباء خطير لمرض الهيضة (الكوليرا) سنة 1927م في العراق. حيث بلغ مجموع عدد الاصابات خلال الفترة من 24 تموز لغاية 8 تشرين الاول, 831 اصابة مسجلة, مع 617 حالة وفاة نتيجةً للمرض. كانت اغلب حالات الاصابة و الوفيات, في المناطق الواقعة جنوب بغداد, منها 131 اصابة و 103 حالة وفاة في مدينة العمارة, و 416 اصابة و 337 وفاة في البصرة, و 53 حالة اصابة و 30 وفاة في الديوانية, و 7 حالات اصابة و خمسة وفيات في الحلة, و 31 اصابة و 18 وفاة في كربلاء, و ثمانية حالات اصابة و ستة وفيات في الكوت, و 185 حالة اصابة و 118 وفاة في المنتفج[3]. بلغ مجموع عدد الاصابات بحلول 19 تشرين الثاني تلك

Public Health Reports, VOL 41, August 20, 1926 NO. 34, P 1776. [1]
Public Health Reports, VOL 41, 1926 NO. 26-53. [2]
Public Health Reports, (Jan. 6), 1928 Vol. 43, No. 1, P45. [3]

السنة في مختلف انحاء العراق 1179 اصابة و 839 حالة وفاة عدا مدينة البصرة التي لم ترسل احصائيتها لمكتب الصحة العالمي للاسبوعين الاخيرين.

تم منع الاتجار بالمخدرات في العراق و حصر التعامل معها و بيعها بالجهات الحكومية الرسمية[1] سنة 1927م.

حصلت زيادة ملحوظة في عدد الاصابات بمرض الجدري في العراق سنة 1928م. كانت عدد إصابات مرض الجدري المسجلة سنة 1927م, هي 743 اصابة تسببت ب 339 حالة وفاة. لكن تزايد العدد بشكل واضح خلال سنة 1928م. حيث بلغ عدد مرضى الجدري الذين تم تسجيلهم تلك السنة 1950 مريضاً. بزيادة نسبتها 262 بالمئة خلال سنة واحدة. بلغ عدد الوفيات تلك السنة نتيجة الجدري 855 حالة وفاة, اي بزيادة قدرها 252 بالمئة. علماً ان عدد حالات الطاعون, التي تم تسجيلها في بغداد, في الفترة الممتدة بين 22 كانون الاول 1928م لغاية 26 كانون الثاني, بلغت 11 اصابة[2].

لاحظ طبيب بريطاني كان يعمل في مختبرات زراعة البكتيريا, في مستشفى القديسه مريم في لندن[3], في شهر ايلول سنة 1928م, حصول تلوث في قرص الزراعة الذي كان يستخدمه في تكثير البكتريا المرضية. كان سبب التلوث وجود نوع من الفطريات على القرص. كانت المنطقة المحيطة بالتلوث خالية من اي نمو للبكتريا (ستافيلوكوكاس اورياس) التي كان يزرعها, و انها اصبحت منطقة شفافة بدلاً من اللون الاصفر الذي تكونه البكتريا المتكاثرة نتيجة الزراعة. ادرك الطبيب وجود مادة تقتل الخلايا البكتيريه في تلك المنطقة. تعرف الطبيب بعد التقصي,

---

1 British Medical Journal, Mar. 14, 1927, p891.

2 Public Health Reports, (May 10), 1929 Vol. 44, No. 19, P1142/1143.

3 St. Mary's Hospital.

على الفطريات الملوثة, التي كانت بنسيليم نوتاتم [1]. بهذا سمى الطبيب الذي كان اسمه الاسكندر فلمنك [2] تلك المادة المحلله للبكتريا 'بنسلين'. قام بعدها ذلك الطبيب (الذي زار بغداد مرتين, مرة لزيارة صديقه الدكتور ام واي يونك الذي كان طبيباً للقصر الملكي, و في المرة الثانية لغرض حضور حفل افتتاح تشغيل انبوب نفط كركوك حيفا في كانون الثاني سنة 1935م[3], استجابة لدعوة رسميه وجهت اليه), مع مجموعة من الاطباء الآخرين بمحاولة استخلاص هذه المادة و اثبات سلامة استعمالها للحيوانات. قام الطبيب بنشر بحث حول اكتشافه, في آيار سنة 1929م في المجلة البريطانية للاختبارات المرضية[4].

قام بعدها الاطباء سنة 1939 باثبات فعالية تلك المادة, كدواء للقضاء على البكتريا المَرَضية خارج جسم الانسان[5]. عملت شركات الادوية على استخلاص تلك المادة بكميات تجارية, سنة 1941م و ذلك للحاجة الماسة اليها بسبب الحرب. عندما تم انتاج المادة بصورة تجارية, انخفض سعرها بشكل كبير. هكذا, اصبحت المادة التي كان سعر قنينة زرق واحدة منها, لا يقدر بثمن سنة 1940م, تباع بسعر 20 دولار امريكي في سنة 1943م للجرعة الواحدة, و نصف دولار سنة 1946م. حصل الاسكندر فلمنك على جائزة نوبل في الطب لسنة 1945م بسبب اكتشافه.

كان ذلك العلاج غالياً جداً حينها, خصوصاً, و ان فعاليته كانت تضمحل بسرعة بسبب افراز الجسم للدواء مع البول, خلال زمن قصير. لهذا, عمد الاطباء,

---

1 Penicillium notatum.

2 Alexander Fleming

3 مذكرات الاسكندر فلمنك, الجزء الخامس و العشرين الذي يغطي الفترة من 15 كانون الثاني لغاية 4 شباط( Vol. LXXIX. 6 Jan.-4 Feb.1935).

4 .Brit. J. Exper. Path. 1929, 10, 226.,

5 Lancet 1940, 239, 226).

وقتئذ, الى استخلاص المادة من بول المريض و اعادة استعمالها[1] بواسطة الابر. كان الدواء فعالاً جداً عند استعماله لفترة كافية, حيث كان مؤثراً على طائفة واسعة من البكتريا المسببة للالتهابات. لم تكن لدى البكتريا المسببة للامراض, مناعة ضد هذا الدواء حينها. لقد تولدت مناعة, لدى البكتريا المسببة للامراض, ضد دواء البنسلين عبر الزمن, مع استمرار استعمال الدواء, بشكل واسع و قدرة البكتريا المرضية, تحوير نفسها بالشكل الذي جعل ذلك الدواء غير مؤثر على الكثير منها في الوقت الحالي.

كانت محاليل الزرق هي الوسيلة الوحيدة لايصال هذا الدواء الى الجسم. لان الجهاز الهظمي كان يقضي على فعاليته عند تناوله عن طريق الفم. يبدوا ان اعتقاد العراقيين بان محاليل الزرق هي اقوى من بقية الادوية يرجع الى وقت بدء استعمال ابر البنسلين لعلاج الالتهابات في العراق. استغرق الامر سنين طويلة و ابحاث باهظة الثمن لكي تستطيع شركات الادوية, انتاج دواء بنسلين, يمكن تناوله عن طريق الفم.

لاحظ الدكتور هيكس, بان وفيات الاطفال في العراق مرتفعة بشكل ملحوظ. لهذا فانه طرح مداخلة قيمة حول الموضوع, متطرقاً الى طريقة تعامل دول العالم مع موضوع الولادة و الاطفال, لغرض تقليل وفيات الاطفال, خلال اجتماع الجمعية الطبية البغدادية الدوري المنعقد يوم الخميس المصادف 27 كانون الثاني سنة 1927م. بعد مناقشة مستفيضة من الاطباء الحضور, قررت الجمعية تشكيل لجنة لبحث اساليب التعامل مع الموضوع, و تقديم مقترحات عملية للحكومة لغرض تقليل نسبة تلك الوفيات. قررت الجمعية تشكليل لجنة برئاسة الكتور هيكس و عضوية الدكتوره ولاسيا كالالوغا و الدكتور سليمان غزالة و الدكتور سامي شوكت

---

1 Hermann, Thomas, History of Antibiotics, lecture, University of California, 2012.

و الدكتور محمد كاتي و الدكتور هاشم الوتري.[1]

قدمت, اللجنة المشكّله اعلاه, تقريرها و توصياتها الى الجمعية في اجتماع شباط سنة 1927م, بشان تقليل نسبة وفيات الاطفال في العراق. ادرج توصياتها ادناه.

## توصيات لجنة تقليل نسبة وفيات الاطفال في العراق

- تدريس درس الصحة مرة واحدة اسبوعياً على الاقل في كافة المدارس.
- اضافة مواضيع العناية بالطفل, و حفظ الصحة المنزلية, الى المنهاج الدراسي في مدارس البنات, على ان يتولى تدريس هذه المواضيع طبيب او ممرضة حسب الامكان.
- عند توفر طبيب, يجب عليه القاء محاظرة عن الصحة بمعدل لايقل عن مرة واحدة شهرياً, للاطفال الذين يتجاوز عمرهم عشرة سنوات.
- محاولة تشجيع المدارس المسائية على ادخال موضوع الصحة الى مناهجهم.
- الحاق قاعة, بمراكز " خير الاطفال و الامومه" ( الامومة و الطفوله) لغرض اجتماع الامهات مرة واحدة في الاسبوع, لسماع محاظرات من طبيب او ممرضة, حول الصحة المنزلية و حياة الرضيع و الطفل, و انهاض معارف الام في تدبير المنزل.
- زيادة عدد " العائدات الصحيات" ( الزائرات الصحيات) لكي يتسنى لهن زيارة المواليد, مرة واحدة شهرياً في بيوتهم, بدلاً من مرة واحدة فقط كما هو الحال الان.
- عرض افلام حول الصحة المنزلية, و الحشرات المضرة بالصحة, على الامهات.
- تشكيل جمعية الكوكب الاحمر" ( حماية الاطفال), اسوةً بجمعية الصليب الاحمر و الهلال الاحمر, تكون مهمتها اقامة المآدب و الفعاليات الاجتماعية, لغرض جمع التبرعات و تثقيف الناس, و لفت انظاره الى المشاريع الصحية, و صرف اموال التبرعات في المشاريع الصحية و خير الطفل.

---

[1] المجلة الطبية البغدادية, بغداد, مطبعة العراق,1927 , العدد 5, 219.

- توصيل المياه الصالحة للشرب الى بيوت الفقراء, و تاسيس حنفيات لهم باجور زهيدة. لازاله خطر شرب الطفل مياه غير صحية.
- تشجيع امانة العاصمة و البلديات في العراق على تاسيس حدائق عامة, مع مناطق مخصصة للاطفال, ليتسنى للاطفال ارتيادها و التمتع بالهواء النقي و الشمس, بدلاً من بيوتهم الضيقة المظلمة.
- تخصيص مبالغ من ميزانية البلديات و الصحة العامة, لغرض توزيعها على العائلات الفقيرة المولودة التي لديها اعداد كبيرة من الاطفال.
- تنظيم مسابقات و احتفالات يتم فيها توزيع جوائز على العوائل التي تحافظ على صحة اطفالها, تقوم بها البلديات او ادارات الصحة او جمعيات " الكوكب الاحمر" ( حماية الاطفال) بعد تشكيلها.
- تخصيص مبالغ كافية من وزارة الاوقاف, و الحكومة, الى " الجمعيات الخيرية الاسلامية" بشرط قبولهم جميع الاطفال المنقطعين ( الايتام) لتربيتهم و ايوائهم و تعليمهم المهن المفيده, بدون النظر الى جنسيتهم او ديانتهم.
- تحسين احول القباله من خلال
- - ترسل الحكومة كل سنة واحدة او اثنتين من الممرضات, الى خارج العراق, لغرض التخرج في القباله و حيازة شهادة رسمية من جمعية ذات سلطة مثل ( جمعية القابلات المركزيه). و يشترط في كل قابلة ان تخدم الحكومة بعد عودتها لمدة خمسة سنوات, في تدريب القابلات و تهذيبهن.

  - تاسيس مدرسة للقابلات, و منزل للامومة في بغداد, على ان يكون لها ملاجئ فرعية في انحاء المدينة. تنحصر مهمة هذه الملاجئ على القيام بتوليد الامهات الفقيرات قرب بيوتهن.

  - في الملحقات, يجب على الحكومة انشاء مراكز خير الطفل في المدن التي تزيد نفوسها على 5000 نسمة. يوظف في كل مركز عائدة صحية. تكون مهام هذه المراكز مشابه لما موجود في العاصمة.
- تجهيز الحليب و بيعه رخيصاً. على امانة العاصمة وضع الترتيبات لتعقيم الحليب بطريقة پاستور ووضعه في مراكز خير الطفل العائدة لها و توزيعه على الفقراء

مجاناً او بيعه باجر رخيص. كذلك ان تسعى الى تاسيس مخازن في جميع جهات المدينة لغرض بيع الحليب النقي للاطفال و المعلولين.

- تقوم امانة العاصمة بمساعدة الامهات الفقيرات بتوصية من العائدات الصحيات او الطبيب, بتزويدهن بالمواد التاليه

- حليب الاطفال سواءاً كان من حليب الابقار او من منتجات كلاسكو[1].
- ثياب لفقراء الاطفال و ما يلزم الطفل من حاجيات مثل زجاج الارضاع و غيرها.
- زيت السمك و ما يقوم مقامه من المقويات.

رغم عدم وجود وزير للصحة في التشكيلات الوزارية خلال هذه الفترة, الا ان الوزارة التاسعة التي ترأسها عبدالمحسن السعدون وضعت بعض الاهداف الصحية في منهاج الوزارة التي تشكلت في 14 كانون الثاني 1928م. تم ذكر مايلي في منهاج الوزارة:

**" ومن الوجهة الصحية: مكافحة الامراض الوافدة, و تقليل وفيات الاطفال, و اتخاذ كل الوسائل الممكنة لتحسين النسل في العراق, و تاسيس المستوصفات في بعض النواحي و الاقضية المحتاجة, و النظر في حل معضلة المنازل".**

لم تتطرق الوزارات التي تلت الوزارة التاسعة لاي خدمات صحية في منهاجها بعد ذلك الى نهاية الفترة التي يغطيها هذا الجزء من الكتاب.

كانت اهم الامراض السارية المعدية في العراق سنة 1928م, هي الملاريا, و الطاعون, و الكوليرا, و حبة بغداد, و الزحار ( الديزانتري). و كانت القبالة و

---

[1] اسم الشركة مذكور بالتقرير.

التطبيب النسوي متخلفاً بشكل واضح[1].

ذكرت التقارير الصحية التي اصدرها مكتب المندوب السامي البريطاني حول العراق, في سنة 1928م

بان في العراق 24 مستشفى و 78 مستوصف. مجموع عدد الاسرة في المستشفيات الحكومية كان 1205 سرير. اعتبر التقرير, عدد اسرة المستشفيات في العراق, هي غير كافية للمرضى في مدينتي بغداد و الموصل

حيث يتم رفض علاج العديد من الحالات الخطرة يومياً لهذا السبب. و يستدرك التقرير بالقول بان لدى الحكومة العراقية نيه لزيادة عدد الاسرة المجانية في المستشفى الملكي في بغداد من 250 الى 500 سرير. كذلك بانه تم وضع مشروع بناء مستشفى جديد في الموصل ضمن خطة بناء سنة 1929م. لم تنتشر اوبئة ذات تاثير عام مثل الانفلونزا او الملاريا خلال سنة 1928م. يبدي التقرير اسفه لقلة المتطوعين في العراق لاغراض العناية الصحية. توجد صعوبة في ايجاد اطباء عراقيين لشغل المناصب في الكثير من المواقع. توجد شحة في الصيادلة و الممرضين ايضاً.

عدد الولادات المسجلة في بغداد (احتمال ان عدد سكانها هو 250000 نسمة) في سنة 1928م كان 5167, و كان عدد المواليد في البصرة (احتمال ان عدد سكانها هو 80000 نسمة) هو 980. عدد المواليد في الموصل (احتمال عدد سكانها هو 80000 نسمة) هو 2763. الوفيات المسجلة سنة 1928م كانت

---

[1] في مداخلة للدكتور Andrew Balfour. عند بدأ السنة الدراسية في مدرسة النساء الطبية في المستشفى الملكي المجاني في لندن. (Opening of the Winter Session, British Medical Journal, (Oct. 6), 1928, P625.)

6396 في بغداد, و 1670 في البصرة, و 2686 في الموصل. لايمكن معرفة نسب الوفيات و الولادات بسبب انعدام وجود احصائيات يمكن الاعتماد عليها.

كانت نسبة الوفيات للاطفال ذي الاعمار اقل من سنة في بغداد 30.7, و في البصرة 26.3, و في الموصل 39.9. يتم انشاء مؤسسات رعاية الامومة و الطفولة بالتدريج في المدن الكبيرة[1].

كان للقوة الجوية البريطانية سنة 1928م, مستشفيان تشرف عليهما في العراق, لغرض معالجة افراد القوات المسلحة البريطانية, و القوة الجوية و بعض المدنيين البريطانيين. حيث كان لهم مستشفى عسكري في البصرة فيه 35 سريراً, مع خمسة ضباط اطباء بريطانيين يشرفون عليها. و لهم مستشفى الهنيدي في بغداد وفيه 200 سرير و 10 ضباط اطباء يشرفون عليها[2].

لابد هنا من الاشارة بان التكليف او الايفاد, او التعاقد مع الاطباء البريطانيين, للعمل في العراق و فلسطين, كان يمر عبر قنوات ادارية خاصة للتعيين, تشرف عليها وزارة المستعمرات البريطانية, وهي تختلف عن تلك التي تخص عمل الاطباء البريطانيين في اي من المستعمرات البريطانية الاخرى, مثل مصر او الهند او غيرها. كان على الطبيب البريطاني الذي يود التعيين في مصر او الهند ان يتصل بشكل مباشر مع الدوائر الصحية لتلك الدول. كانت هذه التعليمات متكررة في اكثر من عدد من المجلة الطبية البريطانية خلال تلك الفترة[3] بشأن هذا الموضوع.

تعدد المجلة الطبية البريطانية, مجالات امكانية عمل الطبيبات في العراق, حيث تذكر بالاضافة الى وجود فرص عمل كثيرة لهن في البلد, الامراض الشائعة فيه خلال

[1] Lancet, 228: 386 (Feb. 15), 1930
[2] British Medical Journal, (Mar, 17) 1928, P474
[3] احدى الاعداد التي تحتوي هذه التعليمات, , British Medical Journal, (Sep, 1) 1928, P425.

1928م, فتذكر بشكل اساسي الملاريا, و الطاعون و الكوليرا, و حبة بغداد (الكالازار), و الديزانتري. و تعتبر ممارسة التوليد و معالجة الامراض النسائية فيها متخلفة و تعزو سبب ذلك, الى الديانة السائدة في العراق[1].

تأسست في 20 اذار 1929 في بغداد اول جمعية لحماية الاطفال. كان تشكيل هذه الجمعية احدى توصيات للجنة التي شكلتها الجمعية الطبية البغدادية لغرض تحسين نسبة وفياة الاطفال, في العراق كما تم ذكره سابقا, و التي اشير اليها في تقرير اللجنة ب "جمعية الكوكب الاحمر"[2]. من أبرز مؤسسي جمعية حماية الاطفال, الحاج

ياسين جلبي الخضيري, و ابراهيم الشابندر و طاهر محمد سليم و الدكتور سامي شوكت, و الدكتور سامي سليمان و الدكتور ابراهيم عاكف الآلوسي و الدكتور صائب شوكت و حسن رضا. وضعت الجمعية لها أهدافا منها " العناية بأحوال الطفل في العراق ليتاح للبلاد أن تنشئ جيلا قويا سليم العقل والبنية ". من نتائج اعمالها انشاء مستشفى للأطفال, الذي أفتتح في الأول من ايار 1934.كما قامت بحملات توعية من أجل الطفل والعناية بصحة الأم.

كتب المفتش الصحي العام في العراق, البريطاني الجنسية تي جَي هالينان[3], تقريراً حول الحالة الخدمات الصحية العراقية في سنة 1928م. نشرت المجلة الطبية البريطانية مضمونه في عددها الصادر بتاريخ 19 كانون الثاني 1929م[4].

اذكر ادناه نص ما كتبته المجلة البريطانية

---

[1] British Medical Journal, (Oct., 6) 1928, P625.

[2] الفقرة 8 من توصيات اللجنة.

[3] Major T. J. Hallinan

[4] Health services in Iraq, British Medical Journal, (Jan, 19) 1929, P118

اعقب بناء مملكة جديدة في العراق سنة 1921م[1] اهتمام متعاطف في بريطانيا العظمى. يعود السبب الى ان وجود تلك الدولة, يعتمد بشكل كبير على نجاح البالغ الذي حققته قوات الامراطورية في حملتها على بلاد بين النهرين, و كذلك الى المشاعر الرومانسية الموجودة اتجاه الارض التي عليها مدينتي بغداد و نينوى. ساهم الاطباء و المسؤولون البريطانيون بجزء ملحوظ في اعمال البناء التي اعقبت تاسيس الدولة. يمكن الاستنتاج من تقارير المفتش العام البريطاني للخدمات الصحية لسنة 1925م و 1926م, بتحقيق تقدم ملحوظ في مجال الطب خلال تلك الفترة, رغم العديد من المعوقات.

كان موقف الحكومة اتجاه الخدمات الصحية, قبل خمس او ست سنوات, غير مرضي. كانت سياسة الحكومة هو تحمل اقل ما يمكن من المسؤولية بشان ما يتعلق بمسائل مثل, توفير المستشفيات, و ترك تلك المسؤلية على عاتق السلطات المحلية ذات الموارد المحدوده. لكن تقبلت الحكومة بعدها, افكاراً اكثر انارة. في النهاية تحملت الحكومة المسؤولية المالية لجميع المؤسسات الطبية.

كان المعوق الرئيس لتطور الخدمات الصحية, في السنوات الاخيرة, هو قلة التخصيصات المالية و صعوبة ايجاد عاملين مناسبين في المجال الطبي. هذان المعوقان مرتبطان مع بعضهما بشكل وثيق, لكن حالة الخدمات الطبية تتيح لمسؤولي الخدمات الصحية المحلية تطوير الخدمات لديهم.

يستغل الميجور تي جَي هالينان الفرصة لمدح ما تم تحقيقة في

---

[1] يشير التقرير الى تاريخ تنصيب فيصل حسين كملك على العراق و ليس تاسيس الدولة العراقية.

توفير نواة صلبة من الاطباء العراقيين الاكفاء و المنصفين الذين كانوا يعملون في هذا التطوير منذ البداية.

تم انجاز الكثير من العمل بواسطة الكادر الصحي, من صيادلة و مضمدين. تم تدريب الصيادلة تدريبا" خاصاً[1], في العيادة الخارجية للمستشفى قبل تسليمهم مسؤولية صرف الادوية في الاماكن التي كان من المستحيل الحصول على طبيب يعمل فيها. تضاعف تاثير قلة عدد الاسرة التي توفرها الحكومة بشكل مجاني, بسبب حقيقة, قلة عدد المؤسسات الخيرية الموجودة في العراق, رغم ان الموجود منها هو كفوء.

كان يوجد 1190 سرير في المستشفيات التي تديرها مديرية الصحة. سنة 1926م, بزيادة قدرها 20 سريراً فقط, عن عدد الاسرة التي كانت متوفرة سنة 1924م. رغم ذلك توجد العديد من المنشاة الاضافية هي قيد الانشاء, لكن يحتاج الامر الى مجهود اعظم, قبل ان يتم اعتبار عدد المستشفيات المتوفرة كافية. تم تسليم تصاميم لمضاعفة عدد اسرة المستشفى الملكي في بغداد, و اعادة بناء مستشفى مدني في الموصل, الى الحكومة.

حصل تقدم مستمر في انشاء المستوصفات في البلدات الاصغر. تم افتتاح عشر مستوصفات جديدة سنة 1925م و عشرة اخرى سنة 1926م. رغم ان قلة الكادر و المعدات عرقلت تقديم الخدمات المرجوة منها, إلا انه يمكن قياس رضى المواطنين من خلال الاعداد الكبيرة التي بدأت بارتياده المستوصفات و المستشفيات الحكومية. بلغ عدد المرضى الراقدين في المستشفيات

الخدمات الصحية في العراق

---

[1] كان التدريب يشمل كيفية تحضير بعض المحاليل التي تسكن آلام مغص الامعاء, و مروخات الجلد مثل الكالامين و محاليل معالجة السعال. حيث كانت هذه المواد هي اهم ما كان يتم اعطاءه للمرضى لغرض علاجهم بالاضافة الى حبوب الاسبرين المسكنة, التي كانت شركة باير تسوقة منذ سنة 1899م. كان على المريض جلب قناني فارغة نظيفة لتلقي العلاج الذي يصفه المضمد او الصيدلي, في معظم الاحيان.

الحكومية خلال سنة 1926م, 18756مريضاً[1], مقابل 13632 مريضاً خلال سنة 1923م. كذلك ازداد عدد مرضى العيادات الخارجية و المستوصفات من 886904 مريض سنة 1923م الى 1610445 مريض سنة 1926م. لايوجد شك بان عدد المرضى الراقدين سيكون اكبر اذا كانت المؤسسات الصحية متوفرة. يبدوا من المؤكد بان تودي الحاجة المتزايدة للخدمات الطبية, الى اجبار المسؤولين على ايجاء الوسائل لزيادة الموارد المتاحة للخدمات الطبية.

يذكر الميجور هالينان في مقدمته, بان نجاح اي مشروع لتطوير الزراعة, بواسطة مشاريع السقي الكبيرة, يعتمد على وجود عدد كافي من السكان للتعامل مع الارض بصورة توفر اقصى الفائدة منها, و ان العدد الموجود حالياً بالكاد يكفي الوضع الحالي. لهذا فانه يدعوا الى المحافظة على الثروة السكانية بواسطة الاجراءات الصحية الكافية الموجهة بشكل اساس نحو تقليل نسبة وفياة الاطفال, حيث يذكر بانه يجب على الحكومة العراقية التمحص في القرار فيما اذا كانت الخدمات الصحية الحالية هي كافية, او يجب تطويرها بمعدلات اسرع من بقية الاقسام.

كان العراق, هو البلد الوحيد في الشرق الاوسط, الذي تم تسجيل اصابات للطاعون فيه خلال الاشهر الاربعة الاولى من سنة 1929م, حيث تم تسجيل 45 حالة اصابة بالطاعون مع 23 حالة وفاة بسبب المرض, لغاية 27 نيسان. في حين كان عدد الاصابات في السنة التي سبقتها هي 16 حالة مرضية, خلال نفس الفترة[2].

---

[1] معدل استغلال الاسرة في المستشفيات خلال سنة 1926 هو 16 مريض في السنة لكل سرير مجاني في المستشفى. مقارنة ب 12 مريض في السنة لكل سرير سنة 1923م.

[2] Public Health Reports, (Aug. 2), 1929 Vol. 44, No. 31, P1887.

حدث انهيار شبه كامل لسوق الاسهم المالية في بورصة نيويورك يوم الثلاثاء المصادف 29 تشرين الاول سنة 1929م. كان ذلك هو اكبر انهيار في الاسواق المالية العالمية في التاريخ. افلست خلال ساعات, في ذلك اليوم آلاف المصالح و البنوك و المعامل و المؤسسات و فقد الملايين مدخراتهم بسسبب فقدان الكثير من الشركات و المعامل قيمتها. تبين بعد الانهيار و عودة الاستقرار للسوق المالية, بان الشركات الامريكية فقدت ثلث قيمتها. تلى ذلك كساد اقتصادي شمل كل الدول الصناعية الغربية ان لم اقل كل العالم.

انتحر خلال هذا الانهيار الغير متوقع و الكبير, الكثير من اصحاب الاموال و المصالح و الاستثمارات, بسبب فقدانهم كل اموالهم و استثماراتهم بين ليلة و ضحاها. استمر هذا الكساد لفترة تقارب العشرة سنوات, قبل ان تتعافى الاسواق المالية مرة اخرى.

ظهر تاثير هذا الانهيار المالي الكبير في العراق, حيث انتحار رئيس الوزراء العراقي حينها عبدالمحسن السعدون الذي انتحر بعدها بحوالي الاسبوعين[1]. تاثر العراق كذلك بتبعات و ظواهر هذا الانهيار الاقتصادي الكبير. حيث قررت بريطانيا تغيير سياستها اتجاه العراق, من خلال التخلص من اي التزام مالي لها اتجاه البلد. بهذا بدأت بالعمل الحثيث من اجل استقلال العراق و جعله عضواً في عصبة الامم[2].

استغنت بريطانيا بعد الانهيار المالي, عن مسودة الاتفاقية العراقية البريطانية, التي كان يجري العمل على تحريرها منذ سنة 1927م, و بدأت بالعمل على توقيع اتفاقية

[1] وجد رئيس الوزراء العراقي عبدالمحسن السعدون مقتولاً في منزله بتاريخ 13 تشرين الثاني سنة 1929م, بعد انهيار الاسواق العالمية بخمسة عشر يوماً. (الحسني, عبدالرزاق, تاريخ الوزارات العراقية).

[2] برقية دار الاعتماد البريطاني الى الحكومة العراقية بتاريخ 12 تشرين الثاني 1929م. ( الحسني, عبدالرزاق, تاريخ الوزارات العراقية, دار الشؤون الثقافية, بغداد, 1974, ج2, 280).

جديدة تحتوي على مضمون, يشمل العمل السريع على استقلال العراق, و تحديد طبيعة علاقة بريطانيا معه بعد الاستقلال. قامت بتغيير مندوبها السامي في العراق ضمن هذا المسعى.

تاثرت مالية الدولة العراقية بالكساد سنة 1930م حيث تضائلت واردات الضرائب, مما دعاها الى اتخاذ اجراءات محددة, للتعامل مع قلة موارد الدولة. لذلك سعت وزارة نوري السعيد التي تشكلت في آذار تلك السنة, الى محاولة تخفيض بنود الميزانية, و زيادة الرسوم و غيرها من الاجراءات[1]. لجأت الحكومة العراقية ضمن اجراءاتها, الى انهاء عقود الاوربيين قبل الاوان. تم شمول الاطباء البريطانيين بهذا الاجراء[2].

كانت عقود الحكومة العراقية للاطباء البريطانيين سنة 1929م, هي لفترات محددة. منها عقود يتعهد فيها الطبيب البريطاني خدمة الدولة العراقية لمدة ثلاثة سنوات, او خمسة او عشرة او خمسة عشر سنة. عندما تكون فترة العقد ثلاثة سنوات او اكثر, كانت الحكومة العراقية تستقطع باوناً استرلينياً من كل 12 باون من الراتب الشهري لتمويل صندوق ادخار اجباري. كانت الحكومة العراقية تضيف باونين لكل باون تم استقطاعه من الطبيب. يتم منح الطبيب ما تم جمعه في صندوق الادخار, عند انتهاء فترة عقده او انهائها او تقاعده[3].

وردت شكاوى في سنة 1930م, من الاجئين الآشوريين الذين قامت السلطات البريطانية بعملية توطينهم في مناطق مختلفة من لواء الموصل, بان تلك المناطق موبوءة

---

1 الحسني, عبدالرزاق, تاريخ الوزارات العراقية, دار الشؤون الثقافية, بغداد, 1974, ج3, 9.

2 Iraq Medical Service, Supplementary Report of council 1929-30, British Medical Journal, Jun. 21, 1930, P278.

3 Medical Applintments in the Colonies and Mandated Territories, British Medical Journal, (Aug. 31), 1929, P437.

بمرض الملاريا. قام الطبيب البريطاني المتعاقد مع الحكومة العراقية ثوماس هاوكس مكلويد (Thomas Hawks McLeod) بالتعامل مع هذه الشكوى و كتب تقريراً حول الموضوع في تموز 1932م انقل بعض الفقرات الطبية منه.

ان مستوطنات الآشوريين الذين عملت الحكومة على توطينهم في لواء الموصل خلال سنة 1927م تقارب ال 22 مستوطنه. تقع كلها في المناطق الجبلية.1توجد كذلك قبائل لم يتم توطينها تصل اعداد العوائل فيها الى 400 عائلة. تنتقل هذه القبائل بين قضاء العمادية صيفاً و قضاء شيخان شتاءاً.

ان الحالة الصحية للآشوريين القاطنين في المستوطنات هي مساوية للحالة الصحية لبقية السكان الذين يعيشون في الجبال, فيما يخص لواء الموصل. يمكن القول بان بعض المناطق منها هي صحية و بعضها الاخر غير صحي. ان محور الحديث عن الصحة في شمال العراق هو عن الملاريا, الذي له علاقة بزراعة الرز في المناطق الاكثر خصوبة.

النقط التي يجب التركيز عليها هي, بان المجتمعات الآشورية تعيش بشكل عام في ظروف مشابهة و مساوية لبقية السكان في تلك المناطق الجبلية, و يتلقون خدمات صحية مساوية, و هي التي يمكن للحكومة ان توفرها.

يمكن القول بانه يمكن العثور على مجموعة من المجتمعات الآشورية الصحية جداً في المنطقة الممتدة بين سوارة توكا (الواقعة على الطريق بين دهوك و العمادية) و العمادية. من جهة اخرى, توجد خمس او ستة مستوطنات غير صحية متواجدة في وادي نهلة

285

في قضاء الصبنة.

ان الكنين متوفر دائماً و بوفرة لتزويد المجتمعات التي تحتاجه, لكن يحتاج الامر الى مراكز صحية اكثر و تعيين موظفين لادارتها لكي يتم معالجة سكان القرى المتفرقة بشكل اشمل. يحتاج هذا الامر الى زيادة ميزانية الصحة زيادة كبيرة, و هذا الامر ليس المتوقع. يمكنني تلخيص الامر كما يلي:

ان صحة الآشوريين هي مشابهة لصحة بقية سكان الجبال. بعضهم يعيش في مناطق صحية و البعض الآخر في مناطق غير صحية.

ان القول بان الآشوريين يموتون بالمئات هي مبالغة كبيرة.

توجد تسع مستوصفات حكومية في لواء الموصل. خمسة منها موجودة في مناطق اسكان الآشوريين. كلها تؤدي عملها بشكل جيد, و تقع على مسافة لا تزيد عن خمسة عشر ميلاً عن تجمعاتهم.

ان نسبة و فيات حديثي الولادة لا تختلف عن نسبتها لدى بقية سكان الجبال في لواء الموصل. و متناسبة مع اصابات الملاريا.

ان حوادث الاصابات بالملاريا هي مرتفعة في المناطق الجبلية و لكنها تصيب المسلمين و المسيحيين بشكل متساوي.

ان كل منتسبي المؤسسات الصحية في لواء الموصل هم عملياً من المسيحيين. من الخطأ القول بانه توجد تفرقة في التعامل بين المسلمين و المسيحيين في توفير المؤسسات الصحية.

من المستحيل وفق الظروف الحالية في العراق الحصول على احصائيات حياتية موثوقة من القرى و القصبات في اي منطقة من مناطق البلد. لكن, من واجب المدراء المحليين تبليغ الادارة عند

حدوث اي عوارض صحية او وفيات غير طبيعية في منطاقهم في حالة عدم وجود منتسبين صحيين. ادرج ادناه الحالة في الوقت الحاضر اي في تموز 1932م.

**المستشفيات و المستوصفات**

توجد مستشفى من الدرجة الاولى و احدى عشرة مستوصفاً في لواء الموصل. وهي كما يلي

مستشفى درجة اولى في مدينة الموصل

مستوصف في كل من العمادية, و بيبو, و زاخو, و عقرة, و شيخان, و دهوك, و تل كيف, و تل عفر, و سنجار, و شرقاط, و زمار.

ان اول ستة مستوصفات مذكورة اعلاه, موجوده في مناطق استيطان الآشوريين. يوجد تخطيط لغرض بناء مستوصفين اضافيين في قضاء العمادية. احداهما, يمكن ان يكون في كاني ماسي و المستوصف الآخر في قرية قريبة من الحدود. من المؤمل ان يبدأ البناء في المستوصفين في أيلول سنة 1932م.

يوجد ايضاً مستشفى من الدرجة الثانية مع مستوصفين في لواء اربيل يمكن للمستوطنين الآشوريين في ذلك اللواء الاستفادة من خدماتها وهي:

مستشفى درجة ثانية في مدينة اربيل.

مستوصف في راوندوز و آخر في بيتاس.

ان مستوصف راوندوز يبعد حوالي اربعة اميال من مستوطنة ديانا الكبيرة. تقع بيتاس في مركز مجموعة ديرا حرير من المستوطنات.الآشورية, و تم انشاءها بشكل رئيسي لخدمة هؤلاء المستوطنين.

**الاطباء و المنتسبين:**

يوجد جراح مدني بريطاني في الموصل و يوجد اطباء في الاقضية التالية من اللواء.

1. زاخو طبيب مسيحي
2. العمادية طبيب مسيحي
3. دهوك طبيب مسيحي (آشوري)
4. عقرة طبيب مسلم

و كلها مناطق يسكنها مستوطنون آشوريون.

باستثناء عقرة فان جميع منتسبي المراكز الصحية الواقعة شمال مدينة الموصل هم من المسيحيين.

**توزيع الكنين**[1]

الكنين متوفر في كل المستوصفات. ياخذ الطبيب معه كميات اضافية عند قيامه بالزيارة في المقاطعات. تم التوقف عن تزويد رؤساء القرى و النواحي بالكنين لانه تبين بانهم يبيعونها للسكان.

يجب الملاحظة بان تعبيد الطرق ادى الى سهولة وصول مرضى المناطق النائية الى المستشفيات الواقعة في الموصل و اربيل.

ان التوسع في بناء المستوصفات و المستشفيات في كافة انحاء العراق هي من سياسة الحكومة, كلما سنحت الظروف المالية بذلك, و ان تنفيذ هذه السياسة في المقاطعات الشمالية لن يتم نسيانها. اذا كان بعض الآشوريون قد قرروا الاستيطان في بغداد فان الحكومة ستاخذ ذلك بنظر الاعتبار بالنسبة للمؤسسات الصحية هناك.[2]

---

[1] كان الكنين هو الدواء الرئيس لمعالجة الملاريا في العراق و العالم.

[2] جزء (4) حول الخدمات الصحية, من تقرير مفصل متعدد النواحي حول اوضاع اللاجئين الاشوريين في العراق تم تقديمة للحكومة البريطانية استجابة لعريضة مطالب جماعية وقعها جمع من رؤساء اللاجئين الآشوريين للحكومة البريطانية بتاريخ 17 حزيران 1932م.(ص221-223)

انهت الحكومة العراقية في سنة 1930م, عقود الاطباء الاجانب العاملين في المستشفيات و المستوصفات العراقية, من الذين كانت عقودهم لازالت سارية المفعول. ذكرت بعدها المجلة الطبية البريطانية في ايلول سنة 1931م بان احتمال حصول شواغر جديدة للاطباء البريطانيين في العراق ضعيف جداً بسبب الظروف السياسية للبلد[1].

تناقص عدد الاطباء العاملين في العراق نتيجة لهذا الاجراء, الى ادنى مستوى له منذ تاسيس الدولة العراقية. ظهر تأثير هذا النقص, على العراقيين من خلال عدد ضحايا وباء الهيضة (الكوليرا) الذي حدث في العراق بعدها. تسبب ذلك المرض سنة 1931م بوفاة 2964 عراقي و اصابة اكثر من 4610. وهو اكبر عدد للوفيات نتيجة وباء الهيضة منذ سنة 1904م.

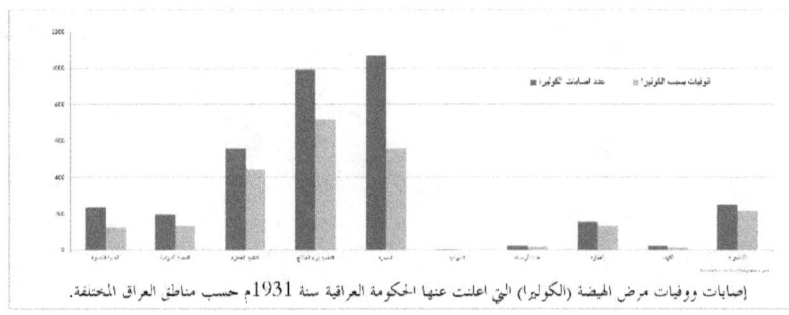

(إصابات ووفيات مرض الهيضة (الكوليرا) التي اعلنت عنها الحكومة العراقية سنة 1931م حسب مناطق العراق المختلفة.

بحلول عام 1931م اختفى مرض الطاعون من اوربا و معظم انحاء الشرق الاوسط, عدا مصر و بعض البؤر في العراق[2]. لكن حدث وباء كبير لمرض الكوليرا

---

[1] Medical Applintments in the Colonies and Mandated Territories, British Medical Journal, (Sep. 5), 1931, P472.

[2] MacDermot, H. E., The Decline in Plague, The Canadian Medical Association Jornal, Jan., 1931, P112.

في جنوب بغداد. كانت محصلة الوفيات نتيجة هذا الوباء هي 1467 حالة وفاة.كانت مدينة البصرة هي اكثر المدن تاثراً حيث حدثت فيها 603 حالة وفاة نتيجة للوباء خلال الفترة بين نهاية شهر تموز الى نهاية شهر تشرين الاول. تليها كانت اقضية لواء المنتفج التي حدثت فيها وفيات مجموعها 362 حالة وفاة خلال نفس الفترة.

كانت اقضية لواء العمارة هي التالية من حيث كثرة ضحايا الوباء فحدثت فيها 213 حالة وفاة خلال الاشهر الثلاث نفسها[1].

كانت التوصية الطبية خلال هذه السنة, بشأن الوقاية من الاصابة بالامراض الجنسية, في القوات المسلحة البريطانية, هي استعمال مرهم الكالامين قبل الممارسة, و غسل العضو بعد الممارسة الجنسية بمحلول برمنكنات البوتاسيوم مع وضع مرهم الكالامين بعد ذلك[2].

1 Public Health Reports, Vol. 46 December 11, 1931, No 50.

2 Vernerial Prophylaxis in the Services, United Services Section, Proceeding of the Royal Sociaty of Medicine, Feb. 9, 1931.

## خاتمة الفصل الخامس

بدأت السلطات البريطانية, خلال هذه الفترة, تسليم مسؤوليات و مهام ادارة الدولة العراقية, بشكل تدريجي الى السلطات التي تحكم العراق. كان للمندوب السامي البريطاني القول الفصل في الكثير من الامور, خصوصاً خلال السنين الاولى من هذه الفترة. كان المندوب السامي, يتدخل, في البداية, بكل صغيرة و كبيرة فيما يخص ادارة الدولة, لكن هذا الامر تضائل مع مرور الوقت, من خلال تسليم مهام ادارة الدولة, الى رجال السلطة, التي وضع البريطانيون بيدهم امر الدولة. لكن استمر الجانب البريطاني يحتفظ بحق تحديد السياسة الخارجية و الدفاعية للعراق. كانت هذه الفترة هي, فترة بناء الاسس التي قامت عليها الدولة العراقية.

قرر المندوب السامي البريطاني, ان يكون الحكم في العراق, ملكياً دستورياً مشابهاً لما هو موجود في وطنه, و قرر بان يكون فيصل ابن حاكم الحجاز, هو ذلك الملك بناءاً على توصية وزير المستعمرات البريطاني, من خلال مؤتمر القاهرة و ربما قبلها.

تشكل المجلس التاسيسي[1] في العراق الذي كان من ضمن واجباته اقرار القانون

[1] واجهت قضية انتخابات المجلس التاسيسي التي بدأت في تشرين الاول سنة 1922م, الكثير من العنف,(اهدد خلالها پرسي كوكس العراقيين بتاريخ 10 تشرين الاول, بانهم اذا لم يوافقوا على المعاهدة العراقية البريطانية فانه سيقوم باحتلال البرلمان (العراق 1583-1960,الملحق الاول لتقرير تشيلكوت حول مشاركة بريطانيا في الحرب على العراق سنة 2003م. الفقرة 34), و تم اغتيال وزير الداخلية توفيق الخالدي في 22 شباط 1924م, و قصف القرى العراقية بالقنابل بواسطة الطائرات البريطانية بحيث ادت الى استقالة قائد القوة الجوية البريطانية احتجاجاً على اوامر القصف, بعد اطلاعه على مقدار الاذى الذي سببه قصفهم لاهالي القرى, عند زيارته مستشفى الديوانية سنة 1924م (العراق 1583-1960,الملحق الاول لتقرير تشيلكوت حول مشاركة بريطانيا في الحرب على العراق سنة 2003م. الفقرة 37), والرفض (تراجع المرجع الشيعي في الكاظمية مهدي الخالصي, عن بيعته لفيصل سنة 1922م), و انتشار الملصقات المعادية لبريطانيا على جدار اللجنة العليا للجمعيات السرية سنة 1923م, و طرد العراقيين (محسن ابو طبيخ الى سوريا و مهدي الخالصي و العديد من ائمة الشيعة الى ايران او الى السعودية (الحسني, عبدالرزاق, تاريخ الوزارات العراقية, دار الشؤون الثقافية, بغداد, 1974, ج1, 190) بحيث لم يكن من الممكن ان يشارك الشيعة في الانتخابات لولا عودة الصدر الى بغداد و فتواه بجواز المشاركة بتلك الانتخابات, و القاء القبض على بعض العراقيين الناشطين من امثال على محمود الشيخ علي, و الاستقالات. حيث استقال من عضوية المجلس التاسيسي بعد انتخابهم, العديد من الاعضاء, منهم مناحيم دانيال, و الياهو حسقيل العاني و آخر عن بغداد, و عبد علي فاخر و آخر عن البصرة, و حنا زبوني, و امين المفتي عن الموصل, و اربعة نواب عن لواء المنتفج, و جميل بابان عن كركوك.

الاساسي للدولة العراقية بعد اكثر من سنتين من صدور قانون انتخاباته. كان التأخير بسبب معارضة العراقيين. تم إقرار القانون الاساسي للدولة العراقية في 10 تموز سنة 1924م, من قبل المجلس التاسيسي, الذي تم اعتباره, كممثل عن الشعب العراقي. نشرت الوقائع العراقية نص القانون الاساسي بتاريخ 18 آذار سنة 1925م.

منح القانون الاساسي صلاحية اقتراح القوانين الى كل العراقيين. كان يمكن لاي عراقي ان يقترح قانوناً, على شكل لائحة قانونية, يقدمها الى مجلس النواب او مجلس الاعيان. يناقش ذلك المجلس المقترح و في حالة الموافقة عليه, يرفعه للمجلس الثاني. يصبح ذلك الاقتراح قانوناً بعد تصويت كلا المجلسين بالموافقة عليه, و توقيع الملك على القانون.

يلاحظ بان الملك كان يملك صلاحية عدم توقيع اي قانون, حتى لو صوت على تشريعه كلا المجلسين. كذلك كان الملك يمتلك الحق الحصري, في اصدار الضوابط و التعليمات الخاصة بتنفيذ القوانين التي تم اقرارها, باقتراح من الوزراء او رئاسة الوزراء[1]. بكلام آخر, كان بامكان الملك تعليق تنفيذ اي قانون رغم تشريعه, و اكتسابه الصفة الشرعية, بواسطة عدم اصدار ضوابط و تعليمات تنفيذه. هذا هو الامر الذي حصل, على سبيل المثال, لا الحصر, في موضوع انضمام العراق للاتفاقية الدولية لتحريم الرق و تجارة الرقيق الابيض. حيث انضم العراق للاتفاقية و لكن لم تصدر تعليمات او ضوابط لتنفيذه.

من جانب آخر يستطيع الملك اصدر مراسيم ملكية, بعيداً عن السلطة التشريعية, من خلال اقتراح وزير و بموافقة رئيس الوزراء على تلك المراسيم, او حتى بدون تلك

[1] لعل هذا هو احد الاسباب التي منعت الدولة العراقية من اصدار التشريعات الخاصة بمنع الرق و العبودية و التعليمات الخاصة باساليب محاربتها و الحد منها. رغم توقيعه على الاعلان العالمي لحقوق الانسان ( صدر اول قانون لمنع العبودية و الرق في العراق باسم "قانون منع الاتجار بالبشر" في شباط 2012.

الموافقة, علماً ان رئيس الوزراء يتم ترشيحه من قبل الملك نفسه[1]. يمكن اعتبار مرسوم جلد الطلبة الذين تقل اعمارهم عن 18 سنة و الذي صدر في سنة 1928م مثالاً على ذلك.

مرسوم رقم ١٣ لسنة ١٩٢٨

بالنظر للضرورة الماسة وحفظاً للنظام والامن العام

نحن فيصل ملك العراق

بموافقة مجلس الوزراء نأمر بوضع المرسوم الآتي وفقاً للفقرة الثالثة من المادة (٢٦) من القانون الاساسي.

المادة الاولى

اذا تحقق ان احد طلاب المدارس, ممن لم يكمل الثامنة عشرة قد اشترك في اي اجتماع غير قانوني أو اقلق او حاول ان يقلق السلم العام بصورة اخرى يسوغ عقابه بالجلد بعد المعاينة الطبية على ان لا يزيد ذلك على (٢٥) جلدة.

المادة الثانية

على وزير المعارف تنفيذ هذا المرسوم الذي يعتبر نافذاً من يوم نشره في الجريدة الرسمية وله ان يصدر تعليمات لتسهيل تطبيقه.

كتب ببغداد في اليوم الحادي عشر من شهر شباط سنة ١٩٢٨ واليوم العشرين من شهر شعبان سنة ١٣٤٦.

فيصل

| | |
|---|---|
| عبد العزيز<br>وزير الداخلية | عبد المحسن السعدون<br>رئيس الوزراء ووزير الخارجية<br>ووكيل وزير الدفاع |

| | | |
|---|---|---|
| سلمان البراك<br>وزير الري والزراعة | حكمت سليمان<br>وزير العدلية | يوسف غنيمة<br>وزير المالية |
| السيد احمد الداود<br>وزير الاوقاف | توفيق السويدي<br>وزير المعارف | عبد المحسن شلاش<br>وزير المواصلات والاشغال |

---

[1] المادة 27 من القانون الاساسي العراقي. مثلاً مرسوم جلد الطلبة دون عمر 18 سنة رقم 13 لسنة 1928. في 10 شباط 1928م.

حدد القانون الاساسي عدد الوزارات, بما لايزيد عن تسع وزارات. اثر ذلك على عدد التشكيلات الوزارية, اذا اخذنا بنظر الاعتبار وجود وزير مفوض في بريطانيا, او تركيا او القاهرة, في بعض الاوقات, فان عدد الوزارات المسموح بتشكيلها وفق القانون الاساسي, لم يكن يتجاوز عددها الستة او السبع وزارات. لعل هذا كان احد الاسباب التي ادت الى الاستغناء عن تشكيل وزارة صحة مستقلة عن اي وزارة اخرى, طوال هذه الفترة عدا مدةً قصيرة في التشكيلة الوزارية الثانية في سنة 1921م.

من الملاحظات الاخرى حول الوزارات خلال هذه الفترة, هي محاولة كل تشكيلة وزارية جديدة, حل المجلس النيابي. لعل سبب ذلك هو, بان القانون الاساسي لايسمح, بتبوء الوزير منصبه اكثر من ستة اشهر, اذا لم يكن عضواً في احد المجلسين النيابيين, مجلس النواب او مجلس الاعيان. لهذا كان مجلس الوزراء يعمد على حل البرلمان و اعادة الانتخابات, عندما لا يكون بعض الوزراء اعضاءاً في احد المجلسين, لكي يتسنى ترشيح اولئك الوزراء للعضوية في المجلس النيابي, ليستطيعوا الاحتفاظ بمناصبهم لاطول فترة ممكنة.

تميزت هذه الفترة ايضاً بسيادة العسكريين على مقدرات العراق و سيطرتهم على الوزارات العراقية. بدأت هذه الفترة عندما كان احد القيادات المدنية الدينية يرأس الوزارة, وهو عبدالرحمن النقيب. لكن سرعانما استلم العسكر مقاليد الامور في الوزارات العراقية, حيث تشكلت بعد تلك الوزارة وزارات يرأسها العسكر. تشكلت خلال هذه الفترة الممتدة اثنتي عشرة سنة, ثلاثة عشرة وزراة, عند قيامنا باستثناء الوزارة العراقية الاولى التي كانت قائمة, يوم قرار عصبة الامم تاسيس دولة باسم العراق, بتاريخ 11 تشرين الثانية سنة

---

1920م. نلاحظ بان الجيش استلم رئاسة الوزارت العراقية في معظم هذه الفترة. بدأت رئاسة العسكر للوزارة العراقية, بعد انتهاء وزارة عبدالرحمن النقيب الثالثة في 20 تشرين الثاني 1922م. طوال العشر سنوات الممتدة من 1922م لغاية 1932م, ترأس المدنيون الوزارة لمدة حوالي الستة اشهر فقط. لقد تخلل تحكم العسكر في الوزارات العراقية خلال هذه الفترة وزارتين يرأسهما مدني. الاولى برئاسة توفيق السويدي باصرار من المندوب السامي البريطاني, و استمرت لمدة اقل من شهرين, و الثانية برئاسة ناجي السويدي التي تشكلت بعد انتحار رئيس الوزراء العراقي العسكري, عبدالمحسن السعدون, و استمرت لفترة حوالي الاربعة أشهر. بهذا كان رئيس الوزراء العراقي من القوات المسلحة لفترة تتجاوز ثلاثة اضعاف وجود مدنيين على رأس الوزراة[1].

ان الجيش كانوا المسيطرين ايضاً على القرارات التي يتم اتخاذها بشأن الخدمات الصحية خلال هذه الفترة, بسبب طول فترة سيطرتهم على الوزارات العراقية. رغم ان مدير الخدمات الصحية كان طبيباً مدنياً, إلا ان رئيسه المباشر و صاحب الصلاحيات كان عسكرياً. يمكن اعتبار فترة تشكيل وزارة الصحة التي رأسها الدكتور حنا خياط, و التي استمرت لمدة سنة واحدة و ثمانية ايام, الفترة الوحيدة التي كانت الخدمات الصحية بيد المدنيين خلال هذه الفترة.

الخدمات الطبية, هي من البنى الاساسية للدولة, لهذا كان على بريطانيا العمل على اكمال هيكلها و طريقة عملها. تم خلال هذه الفترة وضع اللبنات الاولى للخدمات العلاجية الوطنية في العراق, من خلال محاولة توفير الاطباء و المؤسسة

---

[1] ان مجموع ايام الفترة بين اعلان العراق كدولة و قبول العراق عضواً في عصبة الامم هو 4344 يوماً. كان عبدالرحمن النقيب رئيساً للوزراء لفترة 739 يوماً. و كان مجوع ايام رئاسة الوزراء العسكريين هو 3233 يوماً. علماً انه بقي العراق بدون اي وزارة لمدة تقارب الثلاثة اشهر بعد استقالة محسن السعدون في 20 كانون الثاني 1929م. (الحسني, تاريخ الوزارات العراقية).

التعليمية التي تساهم في رفد المجتمع بما يحتاجة من الكادر الطبي. كذلك تم وضع الاسس القانونية لممارسة الطب في العراق ووضع الضوابط لها.

تم الاستعانة خلال هذه الفترة بالكفاءات البريطانية المتواجدة في العراق, و التي جائت مع القوات البريطانية او التي استقدمتها الادارة المدنية البريطانية بعد ذلك, و فضلت البقاء في العراق. كذلك تم الاستعانة بالاطباء الاغراب و الاجانب الذين ترجع اصولهم الى اماكن اخرى خارج بلاد بين النهرين, من الذين كانوا يعملون في بلاد بين النهرين قبل تاسيس الدولة العراقية. تم كذلك الاستعانة بأطباء غير عراقيين في بعض مؤسسات الدولة (مثل المؤسسة العسكرية) بناءاً على رغبة الملك فيصل.

كان يوجد في العراق خلال هذه الفترة, و قبلها, اطباء يوفرون الخدمات الصحية العلاجية للعراقيين, خارج اطار مؤسسات الدولة. و لم يكن بعضهم ضمن سجلات الاطباء الرسمية.

صدر قانون ممارسة الطب في العراق سنة 1925م. تم فيه وضع ضوابط محددة لغرض ممارسة مهنة الطب في البلد. منها ان يكون الشخص حاصلاً على شهادة علمية تخوله ممارسة المهنة. احتوى القانون على بعض البنود التي تحد من حرية تصرف الاطباء الغير مسجلين لدى الحكومة. من خلال اعطاء صلاحية لوزير الداخلية بمنعهم من ممارسة مهنتهم في مناطق يحددها.

كذلك منح قانون ممارسة الطب في العراق سلطةً لوزارة الداخلية, لبيان تحديد حدوث امراض سارية, و ضوابط و شروط ممارسة ذوي المهن الصحية من ممرضين و مركبي اسنان, و قابلات مأذونات, مهنتهم. كان لدائرة الصحة, تسجيل العناوين والامور الاخرى المتعلقة بممارسة الطب. وكان للوزارة الحكم القطعي في اعفاء

الطبيب من ممارسة مهنته, عند ارتكابه مخالفة متعلقة بممارسة المهنة, او كان يعمل في منطقة ممنوع ان يعمل فيها الاطباء غير المسجلين لدى الوزراة.

تضمن القانون على نص يمكن اعتباره عدم التزام, بحق العراقيين في الحصول على افضل الخدمات الطبية المتوفرة او الممكنة. عندما تساهل القانون مع الاطباء الراغبين بالعمل في العراق, في موضوع امتحان الممارسة الطبية, للتاكد من مستوى معرفتهم الطبية, او حتى مدى ملائمة مايعرفونه, مع طبيعة عادات و تقاليد العراقيين بمختلف مكوناتهم العرقية المختلفة.

لم يعكس القانون اي رغبة من قبل الحكومة على التاكد من ملائمة طبيعة و اسلوب عمل الاطباء الذين يسمح لهم بالعمل في العراق مع تقاليد و عادات و رغبات العراقيين. لم يجبر هؤلاء الاطباء على اجراء امتحان لمعرفة مدى كفائتهم للممارسة الطبية, او التاكد من معرفتهم لطبيعة عادات و تقاليد العراقيين و احترامهم لها. بل اعتمد على قيام الجامعات الاجنبية في تحديد كفائة الاطباء العلمية و مدى ملائمتهم لممارسة مهنتهم في العراق.

نص القانون بانه يجوز للطبيب ان يقدم امتحاناً "موجزاً" امام هيئة المجلس الصحي العالي "عند اللزوم" وهو نص يجعل امتحان كفائة الاطباء متعلق بقرارات ادارية لوزارة الداخلية, لاعلاقة لها بالمهنة و اجادتها. جرد القانون, العراقيين من حق الحصول على افضل خدمة طبية ممكنه بتحويله قرار الامتحان, من وجوب الى جواز.

يمكن ان يتم تفسير ذلك بانه تجاهل لحق العراقيين و مصالحهم. لكن يمكن تبرير ذلك, بالفترة التاريخية و قلة الاطباء العراقيين, و ضعف مستواهم

العلمي والاختصاصي, و حداثة مؤسسات الدولة. بحيث لم يكن بمقدورهم تصميم او كتابة امتحانات كفائة لقياس مدى كفائة الاطباء الاجانب و أهليتهم لممارسة مهنة الطب في العراق.

منح القانون ايضاً حصانة للاطباء العاملين في مصلحة الصحة الملكية و الطبابة العسكرية, من الاجراءات القضائية[1], علماً ان اغلبهم لم يكونوا عراقيين[2], و ينص القانون الاساسي العراقي بوجوب كون موظفي الدولة من العراقيين (المادة 18 من القانون الاساسي).

بدأت هذه الفترة و العراقيون يتمتعون بوجود اعداد غير مسبوقة من الاطباء ذي المهارات الطبية الموثوقة, في مراكز الويتهم و في بعض اقضيتهم, و انتهت الفترة باختفاء الاطباء عن معضم مراكز الالوية و الاقضية العراقية, رغم انتشار ابنية المستوصفات في الكثير من الاقضية و معظم الالوية. لقد تميزت هذه الفترة بالتخلي التدريجي و المستمر عن اطباء العقود من الدول الغربية الذين كانوا يعملون في المؤسسات الصحية المدنية , اي في المستشفيات و المراكز الصحية العراقية. تم هذا الامر بدون تعويضهم ببدلاء عراقيين, او من دول اخرى. بهذا قل عدد الاطباء العاملين في العراق بشكل كبير حيث كان مجموع عدد الاطباء العاملين عند انتهاء هذه الفترة, هو حوالي ثلث العدد الذي كان يعمل في العراق, في بداية هذه الفترة رغم زيادة عدد النفوس.

ترافق هذا الامر مع زيادة الامراض و الاوبئة التي انتشرت بين العراقيين.

---

[1] تنص المادة السادسة من القانون الاساسي على " لافرق بين العراقيين في الحقوق امام القانون و ان اختلفوا في القومية و الدين و اللغة". و تنص المادة التاسعة منه على "لا يمنع احد من مراجعة المحاكم, و لا يجبر على مراجعة محكمة غير المحكمة المختصة بقضيته الا بمقتضى القانون".

[2] كان ذلك رغم وجود المادة 18 من القانون الاساسي التي تحدد التعيين في مؤسسات الدولة بالعراقيين.

حيث انتشر مرض الهيضة (الكوليرا) على شكل وباء بين العراقيين في السنين 1923م, و 1927م, و 1931م. علماً ان الوفيات بين العراقيين سنة 1931م, كانت الاكبر بسبب هذا المرض, منذ سنة 1904م.

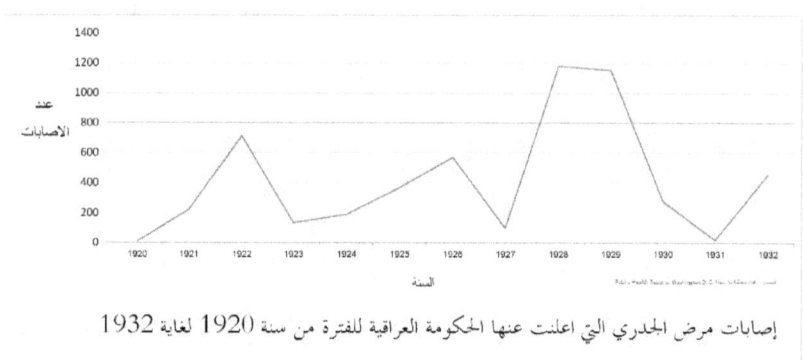

إصابات مرض الجدري التي اعلنت عنها الحكومة العراقية للفترة من سنة 1920 لغاية 1932

لعب عامل نقص الاطباء, بالاضافة الى عوامل اخرى, دوره في قلة الحرص على شمول العراقيين باجراءات التلقيح ضد الجدري. رغم ان قانون وجوب تلقيح العراقيين ضد المرض صدر سنة 1922م, و ان اللقاح فعال بشكل استثنائي في منح الشخص مناعة ضد مرض الجدري لفترة طويلة. إلا ان موجات الاصابة بالمرض بشكل شبه وبائي استمرت بالظهور و بشكل متصاعد خلال هذه الفترة.

كانت خطوة انشاء مدرسة الطب في بغداد (رغم كونها خطوة كبيرة جداً), ارتجالية و مبتورة و خالية من الاندفاع و التصميم, و التخطيط الكافي. كان دافعها المعلن هو توفير الاطباء العراقيين, لخدمة الشعب العراقي[1]. حصل تاخير غير مبرر في افتتاحها, و عند افتتاح المدرسة اخيراً, لم يتم الاعتماد على اسس علمية محايدة في قبول الطلبة المؤهلين,

---

[1] ينص القانون بان الهدف هو " اعداد اطباء جديرين للقيام بالشؤون الطبية في مصلحة الصحة العراقية".

استناداً الى امتحانات قبول معتمدة تتيح لجميع الطلبة العراقيين التنافس على القبول بشكل عادل اعتماداً على مستواهم العلمي و التقني. بل لم يتم الاعتماد على ضرورة حصول المقبول على اي شهادة علمية مدرسية محددة. تم الاعتماد, بدل ذلك, على قرارات لجنة مؤلفة من اعضاء, اكثرهم غير عراقيين, يقبلون الطلبة وفق اسس غير علمية (تستند على رغبات و علاقات شخصية). تسبب هذا الامر في حرمان الكثير من اطياف الشعب العراقي, الذين قد يكونوا مؤهلين, من القبول, بسبب التمايز في التعامل معهم[1].

حصل تمايز آخر خلال هذه الفترة, وهو التمايز في الاجور بين الاطباء العراقيين و الاطباء الاجانب, الحاصلين على نفس الدرجة العلمية. لقد كانت اجرة الطبيب الاجنبي تقارب ثلاثة اضعاف اجرة الطبيب العراقي الموظف لدى الدولة العراقية. قد يكون هذا التمايز سبباً في عكوف الاطباء العراقيين عن الخدمة في الدوائر الصحية العراقية, و محاولتهم ايجاد سبل عيش اخرى ذات مردود مالي اعلى[2].

عندما بدأت السلطات العراقية بفتح مدارس اعدادية حكومية, كان التوسع في انشاء المدارس يتم في مناطق معينة من العراق دون غيرها[3], لهذا يلاحظ بان المقبولين في مدرسة الطب في بغداد (الكلية الطبية الملكية العراقية فيما بعد),

---

[1] كان عدد المدارس الثانوية الحكومية في العراق, حينها, هو 5 مدارس.( الربيعي, د. اسماعيل نوري, تاريخ التعليم في العراق في العهدين العثماني والملكي, mesopot.com) في حين تقول خنساء زكي شمش الدين بان العدد كان اربعة (شمس الدين, خنساء زكي, التعليم الحديث في صفحاته الاولى كيف عرف العراق التعليم الثانوي؟, ذاكرة عراقية, ملحق جريدة المدى, 3789, (28 تشرين الثاني 2016), 2)). عدا المدارس الاهلية مثل مدرسة التفيض الاعدادية الاهلية التي تاسست في سنة 1919م, و ثانوية بغداد الامريكية للبنات, و الكثير من المدارس الرشدية التي كان يبلغ عددها اكثر من 40 سنة 1905م, لكلا الجنسين. اغلقت السلطات البريطانية الكثير منها لانها كانت تدرس باللغة التركية, كانت المدارس الرشدية مشابهة للمدارس المتوسطة من ناحية مناهجها التدريسية, وكانت تقبل الطلبة من مدارس الكتاتيب.

[2] اصبح الدكتور حنا خياط مديراً عاماً في وزارة الشؤون الخارجية في تشرين الاول 1931م, و اصبح الدكتور ناجي الاصيل قنصلاً عاماً في جده تلك السنة. كذلك لم يمارس عبدالله الدملوجي (الذي يقال بانه درس الطب في اسطنبول), الطب في العراق رغم تبوء العديد من المناصب.

[3] كانت احصائية سكان بغداد سنة 1920م هي حوالي 250الف و المناطق شمالها كان مجموع سكانهم حوالي مليون و 138 الف, و المناطق جنوب بغداد حوالي مليون و 450 الف. ( Marvellous Mesopotamia, The world's wonderland, by Toseph T.Parfit M.A, p 15).

هم من خريجي مدارس رسمية من سكنة مناطق محددة في العراق, خصوصاً بعد ان الغى الانكليز نظام المدارس الرشدية, و عدم قبول المتخرجين منها. اقتصرت المدارس في المناطق التي تخلوا من المدارس الحكومية, على تلك التي انشأتها البعثات التبشيرية المختلفة, او المذاهب و الاديان المختلفة لاعضائها. حرم هذا الامر بقية العراقيين, ممن لم تعمل ضمنهم البعثات التبشيرية, او لم تكن لهم مؤسسات دينية او اجتماعية ميسورة الحال, او لها مدارس لابنائها, من حقهم الطبيعي في التعليم. لهذا, لم يكن المقبولون في مدرسة الطب يمثلون الشعب العراقي بطوائفه, و مكوناته بشكل متناسب[1].

كان عدد المدارس الثانوية في العراق سنة 1923م هي اربعة مدارس كانت اثنان منها شمال بغداد و واحدة فقط جنوبها في لواء البصرة تم افتتاح الصف الاول ثانوي فيها سنة 1923م. في سنة 1925م كانت المدارس الثانوية التي فيها الصفوف متكاملة هي مدرستان واحدة في الموصل و الاخرى في بغداد حيث لم يتم فتح صفوف ثالثة في ثانوية البصرة تلك السنة كما يخبرنا حسين جميل في وثيقته[2].

عند القاء نظرة الى التخصيصات المالية من ميزانية الدولة العراقية خلال الفترة الممتدة بين السنين 1924م لغاية 1929م, نلاحظ عدم وجود زيادة ملحوظة في نسب التخصيصات لوزارة المعارف او للخدمات الصحية, رغم الاوبئة التي سادت خلال تلك الفترة و اعداد الوفيات الكبيرة بين العراقيين. حيث بقيت تخصيصات الخدمات الطبية في العراق هي اقل من خمسة بالمائة من ميزانية الدولة. و لم تتجاوز ربع تخصيصات وزارة الدفاع. لعل سبب ذلك هو سيطرة الجيش على امور الدولة و ماليتها.

---

[1] كانت توجد مدرسة اعدادية واحدة لغاية سنة 1948م, لكل سكان الوية السليمانية و اربيل و كركوك.
[2] الزهاوي, عمار عبدالقادر, نص نادر لحسين جميل من كربلاء الى النجف و بعقوبة و العمارة, ذاكرة عراقية, 3771, (31 تشرين الاول) 2016, ص10.

كان جزء كبير من تخصيصات ميزانية العراق و اموال الخزينة العراقية, تذهب لتمويل دائرة المندوب السامي البريطاني[1] و القوة الجوية البريطانية ووزارة الدفاع, التي كانت تستعملها السلطات بشكل كبير في فرض ارادتها على العراقيين[2]. كانت اموال وواردات الاوقاف الدينية خلال هذه الفترة تذهب الى دولة الحجاز.

رغم ارسال بعثات رسمية طبية, للحصول على الاختصات الطبية, لكنها كانت

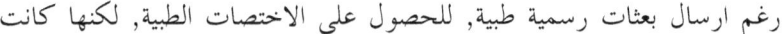

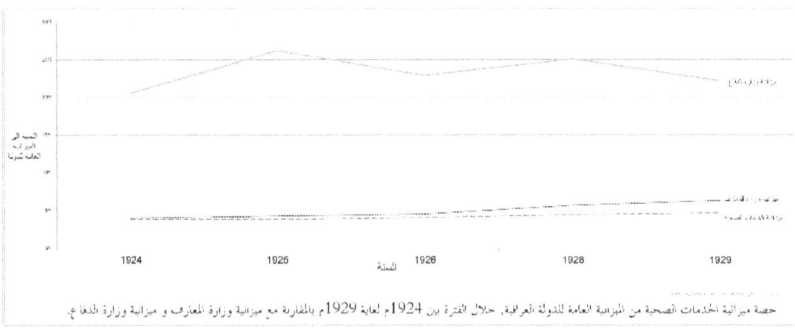

حصة ميزانية الخدمات الصحية من الميزانية العامة للدولة العراقية, خلال الفترة بين 1924م لغاية 1929م بالمقارنة مع ميزانية وزارة المعارف و ميزانية وزارة الدفاع.

قليلة, و غير قائمة على دراسة لمعرفة حاجة المناطق العراقية المختلفة للاطباء, و لم تشمل كافة اطياف الشعب العراقي, حيث كانت تتدخل فيها امور بعيدة عن التنافس الحر بين العراقيين, و المصلحة العامة[3].

قامت الجمعية الطبية العراقية بنشر مجلتها العلمية. كانت خطوة كبيرة جداً في نشر الوعي الصحي و الطبي بين الاطباء و عامة العراقيين, رغم كونها بدائية, و تتناول مقالات لبعض الاطباء العاملين في العراق. كانت بالاساس ترجمات لبعض المعارف الاجنبية, ولم تحتوي على اي تجارب او دراسات محلية, عدا الاحصائيات

[1] كانت نصف مصاريف دائرة المندوب السامي البريطاني هي من الخزينة العراقية.( الحسني, عبدالرزاق, تاريخ الوزارات العراقية, دار الشؤون الثقافية, بغداد, 1974, ج1, 189).

[2] على سبيل المثال لا الحصر, قامت الطائرات البريطانية بقصف عشائر المياح في قضاء الحي و القرى التابعة له في سنة 1927م لرفضهم نظام التثليث الذي شرعته الحكومة.

[3] يلاحظ بان اعضاء البعثات الطبية الرسمية, كانوا اقارب المسؤولين في السلطة و المتنفذين فيها.

الدورية التي كانت السلطات الصحية العراقية ترسلها الى الجهات الدولية.

ساهمت هذه المجلة في نشر الثقافة الصحية و اطلاع الاطباء, على بعض المستجدات في العلوم الطبية, مقارنة بما كان عليه الحال قبل ذلك. لكن كانت هذه الاستفادة محدودة و لم تترافق مع اي محاولات لتشجيع الاطباء العراقيين على نشر ملاحظاتهم او تجاربهم الميدانية على صفحاتها. كان نشر المجلة يتم بقرار و بتمويل حكومي مباشر, وكانت خاضعة الى قرارت وزارة الداخلية, و لم تتبلور فيها فكرة التمويل الذاتي, او الاستقلالية في نشر الافكار الطبية, بعيداً عن سياسة الحكومة و السلطة. لم تقم المجلة حتى بنشر النقاشات العلمية بين الاطباء العراقيين, لغرض ايجاد حلول علمية للمشاكل الصحية المحلية. كانت المجلة خاضعة للقرارات الادارية للكابينة الوزارية في توزيع التخصيصات المالية. لهذا تاثرت و توقفت عن الطباعة عند اول ضائقة مالية تواجه الحكومة العراقية, حيث توقفت عن الصدور في سنة 1928م.

لم تساهم الحكومة العراقية في تشجيع الدراسات العلمية الطبية المحلية, و لم تخصص اي اموال لهذا الغرض, و لم تكن في العراق خلال هذه الفترة اي شركات محلية يمكنها تمويل اي دراسة طبية او علاجية تهدف الى الربح المادي او تحسين الحالة الصحية للعراقيين.

كانت توجد مؤسسات صحية خارج اطار الدولة و ضوابطها منذ بداية هذه الفترة. بالاضافة الى المستشفيين العسكريين البريطانيين في بغداد و البصرة, كانت توجد مستشفيات تابعة لبعض الشركات الخاصة, مثل مستشفى الموانئ في البصرة و مستشفى شركة السكك الحديدية. كذلك كانت توجد بعض المراكز الصحية التابعة للبعثات التبشيرية. تم اضافة مركز صحي آخر لمجموعة مستشفيات الشركات الخاصة

---

عندما منحت السلطة العراقية في آذار سنة 1925م حق امتياز حصري, لشركة نفط العراق, للتنقيب عن النفط على اراضيها مقابل حصة من كل طن من النفط المستخرج مع فترة سماح امدها عشرين سنة. تدفق النفط لاول مرة من حقول بابا كركر النفطية شمال مدينة كركوك يوم الجمعة المصادف الرابع عشر من تشرين الاول سنة 1927م.

اصبحت ابنية المؤسسات الصحية منتشرة على الالوية و معظم اقضيته, عند انتهاء هذه الفترة. لم يكن عدد الاطباء العراقيين كافياً للعمل في كل هذه المؤسسات الصحية. كان معظم كادر هذه المؤسسات يتكون من الممرضين و الممرضات و العاملين الصحيين و بعض افراد الوقاية الصحية. لجأت الحكومة في هذه الفترة الى اتخاذ اسلوب الطبيب الزائر. حيث كان الطبيب يقوم بزيارة المركز الصحية دورياً لمعاينة و علاج الحالات التي تستدعي خبرته.

عملت الحكومة البريطانية بالتعاون مع اعضاء عصبة الامم, خلال هذه الفترة على توطين اللاجئين المتواجدين في معسكر بعقوبة. تم تخصيص الاموال و جمع التبرعات من اعضاء العصبة و العمل من خلال الحكومة العراقية في ايجاد مناطق مناسبة لهم داخل العراق في ارياف لواء الموصل و اربيل, و مراكز المدن الكبيرة.

كان من الواجب توفير سبل العيش المناسب لهم هناك من خلال توفير المياه, و الاراضي لغرض الزراعة, او تمويلهم لغرض فتح مشاريعهم الخاصة في المدن. لعل هذا هو احد الاسباب التي ادت الى انتشار المراكز الصحية في مناطق الاستيطان هذه, بشكل اكبر من انتشارها في مناطق العراق الاخرى. يبدوا بان هذا الامر لعب دوراً في ابقاء عقد عمل الطبيب البريطانية الدكتور مكلويد رغم انهاء عقود الاطباء الاجانب في

---

مناطق اخرى من العراق.

ساعد هذا الامر في تمتع العراقيين المتواجدين قرب مناطق استيطان اولئك اللاجئين, بالخدمات الطبية بصورة اكبر من بقية العراقيين, رغم ان ذلك لم يساعدهم كثيراً في ايجاد فرص عمل لهم في المؤسسات الصحية.

اصبح العراق دولة, في زمن لم تكن هناك اي ضوابط تحدد الاطباء و الكادر الطبي العامل فيه. كان يعمل على ارض العراق حينها الكثير من مدعي الطب و الادعياء. عمل الاحتلال البريطاني على احصائهم, و عملت بعد ذلك الحكومة العراقية, بعد ذلك, على تسجيل الكادر الصحي و الاطباء و اضفاء صيغة شرعية قانونية على عملهم. تم ذلك من خلال تسجيلهم و فرض الضوابط المختلفة عليهم, لغرض التاكد بانهم من خريجي مدارس طبية, تعترف بها السلطة العراقية و السلطات الصحية العالمية. و عملت على منع من لا تتوفر فيهم شروط معينة من العمل. خدم هذا الامر العراقيين, من حيث انه منع عنهم الدجالين, و منحهم الفرصة للتمتع بمستوى خدمة طبية مرتفع اكثر مما عهدوه خلال الحكم العثماني.

لكن طغى خلال هذه الفترة, و بعدها, محاولة الحكومة بسط سيطرتها على الاطباء و الخدمات الطبية, بصورة مبالغ بها. اتخذ ذلك العديد من الصور. منها على سبيل المثال ان السلطة اعطت لنفسها حق منع الاطباء من العمل في مناطق محددة يحددها وزير الداخلية( انظر قانون وزارة الداخلية), و انها استعملت الخدمات الطبية الكادر الطبي و الصحي كوسيلة للسيطرة على المجتمع العراقي من خلال تلك الخدمة. جرى ذلك على حساب تقديم الخدمات الافضل للعراقيين.

من مؤشرات ذلك, هو الزام الاطباء على الاخبار عن اي حوادث جروح يتعاملون

معها, الى مراكز الشرطة[1] بدون اشتراط موافقة المريض, او حتى رغماً عنه في بعض الاحيان. رغم عدم وضوح التاريخ المحدد الذي بدأ فيه تطبق هذه التعليمات, إلا انها جاءت استجابة و نتيجة لتطبيق نظام التفتيش الاداري على المؤسسات الصحية. بهذا تم اجبار الاطباء على افشاء اسرار المرضى للمؤسسات الامنية, مما يشكل نقضاً للقسم الذي اداه اولئك الاطباء عند تخرجهم. اصبح الاطباء عند تنفيذ هذا الاجراء جزءاً من المنظومة الامنية لوزارة الداخلية بدلاً من ان يكونوا وسيلة لرفع المعاناة عن العراقيين من خلال مداواتهم و ازالة الاذى و الالم عنهم.

لقد تم اجبار الاطباء العاملين في العراق, منذئذ و لحد نشر هذا الكتاب, على نقض القسم الطبي الذي ادوه خلال تخرجهم من كلية الطب (قسم ابقراط, انظر الفصل الاول). اصبح جميع الاطباء العاملين في الدولة العراقية سواءاً كانوا يمارسون الطب كموظفين في الدولة ام لا, ناقضين لعهدم و قسمهم من خلال عملهم. اصبح الامر طبيعياً في ممارسات الاطباء العراقيين, و تصرفات المجتمع مع مرور الوقت[2].

لم يعترض احد و لم تعترض اي جهة, على هذا التجاوز الواضح على حقوق المريض العراقي بالدرجة الاولى و كذلك الطبيب العراقي بالدرجة الثانية. رغم امكانية اعتباره, تجاوزاً على القسم الطبي, و على الاساس الذي قامت عليه مهنة الطب, و كذلك تجاوزاً على الحقوق الطبيعية للمريض العراقي. لعل سبب عدم الاعتراض هو انعدام المؤسسات او الجمعيات او النقابات المعنية بهذا الشأن في العراق حينها. كذلك انعدام المؤسسات المستقلة, [3] خارج اطار الدولة و مؤسساتها,

---

[1] ما اصطلح عليه العاملين في المؤسسات الصحية ب "قضية شرطة".

[2] , الى الحد الذي لم يتورع فيه استاذي الدكتور كمال السامرائي (الذي اكن له كل الاحترام و التقدير), عن نشر اسرار مريضته عالية (زوجة الملك غازي) , في كتابه حديث الثمانين و في مقالة له في مجلة عراقية.

[3] لعل غياب السرية, في المعالجة الطبية, هي واحدة من الاسباب التي تدفع بالعراقيين, و خصوصاً السياسيين و المشاهير منهم, لتوخي المعالجة خارج العراق.

التي تعنى بحماية المواطن العراقي من الاستغلال او سوء المعاملة. جدير بالذكر بان الاطباء خلال هذه الفترة استمروا في تجاوز حدود المعرفة الطبية, و التجريب على المريض, و استمروا باجراء بعض الممارسات الطبية بدون الرجوع الى الموافقة الصريحة و الواضحة من المريض او حتى اخذ رأيه حولها (كانوا يعتبرون انفسهم اوصياء على المريض و صحته و قراراته حولها).

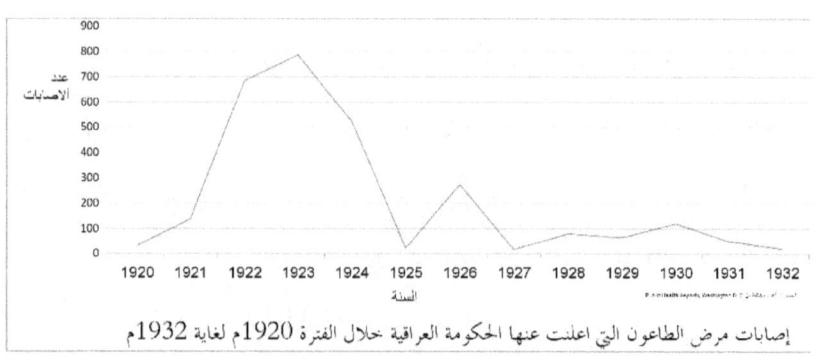

إصابات مرض الطاعون التي اعلنت عنها الحكومة العراقية خلال الفترة 1920م لغاية 1932م

تم اجبار الاطباء خلال هذه الفترة على الحنث بمادئ القسم الطبي بصورة اخرى ايضاً. لقد تم وضع الاطباء في موقف لا يحسدون عليه, عندما كان عليهم فحص الاطفال الطلبة المعارضين لبعض تصرفات الحكومة من الذين تقل اعمارهم عن 18 سنة, لبيان مدى تحملهم الجلد بالسياط[1]. اذا قرر الطبيب صحة و سلامة الطفل, فانه يشارك السلطة في القرار بجلد الطفل الطالب, في تناقض واضح مع مبادئ قسم ابقراط الذي اساسه هو "لاضرر و لا ضرار", و اذا قرر بان الطفل السالم هو غير سليم, فان الطبيب يصبح متجاوزاً على امانته الاخلاقية و العلمية, و يخاطر بمواجهة مع السلطة.

---

[1] انظر المرسوم الملكي رقم 13 لسنة 1928. ص293

بحلول عام 1928م, كان معدل عدد الاسرّة الطبية المتوفرة في المستشفيات المجانية الحكومية, بالنسبة الى عدد السكان هو سرير واحد لكل حوالي 2473 من العراقيين[1], وهو عدد منخفض نسبياً, لكنه كان افضل من الفترة التي سبقتها, و بالتاكيد افضل من حال الخدمات الصحية قبل تاسيس الدولة العراقية. لم يكن استغلال الاسرة الموجودة فعلياً, بالكفائة المرجوة, رغم نسبتها المنخفضة. ربما كان سبب ذلك هو قلة الكادر الطبي.

نجحت الجهود المبذولة في العالم, بالسيطرة على مرض الطاعون. فبعد ست سنوات من وصول اصابات الطاعون, الى معدلاتها العالية سنة 1924م (وصلت عدد الاصابات في تلك السنة الى حوالي الخمسين الفاً), اصبحت الاصابات نادرة في اوربا[2], و لم تبقى سوى بعض المناطق المتفرقة في العالم, التي تم تسجيل بعض الاصابات المتفرقة فيها سنة 1930م و منها العراق.

لقد كان مجموع اصابات الطاعون خلال عام 1929م في العراق 75 اصابة تسببت بوفاة 27 عراقياً[3].

---

[1] تم التوصل الى هذا الرقم بتوزيع 1200 سرير تم ذكرها في متن التقارير البريطانية على عدد سكان العراق نهاية عام 1927م, و الذي كان 2968054 نسمة.

[2] MacDermot, H. ER. M.D. , The Decline in Plague, The Canadian Medical Association Journal, (Jan. ), 1931, P111

[3] Public Health Reports, VOL 45 MARCH 21, 1930 NO. 12

# الملاحق

## قانون التلقيح ضد الجدري لسنة 1922

نحن ملك العراق
بناء على ماعرضه علينا وزير الصحة ووافق عليه مجلس الوزراء أمرنا بما هو آت:
العنوان
المادة 1
يسمى هذا القانون " قانون التلقيح ضد الجدري".
التعاريف
المادة 2
يعتبر الشخص ملقحاً بحسب هذا القانون متى كان بيده شهادة تنبئ عن ذلك من المرجع القانوني. و يعتبر " مرجعاً قانونياً" الاطباء المسجلون و مأمور التلقيح المعينون من وزارة الصحة. و يشمل تعبير " الملقح" كل مأمور من المأمورين المعينين بهذه الصفة من وزارة الصحة و جميع آطباء الحكومة و مأموري الصحة.

### تلقيح الاطفال

المادة 3
اولاً يلزم ان يلقح كل طفل في ظرف ستة اشهر من تاريخ ولادته اذا كان ملقح في مسافة لا تبعد ثلاثة اميال ( خمسة كيلومترات) عن مسكنه و الا فحالما يحضر الملقح الى المنطقة المذكورة. ولكن اذا اعطى طبيب من ذوي الاهلية او ملقح شهادة بان الطفل غير لائق للتلقيح يجوز تاخير الامر الى الزمن الذي يراه الطبيب او الملقح المذكور مناسباً.
ثانياً ان والدي الطفل ووليه مكلفون بابرازه للمعاينة و تلقيحه و اذا لم يفعلوا ذلك يغرمون بالغرامات التي سيلي بيانها.
ثالثاً على والدي الطفل و القوابل أن يخبروا مختاري المحلة او القرية بكل ولادة و على المختار ان يخبر اقرب محطة للبوليس او دائرة البلدية او الصحية عن الولادات التي يتصل به خبرها في ظرف شهر واحد من حدوثها.

### الطلاب

المادة 4
يجب ان يلقح جميع طلاب المدارس الخصوصية و الرسمية ذكوراً و اناثاً و لا يقبل الطالب في احدى مؤسسات التدريس مالم يكن بيده شهادة بحسب المادة التاسعة. و اذا لم تراع هذه المادة يغرم كلا الوالد او الوالدة او الولي مع مدير المؤسسة او من يقوم مقامه بالغرامات المقررة في المادة الرابعة عشرة.

## المهاجرون

المادة 6

لا يسمح للمهاجر او الملتجئ ان يدخل العراق مالم يكن ملقحاً او مالم يمتثل سائر اوامر وزير الصحة الخاصة بدخول الحجاج او المهاجرين الى العراق.

## الموظفون

المادة 7

يجب تلقيح جميع الخدم و مأموري المحلات التجارية و المعامل و سائر المحلات و الاشخاص الذين يتعاطون حرفة او صنعة ما و على اصحاب المحلات و المعامل المذكورة ان لا يقبلوا اجيراً او عاملاً مالم يكن بيده شهادة تلقيح و الا فيغرمون مع العامل بالغرامات المقررة في المادة الرابعة عشرة و يجبرون ايضاً على دفع الرسم على شهادة عاملهم المعفون.

المادة 8

كل من اصيب بداء الجدري و كانت عليه آثاره يعفى من التلقيح.

## الشهادة

المادة 9

اولاً تعطى شهادة التلقيح من المأمور المختص عندما يقنع بان طالب الشهادة كان قد اصيب بداء الجدري او كان قد لقح فنجح تلقيحه في ظرف السنوات الخمس الماضية او لقح في ظرف المدة المذكورة ثلاث مرات في ثلاثة اشهر بفاصلة لا تقل عن اسبوع بين مرة و اخرى و لم ينجح هذا التلقيح.

ثانياً يقرر وزير الصحة نموذج الشهادة و من الواجب على مأموري التلقيح ان تكون لديهم انموذجات الشهادات اللازمة.

ثالثاً يجب ان تذكر في كل شهادة مدة حكمها القانوني.

رابعاً عند اعطاء الشهادة يؤخذ رسم قدره نصف ربية[1] و يعفى من هذا الرسم الاطفال الذين لم يتجاوزوا السنة الرابعة من العمر و طلاب المدارس و افراد الجيش و البوليس و الفقراء.

## واجب مأموري الحكومة في المساعدة

المادة 10

على مأموري الحكومة الملكية ان يقدموا عند الانجاب كل ما في وسعهم من المساعدة الى مأموري التلقيح لقيامهم بوظيفتهم.

## منع التلقيح من مواد الجدري

المادة 11

يمنع بتاتاً التلقيح بالمواد المستخرجة من احد المصابين بداء الجدري و من ثبت عليه هذا العمل يغرم حسب احكام قانون العقوبات المتعلقة بنشر الامراض السارية رغماً عن وجود احكام المادة الرابعة عشرة.

## سكنة الدور المصابة

المادة 12

---

[1] حوالي 340000 دينار عراقي باسعار 2015م (مقارنة باسعار الذهب).

لمأمور التلقيح او غيره من ذوي السلطة المختصة ان يدعو كل من هو ساكن في الدار التي اصيب احد فيها بداء الجدري الى التلقيح او اعادة التلقيح وان كان بيده شهادة تلقيح. و يبقى سكنة تلك الدار تحت المراقبة الصحية المحلية الى ان يعطى لهم شهادة تنبئ عن تلقيحهم او تجدد الشهادة التي بيدهم ومن كان بيدة شهادة التلقيح اذا ظهر لزوم لاعادة تلقيحه بحسب هذه المادة يعطى شهادة جديدة مجاناً.

## التلقيح الاجباري

المادة 13

لوزير الصحة[1] ان يأمر باعلان مخصوص سكان المناطق الازمة من جهة ما بأن يلقحوا انفسهم في المدة التي يعينها متى تراءى له ذلك لازماً او مناسباً نظراً الى ظهور داء الجدري او الى اسباب اخرى و الذين يخالفون هذا الامر يغرمون بالغرامات المقررة في المادة الرابعة عشرة و اذا كان المخالف دون الخامسة عشرة من عمره تترتب الغرامة على من هو قائم بأمره من والديه او وليه.

## الغرامات

المادة 14

لكل حاكم جزاء ان ينظر في القضايا التي تنشأ عن مخالفة هذا القانون و له ان يحكم فيها بالغرامات الآتيه:

الغرامة التي لا تتجاوز ثلاثين ربية (30) ان لم تبرز شهادة التلقيح عند وقوع الطلب من المرجع القانوني و اذا تكرر الحال فيجوز ابلاغ الغرامة الى خمس و سبعين (75) ربية.

الغرامة التي لا تتجاوز الخمسين (50) ربية على مخالفة سائر احكام هذا القانون و اذا تكررت مخالفة هذه الاحكام يحكم بالغرامة التي لا تتجاوز المائة ربية (100).

المادة 15

تنفذ احكام هذا القانون بعد مرور شهر على تاريخ نشره.

المادة 16

على وزيري الصحة[1] و العدلية تنفيذ هذا القانون

كتب في بغداد في اليوم العشرين من شهر جمادي الاولى سنة 1340 و التاسع عشر من كانون الثاني 1922

فيصل

وزير الصحة الدكتور حنا خياط

وزير العدلية ناجي السويدي

رئيس الوزراء عبدالرحمن

---

[1] لم يعد لهذه المادة اي قيمة تنفيذية, بعد صدور القانون بفترة قصيرة بسبب عدم وجود وزير للصحة.

## نظام التفتيش الاداري[1]

نحن ملك العراق

بناء على ما قرره مجلس الوزراء امرنا بما هو ات:

المادة 1

الغيت وظائف المشاورين ومعاونيهم في الالوية

المادة 2

تاسست في وزارة الداخلية مفتشية ادارية عامة قوامها رئيس المفتشين ومفتشون اداريون بحسب الحاجة ويقوم مستشار وزارة الداخلية بوظائف رئيس المفتشين علاوة على وظيفته الاصلية.

المادة 3

ان تعيين المفتشين وترقيتهم يكون باقتراح وزارة الداخلية وقرار مجلس الوزراء المقترن بالارادة الملكية.

المادة 4

سيكون مقر المفتشين الاداريين بغداد ويرسلون للتفتيش حسبما تقتضيه الاحوال وتراه وزارة الداخلية وسيعين عددهم ودرجاتهم ورواتبهم وتخصيصاتهم بنظام خاص.

المادة 5

ان وظائف المفتشين الاداريين ما عدا الاحوال الواردة في المادة السابعة هي التفتيش ورفع التقارير عن.

(ا) جميع الامور المتعلقة بالامن العام وتنفيذ القوانين والاسباب الداعية الى زيادة الجرائم واقتراحاتهم لاستئصال شافتها وتوزيع الشرطة وضبطها واستخدامها في الامور الخارجة عن وظائفها والحالة التي تؤدي فيها واجباتها.

(ب) امور العشائر والمسائل المتعلقة باسكانهم وكيفية حسم منازعاتهم بحسب اصول العشائر والتدقيق في عاداتهم واطوار مشاخهم.

(ج) السجون والمحابس وادارتها.

(د) ملاحظة الحالة التي تجري فيها الانتخابات للمجالس النيابية والادارية والبلدية.

(ه) امور البلديات وميزانياتها وحساباتها.

(و) اعمال المجالس الادارية ومقرراتها.

(ح) سجلات احصاء النفوس.

(ط) معاملات الاستملاك.

(ي) المباني الاميرية.

(ك) احتياجات الري في المناطق التي يفتشونها ودرس ما يؤول الى اصلاحها بالاشتراك مع الموظفين الاداريين وضابط الري.

(ل) السداد وتحكيمها اذا لم تكن تلك السداد مفتشا عليها من قبل ضابط الري بعد وفي هذه الحالة عليهم ان يرفعوا تقريرا عن الاشغال التي يعتبرون اجرائها من قبل دائرة الري ضرورية.

(م) وبصورة عمومية جميع الامور الادارية المودعة الى الموظفين الاداريين بحسب القوانين والنظامات والاوامر الصادرة من قبل الوزارات التي ينتمون اليها وابداء الراي في خصوص الاصلاحات التي يرونها لازمة لتحسين الحالة الادارية وتوطيد دعائم الامن واستكمال اسباب الراحة العامة ورقي البلاد.

المادة 6

لمفتشي الادارة ان يفتشوا الدوائر المالية وكافة الخزانات الاميرية وصناديق الاموال العمومية وان يفحصوا عن طرق تخمين الواردات وجباية الاموال الاميرية المستحقة الاداء في مناطقهم وتحقيق اعمال موظفي المالية والجباية في الالوية ورفع تقرير الى وزارة المالية وان يقترحوا على وزارة المالية اي

---

[1] الوقائع العراقية, العدد 27 في 15 شباط 1923م.

اصلاح يمكن عمله في تخمين الرسوم وجبايتها واعمار الاملاك الاميرية فيبدوا ارائهم بتقارير خاصة يرفعونها الى الوزارة المذكورة وفي جميع الخصوصات المالية التي يفحصون عنها في مناطقهم عليهم ان يراعوا التعليمات التي تصدرها وزارة المالية باجمعها مع مراعاة المادة 8 من هذا النظام.

المادة 7

للمفتشين الحق ان يفتشوا جميع دوائر الحكومة والبلديات عدا المحاكم الجزائية والحقوقية والشرعية والدينية والدوائر التي لها هيئة تفتيش خاصة. غير انه لهم ان يقدموا تقاريرهم الى الوزارة المختصة ونسخا منها الى وزارة الداخلية اذا كانت تلك التقارير تهم دوائر اخرى غير الدائرة المتعلقة بها.

المادة 8

لجميع الوزارات الحق في المكاتبة راسا مع المفتشين عن المسائل التي تتعلق بوزارتها واذا طلبت وزارة الى احد المفتشين ليقوم بعمل خاص يلزم ان يكون ذلك بواسطة وزارة الداخلية

المادة 9

يجب ان يستشير المتصرفون المفتشين الاداريين اذا كانوا حاضرين في مناطقهم في الخصوصات الاتية قبل الاستئذان فيها من وزارة الداخلية

اولا: المسائل الخاصة بالامن العام والسكون في مناطقهم مما يحتمل ان يستلزم استعمال قوة مسلحة بصورة فوق العادة

ثانيا : جميع المسائل الخاصة بالامور الخارجية

المادة 10

للمفتشين الاداريين الحق ان يسالوا الموظفين عن اجرائهم وتشبثاتهم بشان اية مسالة كانت فاذا وجدوها مخلة بمصالح الحكومة او الاهالي يخبرون بذلك المرجع المنسوب اليه ذلك الموظف حالا فيعلم القائم مقام عن اعمال المدير والمتصرف عن اعمال القائم مقام ووزارة الداخلية عن اعمال المتصرف

المادة 11

اذا شاهد مفتش داري اثناء تفتيشه اسبابا ضرورية وعاجلة تستلزم سحب يد موظف من العمل يخبر بذلك المتصرف باسرع واسطة ويطلب سحب يد ذلك الموظف مع بيان الاسباب الموجبة لذلك كتابة واذا لم يوافق المتصرف على اجابة الطلب فتعرض الكيفية حالا على وزارة الداخلية

12 – يجب على المفتشين الاداريين اسداء الراي وبيان النصيحة للموظف اداري اذا طلب ذلك منهم وعلى كل حال فالمسؤول من التيفيذ هو الموظف

المادة 13

للمفتشين الاداريين حق الاطلاع على جميع الاوراق والمراسلات والسجلات المتعلقة بالادارة الموجودة ضمن المناطق التي يفتشونها بلا استثناء واذا لم تقدم الاوراق التي يطلبها المفتش فعلى الموظف ان يبدي الاسباب الموجبة لذلك كتابة

المادة 14

على المفتشين الاداريين ان يقدموا تقريراُ عاما بموجب تعليمات وزارة الداخلية وعليهم ايضا ان يسجلوا يوميا اعمالهم وتجولاتهم ويرسلوا نسخها الى وزارة الداخلية عند انتهاء كل شهر

المادة 15

المفتشون الاداريون الذين يخالفون احكام هذا النظام او قوانين الحكومة العراقية ونظاماتها يكونون معرضين للقوانين التاديبية التي ستوضع فيما بعد

المادة 16

يجب على المفتشين الاداريين ان يحسنوا معرفة جميع القوانين والنظامات والتعليمات التي تصدرها الحكومة العراقية ووزاراتها

المادة 17

يجب على المفتشين الاداريين عند تكليف وزارة الداخلية ان يقوموا بحقيق الشكاوى والتهم ضد الموظفين وفي هذه الحالة عليهم ان يراعوا احكام الانظمة والقوانين الخاصة بهذه المسائل

المادة 18

للمفتشين الاداريين الحق في طلب اي شخص للحضور او الافادة في اي تحقيق يقوم باجرائه ما عدا المتصرفين والحكام الذين يجب ان يسالوهم كتابة وعلى المتصرفين اجابة جميع الاسئلة الملقاة عليهم مفصلا

واما الحكام فعليهم اعطاء المعلومات التي لا يعتبرونها مضرة بمصالح العدلية

المادة 20

ينفذ هذا النظام من تاريخ نشره في جريدة الحكومة الرسمية

المادة 21

على هيئة الوزراء تنفيذ هذا النظام

كتب ببغداد في اليوم الحادي والثلاثين من كانون الثاني سنة 1923 واليوم الثالث عشر من جمادى

الاخرى سنة 1341

فيصل

وزير العدلية

ناجي السويدي

رئيس الوزراء ووكيل وزير الداخلية

عبد المحسن

وزير المعارف

عبد الحسين

وكيل وزير الدفاع

نوري السعيد

وزير الاشغال والمواصلات

الهاشمي

وزير المالية

ساسون

وزير الاوقاف

عبد اللطيف المنديل

# قانون المحلات المضرة بالصحة لسنة 1924

نحن ملك العراق

بناء على ما عرضه وزير الداخلية ووافق عليه مجلس الوزراء امرنا بما هو ات:

المادة 1

يسمى هذا القانون – ب قانون المحلات المضرة بالصحة لسنة 1924

المادة 2

ان المقصود في هذا القانون (بالرئاسة) الصحية مدير الصحة العامة او من يكون مفوضا منه في هذا الخصوص والمقصود فيه (بالسلطة الادارية المحلية) هيئة ادارة اللواء او البلدية.

المادة 3

متى قررت السلطة الادارية المحلية بموافقة الرئاسة الصحية ان دارا او بناء او مخزنا او حوضا او حفرة او مستنقعا او نهرا او قطعة ارض غدت مضرة بالصحة العامة يجوز لها ان تبلغ صاحب ذلك المحل او مشغله انذارا نكلفه به اتخاذ تدابير مستعجلة لاعادة المحل الى حال صحية ويسوغ ان يتضمن الانذار امرا لصاحب المحل او مشغله بان يفعل ذلك بالكيفية التي تقررها دائرة الرئاسة الصحية يربط الانذار صور قرار السلطة الادارية المحلية مع صورة موافقة الرئاسة الصحية مكتوبة على ظهرها.

المادة 4

اذا لم يشرع الشخص المبلغ له الانذار بالاعمال اللازمة في ظرف سبعة ايام من وصول الانذار اليه ولم يكملها بدون تاخير غير ضروري فيكون للمجلس البلدي او ماموريه حق الدخول الى المحل وازالة الضرر ويكون صاحب المحل ومشغله ملزمين بالتكافل باداء النفقات التي تكبدها المجلس البلدي مع مراعات احكام هذا القانون.

المادة 5

اذا اعترض صاحب المحل او مشغله على الانذار بناء على انه كلف باكثر مما هو ضروري لازالة الخطر عن الصحة العامة فله ان يقدم عريضة بذلك الى الرئاسة الصحية. وعلى الرئاسة الصحية عند وصول العريضة ان تنظر في القضية من جديد وتقرر ما هي الاعمال اللازمة نظرا الى ظروف الحال.

المادة 6

ان تقديم عريضة الاعتراض المذكورة لا يخل بحق المجلس البلدي في الدخول الى المحل واتمام الاعمال اذا راى المجلس ذلك ضروريا لصالح الصحة العامة.

المادة 7

اذا ادعى المدعى عليه في الدعوى المقامة لاستحصال النفقات بموجب المادة الرابعة ان الاعمال التي اجريت اكثر مما كان ضروريا لصالح الصحة العامة فعلى المحكمة ان تودع القضية الى رئاسة الصحية لتقدم بيانا وافيا عنها وبعد النظر في هذا البيان اذا رات المحكمة ان الاعمال المذكورة كانت اكثر مما تقتضيه الصحة العامة, فان مدعي المجلس البلدي يخفض على مقتضى ذلك القرار.

واذا اثبت المدعى عليه في المحاكمة ان النفقات الواقعة باهظة بدرجة انها تتجاوز المعقول او ان الضرر وان كان ناشئا من ملكه الا انه مما كان يجب ان تلقى نفقات ازالته على الادارة العامة او الادارة المحلية فان المحكمة تستطيع حينئذ ان ترد دعوى السلطة الادارية المحلية كلها او بعضها. واذا استؤنف قرار المحكمة الصادر بموجب هذه المادة تكون كل من الرئاسة الصحية والسلطة الادارية المحلية الملزمة بتقديم البيانات التي تطلبها محكمة الاستئناف في الخصومات المتقدمة.

المادة 8

لا يمس هذا القانون حق صاحب المحل ومشغله في التخاصم على النفقات التي القيت عليهما بموجب احكامه وصاحب المحل يكون ملزما بدفع النفقات التي تكبدها المشغل بموجب احكام هذا القانون اذا لم يكون بينهما انفاق خاص ما لم تر المحكمة ان المشغل قد صار بتصرفه او اهماله مسؤلا عن حال المحل المذكور

المادة 9

لا يمنع هذا القانون تعقيب صاحب المحل او مشغله بسبب ما ينشا عن حال المحل المضرة بالصحة من مخالفة الاحكام المتعلقة بالادارة البلدية او احكام القوانين الاخرى.

المادة 10

على وزيري الداخلية والعدلية تنفيذ هذا القانون.

المادة 11

ينفذ هذا القانون من تاريخ نشره في الجريدة الرسمية.

كتب ببغداد في اليوم الرابع والعشرين من ايار سنة 1924 واليوم العشرين من شوال سنة 1342

فيصل

وزير العدلية      احمد

وزير الداخلية      على جودت

رئيس الوزراء      جعفر العسكري

# قانون الاتجار بالاجزاء الطبية لسنة 1924

نحن ملك العراق
بناء على ما عرضه وزير الداخلية ووافق عليه مجلس الوزراء امرنا بما هو ات:

المادة 1

يسمى هذا القانون (قانون الاتجار بالاجزاء الطبية لسنة 1924)

المادة 2

يعبر في هذا القانون عن المدير (بمدير الصحة العامة) او من ينوب عنه وعن (السلطة الصحية المحلية) بالموظف الصحي الذي يعينه المدير لذلك الغرض في منطقة خاصة. وعن (العقاقيري) بالشخص او المحل او الشركة الذي يسمح لهم المدير اشتراء الاجزاء الطبية والمواد الكيماوية والادوات الجراحية والتجهيزات المستعملة في مهنة الطب او حفظها او بيعها او تصريفها او الاتجار بها بالجملة وعن (المفتش) بالسلطة الصحية المحلية وكل شخص اخر يمنحه المدير ببيان في الجريدة الرسمية بموجب المادة 14 او بغير ذلك من الوسائط، سلطة تفتيش محلات الاتجار بالاجزاء الطبية وعن (الصيدلي الماذون) بالصيدلي المجاز بحكم قانون الصيدلة سنة 1923

وعن (المستحضر الماذون) بالمستحضر المجاز بموجب قانون الصيدلة سنة 1923

وتشمل كلمة (شخص) الشركة او المحل الا اذا كانت القرينة تدل على خلاف ذلك.

المادة 3

لا يجوز لاي شخص كان ان يستورد الاجزاء الطبية او ان يحفظها او ان يبيعها او ان يتعاطى بها بالجملة ما لم يكن مجازا من المدير للاتجار بالاجزاء الطبية.

المادة 4

يحق للمدير اعطاء الاجازة بالاتجار بالاجزاء الطبية الى كل من الاشخاص الاتي ذكرهم:-

(ا) الطبيب والصيدلي الماذون والمستحضر الماذون على ان لا يمارس في الوقت نفسه الطب ان كان طبيبا او الصيدلة ان كان صيدليا او مستحضرا

(ب) كل شخص كان حين تنفيذ هذا القانون يتعاطى الاتجار بالاجزاء الطبية بموافقة المدير

(ج) الشركات والمحلات التي تستخدم في المخازن التي تبيع فيها الاجزاء الطبية او المواد الكيماوية طبيبا ماذونا او صيدليا ماذونا او مستحضرا ماذونا لمراقبة تلك الشعبة من تجارتهم.

المادة 5

يحق للمدير ان يمتنع من منح اجازة عقاقيري لكل شخص حكم عليه قبلا لمخالفته قوانين الطب او الصيدلة او لكل محل او شركة اذا كان قد حكم على احد مديريها او فروعها فيها لمخالفة احكام القانون واذا كان احد هؤلاء الاشخاص او المحلات او الشركات حاصلا على اجازة عقاقيري عقب حكم كهذا فيحق للمدير الغاء الماذونية المذكورة.

المادة 6

يدفع العقاقيري لمديرية الصحة العامة رسما قدره 100 ربية[1] عند تسجيل اسمه للحصول على اجازة الاتجار بالاجزاء الطبية ويستمر مفعول هذا الرسم الى 31 كانون الاول من تلك السنة, وله ان يجدد الاجازة في شهر كانون الثاني من كل سنة ويصدق المدير ذلك التحديد باستيفاء رسم قدره 20 ربية. والاجازات التي لا تجدد قبل 31 كانون الثاني تعتبر منتهية ولا يمنح اجازة جديدة الا بعد دفع رسم قدره 100 ربية كما في الاول ما لم ير المدير بعض الاحوال المبررة لاخذ الرسم المعتاد.

المادة 7

ينبغي لكل عقاقيري ان يحفظ دفترا خاصا توافق عليه مديرية الصحة العامة لتسجيل مقادير جميع الاجزاء الطبية وانواعها المذكورة في اللائحة الاولى الملحقة ب قانون الصيدلة لعام 1923 الموجودة

---

[1] تعادل حوالي 69 مليون دينار باسعار 2015 (مقارنة باسعار الذهب).

عنده. ويجب ان يكتب في هذا السجل ايضا مصدر تلك الاجزاء ولمن بيعت ويجب ان تكون المبيعات بامضاء المشتري.

المادة 8

محظور على العقاقيري ان يبيع او يصرف اي جزء من الاجزاء الطبية المندرجة في اللائحة الاولى الملحقة بقانون الصيدلية لعام 1923 لغير الصيادلة الماذونين والمستحضرين الماذونين والعقاقيريين والاطباء واطباء الاسنان الماذون والبيطريين.

المادة 9

محظور على العقاقيري بيع كل جزء من الاجزاء المندرجة في اللائحة الاولى الملحقة بقانون الصيدلة لعام 1923 الى اي شخص كان يقصد اصداره مرة اخرى من غير اجازة السلطة الصحية المحلية ويذكر في هذه الاجازة الاجزاء الطبية المراد اصدارها

المادة 10

ينبغي حفظ جميع السموم المندرجة في القسم (ش) من الجدول الملحق ب قانون الصيدلة لسنة 1923 في خزانة او غرفة مقفلة وعليها الاشاره (سموم) تحفظ خصوصا لهذه الغرض.[1]

المادة 11

محظور على اصحاب المذاخر التجارية الطبية استيراد الكوكايين ومركباتها وما يجانساها او المواد الحاوية الكوكايين او ما يجانسها الى العراق او بيع هذه الاجزاء او حفظها بقصد البيع او خزنها. ان استيراد هذه الاجزاء ومعاطاتها بالجملة تقوم به الحكومة العراقية وحدها وبيعها للصيادلة الماذونين والمستحضرين الماذونين فقط بالمقادير التي يقدرها المدير.

المادة 12

لا يجوز العقاقيري او للصيدلي الماذون او للمستحضر الماذون ان يذخر عنده في وقت واحد اكثر من كيلو واحد من المورفين او مركباته لا برخصة خاصة من المدير.

المادة 13

يجوز للمفتشين ان يدخلوا محلات العقاقيري ويفتشوا عن الموجود من الاجزاء الطبية والمواد الكيماوية وعلى عقاقيري ان يمنح المفتش التسهيلات لاجراء التفتيش وان يقدم له السجل المذكور في المادة 7 من هذا القانون واجازته وان يجيبه على جميع الاسئلة المختصة بمهنته.

المادة 14

يحق لوزير الداخلية اصدار التعليمات ونشرها في الجريدة الرسمية بخصوص: -

ا – تعيين اي شخص او هياة حائزة صفة التفتيش.

ب – انواع الاجزاء الطبية والمواد الكيماوية ومقاديرها التي يجوز ويجب على العقاقيري حفظها والسجلات التي يحفظها.

ج – لتنفيذ هذا القانون بوجه عام.

المادة 15

كل شخص يخالف احكام هذا القانون:-

يعاقب بالحبس الى مدة لا تزيد عن سنة واحدة او بغرامة لا تزيد على الف روبية او بالحبس والغرامة معا.

المادة 16

جميع القوانين والتعليمات السابقة المختصة بالمتاجرة بالاجزاء الطبية بالجملة تكون ملغاة ابتداء من تاريخ تنفيذ هذا القانون.

المادة 17

ينفذ هذا القانون بعد مرور شهرين من تاريخ نشره في الجريدة الرسمية.

المادة 18

وعلى وزير لداخلية تنفيذ هذا القانون.

كتب ببغداد في اليوم العشرين من اب سنة 1924 واليوم التاسع عشر من محرم سنة 1923.

فيصل

وزير الداخلية عبدالمحسن رئيس الوزراء الهاشمي

## قانون نقل الجنائز الى العتبات العراقية لعام 1924

بناء على ما عرضه وزير الداخلية ووافق عليه مجلس الوزراء امرنا بما هو ات:

المادة 1

يسمى هذا القانون (قانون نقل الجنائز الى العتبات العراقية لعام 1924)

المادة 2

يعبر في هذا القانون:

بالجنائز الجافة – تلك التي امست في حالة الجفاف التام وقد زال عنها التفسخ تماما فاصبحت عديمة الضرر من جميع الوجوه والجنائز الطرية – الحديثة العهد بعد الموت والتي لم تزل في حال التفسخ.

والسلطة الصحية المحلية - مدير صحة العاصمة

مدير الصحة في ميناء البصرة

رؤساء الصحة في الالوية ما عدا لوائي بغداد والبصرة طبيب المخفر الصحي في خانقين

اطباء المستشفيات في الخارج وغيرهم من المامورين الذين يعينهم مدير الصحة العامة كذوي سلطة صحية محلية للغايات المقصودة في هذا القانون

والجنازة المحلية – جنازة الشخص المائت داخل العراق.

والجنازة الاجنبية – جنازة الشخص المائت خارج العراق.

المادة 3

تجيز حكومة العراق دخول الجنائز الاجنبية الى العراق ونقلها الى العتبات المقدسة ضمن الشروط التالية:

(ا) تفحص السلطة الصحية المحلية الجنائز في احدى المدن الكائنة على الحدود ام في ميناء البصرة. فاذا اجازت نقلها الى العتبات المقدسة تعطيها اجازة نقل بامضائها بعد استيفاء رسم قدره سبع ربيات ونصف[1] عن كل جنازة.

(ب) تعتبر الجنائز الجافة صالحة للدخول الى العراق والتنقل فيه بشرط ان تكون ملفوفة لفا محكما او موضوعة في غلاف بحيث لا يكون اي جزء منها ظاهرا للعيان

(ج) لا يسمح بدخول الجنائز الطرية الى العراق الا بعد موافقة حكومة العراق على ذلك ويجب وضعها اذا ذاك في صناديق مبطنة بصفائح من الحديد ام الرصاص ام التوتيا بصورة يوافق عليها الطبيب القائم بالتفتيش الطبي في المدينة التي تدخل اليها الجنازة وينبغي ايضا ان يكون مع الجنازة الوثائق التالية:

(1) شهادة من القنصل العراق او ممثلة تنبىء على استحصال موافقة الحكومة العراقية في شانها وتشير ايضا الى عدد وتاريخ كتاب الحكومة العراقية الذي فيه التصريح على تلك الموافقة ويجوز ان تكون تلك الشهادة بصورة حاشية على ورقة جواز سفر الشخص المسافر مع الجنازة

(2) شهادة من السلطات الاجنبية او من القنصل العراقي او ممثله في البلاد التي ترد منها الجنازة تشهد بان الموت لم يكن عن مرض سار ويذكر فيها الموت الحقيقي وان السلطة الشاهده قد اقتنعت فعلا بكون الصندوق الموضوعة فيه الجنازة موافقا واحكم سده

(3) لا يسمح بدخول الجنائز الطرية الى العراق الا بين اول تشرين الثاني وواحد وثلاثين اذار.

(4) ان الجنائز التي لم تستكمل الشروط السالفة الذكر لا يسمح بدخولها الى العراق بل تعاد الى خارج الحدود العراقية او تدفن في احدى مقابر الخفر الصحي في البلدان الكائنة على الحدود اذا كانت تلك التسهيلات متيسرة فيها وذلك بعد دفع رسوم قدره عشر ربيات وتستمر هناك حتى تمسي صالحة لاعطائها اجازة نقل.

المادة 4

يجوز نقل الجنائز المحلية الى العتبات المقدمة ودفنها هناك ضمن القوانين التالية:

---

[1] تعادل حوالي 5200000 دينار عراقي باسعار 2015 (مقارنة باسعار الذهب).

(ا) لا يجوز نقل اي جنازة كانت من محل الى اخر في العراق من غير اجازة نقل تصدرها السلطة الصحية المحلية.

ويجوز لمدير الناحية او لمدير الشرطة فيها ان يعطيا اجازة نقل موقتة اذا كانت تلك الناحية تبعد اكثر من خمسة عشر ميلا من اقرب سلطة صحية ومحلية. وعلى حامل تلك الاجازة ان يقدمها الى اول سلطة صحية محلية يمر عليها في طريقه لتصادق عليها.

(ب) تعتبر الجنائز الجافة موافقة للنقل

(ج) لا تعتبر الجنائز الطرية موافقة للنقل الا اذا جيء بها الى اقرب سلطة صحية محلية لاجل التفتيش الطبي في خلال 36 ساعة بعد الموت. ولا تعطى اجازة النقل الا اذا وضعت الجنازة في صندوق مبطن بصفائح من الحديد او الرصاص او التوتيا ومسدودة سدا محكما.

(د) يستوفي رسم قدره 8-2 ربية عن كل اجازة ام اجازة موقتة تعطى بموجب هذه المادة.

(هـ) يمكن السماح بنقل الجنائز الطرية من اماكن معلومة الى العتبات المقدسة من غير ان توضع في صناديق مبطنة بصفائح معدنية وتختم ختما محكما ولمدير الصحة العامة الحق في تعيين هذه الاماكن واجراء التغيير فيها من وقت الى اخر بموافقة وزراة الداخلية.

وعند صدور هذا القانون ستسري هذه الفقرة على الجنائز الطرية التي يؤتي بها من الوية الحلة وكربلاء والديوانية لتدفن في النجف وكربلاء والجنائز الطرية التي ترد من اي قسم كان من لواء بغداد لتدفن في الكاظمين.

المادة 5

يجوز دفن الجنائز سواء كانت اجنبية ام محلية في البلدان المقدسة باجازة من السلطة المحلية وهذه الاجازة تعطى مجانا عند ابراز اجازة النقل على ان الاشخاص الذين يموتون في اللواء الذي تدفن فيه الجنازة فليس من الضروري ابراز اجازة نقل ليس في هذه الفقرة ما يؤثر على الرسوم التي تفرضها السلطات الدينية او التدابير التي يتخذونها للدفن.

المادة 6

تدفع جميع الرسوم المفروضة في هذا القانون بشكل طوابع مالية تلصق على اجازات النقل او بالصورة التي تعينها وزارة المالية من وقت الى اخر.

المادة 7

لمدير الصحة العامة الحق بتعيين شكل اجازات النقل والدفن واصدار التعليمات اللازمة لتنفيذ نصوص هذا القانون كما يجب وذلك بعد موافقة وزارة الداخلية.

المادة 8

من يخالف احكام هذا القانون يعاقب بغرامة نقدية لا تتجاوز المائتي روبية او بسجن لا يتجاوز ثلاثة شهور او بكلتا الغرامة والسجن.

المادة 9

تنفيذ احكام هذا القانون بعد مرور شهرين على نشره في الجريدة الرسمية

المادة 10

على وزير الداخلية تنفيذ هذا القانون.

كتب ببغداد في اليوم الثالث والعشرين من تشرين الثاني سنة 1924 واليوم السادس والعشرين من ربيع الثاني سنة 1343

فيصل

وزير الداخلية عبد المحسن

رئيس الوزراء ي. الهاشمي

# قانون ممارسة الطب في العراق لسنة 1925

نحن ملك العراق

بناء على ما عرضه وزير الداخلية ووافق على عليه مجلس الوزراء امرنا بما هو ات:

المادة 1

يسمى هذا القانون ـ قانون ممارسة الطب في العراق لسنة 1925.

المادة 2

يقصد في هذا القانون

(1) (بالطب): علم ومهنة منع استيلاء الامراض والعلل البشرية ومداواة هذه الامراض والعلل او تخفيف وطاتها.

(2) (بالطبيب): الشخص الحائز على درجة او شهادة طبية من سلطة معترف بها تؤهله ممارسة الطب بجميع فروعه.

(3) (بطبيب الاسنان): الشخص الحائز على درجة او شهادة في طب الاسنان من سلطة معترف بها تؤهله ممارسة طب الاسنان.

(4) (بمركب الاسنان): الاشخاص الذي تدرب في تركيب الاسنان والماذون بموجب نص المادة (10) من هذا القانون لممارسة بعض فروع طبابة الاسنان.

(5) (بالمضمد): الشخص الخبير في تضميد الامراض والعلل الجراحية الخفيفة والماذون بموجب نص المادة (10) من هذا القانون لممارسة التضميد.

(6) (بالملقح): الشخص الخبير في اجراء التلقيح والماذون بموجب نص المادة (10) من هذا القانون لممارسة التلقيح.

(7) (بالقابلة): الشخص الخبير في مساعدة النساء في الولادة والماذون بموجب نص المادة (10) من هذا القانون لممارسة القبالة.

(8) (بالممرضة): الشخص الخبير في الاعتناء بالمرضى والمعتلين والماذون بموجب نص المادة (10) من هذا القانون لممارسة التمريض.

## نوع الاساءة

(9)( بالاساءة في المهنة الطبية). في ممارسة الفروع الطبية

(ا) استخدام شخص بصفة مضمد او مركب اسنان او ملقح او قابلة او ممرضة وكان ذلك الشخص غير مجاز لممارسة تلك المهنة بموجب احكام هذا القانون والسماح لاي شخص كهذا بمعالجة المرضى ومداواتهم بمساعدته على ذلك او بالاشتراك معه.

(ب) الاعلان بقصد ربحه الخاص او السماح باذاعة اعلانات كهذه

(ج) استخدام وكلاء وعمال بقصد جلب المرضى اليهم او السماح باستخدام هؤلاء.

(د) عدم امتثال التعليمات المنصوص عنها في المادة (10) من هذا القانون.

(هـ) كل ما من شانه ان يضر بشرف ومصلحة مهنة الطب بصورة عامة.

(و) التجاوزات على المهنة الطبية الوارد ذكرها في قانون العقوبات.

(10) (وبالسلطة المعترف بها): الجامعات والمدارس او الجمعيات التي لديها سلطة لمنح درجات او شهادات في جميع فروع الطب او احداها والتي تعلن مديرية الصحة العامة من وقت الى اخر في الجريدة الرسمية اعترافها بكونها جديرة لتؤهل حامل شهادتها للممارسة في العراق.

كل ما ذكر في هذا القانون عن المذكر يشمل المؤنث ايضا فيما يعود الى شروط ممارسة المهنة.

(شروط ممارسة الفروع الطبية)

المادة 3

لا يجوز ممارسة الطب او اي فروع كان من فروعه في العراق سواء كان ذلك باجرة او بدونها الا للاشخاص الماذونين بموجب هذا القانون.

المادة 4

على الطبيب او طبيب الاسنان الذي يرغب ممارسة مهنته في العراق,

(ا) ان يحضر الى دائرة مديرية الصحة العامة ليسجل فيها وثيقته المختصة بهويته ودرجته واجازته التي حصل عليها لممارسة المهنة.

(ب) اذا كان متجنسا بجنسية غير عراقية ان يبرز شهادة من ممثل الحكومة العراقية في البلاد التي قدم منها تدل:

(1) على حسن سلوكه (2) على صحة اجازته (3) على انه غير محكوم عليه لمخالفة ما في ممارسة مهنة الطب.

وبعد ان تقتنع مديرية الصحة العامة بحسن اخلاق المستدعي واهليته تسجل اسمه في سجل الاطباء واطباء الاسنان الرسميين وتمنحه اجازة التسجيل ولمديرية الصحة العامة ان تطلب من الطبيب ان يقدم امتحانا موجزا امام هيئة المجلس الصحي العالي اذا رات لزوما لذلك.

تكون رسوم التسجيل للاطباء واطباء الاسنان (50) ربية[1] اما اذا كان المستدعي من جنسية غير عراقية فيكون رسم تسجيله (500) ربية

يجدد التسجيل في كل سنة بين اول كانون الثاني واليوم العاشر منه وذلك بتقديم طلب الى السلطة الصحية المحلية في اللواء ويكون هذا التسجيل مجانا. اما اذا قصر احد عن تجديد تسجيله ضمن المدة المذكورة فيمحي اسمه من السجل ولمديرية الصحة العامة ان تكلف الطالب اذ رات لزوما لذلك بدفع مبلغ لا يتجاوز رسم التسجيل الاصلي لاعادة قيد اسمه في السجل.

المادة 5

على كل طبيب او طبيب اسنان عند اعلان تنفيذ هذا القانون سواء كان عراقيا ام اجنبيا يمارس مهنة في العراق ان يسجل اسمه وفقا للمادة الرابعة.

المادة 6

لمديرية الصحة العامة ان تعين من وقت الى اخر لصالح الاطباء الحاليين المناطق التي لا يجوز للاطباء واطباء الاسنان الاجانب غير الذي ذكروا في الفقرة (1) مادة (4) من هذا القانون ان يمارسوا فيها ذلك بعد موافقة وزارة الداخلية. وكل طبيب او طبيب اسنان يخالف احكام هذه الفقرة يعد مذنبا اساءة التصرف في المهنة ويسري عليه حكم الفقرة (2) من المادة (11) فيما يختص بالممارسة في المنطقة الممنوعة.

لا يجوز للطبيب او طبيب الاسنان ان يملك صيدلية لا بموجب احكام المادة (23) من قانون الصيدلة لعام 1923.

المادة 7

لا يجوز للطبيب ان ينتحل لنفسه لقب اخصائي في اي فرع كان من فروع الطب من غير اجازة مديرية الصحة العامة ولا تعطي اجازة كهذه إلا بعد التحقيق او بالامتحان بواسطة المجلس الصحي العالي حسبما ترتايه المديرية المذكورة وبعد الثبوت من ان لدى الطبيب ما يقتضى لممارسة هذا الاختصاص.

المادة 8

كل طبيب او طبيب اسنان حكمت عليه محكمة عراقية بالحبس لمدة ستة شهور يمحي اسمه من سجل الاطباء او اطباء الاسنان ويمكنه ان يطلب تجديد قيده في السجل بعد مدة لا تقل عن سنة من انتهاء تنفيذ الحكم عليه.

المادة 9

اذا رات مديرية الصحة العامة ان احد الاطباء او اطباء الاسنان قد اخل في شروط مهنته بحيث يتقضى التحقيق عنه يودع امر التحقيق الى المجلس الصحي العالي فيقدم المجلس المشار اليه توصياته الى مديرية الصحة العامة وله ان يوصي بعقاب المجرم الى حد محو اسمه من سجل الاطباء او اطباء الاسنان لمدة لا تتجاوز السنة الواحدة وتقوم مديرية الصحة بتنفيذ توصية المجلس الصحي العالي اذا وافقت عليها اما اذا لم توافق المديرية عليها فترفع المسالة الى وزارة الداخلية ويكون قرار وزارة الداخلية قطعيا.

المادة 10

لمديرية الصحة العامة ان تصدر من وقت الى اخر تعليمات حول الامور التالية وذلك بعد موافقة وزارة الداخلية عليها.

[1] تعادل حوالي 34 مليون دينار عراقي باسعار 2015م (مقارنة باسعار الذهب).

(1)بيان في الامراض السارية.

(2) في اهلية مركب الاسنان والمضمدين والملحقين والممرضات والقوابل والشروط التي تخولهم حق الممارسة والطريقة التي يجرون مهنتهم عليها والشروط التي بموجبها يمنعون او يوقفون عن الممارسة.

(3) في تسجيل العناوين والامور الاخرى المتعلقة بممارسة الطب,

المادة 11

العقوبات

(1) كل شخص يمارس الطب او اي نوع من فروعه او يحاول ممارسة ذلك او ينتحل اي تسمية او لقب او علامة كانت تدل على انه مرخص لممارسة الطب او اي نوع كان من فروعه من غير سابق تسجيل او ترخيص بموجب نص هذا القانون ومن يستخدم اشخاصا غير مجازين يتعاطى المهنة بموجب هذا القانون ومن يستخدم عمالا او اجيرين يتعاطى او ينشر اعلانات بقصد اضلال الراي العام ومن يخالف التعليمات التي تنشرها مديرية الصحة العامة حول التدابير الوقائية يجازي بعد ثبوت الجرم عليه امام القضاء بغرامة لا تزيد على (1000) ربية او بالسجن لمدة لا تتجاوز الستة اشهر او بكلتا العقوبتين.

(2) لا يحق للشخص الذي يمارس المهنة بصورة غير مشروعة المرافعة امام القضاء للحصول على اجرة يطالب بها الاشخاص ويحق لكل شخص دفع له اجرة عن ممارسة غير مشروعة كهذه ان يسترجع الاجرة التي دفعها.

المادة 12

كل من يخالف احكام المادة (6) من هذا القانون يعاقب للمرة الاولى بغرامة قدرها (200) ربية وللمرة الثانية بغرامة قدرها (200) ربية وتامر المحكمة علاوة على ذلك بمصادرة الاجزاء الطبية الموجودة في الصيدلية وتسليمها الى مديرية الصحة العامة ولا يؤمر بالمصادرة لا بطلب مديرية الصحة العامة.

المادة 13

لا تسري احكام المادتين (4) و (5) والفقرة (2) من المادة (11) من مواد هذا القانون على موظفي مصلحة الصحة الملكية العراقية ولا على موظفي طبابة الجيش العراقي.

المادة 14

تكون شهادة مديرية الصحة العامة في جميع الدعاوى الرسمية المتعلقة بهذا القانون من حيث التسجيل او الترخيص لممارسة المهنة وعدمها قاطعة.

المادة 15

تلغي القوانين التالية منذ تنفيذ هذا القانون.

(1) منشور الاطباء واطباء الاسنان الصادر عام 1920.

(2) منشور المتطببين والقوابل الصادر عام 1920 وتعديله المؤرخ 13 ايلول سنة 1920 وجميع القوانين والتعليمات السابقة المختصة بممارسة الطب في العراق على ان تبقى التعليمات صادرة بموجب المادة (10) من هذا القانون.

تعليمات مركبي الاسنان

تعليمات المضمدين

المادة 16

تنفيذ احكام هذا القانون بعد تاريخ نشره في الجريدة الرسمية بشهر واحد.

المادة 17

على وزير الداخلية تنفيذ هذا القانون.

كتب ببغداد في اليوم الثامن عشر من شهر اذار سنة 1925 واليوم الثاني والعشرين من شهر شعبان سنة 1343.

فيصل

| وزير الداخلية | عبد المحسن | رئيس الوزراء | ي. الهاشمي |

# قانون الامراض العفنة لسنة 1926[1]

نحن ملك العراق
بموافقة مجلسي الاعيان والنواب امرنا بوضع القانون الاتي:

المادة 1

يبحث هذا القانون عن التدابير التي يجب اتخاذها عند ظهور الامراض السارية ويسمى كل مرض سارياً اذا كان قابل للانتقال الى اخرين بواسطة اشخاص او محلات او اشياء ملوثة

المادة 2

يراد بالسلطة الصحية المحلية الموظفون الصحيون المفوضون من قبل مديرية الصحة العام للغايات المقصودة في هذا القانون

المادة 3

يشمل هذا القانون الامراض الواردة في القسم الاول " ا " من القائمة الملحقة به. ولوزير الداخلية بناء على طلب مديرية الصحة ان يضيف الى القسم الاول (ا) اي مرض كان من الامراض السارية المذكورة في القسم الثاني (ب) وذلك بواسطة مناشير تنشر لهذا الغرض في الجريدة الرسمية وتنفذ احكام هذا البيان في القطر كله او في بعض مناطقه فقط حسبما يرد في البيان المذكور وله الحق ايضا بتغيير هذه البيانات وابطالها عند مسيس الحاجة.

المادة 4

اذا وجد شخص مصابا بمرض او اشتبه بكونه مصابا به وكانت اسباب الشبهة كافية فينبغي اخبار اقرب طبيب او دائرة الصحة عنه في المدن ومديرية الناحية في القرى في ( ظرف 24 ساعة) وعلى مديرية الناحية اذ ذاك ان تقدم الاخبار الى دائرة صحية قريبة منها ويعبر بالدائرة الصحية دائرة السلطة الصحية المحلية او مستوصفات الحكومة.

المادة 5

1 - يفرض الاخبار من الطبيب المداوي او الطبيب الزائر وعند عدم وجودهما.
2 - كبير عائلة المصاب او اقرب اقربائه الساكنين معه .
3 - صاحب الغرفة او المحل الذي حدثت فيه الاصابة او على الساكن في تلك الغرفة.
4 - واذا حدثت الاصابة في فندق او نزل فيفرض الاخبار على مستاجر المحل او مديره.
5 - واذا حدثت الاصابة في مدرسة ما بين التلاميذ او في هيئة المدرسة فيفرض الاخبار على مدير تلك المدرسة واذا كان الشخص المسؤول عن الاخبار قد اصيب نفسه واذا كان صاحب المحل او مستاجره غائبا فيفرض الاخبار على الذين يراقبون المريض. ان كل من يمارس فرعا من فروع الطبابة ويهمل احكام هذه المادة يعتبر اهماله اساءة نحو مهنته.

المادة 6

يحق للسلطة الصحية المحلية اذا رات لزوما لذلك ان تطهر بواسطة ماموريها جميع البيوت والخيام وغيرها من المحلات التي حدثت فيها الاصابة بالمرض الساري او اشتبه بحدوثها فيها وذلك بعد ثبوت اسباب الشبهة ويجوزان يشمل التطهير جميع الاشياء الموجودة داخل المحل الذي تعتقد السلطة الصحية المحلية انها ملوثة به.

وللسلطة الصحية المحلية الحق باتلاف الاشياء الملوثة اذا رات لزوما لذلك وعندئذ يحق لصاحب الاشياء الملوثة ان يدفع له تعويض من البلدية اذا كان المرض ضمن دائرة بلدية ومن الحكومة في المحلات التي لا بلدية فيها ، وقبل اداء التعويض يجب ان تخمن الاشياء من قبل البلدية في الحالة الاولى ومن الحكومة في الحالة الثانية.

المادة 7

يحق للسلطة الصحية المحلية نقل اي شخص كان مصابا باحد الامراض السارية الى احدى مستشفيات التجريد

---

[1] جريدة الوقائع العراقية رقم 446 المؤرخة 26 حزيران 1926م و 10 ذى الحجة 1344هـ.

او غيرها من المؤسسات المعدة لتجريد المرضى كل ما اعتقدت بعدم امكان تجريده في محله بصورة مرضية واذا تقرر لديها امكان تجريد المصاب في محله فيحق لها اتخاذ التدابير اللازمة لتجريد المحل والمريض ومراقبيه عن الاخرين.

ويجوز ان تشمل تلك التدابير منع اي شخص من الدخول الى البيت الا للذين تجيز لهم ذلك في اسباب خاصة وتستمر هذه التدابير حتى زوال العدوى من ذلك البيت.

المادة 8

يحق للسلطة الصحية المحلية ان تتخذ التدابير اللازمة لمراقبة وملاحظة الاشخاص الذين وان لم يكونوا مصابين بمرض سار غير انه تحقق كونهم حاملين جراثيم احد الامراض السارية ويحتمل ان يكونوا سببا لنشر العدوى الى الاخرين.

المادة 9

يحق للسلطة المحلية ان تمنع المصاب بمرض سار من الاشتراك باي عمل يتعلق باستحضار المواد الغذائية او بيعها او نقلها ويشمل ذلك الاشتغال في المقاهي والفنادق والمطاعم وما سوى ذلك وتقع مسؤولية هذه التدابير على المستخدم والعامل معاً.

المادة 10

يحق لمديرية الصحة العامة عند حدوث اصابات بالطاعون او الهيضة او عندما يخشى من تفشيهما في احدى المناطق ان تعلن ببيان عام لزوم تلقيح جميع سكان تلك المنطقة التي ظهرت بها الاصابة مع الداخلين اليها والخارجين منها ويستثنى المرضى الذين تنذر حالتهم الصحية بالخطر عن اي سبب مرض كان وهكذا الاطفال الذين هم في دور الحضانة والاشخاص الذين يثبتون كونهم قد تلقحوا خلال الاشهر الستة الاخيرة.

المادة 11

اذا اصيب احد تلامذة المدارس بمرض من الامراض السارية على مدير تلك المدرسة ومدرسها ان يمنعه حالا عن الحضور الى المدرسة ويمنع التلاميذ الاخرين الساكنين معه عن الحضور ايضا حتى تؤيد السلطة الصحية المحلية زوال خطر نشر العدوى.

وعلى مدير المدرسة او مدرسها في الوقت عينه ان يخبر عن الاصابة كما جاء في المادة الرابعة من هذا القانون وعليه ايضا ان يرسل سجل دوام الطلبة عند طلب السلطة الصحية المحلية له في اي وقت كان لاجل التفتيش ولكي تتحقق السلطة المذكورة اسباب تغيب الطلبة.

المادة 12

منعا لانتشار الامراض السارية يحق للسلطة الصحية ان تامر بسدّ اية مدرسة رسمية كانت او اهلية واي محل عمومي من محلات اللهو وذلك بامر خطي يسلم الى المدير او الى اي شخص اخر مسؤول عن تلك المدرسة او ذلك المحل.

المادة 13

لا يجوز للمصاب بمرض من الامراض السارية ان يعرض نفسه في اي محل عمومي كان ولا للشخص المسؤول عن شخص اخر مصاب ان يعرض او ان يدعه يعرض نفسه او ان يعطى فراشا ام لباسا ام شيئا اخر ملوثا ولا يجوز لاي شخص ان يبيع شيئا من الاشياء الملوثة قبل تطهيرها.

وكذلك لا يجوز بيع الالبسة المستعملة والمستوردة من الخارج قبل تطهيرها الاّ اذا اثبت مستوردها انها مطهرة في موضعها بصورة رسمية.

المادة 14

يمنع المصاب او الاشياء الملوثة بمرض من الامراض السارية من السفر والنقل بواسطة من وسائط النقل العمومية ما لم يكن مجازا من قبل السلطة الصحية المحلية ويتوقف اعطاء اجازة السفر والنقل على حسن تطبيق الشروط التي تعينها السلطة الصحية لذلك.

المادة 15

يحق للسلطة الصحية المحلية ان تدخل في اي بيت كان للسكن او اي محل اخر يشتبه بوجود اصابة باحد الامراض السارية فيه ولها حق تفتيشه وذلك بين شروق الشمس وغروبها مع مراعاة راحة الساكنين اللازمة.

اما اذا اشتبه بوجود اصابة في الهيضة فيجوز الدخول والتفتيش في اي وقت كان مع مراعاة راحة الساكنين والاصول المتبعة في الدخول.

المادة 16
اذا حدثت ممانعة للدخول والتفتيش المنوه عنها في المادة السابقة فللسلطة الصحية المحلية ان تطلب مساعدة الشرطة للتمكن من دخول المحل وتفتيشه.
وعلى الشرطة عندما تستلم طلبا خطيا ان تعتبر الدخول والتفتيش ضروريا لمصلحة الصحة العامة ولها ان تستعمل القوة اللازمة لتنفيذ امر التفتيش والتحقيق.
المادة 17
يحق للسلطة الصحية المحلية ان تامر اصحاب البيوت والمحال او ساكنيها ان ينظفوها حالا على الوجه الذي تعينه وذلك لمنع انتشار مرض او لتوقيف سرايته ويجب اطاعة هذا الامر خلال " 24 " ساعة.
المادة 18
منعا لانتشار مرض سار او لتوقيف سرايته يحق لوزير الداخلية على طلب مديرية الصحة العامة ان يضع تعليمات حول الامور التالية وذلك ببيان عام في الجريدة الرسمية
ا ـ التدابير التي يجب اتخاذها للكشف على المسافرين وحجزهم.
ب ـ مراقبة الاشخاص الذين يشتبه بكونهم مصابين بمرض سار او بكونهم لامسوا المصابين بهذا المرض.
ج ـ الاخبار عن الوفيات ودفن الجنائز.
المادة 19
ا ـ كل شخص يمانع السلطة الصحية المحلية في تنفيذ واجباتها المنصوص عنها في القانون
ب ـ يخالف او يقاوم اي امر تصدره السلطة الصحية المحلية بموجب السلطة الممنوحة لها في القانون.
ج ـ يخالف غير ذلك من احكام هذا القانون يعدّ مجرما بمقتضى هذا القانون ويعرض نفسه لغرامة لا تتجاوز ( 30 ) ربية او لسجن مدة لا تزيد على ثلاثة اشهر او لكليهما ويعاقب بمثل هذه العقوبة كل شخص يساعد على ارتكاب جرم ضد هذا القانون او يشترك فيه.
المادة 20
1 ـ يعتبر هذا القانون فيما يخص الجدرى مكملا لاحكام قانون التلقيح ضد الجدرى الصادر عام 1922.
2 ـ تلغى بهذه المادة الفقرة الاولى من المادة " 10 " من قانون ممارسة الطب في العراق الصادر عام 1925, و يلغى ايضا قانون الامراض السارية والمستولية العثماني الصادر في 7 جمادى الاول سنة 1332 وبيان الحاكم الملكي العام الصادر في 1 شباط سنة 1908 حول الامراض السارية وقانون الامراض المعدية الذي اصدره الحاكم السياسي في الموصل عام 1909
المادة 21
ينفذ هذا القانون بعد خمسة عشر يوما من تاريخ نشره في الجريدة الرسمية ما لم يخالف تنفيذه بيانا خاصا بموجب المادة الثالثة.
المادة 22
على وكيل وزير الداخلية تنفيذ هذا القانون.
كتب ببغداد في اليوم الثامن من شهر حزيران سنة 1926 واليوم الثامن والعشرين من شهر ذى العقدة 1344 فيصل
رئيس الوزراء ووكيل وزير الداخلية
عبد المحسن السعدون

الملحق
ملحق قانون الامراض العفنة القسم الاول " ا "
1 الهيضة
2 الطاعون
3 الجدري
4 الحمى النمشية " التيفوس"
5 الحمى الراجعة

6 الخناق

7 الحصبة

8 السعال الديكي

9 داء النكفة

10 الحمى القرمزية

11 الحمى التيفوئيدية

12 الحمى الباراتيفوئيدية

13 الحمى النفاسية

14 الكزاز

15 جدري الماء

16 لبترة

17 الحمراء

18 ذات السحايا الدماغية الشوكية

19 ذات المخ الليتارجيك

القسم الثاني " ب "

1 الجذام

2 داء الكلب

3 التدرن الرؤي

4 الزحار

5 النزلة المستولية " انفلونزا"

6 شيستوميازس

7 انكيلوستو ميازس

8 الملاريا

9 الرمد الحبيبي " التراخوما"

10 الامراض الزهروية

11 سائر الامراض التي يجوز سرايتها من شخص ام محل ام شيء ملوث به الى اشخاص اخرين غير المذكورة في هذين الجدولين.

# قانون انضمام العراق الى الاتفاقية الدولية الصحية الموقعة عليها بباريس في 21 حزيران سنة 1926[1]

نحن ملك العراق
بموافقة مجلسي الاعيان والنواب امرنا بوضع القانون الاتي : -
مادة 1

لجلالة الملك اجراء ما يقتضى من الترتيبات اللازمة لانضمام دولة العراق الى الاتفاقية الدولية الصحية الموقع عليها بباريس في 21 حزيران سنة 1926.

كتب ببغداد في اليوم الرابع من شهر اذار سنة 1931 واليوم الرابع عشر من شهر شوال سنة 1349.

فيصل

| | |
|---|---|
| عبدالله الدملوجي | نوري السعيد |
| وزير الخارجية | رئيس الوزراء |

## الاتفاقية الصحية الدولية المنعقدة عام 1926

### مواد تمهيدية

اتخذ المتعاقدون التعاريف التالية في هذه الاتفاقية كما يلي : -

1 المنطقة المحلية تعنى المنطقة التي يمكن تحديدها كالولاية او الحكومة او المقاطعة او الدائرة او القضاء او الجزيرة او اللواء او المدينة او المحلة او القرية او الميناء او المجتمع الخ. مهما كانت وسعتها وعدد سكانها.

2 المشاهدة تعني تجريد الاشخاص سواء كان ذلك على ظهر الباخرة او في محطة صحية قبل اخذهم اجازة براءة صحية.

الاشراف تعني ان اولئك الاشخاص غير المجردين يحق ان يعطى لهم براءة صحية في الحال ولكن يجب الاخبار عن قدومهم الى السلطات الصحية في المحلات التي يذهبون اليها ويكونون تابعين للفحص الطبي لتحقيق حالتهم الصحية.

3 البحارة تشمل كل شخص على ظهر الباخرة وان لا يقصد ذلك الشخص السفر من بلدة الى اخرى ولكنه مستخدم فيها بصفة ما او موظف فيها من قبل اشخاص في الباخرة او ذو علاقة بالحمل الذي فيها.

4 اليوم يعني فقط 24 ساعة.

[1] نشرت في الوقائع العراقية العدد 967 بتاريخ 9 نيسان 1931م.

الجزء الاول شروط عمومية

الباب الاول الشروط التي يجب على الحكومات المتعاقدة بهذه الاتفافية مراعاتها عند ظهور الطاعون او الهيضة او الحمى الصفراء او الامراض السارية الاخرى في مناطقها.

القسم الاول الاخبار والمخابرات التي تليها مع الاقطار الاخرى

المادة – 1 - يفرض على كل حكومة ان تخبر الحكومات الاخرى ودائرة الصحة الدولية حالا : -

1 باول اصابة مؤيدة تظهر في قطرها بالطاعون او الهيضة او الحمى الصفراء.

2 باول اصابة مؤيدة بالطاعون او الهيضة او الحمى الصفراء تقع خارج حدود المناطق المحلية الملوثة.

3 بوجود الحمى النمشية او الجدري بصورة استيلائية.

المادة 2 – يجب ان يصحب كلا من الاخبار الوارد ذكره في المادة 1 او ان يتبعه باسرع ما يمكن معلومات مفصلة حول : -

1 محل ظهور المرض.

2 تاريخ ظهوره ومصدره ونوعه.

3 عدد الاصابات والوفيات المكشوفة.

4 سعة المنطقة المحلية او المناطق الملوثة.

5 واذا كان المرض من نوع الطاعون فيجب ان يخبر عن المرض اذا كان موجودا بين القواضم او عن عدد الوفيات غير الاعتيادي الذي بينها.

6 وفي حالة الهيضة يذكر عدد ناقلي جراثيم الهيضة حين الوقوف عليهم.[1]

7 وفي حالة الحمى الصفراء فيخبر عن وجودها وعن نسبة انتشارها.

8 التدابير المتخذة.

المادة 3 – يجب تقديم الاخبار المطلوب بموجب المادتين 1 و 2 الى البعثات الدبلوماسية وعند عدم وجودها فترسل الى القنصليات التي في عاصمة البلاد الملوثة وتكون حينئذ تحت تصرف من يقوم مقام القناصل في تلك البلاد. يجب ارسال هذه الاخباريات ايضا الى دائرة الصحة الدولية العامة فتوصلها هذه حالا الى جميع البعثات الدبلوماسية وعند عدم وجود هذه فالى القنصليات الموجودة في باريس والى السلطات الصحية الرئيسية في البلاد الداخلة في الاتفاقية. وترسل الاخباريات المذكورة في المادة الاولى برقيا.

تحسب هذه البرقيات كبرقيات حكومية بموجب المادة الخامسة من اتفاقية البرقيات الدولية المعقودة في 10 - 22 تموز سنة 1875 ولها حق الاسبقية على ما سواها.

المادة 4 – يتبع الاخبار والمعلومات المنوه عنها في المادتين 1 و2 مخابرات بصورة منتظمة الى دائرة الصحة العامة الدولية لتكون الحكومات المشار اليها واقفة على سير المرض.

يذكر في هذه المخابرات المتواصلة بنوع خاص التدابير التحفظية التي اتخذت لمنع سراية المرض. واما عدد الاصابات والوفيات فيخبر بها مرة في الاسبوع على الاقل. يذكر بدقة ايضا التدابير المتخذة في البواخر المسافرة من تلك الاماكن لمنع خروج المرضى ولا سيما التدابير المتخذة ضد القواضم والحشرات.

المادة 5 – تتعهد الحكومات بالاجابة على اي طلب تقدمه اليها دائرة الصحة العامة الدولية حول الامراض السارية الوراد ذكرها في الاتفاقية والواقعة في بلادها وحول الحالات التي في وسعها ان تساعد على نقل هذه الامراض من قطر الى اخر.

المادة 6 – بما ان الجرذان تعد من اهم الوسائط لنقل الطاعون الغددي (Bubonic Plague) فعلى الحكومات ان تتعهد باستعمال جميع الوسائل الممكنة لتخفيف هذا الخطر والموقوف على احوال الجرذان التي في موانيها من حيث اصابتها بالطاعون وذلك بفحصها اياها دائما ومنتظما وخاصة باجراءها كشوفا سريرية منتظمة عليها في المناطق الملوثة بالطاعون مدة لا تقل عن ستة شهور بعد العثور على اخر جرذون مصاب واخبار دائرة الصحة العامة الدولية عن كيفية قيامها بهذه الكشوف ونتائجها العادية. اما في اثناء انتشار

الطاعون فيجري الكشف شهريا لتكون الحكومات الاخرى واقفة على احوال المواني من حيث الطاعون المنتشر بين الجرذان التي فيها وعندما يكتشف لاول مرة اصابة طاعون في القواضم التي في احدى المواني التي كانت خالية من الطاعون مدة الستة شهور الاخيرة فيجب انئذ ارسال الاخبار باسرع واسطة ممكنة.

المادة 7 – تسهيلا لانجاز مهمتها المقررة في هذه الاتفاقية ونظرا للفوائد المجناة من المعلومات التي تقدمها لجنة الاستعلامات عن الامراض السارية التي لدى عصبة الامم وفي ضمنها المركز الصحي الشرقي الذي في سنكابور وما يقابلهما من الدوائر الاخرى كالدائرة الصحية الامريكية، ان لادارة الصحة العامة الدولية السلطة لاتخاذ الترتيبات المقتضية مع الهيئة الصحية التي لدى عصبة الامم والدوائر الصحية الاخرى.

من المفهوم اذا ان العلاقات المقررة اعلاه لا تخالف باي وجه من الوجوه احكام اتفاقية رومة المنعقدة في 9 كانون الاول سنة 1907 ولا يقصد فيها استعاضة هيئة صحية بهيئة دولية اخرى.

المادة 8 – لما كان من الاهمية الكبرى امر القيام بالمقتضيات الوارد ذكرها بسرعة وبدقة فالحكومات ترى من الضروري اصدار الاوامر الى السلطات ذات الشان لتطبيقها.

ولما كان الاخبار لا يفيد شيئا ما لم تخبر الحكومة نفسها عن حدوث الطاعون اوالهيضة او الحمى الصفراء او التيفوس او الجدري او الاصابات المذكورة المشتبهة بها التي تحدث في بلادها فلا بد ان تتعهد تلك الحكومات نفسها بجعل الاخبار بهذه الامراض اجباريا.

المادة 9 – يوصي ان تتخذ الحكومات المجاورة تدابير خصوصية لتبادل الاخبار فيما بين اداراتها راسا سواء كان بين تلك الحكومات حدود مشتركة او علاقات تجارية كما انه يجب ايضا اشعار دائرة الصحة العامة الدولية بتلك التدابير.

## القسم الثاني شروط تطبيق التدابير التي توصي بها الاتفاقية او عدم تطبيقها على الاشخاص القادمين من بعض المناطق

المادة 10 – ان الاخبار باصابات الطاعون او الهيضة او الحمى الصفراء الواردة لا تفضي باتخاذ التدابير المبينة في الباب الثاني نحو القادمين من المنطقة التي وجد فيها المرض.

غير انه يجوز تطبيق هذه التدابير عندما تظهر اول اصابة بالطاعون او بالحمى الصفراء وتعرف انها اصابة غير مستوردة او عندما تحدث اصابة كوليرا من مصدر ما او عندما يحدث التيفوس او الجدري بشكل استيلائي.

المادة 11 – لا تطبق التدابير المنوه عنها في الباب الثاني من قبل الحكومة على المحلات الملوثة فقط دون غيرها الا على القادمين من المناطق المحلية المحدودة التي حدثت فيها الامراض المذكورة في هذه الاتفاقية وبموجب الشروط المشار اليها في الفقرة الثانية من المادة العاشرة.

غير ان هذا التحديد على المنطقة الملوثة المحلية لا يكون جائزًا ما لم تتخذ الحكومة التي تنتمي اليها تلك المنطقة التدابير اللازمة : 1 لتوقيف انتشار المرض 2 ولتطبيق التدابير المنوه عنها في المادة 13 التالية.

المادة 12 – على الحكومة التي تعود اليها المنطقة الملوثة ان تخبر الحكومات الاخرى ودائرة الصحة العامة الدولية بالصورة المنوه عنها في المادة 4 عن زوال خطر العدوى من تلك المنطقة بعد ان تكون قد اتخذت جميع التدابير الوقائية لذلك وعند وصول هذا الاخبار تلغى التدابير المذكورة في الباب الثاني المفروضة على القادمين من تلك المنطقة الا في احوال شاذة حيث يجب ايجاد ما يبرر استمرارها.

## القسم الثالث التدابير في المواني الملوثة حين سفر البواخر

المادة 13 – يتخذ المرجع القانون التدابير الفعالة التالية : -

1 منع سفر الاشخاص الذين يظهر عليهم عوارض الطاعون او الهيضة او الحمى الصفراء او التيفوس او الجدري والاشخاص الذين في وسعهم نقل المرض على اثر اتصالهم بالمريض.

2 منع الجرذان من الاتصال بالبواخر في اثناء الطاعون.

3 التحقق من نظافة ماء الشرب والاطعمة التي تتزود بها الباخرة حين انتشار الهيضة ولزوم تعقيم الماء المتخذ لتثقيل الباخرة اذا كان هناك ضرورة.

4 منع الناموس من الاتصال بالبواخر وقت انتشار الحمى الصفراء.
5 اتلاف القمل من جميع المشتبه بهم قبل نزولهم الى الباخرة حين انتشار التيفوس.
6 تعقيم جميع الالبسة القديمة والخرق قبل حزمها وتحميلها في اثناء انتشار الجدري.

المادة 14 – تتعهد الحكومات ان تجهز موانيها الكبيرة والمواني الصغيرة وما يجاورها على قدر الامكان بخدمات صحية وتزويدها بنظامات وتجهيزات تتمكن بواسطتها من اجراء التدابير الوقائية اللازمة ضد الامراض المذكورة في هذه الاتفاقية لا سيما التدابير التي جاء ذكرها في المواد 6 و8 و13.

تقدم هذه الحكومات الى دائرة الصحة العامة الدولية مرة في السنة على الاقل لائحة تبين فيها حالة النظام الصحي في كل من موانيها بموجب احكام الفقرة السابقة وعلى دائرة الصحة العامة الدولية تقديم هذه المعلومات بالطرق المعتادة الى السلطات الصحية العائدة الى الحكومات الداخلة في الاتفاقية مباشرة او بواسطة نظام صحي دولي اخر بموجب التدابير المنوه عنها في المادة 7.

## الباب الثاني تدابير الدفاع ضد الامراض المذكورة في الباب الاول

المادة 15 – يجوز للسلطة الصحية اجراء التفتيش في اي باخرة كانت مع غض النظر عن الميناء الذي خرجت منه ويجوز للسلطة الصحية ايضا عند الحاجة اجراء الفحص الدقيق في السفينة.[1]

يبت في نوع التدابير الصحية التي يجب اتخاذها ازاء الباخرة عند وصولها وهكذا ايضا في كيفية انجاز تلك التدابير بنسبة حالة الباخرة والتاريخ الطبي المتعلق بتلك السفرة.

على كل حكومة بعد ان تاخذ بنظر الاعتبار المعلومات المذكورة في القسم الاول من الباب الاول وفي المادة 14 من مواد هذه الاتفاقية والتعهدات التي قامت بها بموجب القسم الثاني من الباب الاول ان تبت في الطريقة التي يجب ان تطبقها في موانيها على البواخر التي ترد اليها من المواني الاجنبية ولا سيما اذا كانت تعتبر في نظر تلك التدابير التي يجب تطبيقها على احد المواني الاجنبية ملوثة.

يجب اعتبار التدابير المذكورة في هذا الباب اقصى تدبير يمكن اتخاذه وعلى الحكومات ان تنظم التدابير التي تتخذها ازاء البواخر القادمة اليها ضمن حدودها.

### القسم الاول الاخبار بالتدابير الموضوعة

المادة 16 – تتعهد كل حكومة باخبار البعثة السياسية او قنصل البلاد الملوثة المقيم في عاصمتها (اذا لم يكن هناك بعثة سياسية) ودائرة الصحة العامة الدولية حالا بالتدابير التي ترى اتخاذها ضروريا ازاء البواخر التي ترد من قطرها. وعلى دائرة الصحة العامة الدولية ان تشعر الحكومات الاخرى حالا بذلك. وتبقى تلك المعلومات تحت تصرف الوكلاء السياسيين او القناصل المنتمين الى الدول الاخرى المقيمين في بلادها.

وتتعهد كذلك بان تشعر بالوسائل عينها عند زوال التدابير المتخذة او عند اجراء اي تغيير فيها.

اذا لم يكن في العاصمة بعثة سياسية او قنصلية فترسل الاخبارات راسا الى الحكومات ذات الشان.

### القسم الثاني استيراد البضائع والامتعة ومرورها

المادة 17 – لا يجوز منع دخول البضائع والامتعة الواردة برا او بحرا سواء كانت مستوردة الى ذلك القطر او مارة فيه ولا يجوز تعطيلها على الحدود البرية او المواني وذلك بعد مراعاة احكام الفقرة الاخيرة من المادة 50. ان التدابير الوحيدة التي يمكن اتخاذها نحو هذه البضائع والامتعة هي التالية :

(ا) اثناء سير الطاعون : عرض الثياب والالبسة الملبوسة حديثا والافرشة المستعملة حديثا لعملية قتل الحشرات التي فيها وعند اللزوم ايضا تعقيمها. اما البضائع الواردة من منطقة محلية ملوثة والتي يحتمل ان تكاون حاوية جرذانا مصابة بالطاعون فلا يجوز انزالها الا بعد اتخاذ التدابير الاحتياطية الممكنة لمنع افلات الجرذان منها وقتلها بصورة اكيدة.

(ب) وعنذ اثناء سير الهيضة : تعقيم الثياب والالبسة الملبوسة حديثا والمفروشات المستعملة حديثا.

ويجوز منع استيراد انواع السمك الطري ما لم تقتل جميع جراثيم الهيضة التي يحتمل ان تكون فيها.

(ج) اثناء سير التيفوس : عرض الثياب والالبسة الملبوسية حديثا والمفروشات المستعملة حديثا ايضا والخرق التي لا تنقل بالجملة بصفة بضاعة لعملية قتل الحشرات التي يحتمل وجودها فيها.

(د) اثناء سير الجدري : تعقيم الثياب والالبسة الملبوسة حديثا والمفروشات المستعملة حديثا والخرق

التي لا تنقل بالجملة بصفة بضاعة.

المادة 18 – يبقى امر البت في كيفية تطبيق التعقيم ومحل تطبيقه والطرق التي تستعمل لقتل الجرذان او الحشرات والهوام كالبراغيث والقمل والبعوض الخ للسلطة العامة في البلاد التي تصدر اليها الاموال. يجب اجراء هذه العمليات بالكيفية التي تاتي باقل ضرر ممكن للاشياء. اما الثياب والمواد الاخرى من ذات القيمة الجزئية ومن جملتها الخرق التي لا تحمل بالجملة بصورة تجارية فيمكن اتلافها حرقا.

وعلى الحكومات ايضا ان تحسم المسائل المتعلقة بالتعويضات عن الاضرار التي تنجم عن التعقيم او قتل الجرذان او الحشرات او عن اتلاف الاشياء التي مر ذكرها اعلاه.

اذا وضعت السلطة الصحية رسوما على هذه التدابير سواء كان ذلك مباشرة او بواسطة شركة او شخص فيجب ان تكون هذه الرسوم بموجب تعريفة تنشر قبل تنفيذها وتنظم بحيث لا تجني الحكومة والسلطة الصحية ربحا من تطبيقها بوجه عام.

المادة 19 – لا تتبع المكاتيب والمراسلات والمطبوعات والكتب والجرائد والاوراق التجارية واشباهها التدابير الصحية السالفة الذكر. اما الرزم البريدية فلا تطبق عليها التدابير الصحية الا اذا كان مضمونها مما ينطبق عليه ما جاء في المادة 17 من مواد الاتفاقية.

المادة 20 – بعد اجراء العمليات المنوه عنها في المادة 17 على البضائع والامتعة يحق لكل من يهمه امرها ان يحصل على شهادة من السلطة الصحية حول تلك التدابير وذلك بدون عوض.

## القسم الثالث الاحكام المتعلقة بالمهاجرين

المادة 21 – على السلطة الصحية في البلاد التي يغادرها المهاجرون ان تفحص مهاجريها فحصا طبيا قبل سفرهم.

ويوصى باجراء تدابير خاصة بين البلاد التي يغادرها المهاجرون وتلك التي يجتازونها والبلاد التي يقصدونها والاتفاق على الشروط التي تجعل هذا الفحص مرضيا ريثما يقل الرفض على حدود البلاد التي يقصدونها الى اقل حد ممكن.

ويوصى ايضا ان يذكر في هذه التدابير ما يجب اتخاذه ازاء المهاجرين في البلاد التي يغادرونها منعا لانتشار الامراض السارية.

المادة 22 – يوصى بتجهيز البلدة او الميناء الذي يغادره المهاجرون بادارة صحية وافية الشروط وفيها : -

شعبة للفحص الطبي والمداواة ومجهزة بالتجهيزات الطبية والوقائية اللازمة

دائرة تحت اشراف الحكومة لاجراء التدابير الصحية المطلوب اجراؤها نحو المهاجرين ليبقى فيها المهاجرون موقتا وليجري فيها كل الفحص الطبي المقتضى لهم ولطعامهم وشرابهم.

محلات في الميناء للفحصى عند السفر.

المادة 23 – يوصى بتجهيز بواخر المهاجرين بمقدار كاف من اللقاح والمصول (ضد الجدري والهيضة الخ) لاستعماله اثناء السفر عند مسيس الحاجة.

## القسم الرابع التدابير التي تتخذ في الموانئ والحدود البحرية

### (ا) الطاعون

المادة 24 – ((الباخرة الملوثة )) تعتبر الباخرة ملوثة عندما : -

1 يصاب فيها شخص بالطاعون.

2 يحدث فيها اصابة بالطاعون بعد سفرها باكثر من ستة ايام.

3 يشاهد فيها جرذان مصابة بالطاعون.

تعتبر الباخرة مشتبه بها عندما : -

1 يحدث فيها اصابة بالطاعون خلال الايام الستة الاولى بعد سفرها.

2 يظهر عند تحري الجرذان ان الموت بينها كان غير اعتيادي وعن اسباب غير معلومة.

وتعتبر الباخرة ملوثة حتى تتخذ فيها التدابير المذكورة في هذه الاتفاقية في ميناء مجهز بالتجهيزات

اللازمة.

((الباخرة السالمة)) تعتبر الباخرة سالمة من الامراض وان كانت قادمة من ميناء ملوثة عندما لا يعثر فيها الى اصابة بالطاعون سواء كان بين الركاب ام بين الجرذان وفي وقت سفرها او في اثناء السفر او عند وصولها وعندما يدل التحقيق على ان مقدار الجرذان فيها لم يكن غير اعتيادي.

المادة 25 – يجب اتخاذ التدابير التالية نحو البواخر الملوثة بالطاعون : -

1 تفتيش طبي.

2 انزال المرضى حالا وتجريدهم.

3 انزال جميع الذين لامسوا المريض والذين تشتبه بهم السلطة الصحية في الميناء بانهم ملوثون اذا كان ذلك ممكنا. ويبقى هؤلاء تحت المشاهدة والمراقبة على ان لا تتجاوز مدة هذه التدابير ستة ايام منذ وصول الباخرة. يعود الى سلطة الميناء الصحية امر تطبيق احد هذه التدابير ولها ان ترجحها على غيرها بعد النظر في تاريخ حدوث اخر اصابة وفي حالة الباخرة وفيما يمكن ان تؤول اليه الحالة المحلية. ويجوز في الوقت عينه منح البحارة مغادرة السفينة لوظيفة ما وذلك بعد اشعار السلطة الصحية.

4 يجب اجراء عملية قتل الحشرات او تعقيم المفروشات المستعملة والالبسة وغيرها التي تعتبرها السلطة الصحية ملوثة اذا كان لزوما لذلك.

5 ويجب اجراء عملية قتل الحشرات او التعقيم في الاماكن التي اشغلها المصابون بالطاعون في الباخرة والتي تعتبرها السلطة الصحية ملوثة كلما كان لزوما لذلك.

6 يحق للسلطة الصحية ان تطلب اجراء عملية قتل الجرذان الموجودة في الباخرة قبل ان تفرغ حملها وذلك عندما يمكنها ان تستدل من نوع الحمل وطريقة حمله على ان قتل الجرذان بكاملها قبل افراغ الحمل ممكنا. وفي هذه الحالة لا يحق للسلطة الصحية ان تطلب اجراء عملية قتل الجرذان مرة اخرى بعد الافراغ. وفي غير هذه الاحوال يجب اجراء عملية قتل القواضم بصورة تامة بعد افراغ المخازن. اما البواخر التي تملأ مخازنها لتثقيل الباخرة فيجب ان يعمل ذلك قبل اخذ الحمل وباسرع ما يمكن.

وتفرض عملية استئصال الجرذان بشرط ان لا تسبب ضررا للباخرة او للحمل على قدر الامكان ويجب ان لا تستغرق هذه العملية اكثر من 24 ساعة وتؤخذ الرسوم عن هذه العمليات وهكذا التعويض الذي يعطى عن الضرر بموجب شروط المادة 18.

اذا كانت الباخرة على وشك افراغ قسم من حملها فقط وكانت سلطة الميناء تعتقد بعدم امكان اجراء عملية استئصال الفيران فيجوز ان تبقى الباخرة في الميناء طول المدة التي تحتاجها لافراغ ذلك المقدار من الحمل على ان تتخذ جميع الاحتياطات اللازمة لمنع مرور الجرذان من الباخرة الى الساحل سواء كان وقت الافراغ او خارجا عنه وتجرد الباخرة بالصور التي توافق عليها السلطة الصحية.

ويجب ان يكون افراغ الحمل تحت ادارة السلطة الصحية وعلى هذه ان تتخذ جميع التدابير اللازمة لوقاية الموظفين الموكول اليهم هذا الامر من التلوث بها. وعليه يبقى الموظفون تحت المشاهدة والمراقبة مدة لا تتجاوز 6 ايام منذ انهائهم افراغ الباخرة.

المادة 26 – تجري بحق البواخر المشتبه بوجود الطاعون فيها التدابير المذكورة في المواد 1 و4 و5 و6 من المادة 25.

وعلاوة على ذلك يبقى البحارة والمسافرون تحت المراقبة مدة لا تزيد على 6 ايام من تاريخ وصول الباخرة. ويجوز منع التجار في هذه المدة من ترك الباخرة الا لقضاء وظيفة ما وذلك بعد اشعار السلطة الصحية.

المادة 27 – البواخر السالمة من الامراض – تعطى البواخر السالمة من الامراض في اثناء سير الطاعون براءة صحية حالا مع الاعتراف بحق السلطة الصحية في الميناء الذي تصل اليه تلك الباخرة في وضع التدابير التالية في حقها : -

1 تفتيش الباخرة تفتيشا طبيا للبت فيما اذا كان يجوز اعتبار تلك الباخرة سالمة من الامراض.

2 قتل الجرذان الموجودة في الباخرة بموجب الشروط المنوه عنها في الفقرة 6 من المادة 25 وذلك في احوال ممتازة ولاسباب حقيقية ينوه عنها ربان الباخرة كتابة.

3 وضع البحارة والمسافرين تحت المراقبة مدة لا تزيد على ستة ايام من تاريخ ترك الباخرة الميناء الملوثة ويجوز منع البحارة طول هذه المدة من مغادرة الباخرة الا لوظيفة وباشعار السلطة الصحية بذلك.

المادة 28 – يجب اجراء عملية استئصال الجرذان من وقت الى اخر في جميع السفن عدا التي تقوم

بخدمات وطنية على السواحل وبذل الجهد دائما في انقاص عدد الجرذان الى اقصى درجة ممكنة ويعطى لتلك السفن في اول الامر شهادات قتل الجرذان ثم شهادات في اعفاءها من العملية المذكورة.

ويجب على الحكومات ان تعلن بواسطة دائرة الصحة الدولية اسم كل ميناء من موانيها التي تحوي التجهيزات والموظفين اللازمين لعملية استئصال الجرذان من البواخر.

ولا يجوز اعطاء شهادات استئصال الجرذان او شهادات الاعفاء من عملية استئصال الجرذان الا بواسطة السلطات الصحية في المواني المذكورة اعلاه.

تكون هذه الشهادات نافذة لمدة ستة شهور ويجوز تمديدها شهرا اخر اذا كانت الباخرة مسافرة الى مينائها الاصلي.

وعند عدم ابراز شهادة نافذة فيحق للسلطة الصحية في المواني المذكورة.

في الفقرة الثانية من هذه المادة ان تفعل ما ياتي بعد التحقيق والتفتيش : -

(ا) ان تقوم بعملية استئصال الجرذان في الباخرة بنفسها او ان تفوض من يجريها تحت ادارتها وارشادها. وبعد اكمال هذه العملية بصورة يتفق عليها في كل مرة ان تدون في الشهادة احسن وسيلة لاستئصال الجرذان التي في الباخرة مع ذكر تفاصيل كيفية الاستئصال وعدد الجرذان التي اتلفت ويجب ايضا ان تكون العملية المذكورة على اساس اجتناب حصول اقل ضرر ممكن للباخرة والحمل وان لا يستغرق اجراؤها اكثر من 24 ساعة. اما المراكب التي في حالة تثقيل حملها فيجب ان تجري هذه العملية فيها قبل اخذها الحمل. وتكون سائر الرسوم المفروضة من جراء هذه العملية والتعويضات المفروضة بنتيجة الامراض ضمن شروط المادة 18.

(ب) ان تصدر شهادة اعفاء من عملية استئصال الجرذان اذا اقتنعت بان عدد الجرذان قد قل في الباخرة الى اصغر عدد ممكن ويذكر في الشهادة الاسباب التي بررت اصدارها.

يجب تنظيم شهادات في استئصال الجرذان واخرى في الاعفاء منه بشكل موحد. وتعد دائرة الصحة الدولية نموذجات للشهادات المذكورة. ويتعهد المرجع القانوني في كل قطر بتقديمه سنويا الى دائرة الصحة العامة الدولية لائحة تتضمن التدابير المتخذة بموجب هذه المادة مع عدد البواخر التي جرت فيها عملية استئصال الجرذان او التي منحت شهادات الاعفاء منها في موانيها المشار اليها في الفقرة الثانية من هذه المادة.

ويطلب من دائرة الصحة العامة الدولية اتخاذ جميع الوسائل الممكنة لتبادل المعلومات المتعلقة بالتدابير المتخذة بموجب هذه المادة والنتائج المستحصلة عنها بموجب المادة 14.

ليس في هذه المادة ما يخالف الحقوق المخولة للسلطات الصحية بموجب المواد 24 – 27 من مواد هذه الاتفاقية.

على الحكومات ان تتحقق كل ما يجب اتخاذه من التدابير من قبل مراجعها في استئصال الجرذان من المواني وما يجاورها من البواخر والمراكب الساحلية.

## (ب) الهيضة

المادة 29 – ((الباخرة الملوثة)) تعتبر الباخرة ملوثة اذا كان فيها اصابة بالهيضة او اذا حدثت فيها اصابة هيضة خلال خمسة ايام قبل وصولها الى الميناء.

الباخرة المشتبه بها اذا حدث فيها اصابة بالهيضة حين سفرها او اثناء الطريق غير انه لم يحدث فيها اصابة جديدة قبل وصولها بخمسة ايام. وتبقى الباخرة معتبرة مشتبه بها حتى تتخذ ازاءها التدابير المفروضة في هذه الاتفاقية.

((الباخرة السالمة من الامراض)) تعتبر الباخرة سالمة من الامراض وان كان فيها اشخاص قادمين من منطقة ملوثة اذا لم يحدث فيها اصابة بالهيضة حين السفر او في اثناء السفر او عند الوصول.

اما الاصابات التي تظهر عليها اعراض الهيضة وذلك بواسطة التشخيص الطبي فقط دون ان يصادف فيها جراثيم الهيضة او جراثيم غيرها لا تشابه كليا جراثيم الهيضة فيتخذ ازاءها جميع التدابير المفروضة في اصابات الهيضة.

وعند وصول الباخرة اذا شوهد فيها ناقلوا الجراثيم فيتخذ ازاءها بعد نزولهم الى البر كل ما تفرضه قوانين تلك البلاد على سكانها في مثل هذه الحالة.

المادة 30 – السفن الملوثة بالهيضة تطبق التدابير التالية على السفن الملوثة بالهيضة : -

1 التفتيش الطبي.

2 انزال المرضى في الحال وتجريدهم.

3 انزال البحارة والمسافرين ايضا وابقاءهم تحت المشاهدة او تحت المراقبة مدة لا تزيد على 5 ايام اعتبارا من تاريخ وصول السفينة.

4 تعقيم الفراش المستعمل والالبسة الوسخة وما سواها من الاشياء والمواد الغذائية التي تعتقد السلطة الصحية في ذلك الميناء انها قد تلوثت حديثا.

5 تعقيم الاماكن التي اشغلها المصاب بالكوليرا في المركب والتي تعتقدها السلطة الصحية ملوثة.

6 جعل الافراغ تحت نظارة السلطة الصحية وعلى هذه ان تتخذ جميع التدابير اللازمة لمنع سريان العدوى الى الاشخاص الذين يستغلون بالافراغ واخذهم تحت المشاهدة او المراقبة مدة لا تزيد على خمسة ايام وذلك اعتبارا منذ ختام مدة الافراغ.

7 افراغ ماء الشرب المخزون في الباخرة عندما يشتبه بكونه ملوثا وتعقيمه وتعقيم مستودع الماء واملاءه ماء صحيا.

8 منع افراغ ماء التثقيل من الباخرة قبل تعقيمه اذا كان ذلك الماء قد اخذ من ميناء ملوث.

9 منع افراغ او رمي الغائط واوساخ الباخرة في مياه الميناء قبل تعقيمها.

المادة 31 – ((السفن المشتبهة بالهيضة)), تطبق على السفن المشتبهة بالهيضة التدابير المذكورة في الفقرات 1 و4 و5 و7 و8 و9 من المادة 30.

ويؤخذ البحارة والمسافرون تحت المراقبة مدة لا تزيد على خمسة ايام اعتبارا من تاريخ وصول الباخرة. ويجوز منع البحارة من ترك الباخرة خلال هذه المدة الا لقضاء وظيفة ما فينبغي اشعار السلطة الصحية بذلك.

المادة 32 – الهيضة التي ثبتت سريريا :

اذا اعلنت الباخرة ملوثة او مشتبه بكونها ملوثة وذلك بناء على وجود اصابة فيها وقد ظهرت عليها علائم الهيضة وفحصت فحصا سريريا وذلك مرتين مع فترة لا تقل عن 24 ساعة بين فحص واخر ولم يظهر فيهما اثر ما لجراثيم الهيضة او جراثيم اخرى مشتبه بها فتعتبر الباخرة اذ ذاك سالمة من المرض.

المادة 33 – ((البواخر السالمة)) تعطى البواخر السالمة من المرض في اثناء انتشار الهيضة براءة صحية حالا يحق للسلطة الصحية في الميناء التي تصل اليه هذه البواخر ان تتخ نحوها التدابير المذكورة في الفقرات 1 و7 و8 و9و من المادة 30.

ويوضع البحارة والمسافرون تحت المراقبة مدة لا تزيد على خمسة ايام من تاريخ وصول الباخرة. ويجوز منع البحارة خلال هذه المدة من ترك الباخرة الا لوظيفة وذلك بعد اشعار السلطة الصحية.

المادة 34 – لما كان التلقيح ضد الهيضة من الوسائل الفعالة لتوقيف هذا المرض وتقليل انتشاره فتوصي الادارات الصحية باستعمال هذه الواسطة في اوسع نطاق ممكن وكلما امكن استعمالها في مواطن الهيضة وبمنح بعض التسهيلات في التدابير الصحية للذين يقبلون على التلقيح.

## (ج) الحمى الصفراء

المادة 35 – ((الباخرة الملوثة)) تعتبر الباخرة ملوثة اذا وجد فيها اصابة بالحمى الصفراء او كان فيها اصابة بهذا المرض حين السفر او خلاله.

((الباخرة المشتبه بها)) تعتبر الباخرة مشتبه بها عندما لا يحدث فيها اصابة بالحمى الصفراء لكنما تكون قد قدمت من ميناء ملوث بعد سفرها باقل من ستة ايام او من ميناء مجاور لمركز اصبحت فيه الحمى الصفراء اهلية وكان هنالك ما يبعث الى الاعتقاد باحتمال نقل بعوضة الحمى الصفراء البالغة من ذلك الميناء.

((الباخرة السالمة)) تعتبر الباخرة سالمة وان كانت قادمة من ميناء ملوث غير انه لا شيء يبعث الى الاعتقاد بانها تحمل بعوضة الحمى الصفراء البالغة او ثبت ذلك لدى سلطة الميناء التي وصلت اليه بان : -

(ا) الباخرة كانت مدة بقائها في الميناء الذي غادرته راسية على بعد لا يقل عن 200 متر من الساحل الماهول وبعيدة عن بواخر الميناء (الجنائب) بحيث لا يحتمل وصول بعوض الحمى الصفراء اليها.

(ب) او قد جرى في الباخرة عند سفرها التدابير المعينة لنقل البعوض.

المادة 36 – ((البواخر الملوثة بالحمى الصفراء)) تتخذ التدابير التالية ازاء البواخر الملوثة بالحمى الصفراء : -

1 التفتيش الطبي.

2 انزال المرضى الى البر وتجريد الذين لم يتجاوز مرضهم خمسة ايام منعا للعدوى بواسطة البعوض.

3 ابقاء الاخرين الذين انزلوا الى البر تحت المشاهدة او المراقبة مدة لا تزيد على ستة ايام منذ تاريخ نزولهم الى البر.

4 يجب ارساء الباخرة على بعد لا يقل عن 200 متر عن الساحل الماهول وعن مسافة كافية من سفن الميناء الجنائب بحيث لا يحتمل انتقال بعوض الحمى الصفراء اليها.

5 قتل البعوض بقدر الامكان في جميع ادوار تطوره على ظهر الباخرة قبل افراغ حملها. واذا افرغ الحمل قبل عملية قتل البعوض يؤخذ المستخدمون تحت المشاهدة او المراقبة مدة لا تزيد على ستة ايام منذ انتهائهم من الافراغ.

المادة 37 – ((البواخر المشتبهة بالحمى الصفراء)) تتخذ في البواخر المشتبهة بالحمى الصفراء التدابير المذكورة في الفقرات 1 و3 و4 و5 من المادة 36.

بيد انه اذا كان السفر قد استغرق اقل من ستة ايام وان الباخرة مستعدة لتطبيق الشروط المذكورة في الفقرات (ا) و(ب) من المادة 35 المختصة بالبواخر السالمة فتتخذ في الباخرة التدابير المذكورة في الفقرتين 1 و3 فقط من المادة 36 مع التبخير.

وبعد ان يمضي 30 يوما على سفر الباخرة من الميناء الملوث ولم يحدث فيها اصابة ما في خلال السفر فيجوز اذ ذاك اعطاء الباخرة براءة صحية كما انه يجوز ايضا للسلطة الصحية ان تطهر السفينة قبل ذلك اذا رات ضرورة.

المادة 38 – البواخر السالمة يجب اعطاء البواخر السالمة براءة صحية بعد التفتيش الطبي.

المادة 39 – لا تسري التدابير المذكورة في المادتين 36 و37 الا على الاقاليم التي يوجد فيها بعوض الحمى الصفراء وعندئذ يجب مراعاة الاحوال الجوية في تلك الاقاليم وما يدل على وجود البعوض.

اما في الاقطار الاخرى فيطبق منها على قدر ما تراه السلطة الصحية ضروريا.

المادة 40 – يوصي رؤساء البواخر التي مرت بالمواني الملوثة بالحمى الصفراء بالتفتيش عن البعوض وفراخه في خلال السفر واستئصاله بصورة منتظمة من جميع الاماكن التي يمكن الوصول اليها في الباخرة لا سيما في المخازن وغرف المراجل واحواض الماء وما سواها من الاماكن التي يحتمل ان تحوي هذا النوع من البعوض.

## (د) التيفوس (الحمى النمشية)

المادة 41 – يجوز اتخاذ التدابير التالية ازاء الباخرة التي حدث فيها اصابة بالتيفوس خلال السفر او عند وصولها الى الميناء : -

1 التفتيش الطبي.

2 انزال المرضى حالا وتجريدهم من القمل.

3 اتلاف القمل من الاشخاص الذين يشتبه قويا بوجود القمل فيهم او بكونهم عرضة للعدوى ويجوز وضع هؤلاء تحت المراقبة مدة معينة على ان لا تزيد هذه المراقبة عن 12 يوما من تاريخ اتلاف القمل.

4 قتل الحشرات من الفراش المستعمل والالبسة والمواد الاخرى التي تعتقدها السلطة الصحية ملوثة.

5 قتل الحشرات من اقسام الباخرة التي اشغلها المصابون بالتيفوس والتي تعتبرها السلطة الصحية ملوثة.

يجب اعطاء الباخرة براءة صحية حالا ولكل حكومة ان تتخذ التدابير التي تراها ضرورية بعد انزال المسافرين لمراقبة الاشخاص الذين يقدمون على باخرة لم يحدث فيها اصابة بالتيفوس لكنها كانت قد غادرت منطقة ملوثة بالتيفوس من مدة لا تزيد على 12 يوما.

## (هـ) الجدري

المادة 42 – يجوز اتخاذ التدابير التالية ازاء البواخر التي حدث فيها اصابة بالجدري في اثناء السفر او عند وصول الباخرة : -

1 التفتيش الطبي.

2 انزال المرضى وتجريدهم حالا.

3 تلقيح الاشخاص الاخرين الذين يشتبه بانهم كانوا معروضين للعدوى في الباخرة والذين تعتقد السلطة الصحية بانهم لم يكونوا مصابين تماما من المرض لانهم لم يلقحوا من مدة قريبة او لانهم لم يصابوا قبلا

بالجدري او وضع هؤلاء الاشخاص تحت المراقبة او تلقيحهم ثم وضعهم تحت المراقبة. تعين مدة المراقبة حسب الظروف على ان لا تزيد قط على 14 يوما اعتبارا من تاريخ وصول الباخرة.

4 تعقيم الفراش المستعمل والبياضات والالبسة الوسخة وغيرها التي تعتقد السلطة الصحية في الميناء بانها تلوثت حديثا.

5 تعقيم المحلات التي اشغلها المصاب في الباخرة والمحلات التي تعتقد السلطة الصحية بانها ملوثة.

يجب اعطاء الباخرة براءة صحية في الحال. وعلى كل حكومة ان تتخذ التدابير التي تراها ضرورية بعد انزال المسافرين لمراقبة الذين لم يصانوا بواسطة التلقيح والذين يقدمون على باخرة لم يحدث فيها اصابة بالجدري غير انها تركت منطقة ملوثة بالجدري خلال مدة لا تزيد على 14 يوما.

المادة 43 – يوصى باتخاذ الاحتياطات اللازمة عند مرور الباخرة او باعادة تلقيحهم. ويطلب من الحكومات كذلك ان تعمم التلقيح واعادة التلقيح بقدر الامكان لاسيما في الموانى والمناطق المجاورة للحدود.

(و) تعليمات عمومية حول الامراض المار ذكرها.

المادة 44 – على ربان السفينة وطبيبها ان يجيبا على جميع الاسئلة التي تطرح عليهما من قبل السلطة الصحية حول حالة الباخرة الصحية اثناء السفر. عندما يصرح الربان والطبيب بعدم وجود اصابة طاعون او هيضة او حمى صفراء او تيفوس او جدري وعدم وجود موت غير اعتيادي في الجرذان التي في المركب منذ سفرهم فيحق للسلطة الصحية ان تطلب منهما ان يقدما تصريحا رسميا بذلك او ان تكلفهما بتعزيز تصريحهما بالقسم.

المادة 45 – عند تطبيق التدابير المذكورة في الفقرات السابقة (ا) و(ب) و(ج) و(د) و(هـ) يجب ان تراعي السلطة الصحية مسالة وجود طبيب في الباخرة والتدابير المانعة الفعلية المتخذة فيها خلال السفر لا سيما لاهلاك الجرذان. يجوز للسلطات الصحية ان تعفي المراكب السالمة التي فيها طبيب خاص معين من قبل القطر الذي تعود اليه تلك الباخرة هذا اذا رات السلطات الصحية ذات الشان على ان الترتيب المذكور موافق واتفقت مع الحكومة الاخرى على ذلك.

المادة 46 – من المستحسن ان تراعي الحكومات عندما تقرر الطريقة التي تطبقها على القادمين من بلاد اخرى التدابير التي تود تلك البلاد اتخاذها في سبيل مكافحة الامراض السارية ومنع سرايتها للبلدان الاخرى. ان البواخر القادمة من الموانى التي قامت بالشروط المطلوبة في المادتين 14 و15 لا يحق لها لمجرد ذلك التمتع بامتيازات خاصة في الميناء الذي تصل اليه. غير ان الحكومات توافق بان تراعي التدابير التي اتخذت في هذه الموانى الى اقصى درجة ممكنة لتكون التدابير التي تتخذ في الميناء الذي تصل اليه الباخرة مقتصرة الى اقصى درجة ممكنة. وبناء عليه يرى من المستحسن عمل اتفاقيات خاصة بموجب المادة 57 من هذه الاتفاقية كلما كان هناك فائدة وتسهيل في سير اعمال البواخر والبحارة والاشغال.

المادة 47 – ان البواخر القادمة من منطقة ملوثة بعد ان اتخذت فيها التدابير الصحية اللازمة المطلوبة من قبل السلطة الصحية لا تتخذ ازاءها هذه التدابير مرة اخرى عند وصولها الى ميناء جديد سواء كان ذلك الميناء عائدا الى الحكومة نفسها او الى حكومة اخرى ما لم يحدث بعد سفرها ما يستلزم تطبيق التدابير الصحية المذكورة اعلاه او ما لم تكن قد وصلت الى ميناء ملوث لسبب ما عدا سبب اخذه منه المحروقات. اذا وقفت الباخرة امام احد الموانى وبدون ان تتصل بالميناء وانزلت فقط بعض الركاب مع امتعتهم والبريد او اخذت منه البريد فقط مع بعض الركاب وامتعتهم او بدونها ولم يكونوا قد لامسوا الميناء او منطقة ملوثة لا تعد تلك الباخرة كانها وقفت في ذلك الميناء اما في حالة الحمى الصفراء فيجب ان ترسى الباخرة على بعد لا يقل عن 200 متر من الساحل الماهول بالسكان وعن مثل هذه المسافة ايضا من بواخر الميناء حذرا من انتقال بعوض تلك الحمى اليها.

المادة 48 – على سلطة الميناء التي تفرض التدابير الصحية ان تمنح ربان السفينة او اي شخص اخر يهمه الامر شهادة مجانا يذكر فيها نوع التدابير التي اتخذت وطريقة اجرائها والاماكن التي اتخذت فيها في الباخرة واسباب اتخاذ تلك التدابير اذا طلب منها ذلك. وعليها كذلك ان تمنح الركاب القادمين في باخرة ملوثة شهادة مجانا يذكر فيها تاريخ وصولهم والتدابير التي اتخذت نحوهم ونحو امتعتهم اذا طلب منها ذلك.

## القسم الخامس احكام عامة

المادة 49 - يوصى بـ : -

1 ان تعطى الشهادات الصحية مجانا في جميع الموانى.
2 ان تقلل رسوم التاشير على جوازات السفر من قبل القناصل لكي لا تكون اكثر من قيمة العمل الذي تقوم به وذلك بعمل اتفاقيات متبادلة بين الحكومات ذات الشان.
3 ان تكتب الشهادات الصحية باحدى اللغات المعروفة في التجارة البحرية عدا لغة البلاد التي تمنحها.
4 ان يعمل اتفاقيات خاصة بناء على ما جاء في المادة 57 من هذه الاتفاقية وذلك بقصد التوصل استدراجا الى الغاء التاشير بواسطة ممثلي الدول وشهادات الصحة.

المادة 50 - يستحسن ان يكون عدد الموانى المجهزة بالتنظيمات واللوازم المطلوبة لقبول البواخر مهما كانت حالتها الصحية في كل قطر بنسبة اهمية تجارته وبواخره. غير انه من دون التجاوز على حقوق الحكومات الراغبة في عمل اتفاقيات لوضع محطات صحية عمومية يجب على كل قطر ان يجهز على الاقل ميناء واحدا في كل جهة من جهاته الساحلية بالتنظيمات والتجهيزات المذكورة اعلاه. ويستحسن ايضا ان يكون في جميع الموانى الكبيرة جميع ما يلزم اجراؤه للبواخر السالمة من المرض على الاقل من التدابير الصحية اللازمة عند وصولها لكي لا ترسل الى ميناء اخر لهذا الغرض. وكل باخرة ملوثة او مشتبه بها تصل الى ميناء غير مجهز لقبولها تعاد على مسؤوليتها الى احد الموانى المجهزة لذلك. وعلى الحكومات ان تشعر دائرة الصحة العامة الدولية باحد موانيها المستعدة لقبول البواخر القادمة من الموانى الملوثة بالطاعون او الهيضة او الحمى الصفراء ولا سيما الموانى المستعدة لقبول البواخر الملوثة او المشتبه بها.

المادة 51 - يوصي بتجهيز الموانى البحرية الكبيرة : -
(ا) بادارة صحية منظمة ومراقبة دائمية على حالة البحارة وسكان الميناء الصحية.
(ب) بتجهيزات لنقل المرضى ومحل موافق لتجريدهم ولوضع المشتبه بهم تحت المشاهدة.
(ج) بالادوات اللازمة للتعقيم وقتل الحشرات بصورة كافية وبمختبر سريري وبالتدابير اللازمة للتلقيح حالا ضد الجدري او غيره من الامراض.
(د) بتجهيز ماء الشرب السليم للميناء وباحسن واسطة ممكنة لازالة المواد الغائطة والزبالة الخ.
(هـ) بموظفين قديرين وتجهيزات كافية لقتل الجرذان في البواخر.
(و) بادارة دائمية لصيد القواضم وفحصها.

ويوصى ايضا بان تكون المخازن والاحواض في حالة مصونة من دخول الجرذان فيها وان يكون نظام تصريف المواد الغائطة العائدة للميناء بمعزل من نظام تصريف هذه المواد العائدة للبلدة.

المادة 52 - يجب ان تمتنع الحكومات عن اجراء الزيارات الصحية على البواخر التي تمر في مياهها البرية من دون ان تقف في الموانى او على السواحل العائدة لها. اما اذا وقفت الباخرة لسبب ما في احد الموانى او على الساحل فتكون خاضعة للقوانين والتعليمات الصحية المعمول بها في القطر الذي يعود اليه ذلك الميناء او ذلك الساحل وذلك ضمن التحديدات التي وضعتها الاتفاقيات الدولية.

المادة 53 - يجوز اتخاذ تدابير خاصة نحو البواخر التي تكون حالتها رديئة جدا بحيث يسهل انتقال الامراض المذكورة في هذه الاتفاقية لا سيما المراكب التي يكون الازدحام فيها شديدا.

المادة 54 - كل باخرة ترفض الامتثال للتدابير التي تامر بها سلطة الميناء حسب احكام هذه الاتفاقية تكون حرة باستئناف السفر بدون توقف. غير انه يحق لهذه البواخر ان تنزل البضائع الى البر اذا كانت الباخرة مجردة واذا كانت الاموال مشتبه بها فيجري في حقها التدابير المذكورة في القسم الثاني من الفصل الثاني من هذه الاتفاقية. يحق لهذه البواخر ان تنزل مسافريها اذا طلبوا ذلك بشرط ان يخضع المسافرون للتدابير التي تطلبها السلطة الصحية. ويحق للباخرة ايضا اذا كانت مجردة ان تاخذ ما تحتاجه من مواد الحرق والاغذية والماء.

المادة 55 - تتعهد كل حكومة ان يكون لديها تعرفة صحية واحدة فقط تنشر في الجرائد وتكون الاجور معتدلة وتطبق هذه التعرفة في الموانى على جميع السفن من دون تفريق بين علم اجنبي واخر وعلى الاجانب كما على ابناء البلاد انفسهم.

المادة 56 - ينظر الى السفن التجارية الساحلية بموجب تعليمات خاصة تتفق عليها الحكومات ذات الشان غير انه يجب تطبيق احكام المادة 28 من هذه الاتفاقية عليها في جميع الاحوال.

المادة 57 - يحق للحكومات ان تعقد اتفاقيات خاصة فيما بينها حول اتخاذ التدابير الصحية الموصى بها في الاتفاقية بصورة تجعلها اكثر تاثيرا واقل عبئا على المسافرين وارسال صورة من تلك الاتفاقيات لدائرة الصحة العامة الدولية.

## القسم السادس التدابير التي تتخذ في الحدود البرية - المسافرون – السكك الحديدة - المناطق التي على الحدود - - الطرق النهرية -

المادة 58 - لا تطبق المشاهدة على الحدود.

لا يحتفظ في الحدود الا بالاشخاص الذين تظهر عليهم اعراض الامراض المذكورة في هذه الاتفاقية.

لا ينزع هذا المبدا عن اي قطر كان حقه بسد قسم من حدوده عند الحاجة. يجب تعيين المحلات التي يجوز العبور منها على الحدود ويجب ان تكون هذه المحلات مجهزة بمخافر صحية وافية بالغرض ويجب اشعار القطر المجاور ذي الشان بالتدابير المتخذة حالا.

علاوة على ما جاء في هذه المادة يجوز ابقاء الاشخاص الذين لامسوا مصابا بالطاعون الرئوي في الحدود تحت المشاهدة مدة لا تزيد على سبعة ايام من تاريخ الوصول. ويتخذ نحو الاشخاص الذين لامسوا مصابا بالتيفوس عملية ابادة القمل.

المادة 59 - من المهم ان تراقب حالة المسافرين الصحية من قبل هيئة القطار اذا كان القطار قادما من مناطق ملوثة وذلك اثناء السفر. ويجب ان تقتصر المداخلة الطبية على تفتيش المسافرين والاعتناء بالمرضى وبالمجاورين لهم اذا امكن ذلك وعندما تلجا الحالة الى هذا التفتيش فيجب القيام به كلما امكن مع التفتيش المفروض من قبل الكمرك كي لا يحصل تاخير ما في اعمال المسافرين.

المادة 60 - يجب ان تهيا مقطورات السكة الحديدية التي تمر في البلدان المنتشرة فيها الحمى الصفراء بالشكل الذي يؤدي الى اقل احتمال لنقل بعوض الحمى الصفراء.

المادة 61 - ان المسافرين القادمين من منطقة تشملها الشروط المشار اليها في الفقرة الثانية من المادة العاشرة من مواد هذه الاتفاقية يجوز وضعهم عند وصولهم الى اخر سفرهم تحت المراقبة مدة لاتزيد على ستة ايام من تاريخ وصولهم او خمسة ايام في حالة الطاعون او خمسة ايام في حالة الهيضة او ستة ايام في حالة الحمى الصفراء او 12 يوما في حالة التيفوس او 14 يوما في حالة الجدري.

المادة 62 - تحتفظ الحكومات في الاحوال الممتازة بحق اتخاذ تدابير خاصة حول بعض طبقات الناس الذين لا يبرزون تعهدات صحية كافية لا سيما الاقوام الذين يسافرون او يجتازون الحدود جماعات وذلك فيما يتعلق بالامراض المبحوث عنها في هذه الاتفاقية ورغما عما جاء في المواد السابقة. لا تسري احكام هذه الفقرة على المهاجرين الخاضعين لاحكام المادة 21. وقد تشمل هذه التدابير انشاء مخافر صحية في الحدود مجهزة بالتجهيزات الكافية للمراقبة والمشاهدة اذا لزم ذلك علاوة على فحصهم الطبي وتطهيرهم وقتل الحشرات التي يحملونها وتلقيحهم. ويجب تنظيم هذه التدابير الممتازة حيثما امكن بين الحكومات المجاورة.

المادة 63 - لا يجوز حجر عربات القطار التي تنقل المسافرين او البريد او الامتعة والاموال على الحدود غير انه اذا تلوثت احدى القاطرات او اشغلها مصاب بالطاعون او بالهيضة او بالتيفوس او بالجدري فيجب وضعها تحت الحجر ما يلزم من المدة لاتخاذ التدابير الوقائية اللازمة فيها ازاء تلك الاصابة.

المادة 64 - يعود امر تنظيم مسائل اجتياز الحدود لقطار وهيئة البريد للادارات ذات الشان ويجب تنظيم هذه الامور بصورة لا تعرقل هذه الخدمات.

المادة 65 - ان التعليمات المختصة بالتجوال على الحدود والمسائل الناجمة عن ذلك تعهد الى الحكومات ذات الشان لتنظمها حسب احكام هذه الاتفاقية.

المادة 66 - يعود امر تنظيم المراقبة الصحية على البحيرات والطرق النهرية الى الحكومات التي تعود تلك البحيرات والانهر اليها.

## الجزء الثاني مواد خاصة لترعة السويس والاقطار المجاورة لها

## القسم الاول التدابير المختصة بالبواخر العادية القادمة من الموانى الشمالية الملوثة عند وصولها الى مدخل ترعة السويس او الى الموانى المصرية

المادة 67 - ان البواخر العادية السالمة من المرض القادمة من ميناء ملوث بالطاعون او الهيضة في

اوربا او في البحر المتوسط او البحر الاسود وتقصد المرور من ترعة السويس تعطى جوازا بالمرور في المخفر الصحي.

المادة 68 - يجوز للبواخر السالمة من المرض التي تقصد الوقوف في مصر ان ترسي في الاسكندرية او بورت سعيد. واذا كان الميناء الذي خرجت منه ملوثا بالطاعون فتطبق عليه احكام المادة 27. ويجوز للسلطة الصحية في الميناء ان تستبدل المراقبة بالمشاهدة سواء كان في الباخرة او في المخفر الصحي.

المادة 69 - ان التدابير التي يجب اتخاذها ازاء البواخر الملوثة او المشتبه بها القادمة من ميناء اوربي او من ميناء احد مواني البحر المتوسط او البحر الاسود الملوثة بالطاعون او الهيضة وترغب الوقوف في احد المواني المصرية او المرور في ترعة السويس يبت فيها من قبل لجنة الصحة البحرية والكرنتينة المصرية بموجب احكام هذه الاتفاقية.

المادة 70 - يجب تعديل انظمة اللجنة المشار اليها باقل تاخير ممكن وجعلها مطابقة لاحكام هذه الاتفاقية. ويجب ان توافق عليها الحكومات المختلفة التي تمثل الهيئة المذكورة لتكون نافذة الحكم. كما انه يجب ايضا بيان التدابير التي ستتخذ ازاء البواخر والمسافرين والبضائع وذكر اقل عدد من الاطباء الملحقين بكل محطة وكيفية الالتحاق بها ورواتب اولئك الاطباء وغيرهم من الموظفين الذين يعنون للقيام بالمراقبة وتنفيذ التدابير المانعة للامراض تحت امرة الهيئة وتعيين وظيفة كل منهم. تقدم لجنة الصحة البحرية والكرنتينة المصرية توصياتها حول الاطباء والموظفين الى الحكومة المصرية بواسطة رئيسها.

## القسم الثاني التدابير التي تتخذ في البحر الاحمر

(ا) التدابير المتعلقة بالبواخر المعتادة القادمة من الجنوب والراسية في مواني البحر الاحمر او المتوجهة نحو البحر المتوسط

المادة 71 - يجب تطبيق الاحكام الخاصة الواردة في المواد التالية على البواخر التي تدخل البحر الاحمر من الجنوب وذلك علاوة على الاحكام العمومية الواردة في القسم الاول حول تصنيف البواخر الى ملوثة ومشتبه بها وسالمة والتدابير التي تتخذ ازاء كل منها.

المادة 72 - ((البواخر السالمة)) يجوز مرور البواخر السالمة في المخفر الصحي في ترعة السويس.

اما اذا كانت الباخرة سالمة وترغب ان ترسي في احدى المواني المصرية : -

(ا) اذا كان الميناء الذي جاءت منه ملوثا بالطاعون ولم يكن قد مر عليها 6 ايام منذ مغادرتها اياه يؤخذ المسافرون والبحارة الذين ينزلون الى البر تحت المراقبة حتى انتهاء اليوم السادس. ويجوز تحميل الباخرة وافراغ حملها بعد اتخاذ التدابير اللازمة لمنع خروج الجرذان الى الساحل.

(ب) واذا كان الميناء الذي جاءت منه ملوثا بالهيضة فيجوز اعطاء الباخرة براءة صحية ما لم يمر على تركها الميناء الملوث خمسة ايام كاملة فيجب اذ ذاك ابقاء جميع الركاب والبحارة النازلين الى البر تحت المراقبة حتى انتهاء هذه المدة. ويجوز ابدال المراقبة بالمشاهدة في الباخرة او في المخفر الصحي اذا رات السلطة الصحية في الميناء ضرورة لهذا التدبير وفي كل هذه الاحوال يجوز للسلطة الصحية اجراء الفحص البكتيريولوجي الذي تراه ضروريا.

المادة 73 - ((البواخر المشتبه بها)) يجوز السماح للبواخر المشتبه بها والتي لديها طبيبها الخاص والتي ترى السلطة الصحية فيها ضمانات صحية كافية للمرور في ترعة السويس في المخفر الصحي بعد النظر في الاحكام المنصوص عنها في المادة 70.

اذا رست الباخرة في احد المواني المصرية : -

(ا) تطبق عليها احكام المادة 26 وذلك في اثناء الطاعون غير انه يجوز استبدال المراقبة بالمشاهدة.

(ب) وتطبق عليها احكام المادة 31 ويحتفظ بنفس الحق المختص باستبدال المراقبة بالمشاهدة ازاء الهيضة.

المادة 74 – ((البواخر الملوثة))

بالطاعون تطبق عليها التدابير الواردة في المادة 25. اما اذا كان هنالك خطر العدوى فيجوز الطلب ان ترسي الباخرة عند (ابار موسى) او اي محل اخر تعينه السلطة الصحية في الميناء.

يجوز السماح بالمررو في الكرنتينة قبل انتهاء الستة ايام اذا رات السلطة الصحية ذلك ممكنا.

(ب) اما البواخر الملوثة بالهيضة فتطبق عليها التدابير الواردة في المادة 30 ويجوز ان يطلب من الباخرة ان ترسي عند (ابار موسى) او في اي محل اخر او عند (الطور) فيما اذا كان المرض متفشيا في الباخرة بصورة خطرة وذلك بقصد اجراء التلقيح ومداواة المرضى اذا كان هناك حاجة.

ولا يجوز السماح للباخرة لتمر في ترعة السويس الا اذا اقتنعت السلطة الصحية بعدم وجود الخطر بعد في الباخرة او بين ركابها او بحارتها.

(ب) التدابير التي تتخذ ازاء البواخر العادية القادمة من الموانى الملوثة في الحجاز في موعد الحج.

المادة 75 - اذا كان الطاعون او الهيضة متفشيا في الحجاز في اثناء الحج الى مكة المكرمة فيجوز ان تعتبر البواخر القادمة من الحجاز او من اي قسم اخر من داخل بلاد العرب الممتدة على البحر الاحمر التي لم تاخذ حجاجا او جماعات اخرى من الناس ولم يحدث فيها خلال السفر اصابة مشتبه بها وتطبق عليها التدابير المانعة والمعاملة المفروضة نحو البواخر التي من هذا النوع. واذا كانت الباخرة تقصد مصر فيجوز ان تبقى في احد المخافر الصحية الذي تعينه لجنة الصحة البحرية والكرنتينة المصرية مدة خمسة ايام تحت المشاهدة من حيث الهيضة وستة ايام من حيث الطاعون وذلك منذ مباشرة السفر وفضلا عن ذلك تطبق عليها جميع التدابير المفروضة على البواخر المشتبه بها (كالتطهير وغيره) ولا تمنح براءة طبية حتى انتهاء التفتيش الطبي. والاقتناع بكون حالتها اضحت جيدة. ومن الامور المقررة عندما يكون في الباخرة بعض الاصابات التي يشتبه بها في اثناء السفر يجوز جعل المشاهدة في ابار موسى وذلك مدة خمسة ايام للهيضة وستة ايام للطاعون.

## القسم الثالث تنظيم المراقبة

المادة 76 - اذا كانت الباخرة تنار بالكهرباء وكانت السلطة الصحية في الميناء مقتنعة بكفاية النور فيجوز اجراء التفتيش الطبي ليلا ذلك التفتيش الذي تفرضه التعليمات على كل باخرة تصل الى السويس للمرور في الترعة. يجب ان يعهد بالمراقبة واجراء التدابير الوقائية في ترعة السويس وفي المخافر الصحية الى لجنة من الحرس الصحي ولهؤلاء الحرس مما للشرطة اعني لهم الحق في طلب المساعدة حين وقوع تجاوز على التعليمات الصحية.

## القسم الرابع العبور في ترعة السويس في اثناء الكرنتينة

المادة 77 - يمنح اجازة المرور في ترعة السويس في الكرنتينة بواسطة السلطة الصحية في ميناء الترعة ويجب اشعار لجنة الصحية والبحرية والكرنتينة المصرية حالا بالامر. اما في الاحوال المشتبه بها فيبقى امر البت في عهدة اللجنة.

المادة 78 - عند اعطاء الاجازة المذكورة في المادة السابقة يجب ارسال برقيات حالا الى سلطات الميناء الذي يصرح ربان الباخرة الوقوف فيه وهكذا الى سلطة الميناء الذي يقصده نهائيا. وتكون تلك البرقيات على حساب الباخرة.

المادة 79 - يجب على كل حكومة اصدار قانون يفرض العقوبات على البواخر التي تحيد عن الخطة التي التي صرح بها ربانها وتدخل من دون صلاحيته في احد مواني ذلك القطر. وتستثنى من ذلك الاحوال الاضطرارية التي لا يمكن فيها الامتناع من التوقف عن السفر.

المادة 80 - وعلى ربان السفينة ان يصرح في اثناء الزيارة الصحية عما في السفينة من جماعات الوقادين الاهلين او الخدمة الموجودين مهما كانت اشغالهم والذين لم تدرج اسماؤهم مع باقي البحارة في السجل الذي يحفظ لهذا الغرض.

يجب طرح الاسئلة التالية بصورة خاصة على رباني السفينة القادمة من الجنوب وعليهم ان يجيبوا عليها بقسم او بتصريح رسمي : -

هل عندكم مستخدمون موقتون من وقادين وغيرهم لم تدرج اسماؤهم في قائمة مستخدمي الباخرة او في السجل الخاص؟ ما هي جنسيتهم؟ ومن اين جيء بهم؟ وعلى الاطباء ان يتحققوا من وجود هؤلاء المستخدمين الموقتين، واذا ما كان احدهم غائبا، عليهم ايضا ان يتحروا سبب غيابه.

المادة 81 - يجب ان ينزل في كل باخرة احد اطباء الصحة مع حارس على الاقل ويبقيا فيها الى

بورت سعيد وذلك منعا للاتصال بالساحل ومراقبة تنفيذ التدابير التي ينبغي اجراؤها اثناء المرور في الترعة.

المادة 82 - يمنع انزال الركاب او البضائع في الباخرة او انزالهم منها او النقل من باخرة الى اخرى في خلال عبور الترعة. غير انه يجوز دائما النزول في الباخرة في السويس او بورت سعيد وذلك في الكرنتينة.

المادة 83 - يجب على البواخر الملوثة او المشتبه بها الحاملة جنودا عندما تمر بالترعة في الكرنتينة ان تقوم بعين العمل ولكن نهارا. اما اذا اضطرت ان تبقى الليلة في الترعة فعليها ان ترسي في بحيرة تمساح او في البحيرة الكبيرة.

المادة 85 - يجب ان لا ترسى البواخر التي تمر في الكرنتينة في بورت سعيد الا تبعا لما جاء في المادتين 82 و86. يجب اجراء التموين بالطرق المتيسرة للباخرة ويجب تجريد جميع الذين اشتغلوا بالتحميل وغيرهم من الذين دخلوا السفينة في الكرنتينة وتطبيق التدابير التي تفرضها التعليمات عليهم.

المادة 86 - عندما تحتاج البواخر التي تمر بالكرنتينة حاجة شديدة الى الفحم او الى النفط في السويس او في بورت سعيد فلها ان تسد احتياجها بعد تطبيق تدابير التجريد او المراقبة التي تطلبها لجنة الصحة البحرية والكرنتينة المصرية. يجوز نقل الفحم الى الباخرة بواسطة عملة الميناء كلما تسنى اجراء مراقبة فعلية في الباخرة على هذه التدابير ويجب ايضا حيث يمكن اجتناب كل اختلاط مع البحارة. وفي الليل يجب تنوير محل الفحم تنويرا كافيا بالكهرباء.

المدة 87 - يجب انزال الاولاد وعمال الكهرباء ووكلاء الشركة وحراس الصحة في بورت سعيد خارج الميناء بين الارصفة ومن هناك يؤخذون راسا الى جنيبة الكرنتينة حيث تطبق عليهم التدابير التي ترى ضرورية.

المادة 88 - تعطى الامتيازات التالية للمراكب الحربية المعينة ادناه عند مرورها بترعة السويس:

تعتبر سلطة الكرنتينة السفينة الحربية سالمة من المرض كلما قدم لها شهادة بامضاء طبيب السفينة وتدصيق الربان مع قسم او تصريح رسمي حول النقاط التالية : -

(ا) عدم حدوث اصابة بالطاعون او بالهيضة في السفينة وقت السفر او في اثنائه.

(ب) فحص كل من في السفينة من دون استثناء فحصا دقيقا خلال الاثني عشرة ساعة الاخيرة قبل وصولها الى الميناء المصرية وعدم العثور على اية اصابة كانت بالطاعون او بالهيضة. يجب اعفاء هذه السفن من التفتيش الطبي او اعطاؤها براءة صحية في الحال ومع اعتبار ما جاء في الفقرات السابقة يحق لسلطة الكرنتينة اجراء الكشف الطبي بواسطة ماموريها على البواخر الحربية كلما رات ضرورة لذلك. اما المراكب الحربية الملوثة او المشتبه بها فتطبق عليها التعليمات المعمول بها. لا تعتبر مراكب حربية الا السفن التي تحارب اما السفن التي تنقل الجنود وسفن المستشفيات فتعد من المراكب العادية.

المادة 89 - يجوز للجنة الصحة البحرية والكرنتينة المصرية ان تدبر امر نقل البريد والركاب العاديين القادمين من الاقطار الملوثة في الاراضي المصرية في قطارات الكرنتينة.

## القسم الخامس المراقبة الصحية المتبعة في الخليج الفارسي

المادة 90 - يجب تطبيق المراقبة الصحية المنصوص عليها في الجزء الاول من هذه الاتفاقية بواسطة السلطات الصحية في الموانىء التي تخرج منها البواخر والتي تصل اليها في الخليج الفارسي.

## الجزء الثالث احكام خاصة حول الحج

## الباب الاول احكام عمومية

المادة 91 - تطبق احكام المادة 13 على الاشخاص والاشياء الموفدة الى الحجاز او الى مملكة العراق التي تؤخذ على سفينة للحجاج وان كان الميناء الذي خرجت منه سالما.

المادة 92 - لا يجوز النزول في بواخر الحجاج عند وجود اصابات بالطاعون او بالهيضة او غيرها من الامراض السارية في الميناء الا بعد وضع جماعة المسافرين تحت المشاهدة مدة كافية حتى يتحقق عدم وجود مصاب باحد هذه الامراض بينهم. ولا يخفى بانه يجب لكل حكومة ان تراعي الاحوال المحلية وما يمكن اجراؤه عند اتخاذ تلك التدابير. ان الاشخاص الذين يوافقون على التقليح في اثناء الهيضة بواسطة طبيب السلطة الصحية لا يكلفون الا بالكشف الطبي عليهم فقط في اثناء التلقيح ويعفون من المشاهد المفروضة في الفقرة السابقة.

المادة 93 - يجب ان يكون لدى الحجاج بطاقة سفر للعودة او ما يؤكد بواسطة اخرى بانهم قد وضعوا مبلغا كافيا لسد مصرف عودتهم او اذا امكن عليهم ان يبرزوا ما لديهم من المال لقضاء الحج.

المادة 94 - لا يسمح بنقل الزوار في الاسفار البعيدة الا بواسطة البواخر ذات المحركات الميكانيكية.

المادة 95 - يجب تطبيق احكام التعليمات الخاصة التي تصدرها اللجنة الصحية والبحرية والكرنتينة المصرية على البواخر الساحلية المعدة للمسافات القصيرة (المدعوة اسفار) في البحر الاحمر.

المادة 96 - لا تعد الباخرة باخرة حجاج اذا كانت نسبة الحجاج فيها عدا الركاب العاديين (ويعد من جملة هؤلاء الحجاج الذين من الطبقات الراقية) اقل من واحد لكل مائة طن. وهذا الاستثناء لا يسري الا على المراكب. اما الحجاج الذي فيه فتطبق عليهم جميع التدابير الخاصة بهم حسبما جاء في هذه الاتفاقية مهما كانت طبقاتهم.

المادة 97 - يجب على الربان او وكيل شركة المراكب ان يدفع جميع المصاريف الصحية التي تطلبها السلطة الصحية. وتكون هذه الرسوم داخلة في قيمة بطاقة السفر.

المادة 98 - يجب على الحجاج عند ركوبهم الباخرة او نزولهم منها في محطة صحية ان لا يلامس احدهم الاخر على قدر الامكان في الاماكن التي ينزلون منها. ويجب توزيع الحجاج الذين ينزلون الى البر الى جماعات صغيرة على قدر الامكان ايضا. ويجب تجهيزهم بماء صحي للشرب يجلب من المنابع المحلية او يستحصل بالاستقطار.

المادة 99 - يجب اتلاف المواد الغذائية التي يجلبها الحجاج اذا رات السلطة الصحية لزوما لذلك.

## الباب الثاني مراكب الحجاج – المخافر الصحية

### الفصل الاول شروط عامة على المراكب

المادة 100 - يجب ان يكون في الباخرة محل للحجاج (بين طبقات الباخرة) ويجب ايضا ان يكون في الباخرة عدا المحلات المخصصة للبحارة محلات للمسافرين بنسبة 150 متر مربع (اي ما يساوي 16 قدما انكليزي مربع) وعلو بين السقفين (طبقات الباخرة) لا يقل عن 1,80 مترا (اي ما يساوي 6 اقدام انكليزية) لكل شخص كبيرا كان ام صغيرا. يجب ان لا يوضع الحجاج في اي طابق كان في مستوى اوطا من خط الماء. ويجب اجراء التهوية بالوسائط الميكانيكية اذا كان محل اقامتهم اوطا من الطابق الاول. ويجب ان يكون على سطح الباخرة علاوة على المحل المخصص للحجاج فسحة لا تقل عن 0,56 متر مربع (اي ما يساوي ست اقدام انكليزية مربعة) لكل شخص سواء كان كبيرا ام صغيرا وذلك علاوة على الفسحة التي يمكن تخصيصها على ذلك السطح للمستشفيات الموقتة والبحارة والحمامات والمراحيض ولتشغيل الباخرة.

المادة 101 - يجب تجهيز محلات مستورة وكافية للنساء على حدة. ويجب تجهيز هذه المحلات بالماء السيال وذلك بواسطة الضغط في الانابيب المزودة بحنفيات او رشاشات تمكنهم بواسطتها من الحصول على ماء البحر لاستعمال الحجاج اي وقت كان حتى عند وقوف الباخرة وتكون الحنفيات (والرشاشات) بنسبة واحد لكل مائة زائر او قسم من المائة.

المادة 102 - يجب ان يكون في الباخرة علاوة على مراحيض البحارة مراحيض ذات جهاز خاص لغسلها او مجهزة بحنفيات. تخصص بعض هذه المراحيض للنساء فقط. يكون عدد هذه المراحيض بنسبة اثنين لكل مائة زائر او قسم من المائة. لا يقام مراحيض في (الفينطاس) انبار السفينة.

المادة 103 - يجهز في الباخرة محلين لسطح الزوار.
المادة 104 - يعد محل مناسب وصحب للمستشفى لاجل المرضى. ويكون ذلك المحل على ظهر الباخرة ما لم تر السلطة الصحية امكان احضار محل صحي يماثله في موقع اخر.
وتنظم هذه المحلات بصورة تؤهلها لتجريد المصابين بالامراض السارية والذين لامسوهم فيها حسب طبيعة المرض. وينبغي ان تستوعب تلك المستشفيات الدائمية او الموقتة 4 اشخاص من كل مائة او جزء من المائة من الزوار الموجودين في الباخرة على اساس 3 امتار مربعة (اي ما يساوي 32 قدما انكليزيا مربعا) لكل مريض وان يكون للمستشفيات مراحيض خاصة.
المادة 105 - على كل باخرة ان يكون لديها الادوية والمعقمات والمواد اللازمة لمداواة المرضى. ويجب ان يذكر في الانظمة التي تسنها الحكومات لهذا النوع من البواخر نوع هذه الادوية ومقدارها. وتجهز الباخرة ايضا بالوسائط الواقية من المرض. واخصها (الوسائط المانعة والوقائية) كاللقاح ضد الهيضة والجدري. وتقدم الادوية الطبية للحجاج مجانا.
المادة 106 - ويجب ان يكون في كل باخرة للحجاج طبيب ماذون تعترف به حكومة الميناء الاول الذي ينزل فيه الركاب في الباخرة الذين يقصدون الحج واذا زاد عدد الحجاج على الالف فيدعى طبيب ثاني بعين الشروط الى مرافقة الباخرة.
المادة 107 - يامر الربان بتعليق اعلانات مطبوعة باهم لغات الحجاج المسافرين في اماكن ظاهرة من الباخرة بحيث يتسنى للجميع قراءتها ويذكر فيها : -
1 المحل الذي تقصده الباخرة.
2 اثمان البطاقات.
3 مقادير الارزاق والماء الذي يسمح به لكل مسافر حسب نظامات القطر الذي اتوا منه.
4 ثمن المواد الغذائية غير المذكورة في الارزاق اليومية والتي يمكن استحصالها بعد دفع ثمنها.
المادة 108 - يجب تسجيل امتعة الحجاج الثقيلة وترقيمها. ويجوز للحجاج ان يحتفظوا بالاشياء الضرورية فقط ويجب ذكر نوع هذه الاشياء ومقدارها وحجمها في التعليمات التي تنظمها كل حكومة لبواخرها الخاصة.
المادة 109 - يجب اخذ مقتبسات من احكام الباب الاول والاقسام (1) و(2) و(3) من الباب الثاني ومن الباب الثالث من هذه الاتفاقية وتعليقها بشكل انظمة بلغة البلاد التي تنتمي اليها الباخرة وباهم اللغات التي يتكلم بها الحجاج وذلك في محل بارز في كل سطح وبين السطحين في باخرة حاملة حجاجا ليتسنى لكل فرد قراءتها.

## الفصل الثاني التدابير التي يجب اتخاذها قبل السفر

المادة 110 - يجب على ربان سفينة الحجاج او اصحابها او وكيلها ان يخبر سلطة الميناء على عزمه بنقل الحجاج وذلك قبل السفر بثلاثة ايام على الاقل ويجب كذلك على ربان سفينة الحجاج او اصحابها او وكيلها ان يقوم بعين التبليغ الى التي تقف السفينة فيها قبل السفر باثني عشرة ساعة مع ذكره فيه التاريخ الذي ينوي فيه السفر والمحل الذي ستقصده الباخرة.
المادة 111 - عندما تاخذ ادارة الميناء التصريح المذكورة في المادة السابقة تشرع بالكشف على الباخرة واخذ قياسها وذلك على حساب الربان. اما اذا كان لدى الربان شهادة القياس من المرجع الخاص في قطره فيكتفي بالكشف على السفينة فقط الا اذا حصل اشتباه بان حالة السفينة الحاضرة لم تعد مطابقة بالضبط لتلك الشهادة.
المادة 112 - يجب على المرجع المختص ان لا يسمح لسفينة الحجاج بالسفر مالم يقتنع بما يلي:-
(ا) تنظيف الباخرة تماما وتطهيرها اذا كان هناك لزوما للتطهير.
(ب) تجهيز حالة الباخرة لها بالسفر من دون خطر وانها مجهزة بالمعدات والتجهيزات اللازمة فيما لو غرقت او حدث لها عارض او حريق ومن اهم تلك الاجهزة اللاسلكي لارسال الاخبار واخذها وهذا يمكن استعماله مستقلا عن محرك الباخرة. وعدد كاف من القوارب ومعدات النجاة من الغرق. والعدد الكافي من البحارة والتجهيزات ووسائل التهوية ومضلات كافية وثخينة لحفظ السطوح وينبغي ان لا يكون فيها ما يحتمل ان يكون مضرا لصحة المسافرين. او سلامتهم.
(ج) علاوة على المواد الغذائية وغيرها المعدة للباخرة وبحارتها ينبغي ان يكون فيها مقدار من المواد الغذائية والمحروقات من الصنف الجيد بدرجة كافية لجميع الحجاج مدة السفر كله.

(د) يكون ماء الشرب الذي في الباخرة جيدا وكافيا واحواض ماء الشرب سالمة من التلويث ومسدودة ويؤخذ الماء منها بواسطة حنفيات او مضخات ويجب منع طريقة الشرب بالمص منعا باتا.

(هـ) ويكون في الباخرة جهاز لاستقطار خمس لترات من الماء يوميا لكل فرد من افراد السفينة (المسافرون والبحارة).

(و) ويكون في الباخرة ايضا غرفة للتعقيم تطمان السلطة الصحية في الميناء الذي نزل منه الزوار لفعاليتها وسلامتها.

(ز) ويكون في الباخرة طبيب ماذون واذا امكن ملم بشروط الصحة البحرية وبامراض البلدان الحارة ومعترف به من قبل حكومة البلاد التي يعود اليها الميناء الاول الذي نزل منه الحجاج عند سفرهم للحج ويكون في الباخرة التهجيزات الطبية المذكورة في المادة 105.

(ح) على حالة الباخرة من حيث ترتيباتها ان تسمح باجراء التدابير المذكورة في القسم الثالث.

المادة 113 - على الربان ان لا يشرع بالسفر من دون ان يحصل على : -

(1) قائمة مصدقة من المرجع ذي الشان حاوية اسماء الحجاج المسافرين في سفينته وجنسهم ومجموع عدد الحجاج الذين يسمح له بنقلهم.

(2) ورقة مكتوبة فيها اسم الباخرة وتابعيتها وحمولتها واسم ربانها وطبيبها وعدد الاشخاص المسافرين بالضبط (البحارة والحجاج والمسافرين الاخرين) ونوع الوسق ومحل السفر. وعلى المرجع ذي الشان ايضا ان يذكر في هذه الورقة اذا كان قد نزل في الباخرة العدد المسموح به من الحجاج ام لا. واذا لم تكن قد حملت العدد المسموح به فيجوز لها ان تستكمل العدد من الموانى الاخرى التي تمر بها.

## القسم الثالث التدابير التي تتخذ في اثناء السفر

المادة 114 - يجب ان يحفظ ظهر الباخرة المعد للزوار في خلال السفر خاليا من العوائق بل يجب حفظه ليلا ونهارا للمسافرين وتحت تصرفهم من دون اجرة.

المادة 115 - يجب تنظيف ما بين المذاخر وفركه بالرمل يوميا عندما يكون الحجاج على ظهر الباخرة.

المادة 116 - يجب حفظ مراحيض المسافرين والبحارة نظيفة ويجب تنظيفها وتطهيرها ثلاث مرات في اليوم على الاقل واكثر من ذلك عند الحاجة.

المادة 117 - يجب استعمال اوعية حاوية محلولا معقما لغائط الاشخاص وافرازاتهم التي تظهر عليهم اعراض الطاعون او الهيضة او الزحار او اي مرض اخر يمنعهم من استعمال مراحيض المستشفى. ويجب افراغ هذه الاوعية في مراحيض المستشفى التي يقتضي تطهيرها تماما في هذه الحالة الاخيرة.

المادة 118 - يجب حالا تعقيم جميع الافرشة والبسط والالبسة التي كانت ملامسة لمرضى المذكورين في المادة السابقة. ويفرض مراعاة هذه القاعدة بصورة خاصة على البسة الاشخاص الذين كانوا مجاورين للمرضى والذين يحتمل انهم ملوثون. واذا ما كان من الاشياء المذكورة في المادة السابقة زهيد القيمة فيرمى في البحر اذا لم تكن الباخرة في الميناء او في احدى الترع او يحرق. اما الاشياء الاخرى فتعقم تحت نظارة طبيب الباخرة.

المادة 119 - يجب تنظيف المحل الذي اشغله المريض تنظيفا تاما.

المادة 120 - يجب ان يوضع ما لا يقل عن 5 لترات من ماء الشرب كل يوم تحت تصرف كل فرد من الزوار بهما كان عمره وذلك مجانا.

المادة 121 - واذا ما كان ادنى شك في جودة ماء الشرب او اي داع للشبهة حول تلويثه في منبعه او في اثناء السفر فيجب غليانه او تطهيره وعلى الربان ان يستبدله في اول ميناء يصل اليه بماء انقى من الذي يحمله ويشرع بتطهير الاحواض قبل املائها ماء جديدا.

المادة 122 - على الطبيب ان يزور الحجاج ويعالج المرضى ويتحقق مراقبة القوانين الصحية في الباخرة وعليه خاصة ان يتاكد : -

1 جودة الماكولات المعطاة للحجاج وان كميتها موافقة للمقاولة وان استحضارها كما يجب.
2 مراعاة احكام المادة 120 المختصة بتوزيع الماء.
3 الفات انظار الربان كتابة الى ما ما ورد في المادة 121 حول جودة ماء الشرب.
4 دوام النظافة في الباخرة ولا سيما حفظ المراحيض حسب نص المادة 116.
5 حفظ محلات الحجاج في حالة صحية واجراء التطهير حسب المادة 119 فيما لو حدث هناك

مرض سار.

6 ضبط تقرير يومي يتعلق بالامور الصحية في خلال السفر وتقديم هذا التقرير اليومي الى السلطة ذات الشان في المواني التي تقف الباخرة فيها او الميناء الذي ينتهي السفر اليه اذا طلب منه ذلك.

المادة 123 - لا يجاز الاختلاط بالمصابين بالطاعون او الهيضة او الامراض العفنة الاخرى الا للاشخاص المكلفين الاعتناء بهم ولا يجوز لهؤلاء ان يختلطوا بالاشخاص الاخرين الذين في الباخرة.

المادة 124 - اذا حدثت وفاة في اثناء السفر على الربان ان يشير اليها ازاء اسم المتوفي في القائمة المصدقة من قبل سلطة الميناء التي سافرت منها الباخرة. وان يدخل كذلك في سجل سير السفينة اسم المتوفى وعمره والمحل الذي جاء منه والسبب الذي يعزي اليه موته وتاريخ الموت وذلك حسب الشهادة الطبية. واذا كان الموت عن مرض سار فتلف الجثة بكفن مشبع بمحلول معقم وتطرح في البحر.

المادة 125 - على الربان ان يتاكد من ادخال جميع التدابير الوقائية التي اتخذت في اثناء السفر في دفتر سير السفينة ويقدم هذا الدفتر الى السلطة الصحية في الميناء الذي ياتي اليه او التي ينتهي اليه سفره اذا طلبت السلطة منه ذلك. على الربان ان يحصل على توقيع السلطة ذات الشان القائمة المنظمة بموجب المادة 111 في كل ميناء يمر به. واذا نزل احد الزوار من الباخرة فيجب على الربان ان يؤشر ذلك ازاء اسم ذلك الزائر على القائمة. ويجب اضافة اسماء الاشخاص النازلين في الباخرة على القائمة بموجب المادة 111 قبل التصديق على القائمة بواسطة السلطة ذات الشان.

المادة 126 - لا يجوز تغيير شهادة الصحة التي تعطى في الميناء الذي تسافر منه السفينة في خلال السفر. وعندما لا تراعى هذه النقطة يجوز ان تعتبر السفينة ملوثة ويجب تصديقها في جميع المواني التي تمر بها وذلك بواسطة السلطة الصحية التي تضيف اليها : -

1 عدد المسافرين الذين بارحوا السفينة والذين نزلوا فيها.

2 كل ما حدث في الباخرة مما يتعلق بحياة الذين فيها او بصحتهم.

3 الحالة الصحية في الميناء الذي قدمت اليه الباخرة.

## القسم الرابع التدابير المتخذة ازاء الحجاج عند وصولهم الى البحر الاحمر

(ا) - المراقبة الصحية على بواخر الزوار القادمة الى الحجاز من الجنوب

المادة 127 - تقف اولا بواخر الحجاج المسافرة الى الحجاج من الجنوب في المحطة الصحية في قمران وتطبق عليها احكام المواد التالية :

المادة 128 - تعطى البواخر التي يكشف الطبيب عليها ويجدها سالمة براءة صحية بعد اكمال المعاملة التالية : -

ينزل جميع الحجاج من الباخرة بعد ان يستحموا بالمطارة او بعد ان يتغسلوا في البحر. وتعقم البستهم وكل شيء تراه السلطة الصحية من امتعتهم الشخصية مما يشتبه به ويجب ان لا تزيد مدة هذه المعاملات مع النزول من الباخرة والعودة اليها على 48 ساعة. ويجوز ان تعمل الكشوف البكتيريولوجية التي تراها السلطة الصحية لازمة على ان لا تتجاوز المدة المذكورة. واذا لم يعثر على اصابة بالطاعون او بالهيضة خلال هذه العمليات يعاد الحجاج حالا الى الباخرة فتسافر الى جدة. اما البواخر التي تظهر سالمة بعد الفحص الطبي فلا تطبق عليها التدابير المفروضة اعلاه اذا استكملت الشروط التالية : -

1 صيانة الحجاج من الهيضة والجدري.

2 تحقيق مطالب الاتفاقية بدقة.

3 عدم حدوث ما يدعو الى الشك في صحة تصريح ربان السفينة وطبيبها بعدم حدوث اصابة بالطاعون او الهيضة او الجدري فيها عند السفر وفي اثنائه. وفي حالة الطاعون يجب اتباع الاصول المذكورة في المادة 37 فيما يتعلق بالجرذان التي في الباخرة.

المادة 129 - ان البواخر المشتبه بها وذلك لحدوث اصابات فيها بالطاعون في خلال الايام الاولى من السفر او التي وجد فيها عدد غير اعتيادي من الجرذان الميتة او التي حدث فيها اصابات بالهيضة في وقت السفر ولكن لم يحدث فيها اصابة جديدة خلال الخمسة الايام الاولى من السفر تطبق عليها المعاملة

التالية : -

ينزل الحجاج الى البر ويستحمون بالمطارة او يغتسلون في البحر وتعقم جميع البستهم الوسخة مع اشيائهم وامتعتهم الشخصية التي تعتقد السلطة الصحية بانها موجبة للاشتباه. تطهر الاماكن التي كان يشغلها المرضى في الباخرة ويجب ان لا تزيد مدة اجراء هذه العمليات وفي ضمنها الانزال الى البر والاعادة الى الباخرة على 48 ساعة. ويجوز اجراء الكشوف البكتيريولوجية التي تراها السلطة الصحية ضرورية بشرط ان لا تتجاوز المدة المذكورة. وعندما لا يعثر على اصابة مشتبه بها بالطاعون او بالهيضة في اثناء هذه العمليات يعاد الحجاج حالا الى الباخرة فتسافر الى جدة. اما في حالة الطاعون فيجب اتباع ما جاء في المادة 26 فيما يتعلق بالجرذان الموجودة في الباخرة.

المادة 130 - ان البواخر الملوثة اعني البواخر التي فيها اصابات بالطاعون او الهيضة او التي حدثت فيها اصابات بالطاعون بعد سفرها باكثر من ستة ايام او اصابات بالهيضة في الباخرة خلال الايام الخمسة الاخيرة او وجد فيها جرذان مصابة بالطاعون، تطبق عليها ما يلي : -

انزال المصابين بالطاعون او بالهيضة وتجريدهم في المستشفى. اما الباقون فينزلن الى البر ويجردون جماعات على ان تكون تلك الجماعات صغيرة على قدر الامكان حتى اذا ما تفشى الطاعون او الهيضة بين احدى هذه الجماعات لا يشمل ذلك التفشي الجميع. تطهر الباخرة وكذلك افرشة البحارة والمسافرين والبستهم واشيائهم الذاتية الوسخة. ويشترط دائما الجواز للسلطة الصحية المحلية ان تقرر عدم لزوم تفريغ الامتعة الثقيلة والبضائع التجارية والاكتفاء بتطهير قسم فقط من الباخرة. يجب بقاء المسافرين في محطة قمران مدة خمسة ايام في حالة الهيضة وستة ايام في حالة الطاعون واذا حدث اصابة جديدة في اثناء التفريغ فتمدد مدة المشاهدة الى خمسة ايام للهيضة وستة ايام للطاعون وذلك من تاريخ تجريد اخر اصابة. يجب في حالة الطاعون تطبيق المعاملة المذكورة في المادة 25 من حيث الجرذان التي يعثر عليها في الباخرة وعند انتهاء هذه العمليات تاخذ الباخرة ركابها وتواصل سفرها الى جدة.

المادة 131 - ان البواخر التي تطبق عليها المواد 128 و129 و130 تكون موضوع التفتيش الطبي حين وصولها الى جدة وتعطى براءة صحية اذا كانت نتيجة الكشف سلبية. اما اذا تايد حدوث اصابات قطعية بالطاعون او الهيضة في الباخرة في خلال السفر او عند وصول الباخرة الى جدة فللسلطة الصحية الحجازية ان تتخذ جميع التدابير اللازمة مع مراعاة احكام المادة 54.

المادة 132 - يكون في كل محطة صحية لقبول الحجاج لجنة ماهرة وذات اختبار وعدد كاف من جميع الابنية والاجهزة اللازمة ليتسنى تطبيق التدابير الصحية المفروضة على الحجاج.

## (ب) المراقبة الصحية على بواخر الحجاج القادمة من شمالي بورت سعيد بطريقها الى الحجاز.

المادة 133 - اذا لم يؤيد وجود الطاعون او الهيضة في الميناء الذي خرجت منه السفينة او في جواره واذا لم يحدث اصابة بالطاعون او بالهيضة مدة السفر فتعطى الباخرة براءة صحية حالا.

المادة 134 - اذا ثبت وجود الطاعون او الهيضة في الميناء الذي خرجت منه السفينة او في جواره او اذا حدث في الباخرة اصابة بالطاعون او بالهيضة في مدة السفر فتعامل تلك الباخرة في الطور مثلما تعامل به البواخر القادمة من الجنوب التي تقف في قمران ثم تعطى بعد ذلك براءة صحية.

## القسم الخامس التدابير التي تتخذ نحو الحجاج العائدين الى اوطانهم

## (ا) بواخر الحجاج المسافرة نحو الشمال الى اوطانهم

المادة 135 - على كل باخرة تقلع من احد المواني الحجازية او من اي ميناء اخر من مواني بلاد العرب التي على سواحل البحر الاحمر حاملة حجاجا او جماعات اخرى من الناس وتود التوجه الى السويس او الى احد مواني البحر المتوسط ان تذهب الى الطور لتتم فيها المشاهدة والتدابير الصحية المذكورة في المواد 140 الى 142.

المادة 136 - حتى يتم انشاء مخفر صحي في ميناء العقبة سدا لاحتياجاتها يجب اجراء التدابير المقتضاة للزوار العائدين الى العقبة من الحجاز في الطور قبل نزولهم في العقبة.

المادة 137 - لا يجوز للبواخر التي تعود بالحجاج الى البحر المتوسط المرور في الترعة الا وهي بحالة الكرنتينة.

المادة 138 - ينذر وكلاء شركات البواخر وربانو البواخر عند انتهاء مدة المشاهدة في المخفر الصحي في الطور بالسماح للحجاج المصريين فقط المغادرة السفينة نهائيا ليعودوا الى اوطانهم. لا يعتبر مصريا او احد سكان مصر من الحجاج الا الذين لديهم شهادة الاقامة من سلطة مصرية منظمة وفقا للاصول. لا يجوز لغير المصريين من الحجاج بعد مغادرة الطور ان ينزلوا الى احد الموانى المصرية الا برخصة خاصة تمنحها سلطة الصحة العامة المصرية بالاتفاق مع اللجنة الصحية والبحرية والكرنتينة المصرية تحت شروط معلومة لذلك ينذر وكلاء شركات البواخر وربانو البواخر ان نقل الحجاج غير المصريين من باخرة الى اخرى في الطور او السويس او بورت سعيد او الاسكندرية ممنوع من دون اجازة خاصة لكل مرة. تعامل البواخر الحاملة حجاجا غير مصريين بموجب النظامات المختصة بهؤلاء الحجاج ولا يسمح لها بدخول احد الموانى المصرية التي في البحر المتوسط.

المادة 139 - يبقى الحجاج المصريون في الطور او اية محطة اخرى تعينها الجنة الصحية والبحرية والكرنتينة المصرية مدة ثلاثة ايام تحت المشاهدة والتفتيش الطبي وعند اللزوم ايضا تجري نحوهم عمليات التطهير وقتل الحشرات.

المادة 140 - اذا ثبت وجود الطاعون او الهيضة في الحجاز او في الميناء الذي جاءت منه الباخرة او حدوث احد هذين المرضين في الحجاز خلال الحج فتجري نحو الباخرة في الطور المعاملة التي تجري للبواخر الملوثة في قمران. يجب انزال المصابين بالطاعن او الهيضة وتجريدهم في المستشفى.

اما باقي الركاب فينزلون ويجردون بجماعات صغيرة على قدر الامكان حتى اذا ما تفشى الطاعون او الهيضة في احدى الجماعات لا يؤثر ذلك على مجموعهم. يجب انزال البياضات والالبسة الوسخة والامتعة الشخصية العائدة للبحارة والمسافرين وكذلك الاشياء والبضائع المشتبه بكونها ملوثة الى البر للتعقيم. ويجب تطهير هذه الاشياء والباخرة ايضا تطهيرا تاما.

يجوز دائما لسلطة الميناء الصحية البت بعدم الحاجة الى انزال الامتعة ولابضائع الثقيلة الى البر وتطهير قسم منها فقط من الباخرة. ويجب تطبيق المعاملة المذكورة في المادة 25 من حيث الجرذان التي يعثر عليها في الباخرة. يجب ابقاء جميع الزوار تحت المشاهدة مدة ستة ايام كاملة في حالة الطاعون وخمسة ايام في حالة الهيضة وذلك منذ اليوم الذي تنتهي فيه تدابير التطهير واذا حدث اصابة بالطاعون او الهيضة في احد الاقسام فتبدا تلك المدة اعني 6 او 5 ايام لذلك القسم من اليوم الذي حدثت فيه اخر اصابة.

المادة 141 - في الاحوال المنصوص عنها في المادة السابقة يجوز وضع الحجاج المصريين تحت المشاهدة مدة ثلاثة ايام اخرى علاوة على ما تقدم.

المادة 142 - اذا لم يتايد وجود الطاعون او الهيضة في الحجاز او في الميناء الذي جاءت الباخرة منه او بحدوث احد هذين المرضين في الحجاز في خلال مدة الزيارة فتطبق على الباخرة في الطور نفس المعاملة التي تطبق على البواخر السالمة في قمران.

ينزل الزوار الى البر ويستحمون (بالمطارة) او يغتسلون في البحر وتعقم بياضاتهم الوسخة وكل قسم من امتعتهم واشيائهم تلك التي تعتقدها السلطة الصحية موجبة للاشتباه ويجب ان لا تطول مدة هذه العمليات اكثر من 72 ساعة.

غير انه يجوز دائما للجنة الصحية البحرية والكرنتينة المصرية ان تسمح لبواخر الحجاج بالمرور في ترعة السويس بحالة الكرنتينة وان كان ليلا اذا لم يحدث فيها اصابة بالطاعون او بالهيضة مدة السفر من جدة الى ينبع والطور واذا ثبت بالفحص الطبي الفردي الذي اجري في الطور بعد انزال الركاب بعدم وجود اصابة من هذا النوع وذلك بعد اكمال الشروط الاربعة التالية : -

1 ان يكون في الباخرة طبيب او اكثر ماذون ومعترف به للاعتناء بالاشخاص الذين في الباخرة.
2 ان يكون في الباخرة غرف كافية للتطهير في حالة صالحة.
3 ان يؤيد بان عدد الحجاج لا يزيد على العدد المسموح به في نظامات الحج.
4 ان يتعهد الربان بالسفر راسا لى الميناء الذي يقول ان سيصل اليه بعد ذلك الميناء.

ويكون الرسم الصحي الذي يدفع لدائرة الكرنتينة نفس المقدار الذي كان يدفعه الحجاج فيما لو بقوا هناك ثلاثة ايام.

المادة 143 - اذا حدث اصابة مشتبه بها في الباخرة في اثناء سفرها من الطور الى السويس تعاد الباخرة الى الطور.

المادة 144 - ممنوع بتاتا نقل الحجاج من باخرة الى اخرى في الموانى المصرية بدون رخصة خاصة وبشروط معلومة تفرضها سلطة الصحة العامة المصرية بالاتفاق مع اللجنة الصحية والبحرية والكرنتينة المصرية.

المادة 145 - يجب على البواخر القادمة من الحجاز التي فيها حجاج قاصدون احد المواني الافريقية التي في ساحل البحر الاحمر ان تسافر راسا الى المخفر الصحي الذي تعينه سلطة القطرالتي يعود اليها ذلك الميناء لتطبق عليها نفس التدابير الصحية التي تطبق في الطور المصرية تحت شروط معلومة لذلك ينذر وكلاء شركات البواخر وربانو البواخر ان نقل الحجاج غير المصريين من باخرة الى اخرى في الطور او السويس او بورت سعيد او الاسكندرية ممنوع من دون اجازة خاصة لكل مرة. تعامل البواخر الحاملة حجاجا غير مصريين بموجب النظامات المختصة بهؤلاء الحجاج ولا يسمح لها بدخول احد المواني المصرية التي في البحر المتوسط.

المادة 139 - يبقى الحجاج المصريون في الطور او اية محطة اخرى تعينها الجنة الصحية والبحرية والكرنتينة المصرية مدة ثلاثة ايام تحت المشاهدة والتفتيش الطبي وعند اللزوم ايضا تجري نحوهم عمليات التطهير وقتل الحشرات.

المادة 140 - اذا ثبت وجود الطاعون او الهيضة في الحجاز او في الميناء الذي جاءت منه الباخرة او حدوث احد هذين المرضين في الحجاز خلال الحج فتجري نحو الباخرة في الطور المعاملة التي تجري للبواخر الملوثة في قمران. يجب انزال المصابين بالطاعن او الهيضة وتجريدهم في المستشفى. اما باقي الركاب فينزلون ويجردون بجماعات صغيرة على قدر الامكان حتى اذا ما تفشى الطاعون او الهيضة في احدى الجماعات لا يؤثر ذلك على مجموعهم. يجب انزال البياضات والالبسة الوسخة والامتعة الشخصية العائدة للبحارة والمسافرين وكذلك الاشياء والبضائع المشتبه بكونها ملوثة الى البر للتعقيم. ويجب تطهير هذه الاشياء والباخرة ايضا تطهيرا تاما. يجوز دائما لسلطة الميناء الصحية البت بعدم الحاجة الى انزال الامتعة ولابضائع الثقيلة الى البر وتطهير قسم منها فقط من الباخرة. ويجب تطبيق المعاملة المذكورة في المادة 25 من حيث الجرذان التي يعثر عليها في الباخرة.

يجب ابقاء جميع الزوار تحت المشاهدة مدة ستة ايام كاملة في حالة الطاعون وخمسة ايام في حالة الهيضة وذلك منذ اليوم الذي تنتهي فيه تدابير التطهير واذا حدث اصابة بالطاعون او الهيضة في احد الاقسام فتبدا تلك المدة اعني 6 او 5 ايام لذلك القسم من اليوم الذي حدثت فيه اخر اصابة.

المادة 141 - في الاحوال المنصوص عنها في المادة السابقة يجوز وضع الحجاج المصريين تحت المشاهدة مدة ثلاثة ايام اخرى علاوة على ما تقدم.

المادة 142 - اذا لم يتايد وجود الطاعون او الهيضة في الحجاز او في الميناء الذي جاءت الباخرة منه او بحدوث احد هذين المرضين في الحجاز في خلال مدة الزيارة فتطبق على الباخرة في الطور نفس المعاملة التي تطبق على البواخر السالمة في قمران.

ينزل الزوار الى البر ويستحمون (بالمطارة) او يغتسلون في البحر وتعقم بياضاتهم الوسخة وكل قسم من امتعتهم واشيائهم تلك التي تعتقدها السلطة الصحية موجبة للاشتباه ويجب ان لا تطول مدة هذه العمليات اكثر من 72 ساعة.

غير انه يجوز دائما للجنة الصحية البحرية والكرنتينة المصرية ان تسمح لبواخر الحجاج بالمرور في ترعة السويس بحالة الكرنتينة وان كان ليلا اذا لم يحدث فيها اصابة بالطاعون او بالهيضة مدة السفر من جدة الى ينبع والطور واذا ثبت بالفحص الطبي الفردي الذي اجري في الطور بعد انزال الركاب بعدم وجود اصابة من هذا النوع وذلك بعد اكمال الشروط الاربعة التالية : -

1 ان يكون في الباخرة طبيب او اكثر ماذون ومعترف به للاعتناء بالاشخاص الذين في الباخرة.

2 ان يكون في الباخرة غرف كافية للتطهير في حالة صالحة.

3 ان يؤيد بان عدد الحجاج لا يزيد على العدد المسموح به في نظامات الحج.

4 ان يتعهد الربان بالسفر راسا لى الميناء الذي يقول ان سيصل اليه بعد ذلك الميناء. ويكون الرسم

الصحي الذي يدفع لدائرة الكرنتينة نفس المقدار الذي كان يدفعه الحجاج فيما لو بقوا هناك ثلاثة ايام.

المادة 143 - اذا حدث اصابة مشتبه بها في الباخرة في اثناء سفرها من الطور الى السويس تعاد الباخرة الى الطور.

المادة 144 - ممنوع بتاتا نقل الحجاج من باخرة الى اخرى في الموانى المصرية بدون رخصة خاصة وبشروط معلومة تفرضها سلطة الصحة العامة المصرية بالاتفاق مع اللجنة الصحية والبحرية والكرنتينة المصرية.

المادة 145 - يجب على البواخر القادمة من الحجاز التي فيها حجاج قاصدون احد الموانى الافريقية التي في ساحل البحر الاحمر ان تسافر راسا الى المخفر الصحي الذي تعينه سلطة القطرالتي يعود اليها ذلك الميناء لتطبق عليها نفس التدابير الصحية التي تطبق في الطور.

المادة 146 - ان البواخر القادمة من الحجاز او من اي ميناء اخر من مواني بلاد العرب التي على ساحل البحر الاحمر حيث لا يوجد هيضة او طاعون والتي لا تحمل حجاجا او جماعات اخرى نظيرهم والتي لم يحدث فيها حادث مشتبه به في خلال السفر تعطى براءة صحية في السويس وذلك بعد الكشف الطبي وتحقق حسن حالها.

المادة 147 ان المسافرين من الحجاز الذين يرفقون الحجاز تسري عليهم نفس التدابير الصحية التي تطبق على الحجاج ولا يستثنون من هذه التدابير وان جعلوا انفسهم تجارا او ما سوى ذلك.

## (ب) الحجاج العائدون الى اوطانهم المتوجهون نحو الشمال بالقوافل.

المادة 148 مهما كانت الحالة الصحية في الحجاز ينبغي للحجاج المسافرين بالقافلة ان يذهبوا الى احدى المخافر الصحية التي على طريقهم حيث يطبق عليهم ما تقتضي به الظروف من التدابير المذكورة في المواد 140 الى 142 المفروضة على الحجاج القادمين بالبواخر.

## (ج) الحجاج العائدون الى اوطانهم المتوجهين نحو الجنوب.

المادة 149 - اذا حدث اصابة بين الحجاج فيجوز ان يفرض على البواخر التي تعود بالحجاج الى الاماكن الواقعة جنوب بوغاز باب المندب، باشعار قنصلية البلاد التي يقصدها الحجاج، ان تقف في قمران ليكشف عليها طبيا.

## القسم السادس التدابير المفروضة على الحجاج المسافرين بالقطار الحجازي

المادة 150 - على حكومات البلاد التي يمر فيها القطار الحجازي ان تتخذ التدابير اللازمة حسب اصول هذه الاتفاقية لتنظيم المراقبة الطبية على الحجاج في خلال رحلتهم الى الاماكن المقدسة وتطبيق التدابير الوقائية منعا لانتشار الامراض العفنة المستولية.

## القسم السابع الاخبار الصحي حول الحج

المادة 151 - على اللجنة الصحية البحرية والكرنتينة المصرية ان تنقل من وقت الى اخر واذا اقتضى الحال باسرع واسطة ممكنة الى السلطات الصحية للبلاد التي يهمها الامر وفي الوقت عينه الى دائرة الصحة العامة الدولية بالصورة المنصوص عنها في هذه الاتفاقية جميع المعلومات الصحية والتفاصيل التي جمعتها في خلال مدة الحج مما يتعلق بالحالة الصحية الراهنة في الحجاز والبلاد التي تمر بها الحجاج. وعليها كذلك ان تنظم تقريرا سنويا يرسل الى السلطات المنوه عنها ولدائرة الصحة العامة الدولية.

## الفصل الثالث العقوبات

المادة 152 - كل ربان يثبت عليه بانه خالف تعهده بنفسه او من يقوم مقامه في تجهيز الماء او الغداء او المحروقات يستوجب غرامة لا تزيد على 50 فرنكا ذهبا عن كل مرة. وتعطى هذه الغرامة للحجاج

الذين لحقهم الضرر عن هذه المخالفة كلما برهنوا انهم طلبوا اجراءها بدون جدوى.

المادة 153 - تعاقب كل مخالفة للمادة 107 بغرامة لا تزيد على 750 فرنكا ذهبا.

المادة 154 - كل ربان يزوّر او يسمح بتزوير في قائمة الحجاج او في التقرير الصحي المعطى حسب الفقرة 1 من المادة 113 يعاقب بغرامة لا تزيد على 1250 فرنكا ذهبا.

المادة 155 - كل ربان شفينة يصل وليس لديه ورقة صحة من السلطة الصحية في الميناء الذي قدم منه او بدون تصديق هذه الورقة من الموانيء التي مر بها او لم يكن معها القائمة المطلوبة بموجب المواد 113 (1) و125 و126 يعاقب كل مرة بغرامة لا تزيد على 300 فرنك ذهبا.

المادة 156 - كل ربان ثبت عليه ان اخذ في باخرته اكثر من 100 زائر بدون طبيب ماذون بموجب احكام المادة 106 يغرم بمبلغ لا يتجاوز 7500 فرنكا ذهبا.

المادة 157 - كل ربان ثبت عليه انه اخذ في باخرته من الحجاج اكثر مما يسمح به نص المادة (1) يغرم بمبلغ لا يتجاوز 125 فرنكا ذهبا عن كل فرد يتجاوز العدد المحدود. ويجب انزال العدد الزائد من الحجاج في اول محطة يوجد فيها سلطة قانونية وعلى الربان ان يعطى الحجاج النازلين مبلغا من المال لايصالهم الى المحل الذي يقصدونه.

المادة 158 - كل ربان ثبت عليه بانه انزل الحجاج في محل غير المحل الذي يقصدونه يغرم بمبلغ لا يتجاوز 500 فرنك ذهبا عن كل فرد منهم ارغم على النزول بهذه الصورة الا اذا كان ذلك برضاهم او لامر لا يمكن تلافيه.

المادة 159 - كل مخالفة احرى لنصوص المواد المختصة ببواخر الحجاج تعاقب بغرامة تتراوح بين 250 و2500 فرنكا ذهبا.

المادة 160 - تدرج كل مخالفة تكشف خلال السفر في اوراق الباخرة وفي قائمة الحجاج. وعلى المرجع القانوني ان ينظم تقريرا بها ليرفعه الى مرجعه الخاص.

المادة 161 - تنظر السلطة الصحية في الميناء الذي تقف فيه الباخرة في المخالفات الواقعة ضد المواد 152 و159 اما العقوبات فيفرضها المرجع القانوني.

المادة 162 - يعاقب الوكلاء المكلفون لاسداء المساعدة لتنفيذ ما يتعلق ببواخر الحجاج في هذه الاتفاقية عند عدم تنفيذهم النصوص المذكورة وذلك بالعقوبة التي تفرضها عليهم قوانين بلادهم.

## الجزء الرابع الاشراف والتنفيذ

### – الهيئة الصحية البحرية والكرنتينة المصرية

المادة 163 - تؤيد بهذه الاتفاقية مواد الملحق الثالث للاتفاقية الصحية المنعقدة في البندقية في 30 كانون الثاني سنة 1892 حول تاليف الهيئة الصحية البحرية والكرنتينة المصرية ووظائفها واشغالها حسبما جاء في الارادتين الخديويتين الصادرة احداهما في 19 حزيران سنة 1893 والاخرى في 25 كانون الاول عام 1894 وكذلك في الامر الوزاري الصادر في 19 حزيران عام 1893.

تلحق الارادتان والامر المنوه عنهما اعلاه بهذه الاتفاقية بشكل ملحق.

رغما عما جاء في الارادتين والامر المار ذكرهما فالحكومات المتعاقدة متفقة على : -

(1) زيادة عدد المندوبين المصريين في هيئة الكرنتينة الى 5 اعضاء : -

1 تعين الحكومة المصرية رئيس للهيئة غير انه لا يصوت الا عندما تتساوى الاراء.

2 طبيب اوروبي والمفتش العام لدوائر الصحة والبحرية والكرنتينة.

3 ثلاثة مندوبين تعينهم الحكومة المصرية.

(2) تحويل خدمة البيطرة العائدة لهيئة الصحة والبحرية والكرنتينة الى الحكومة المصرية على ان تراعى الشروط التالية : -

1 للحكومة المصرية ان تجبي رسوما صحية على الحيوانات المستوردة لا تتجاوز اقصى ما تجبيه الان اللجنة الصحية والبحرية والكرنتينة.

2 وبناء على ذلك تتعهد الحكومة المصرية ان تدفع سنويا لهيئة الصحة البحرية والكرنتينة مبلغا يساوي معدل زيادة الواردات على مصروفات الخدمة المذكورة خلال السنوات المالية الثلاثة السابقة

للتاريخ الذي تصح فيه هذه الاتفاقية نافذة المفعول.
3 تتخذ التدابير اللازمة لتعقيم البواخر الحاملة حيوانات وجلود وغير ذلك من فضلات الحيوانات بوساطة هيئة الصحة البحرية والكرنتينة كالسابق.
4 يعطى الموظفون الاجانب الذين في خدمة هيئة الصحة البحرية والكرنتينة المصرية تعويضا حسب احكام القانون عدد 28 الصادر عام 1923 الباحث في شروط خدمة الموظفين او الوكلاء الاجانب عند تركهم الخدمة او حين الاستغناء عنهم. ويكون التعويض حسبما جاء في القانون المذكور. اما التفاصيل الاخرى فتعين بالاتفاق بين الحكومة المصرية وهيئة الكرنتينة المصرية.
(3) نظرا لبعد المسافة بين ميناء سواكيم ومركز رئاسة هيئة الصحة والبحرية والكرنتينة المصرية في الاسكندرية وبناء على ان الحجاج والمسافرين الذين ينزلون في ميناء سواكيم لا تعلق لهم من حيث الوجهة الصحية الا ببلاد السودان فعلى الادارة الصحية في ميناء سواكيم ان تنسحب من الهيئة المذكورة.
المادة 164 - ان المصاريف المعتادة الناجمة من احكام هذه الاتفاقية ولا سيما المصاريف المسببة عن زيادة الموظفين والمستخدمين من قبل هيئة الصحة والبحرية والكرنتينة المصرية يجب دفعها من مخصصات اضافية ترصدها الحكومة المصرية قدرها 4000 جنيها مصريا تدفع من المبالغ الزائدة من رسوم المنارة التي هي تحت تصرف تلك الحكومة. وينبغي ان لا يخفى لزوم حسم مبلغ رسم الكرنتينة الزائد اعني عشرة غروش تعريفية التي تجبى من كل زائر في الطور من هذا المبلغ ايضا. واذا وجدت الحكومة المصرية صعوبة في تحمل هذه المصروفات فعلى القوات الاخرى التي لها ممثلون في الهيئة الصحية ان تتفق مع تلك الحكومة حول اشتراكها معها بتحمل تلك المصاريف.
المادة 165 - على هيئة الصحة البحرية والكرنتينة المصرية ان تضع النظامات التي تعمل بها الان والمتعلقة بالطاعون والهيضة والحمى الصفراء وبالمسافرين القادمين من الموانى العربية التي على ساحر البحر الاحمر خلال مدة الحج حسب احكام هذه الاتفاقية. ولها ايضا توصلا للغرض عينه ان تنقح نظامات شرطة الصحة البحرية والكرنتينة العامة التي يعمل بها الان اذا اقتضى ذلك.
ان تصديق الحكومات التي لها ممثلين في الهيئة لا بد منه لتكون هذه النظامات نافذة.

## 2 - احكام شتى

المادة 166 - لا يجوز استعمال المبالغ التي تجمع من الرسوم الصحية والغرامات التي تفرضها هيئة الصحة البحرية والكرنتينة لاي غرض كان خارجا عن اغراض الهيئة المشار اليها.
المادة 167 - تتعهد الحكومات المتعاقدة على ان تقوم دوائر الصحة العامة فيها بتنظيم تعليمات يتسنى بواسطتها لرباني البواخر تنفيذ احكام هذه الاتفاقية فيما يتعلق بالطاعون او الهيضة او الحمى الصفراء لا سيما عند عدم وجود طبيب في باخرتهم.

## الجزء الخامس احكام نهائية

المادة 168 - تحل هذه الاتفاقية بين الدول المتعاقدة محل احكام الاتفاقية الموقع عليها في باريس في 17 كانون الثاني عام 1912 واحكام الاتفاقية الموقع عليها في باريس في 3 كانون الاول 1903 في كل ما لم يزل منها نافذ المفعول. وتبقى هاتان الاتفاقيتان نافذتين بين الدول المتعاقدة والدول الاخرى الموقعة عليهما ولكنها لم توقع على هذه الاتفاقية.
المادة 169 - تؤرخ هذه الاتفاقية بتاريخ اليوم ويجوز التوقيع عليها اي وقت كان الى اول تشرين الاول من السنة الحالية.
المادة 170 - يجب التصديق على هذه الاتفاقية وتوديع صكوك التصديق في باريس باسرع ما يمكن. ولا تنفذ احكامها حتى تصدق عليها عشرة من الحكومات المتعاقدة فتصبح نافذة فيما يختص بكل حكومة بين

الحكومات المتعاقدة من تاريخ توقيع صك تصديقها.

المادة 171 - يجوز للحكومات التي لم توقع على هذه لاتفاقية ان تنضم اليها اذا طلبت ذلك وتبلغ رغبتها في الانضمام بالطرق الدبلوماسية الى حكومة الجمهورية الفرنسية وهذه تبلغها الى الحكومات الاخرى الموقعة على هذه الاتفاقية.

المادة 172 - يجوز لكل من الحكومات المتعاقدة ان تصرح عند توقيعها الاتفاقية او تصديقها او الانضمام اليها بان قبولها هذه الاتفاقية لا يشمل احدى بلادها المحمية او مستعمراتها او مستملكاتها او البلاد التي تحت انتدابها او جميعها ويجوز لها بعدئذ ان تبلغ بالنيابة عن هذه البلاد المحمية او المستعمرة او المستملكات او البلاد التي تحت انتدابها التي استثنيت بالتصريح المار ذكره بانضمامها الى الاتفاقية كل على حدة.

بناء على ذلك وقع الممثلون على هذه الاتفاقية.

كتبت في باريس في اليوم الحادي والعشرين من شهر حزيران عام الف وتسعمائة وستة وعشرين في صورة واحدة تبقى في دائرة سجل حكومة الجمهورية الفرنسية ويرسل منها نسخ مشهود بصحتها الى الحكومات المتعاقدة الاخرى بالطرق الدبلوماسية.

# نظام الكلية الطبية رقم (15) لسنة 1932م[1]

نحن ملك العراق
بعد الاطلاع على المادة الحادية والعشرن من قانون المعارف العامة رقم 28 لسنة 1929 وبناء على ما عرضه وزير المعارف وبموافقة مجلسي الوزراء امرنا بوضع النظام الاتي :

## القسم الاول, تمهيد, الدرجات والدبلومات

المادة 1
ان كلية الطب الملكية شعبة من جامعة ال البيت ولها سلطة منح خريجيها درجة الطب التي تخول صاحبها حق الممارسة وفقا" للقوانين العراقية المخصصة بالممارسة الطبية : ولها ايضا" سلطة منح شهادات الاختصاصات في مختلف فروع الطب والجراحة لخريجيها في الطب او الجراحة ولغيرهم ايضا" من الاطباء المجازين الذين تتبعوا دورة دراسية خاصة في الكلية وذلك بموجب تعليمات يعدها مجلس المدرسين من وقت الى اخر بعد تصديق مديرية الصحة العامة عليها وموافقة وزارة الداخلية.
يتمتع خريجوا هذه الكلية بجميع الامتيازات والحقوق الممنوحة لسائر الاطباء المجازين في هذا القطر.
المادة 2
ان الغاية القصوى من الكلية الطبية الملكية هي اعداد اطباء جديرين للقيام بالشؤون الطبية في مصلحة الصحة العراقية.
المادة 3
تمنح الكلية درجة طبية واحدة وهي درجة الدكتورا في الطب.
المادة 4
لا تمنح درجة الدكتورا في الطب لشخص غير مجاز في الطب والجراحة معاً.
المادة 5
تجيز هذه الدرجة تسجيل صاحبها في سجل الاطباء العراقي وتخول حق الممارسة في القطر كله بموجب القوانين المختصة بممارسة الطب فيه.

## القسم الثاني الادارة

المادة 6
يقوم في ادارة الشؤون الكلية عميد فخري دائمي تختاره مديرية الصحة العامة من بين المدرسين بعد موافقة وزارة الداخلية.
المادة 7
يشترك في ادارة الكلية مجلس المدرسين وهو لجنة مؤلفة من اساتذة الكلية تجتمع بدعوة من قبل العميد.

## القسم الثالث التدريس

المادة 8
يعين الاساتذة والمدرسون بواسطة مديرية الصحة العامة بعد موافقة وزارة الداخلية. ولا يعين لمثل هذه الوظائف في الكلية الا المتخرجون الماذونون خاصة لتدريس ذلك الفرع او تلك الفروع التي يمارسونها
المادة 9

---

[1] الوقائع العراقية العدد 1120 في 25 نيسان 1932. الغي هذا النظام بموجب نظام الكلية الطبية رقم (85) لسنة 1940.

يعطى الاساتذة والمدرسون ما عدا المعينون منهم في التدريس فقط اجرة لا تزيد على دينار واحد لكل محاضرة ذات ساعة واحدة[1].

ان التدريسات التطبيقية في المختبرات والمستشفيات تعد ساعة واحدة من حيث الاجرة وان تجاوزت الساعة.

المادة 10

تلقى المحاضرات النظامية عادة باللغة الانكليزية اما التلقينات والتطبيقات فتكونان باحدى اللغتين العربية او الانكليزية بحسب تنسيب مجلس المدرسين وبالنظر الى الظروف.

## القسم الرابع السنة الدراسية

المادة 11

تتالف الدورة الدراسية في الكلية من خمس سنوات على الاقل تبتدىء كل منها من اول تشرين الاول.

المادة 12

تتالف كل سنة دراسية من ثلاثين اسبوعا على الاقل تقسم الى ثلاثة فصول وكل فصل يستمر عشرة اسابيع.

المادة 13

تتالف الدورة الشتوية من فصلين والدورة الصيفية من فصل واحد.

المادة 14

تجري الفحوص النهائية في ختام كل دورة دراسية معينة في الاوقات التي ينسبها مجلس المدرسين

المادة 15

يعين ابتداء كل دورة دراسية وختامها في كل فصل من قبل مجلس المدرسين بموافقة مديرية الصحة العامة.

## القسم الخامس الدروس

المادة 16

تتوزع الدروس في الكلية على خمس سنوات على الاقل.

المادة 17

يطلب من كل طالب اثناء دورته الدراسية ان يحضر دورة او دورات دراسية في كل من المواضيع المبينة في الملحق على ان لا تقل عن عدد الفصول المعينة لكل منها. ويشمل ذلك الفحوص الصنفية المفروضة على تلك الدروس.

المادة 18

على عميد الكلية ان يقدم كل سنة منهجا وخطة يعين فيها نسبة الوقت الذي يجب تخصيصه للمحاضرات والتطبيقات والتلقينات لكل درس على حدة وذلك بعد قرار مجلس المدرسين ذوي الشان..

## القسم السادس قبول الطلاب في الكلية الطبية

المادة 19

لا يقبل احد للدخول في الكلية الطبية الملكية ما لم يشترك في الامتحانات العامة التي تجريها وزارة المعارف العراقية للدراسة الثانوية وينال شهادتها او يقدم شهادة تعترف بها وزارة المعارف على انها تعادل شهادة الدراسة الثانوية. وتقبل الطالبات ايضا بعبن الشروط.

المادة 20

يرجح حاملو شهادة الدراسة الثانوية المعطاة من وزارة المعارف العراقية على غيرهم من الطلاب بدخول الكلية.

المادة 21

يرجح الطالب العراقي على غير العراقي اذا كان عدد المراجعين المقبولين فوق ما يمكن قبوله منهم في الصف.

---

[1] تعادل حوالي 5 مليون دينار عراقي باسعار سنة 2015 (مقارنة باسعار الذهب).

المادة 22
يكلف جميع طالبي الدخول في الكلية ابراز الشهادات التالية :
ا - شهادة الجنسية العراقية او اي جنسية اخرى مصدقة من دائرة الشرطة العراقية.
ب - شهادة حسن السلوك مصدقة من دائرة الشرطة العراقية.
ج - شهادة تلقيح ضد الجدري من احد اطباء مصلحة الصحة العراقية.
د - شهادة بسلامة البدن من قبل لجنة الفحص الطبي في المستشفى الملكي ببغداد.

## القسم السابع دخول الدورة الطبية

المادة 23
على طالبي الدخول في الكلية الطبية تقديم اسمهم الى عمدة الكلية قبل 15 اب من كل سنة.
المادة 24
لن يقل عمر الطالب عند شروعه في التدريس عن 17 سنة ولا يزيد على 25 سنة.
المادة 25
يجوز للطلاب الذين لا يرغبون في التخرج من الكلية ان يحضروا الدروس بعد دفع اجور التدريس الكاملة بعد موافقة العمدة.

## القسم الثامن الاجور

المادة 26
تؤخذ الاجور التالية من طلاب الكلية : -
يؤخذ من الطالب الذي يوقع حين دخوله الكلية العقد الملحقة صورته بهذا النظام والذي يتعهد به بخدمة الحكومة العراقية لمدة اربع سنوات في الوظيفة او الوظائف التي تعينه فيها مديرية الصحة العامة اجرة قدرها اربعة دنانير سنويا تدفع سلفا[1].
المادة 27
يدفع لخريجي الكلية اثناء خدمتهم الحكومة الراتب المعتاد المقنن للوظيفة التي يشغلونها ويكونون خاضعين لجميع قوانين واوامر مصلحة الصحة العراقية في مدة الخدمة.
المادة 28
اذا توقف الطالب الموقع عقد خدمة الحكومة عن متابعة دروسه من غير سبب وجيه توافق عليه مديرية الصحة العامة فيكلف بدفع الاجرة التي تقع عليه كما لو لم يكن قد وقع العقد.
المادة 29
اذا رفض الطالب الموقع عقد القيام بتعهده بعد تخرجه يكلف بدفع مائتي دينار[2] الى الخزينة قبل ان يسمح له بممارسة المهنة.
المادة 30
اذا امتنع لاي سبب كان عن دفع المبلغ المذكور لا يدرج اسمه في سجل الاطباء العراقيين وعليه لا يسمح له بممارسة مهنته في العراق.
المادة 31
لا يستفيد من الشروط المار ذكرها لدخول الكلية الا الطلاب العراقيين الجنسية.
المادة 32
يدفع الطالب الذي لا يتعهد بخدمة الحكومة بموجب عقد والطالب غير العراقي اجرة قدرها اربعون دينارا[3] سنويا في اقساط ثلاثة يدفع كل منها في بدء كل فصل مدرسي.

## الاجور المتأخرة

المادة 33

---

[1] تعادل حوالي 20 مليون دينار عراقي باسعار سنة 2015م (مقارنة باسعار الذهب).
[2] تعادل حوالي 1000 (الف) مليون دينار عراقي باسعار 2015م (مقارنة باسعار الذهب).
[3] تعادل حوالي 200 مليون دينار عراقي باسعار 2015م (مقارنة باسعار الذهب).

بعد مراعاة احكام المادة 26 تدفع الجميع الاجور بتواريخها التي تعين في بدء كل فصل مدرسي او قبل تلك التواريخ.

المادة 34

يكلف الطالب الذي يتخلف عن دفع الاجور في التواريخ المعلنة بدفع اجرة قدرها سبعة دراهم وذلك لقاء التاخير.

المادة 35

لا يجوز لاحد الاساتذة او المحاضرين ان يسمح للطالب الذي يتاخر في اي فصل من فصول دورة التخرج اكثر من اسبوعين بعد التاريخ المعلن لافتتاح ذلك الفصل بالدوام من دون اجازة صريحة من مجلس المدرسين.

## القسم التاسع الفحوص

المادة 36

تجري الفحوص عموما شفهيا وكتابة والدروس التي يتيسر اجراء الفحوص العملية فيها بصورة موافقة تجري الفحوص فيها بصورة يمكن بواسطتها اختبار معرفة الطلاب العملية.[1]

المادة 37

تجري الفحوص الصنفية في نهاية كل فصل و اما الفحوص النهائية فتجري وفقاً للمادة 14 من القسم الرابع.

المادة 38

على مجلس المدرسين ان يقدم الى مديرية الصحة العامة في خلال الفترة التي بين منتهى كل دورة دراسية او بدء منهج الفحوص مبينا فيه اوقات كل منها واسماء الفاحصين للتصديق عليه واعلانه.

المادة 39

لا يقبل في الفحص النهائي في اية دورة دراسية كانت من تغيب بدون عذر مقبول عن اكثر من عشرين في المائة من مجموع تلك الدورة.ويعد الطالب راسبا في ذلك الفحص ويدعى للفحص مجددا بعد متابعة الدرس للمدة التي يعينها مجلس المدرسين.

المادة 40

اذا تغيب الطالب بعذر مقبول عن خمسين بالمائة من الدروس فلا يقبل في الفحص ما لم يتابع الدرس بحسب المدة والشروط التي يفرضها مجلس المدرسين بعد استشارة مديرية الصحة العامة وبموافقة وزارة الداخلية.

المادة 41

لا يقبل الطالب في الفحص النهائي في اية دورة دراسية كانت ما لم يكن قد اظهر كفاءة في الفحوص الصنفية العائدة لتلك الدولة وشهد استاذها بانه قد اكمل الدروس الصنفية.

المادة 42

كل طالب يتغيب عن الفحوص الصنفية بدون عذر مقبول يعرض نفسه لاعادة الدورة او الدورات الدراسية التي تغيب فيها قبل السماح له بتقديم الفحص النهائي اذا شاء مجلس المدرسين ذلك.

المادة 43

يكلف الطالب الذي لا يتمكن من ارضاء الفاحصين في الفحوص الصنفية باعادة الدورة الدراسية التي رسب فيها.

المادة 44

ان اعلى علامة تعطى في الفحص النهائي في كل درس (اي فرع من موضوع رئيسي) 100 واقل علامة للنجاح في اي درس كان هي 50 بالمائة على ان لا يقل معدل فروع الموضوع الرئيسي من الـ 60 بالمائة من مجموع علامات فروع ذلك الموضوع.

تعطى الدرجات التالية للنجاح في الفحوص النهائية :

90 - 100 درجة ممتازة

80 - 89 درجة جيدة جدا

70 - 79 درجة جيدة

60 - 69 درجة كافية

1 - 59 درجة رسوب

المادة 45

اذا كان معدل علامات الطالب في احد مواضيع الفحص النهائي الرئيسية 59 علامة يعد راسبا في ذلك الفحص ويكلف باعادته بعد متابعة الدرس للمدة التي يعينها مجلس المدرسين بموافقة مديرية الصحة العامة ووزارة الداخلية.[1]

المادة 46

اذا رسب الطالب في الفحص المجدد يكلف باعادة الدورة كلها في الدروس التي يرسب فيها اذا شاء مجلس المدرسين ذلك وفي احوال خاصة توافق عليها مديرية الصحة العامة ووزارة الداخلية لا يسمح لذلك الطالب بمتابعة دروسه في الكلية.

المادة 47

اذا رسب الطالب بالفحص بعد اعادة السنة الدراسية يمحى اسمه من سجل الكلية ولا يعاد اليه شيىء من الاجور التي دفعها.

المادة 48

اذا تغيب طالب من الفحوص في الدروس بدون عذر مقبول يعد راسبا في ذلك الفحص ويدعى للفحص مجددا في دورة الاكمال.

المادة 49

كل طالب الامتحان لا يجلس بجانب الطاولة المعدة له ومن يكون في حوزته كتاب او اوراق مطبوعة او ملاحظات مهما كان نوعها ومن يخابر غيره بالكلام او بالاشارة او يسمح لغيره برؤية ورق فحصه يكلف بالخروج من الغرفة ويرفع امره الى مجلس الا مدرسين كما جاء في المادة 62 من هذا النظام.

## القسم العاشر علامات الشرف في الفحوص

المادة 50

تعلن اسماء الطلبة الذين ينالون درجة عالية في اي موضع كان من مواضيع الفحوص النهائية ويذكر بانه نال درجة ممتازة (اي انهم حصلوا على ما لا لقل عن 90 بالمائة من مجموع العلامات)

المادة 51

يعطى الطلبة الذين اظهروا درجة عالي من الاستحقاق في جميعا لفحوص النهائية وقت تخرجهم درجة " ممتازة"

## القسم الحادي عشر أنظمة عمومية

المادة 52

يعين مجلس المدرسين في اول جلسة تعقد في كل دورة ساعات التدريس المطلوبة لكل درس وذلك بموافقة وزارة الداخلية.

المادة 53

يمنح الطالب الناجح بعد كل فحص شهادة يدون فيها درجة النجاح التي حاز ها في ذلك الفحص.

المادة 54

يكلف الطالب بالتعويض عما يفقدونه او يعطلونه من تجهيزات الكلية وممتلكاتها.

المادة 55

ان الكتب الدراسية والدفاتر هي على نفقة الطالب.

المادة 56

لا يسمح بالمخابرة مع المجلات العلمية الا بموافقة العميد.

## القسم الثاني عشر الانضباط

المادة 57

محظور على الطلاب الاشتغال بالسياسة ونشر الدعايات السياسية.

---

[1] كان يحق لوزير الداخلية منع الطالب من تكملة دراسته, عند رسوبه في مادة واحدة, كما تنص عليه هذه المادة.

المادة 58

على الطلاب امتثال اوامر الادارة ومراعاة انظمة الكلية واجتناب كل ما من شانه الاخلال بالراحة وسير التدريس.

المادة 59

يعاقب من يخالف هذه الانظمة من الطلاب او اكثر من العقوبات التالية :

ا - التوبيخ.

ب - التوبيخ علنا.

ج - المنع عن حضور الدرس مدة لا تبلغ الفصل الواحد.

د - المنع عن حضور الدرس مدة سنة دراسية كاملة.

ه - الطرد من الكلية.

المادة 60

لعميد الكلية الحق في تنفيذ العقوبة (ا) بصورة موجزة.

لمجلس المدرسين الحق في تنفيذ العقوبتين(ب)و (ج) من المادة 59 اما العقوبتان (د)و(ه) فلا تنفذان الا بموافقة مديرية الصحة العامة ووزارة الداخلية على توصية لجنة المدرسين.

المادة 61

اذا اخل احد الطلاب اخلالا خطيرا بانظمة الكلية ولم يتبين الفاعل فللعميد ان ان يعطل موقتا صفا او اكثر من صفوف الكلية بموافقة مجلس المدرسين على ان يعرض الامر باسرع ما يمكن الى مديرية الصحة العامة ووزارة الداخلية للنظر فيه.

المادة 62

اذا وجد احد الطلاب ينقل من الفحص او يستعمل وسائط غير شريفة فيه فيكون معرضا لاي عقوبة من العقوبات المذكورة في المادة 59 من هذا القسم من بموجب خطورة جرمه.

المادة 63

ينفذ هذا النظام من تاريخ نشره في الجريدة الرسمية.

المادة 64

على وزير المعارف تنفيذ هذا النظام.

كتب ببغداد في اليوم الرابع والعشرين من شهر اذار سنة 1932 واليوم السابع عشر من شهر ذي القعدة سنة 1350.

فيصل

| | |
|---|---|
| نوري السعيد | رئيس الوزراء |
| ناجي شوكت | وزير الداخلية |
| جعفر العسكري | وزير الخارجية ووكيل وزير الدفاع |
| رستم حيدر | وزير المالية |
| جمال بابان | وزير العدلية |
| محمد امين زكي | وزير الاقتصاد والمواصلات |
| عبد الحسين | وزير المعارف |

الملحق1

صورة العقد

بين - - - - - - - - - - - - - - - - - - - - - طالب كلية الطب الملكية ومديرية الصحة العامة

انا الموقع ادناه - - - - - - - - - - - - - - - بن - - - - - - - - - - -
من سكان - - - - - - - - - - - - - - - - - - - - - - اتعهد بخدمة الحكومة العراقية بصفة طبيب في احدى مؤسسات الحكومة الصحية حسب رغبة مديرية الصحة العامة وبموجب تعليماتها التي تصدرها من وقت الى وقت حول خدمة الاطباء على ان اتناول مدة خدمتي الحكومة الراتب المعتاد المعين للوظيفة التي اشغلها في الدرجة المقررة للاطباء والمعمول بها في ملاك مصلحة الصحة العامة. تبتدي الخدمة

359

(ومدتها اربع سنوات) من التاريخ الذي يؤذن لي فيه بممارسة الطب من كلية الطب الملكية واذا لم انفذ التعهد المنوه به اعلاه فاقبل بما يمكن ان تجريه مديرية الصحة العامة بحقي من تعطيلي عن ممارسة المهنة او شطب اسمي من سجل الاطباء حتى ادفع مبلغ قدره 200 دينار للحكومة العراقية.

ولاجل البيان امضي هذا العقد بحضور الشاهدين المدون اسماهما ادناه.

امضاء الشاهد امضاء الشاهد امضاء الطالب

كتب بحضوري

عميد كلية الطب الملكية اصدق ذلك

مدير الصحة العامة

**الملحق بنظام الكلية الطبية**

| | | |
|---|---|---|
| 1 الكيمياء(ويشمل الكيمياء العضوية) | 120 درساً | |
| 2 تطبيق الكيمياء | 80 درساً ذا ساعتين | |
| 3 الفسيقي مع التطبيق | 75 درساً | |
| 4 النبات | 50 درساً | |
| 5 تطبيق النبات | 25 درساً ذا ساعتين | |
| 6 الحيوان | 50 درساً | |
| 7 تطبيق الحيوان | 25 درساً ذا ساعتين | |
| 8 التشريح | 100 درساً | |
| 9 تطبيق التشريح | سنتان | |
| 10 الفيسيولوجيا | 100 درس | |
| 11 تطبيق الفسيولوجيا والانسجة | 40 درساً اذا ساعتين | |
| تطبيق الكيمياء الحياتية | 20 درساً اذا ساعتين | |
| " الفسيقس الحياتية | 20 درساً اذا ساعتين | |
| 12 علم الامراض العام (الباثولوجيا) (وفي ضمنه البكتيولوجيا) | | 100 درس ذي ساعتين |
| 13 تطبيق علم الامراض العام والبكتريولوجيا | | 65 درسا ذا ساعتين |
| 14 التشريح المرضى | 3 اشهر | |
| 15 المفردات الطبية والاقراباذين | 80 درسا | |
| 16 تطبيق المفردات الطبية | 25 " ذا ساعتين | |
| 17 المداولة السريرية | 3 اشهر | |
| 18 الطب العدلي | 40 درساً | |
| 19 حفظ الصحة والامراض الوبائية | 40 درساً | |
| 20 القبالة وامراض النساء والاطفال | 100 درس | |
| 21 الجراحة | 100 درس | |
| 22 الطب الباطني ومن ضمنه مبحث الديدان وطب المناطق الحارة | | 100 درساً |
| 23 تمرين في المستشفى في الطب والجراحة | | (ثلاث سنوات) 27 شهرا |
| 24 التشريح والفسيولوجيا (تطبيقها في الطب السريري) | | 3 اشهر |
| 25 الجراحة السريرية (تلقينات) | 9 اشهر | |
| 26 الطب السريري (تلقينات) | 9 اشهر | |
| 27 الامراض العقلية (محاضرات ومشاهد) | 30 درسا | |
| 28 الامراض العينية | 50 درساً | |
| 29 الجراحة العملية | 30 درساً | |
| 30 الممارسة في المستوصف | 9 اشهر | |
| 31 الكتابة في الشعبة الطبية | 9 اشهر | |

32 الكتابة في شعبة الجراحة والتضميد 9 اشهر
33 الامراض العفنة 3 اشهر
34 القبالة السريرية 3 اشهر
35 الامراض النسائية السريرية 3 اشهر
36 امراض الاطفال 3 اشهر
37 امراض الحنجرة والاذن والانف 20 درسا
38 الامراض الجلدية السريرية 30 درسا
39 تطبيقات القبالة وقيام الطالب بتوليد 12 حاملا بنفسه 3 اشهر
40 التدرن 30 درسا
41 الامراض الزهرية 40 درسا
42 التلقيح 6 اشهر
43 اعطاء المخدر وقيام الطالب بذلك 6 مرات 6 محاضرات
44 الراديولوجي والمعالجة بالكهرباء 30 درسا

# الفهرست

## فهرست الحروف العربية

366

376

377

# C

# D

# I

# J

# K

# L

# M

# V

# W

# X

# Y

# Z